申示国医 疑难病医治秘要

郭汉民 郭 锋 郭天栋 编著

化学工业出版社
·北京·

本书是作者数十年行医治病的经验总结，简要论述了中医基础理论，重点对57种临床疑难病症的诊断、鉴别、中医诊疗思路、处方用药、心得体会等内容进行了详细论述。本书适合临床中医师、中西医结合医师参考，也可作为中医院校学生学习用书。

图书在版编目（CIP）数据

申示国医疑难病医治秘要/郭汉民，郭锋，郭天栋编著.—北京：化学工业出版社，2017.5
ISBN 978-7-122-29411-1

Ⅰ.①申…　Ⅱ.①郭…②郭…③郭…　Ⅲ.①疑难病-中医临床-经验-中国-现代　Ⅳ.①R249.7

中国版本图书馆 CIP 数据核字（2017）第 066656 号

责任编辑：李少华　　　　　　　　加工编辑：赵爱萍
责任校对：边　涛　　　　　　　　装帧设计：关　飞

出版发行：化学工业出版社（北京市东城区青年湖南街 13 号邮政编码 100011）
印　　装：三河市延风印装有限公司
710mm×1000mm　1/16　印张 27　字数 556 千字　　2017 年 8 月北京第 1 版第 1 次印刷

购书咨询：010-64518888（传真：010-64519686）　售后服务：010-64518899
网　　址：http://www.cip.com.cn
凡购买本书，如有缺损质量问题，本社销售中心负责调换。

定　　价：68.00 元

序

　　我的家乡位于山西省河津市小停村，是一个古老的村庄，据说是东汉开国皇帝刘秀被王莽追赶，路过此地稍息而得名的。

　　明朝初年，郭子仪的后裔明朝开国元勋郭兴的四个儿子之一迁移到这个古老的村庄，至于何原因，家谱并没有记载，只是详细记载了我家在小停村的始祖是协助朱元璋打天下的功臣——陕国公郭兴，然后就到了三世祖郭云，再其后都有详细记载。但从隐去二世祖的名字来说，其中必有原因，我推测可能与明初著名的胡惟庸案有关，明史记载当时郭兴已经去世六年，依然被追究，家族成员流离到全国各地，其中一个儿子便在小停村隐姓埋名、扎了根，这需以后专门研究。但就小停村的地理位置而言，三面环沟，一条路通往村里，而此路修筑城墙，的确是一个易守难攻的战略要地。抗日战争时期，日本人花了三天时间才攻下，但城破之时，国民党二战区士兵隐退荒无人烟的沟里，全身而退。

　　到小停村后我的五世祖郭智、七世祖郭维藩和九世祖郭迎襄，在明朝历史上也曾功名显赫，特别是九世祖郭迎襄，官至昌平兵部副使，崇祯16年朝廷派往陇西平乱，走到半路，崇祯皇帝在眉山上吊，已改朝，遂带着圣旨回到小停老家。这个圣旨一直保存在我大伯家，可惜"文革"期间丢失。从我家家谱看，清朝以来，郭氏小停族人很少为官，基本以半耕和行医为生，日子跌宕起伏。清乾隆年间，十二世祖郭尧庭时，家族富裕程度已是河津县数一数二的了。光绪三年，遇大灾荒，郭家开仓救济难民。到我太爷爷这一代，已是清末，家境逐渐衰落，加之鸦片危害，曾经富甲汾河南岸的郭氏家族已没有当日的风采。我太爷爷生有五子，大爷爷郭基祥是本书的作者郭汉民的爷爷，他继承祖业，半耕行医，医术高超，品德高尚，十里八乡，深得村民爱戴；二爷爷郭育临带着工程队搞建筑，在当地颇有名气；三爷爷郭基峰在十六岁时由于生活所迫流落到陕西宜川，此地在黄河西岸没有遭受日本帝国主义的侵略，相对安定，从熬相公做起，成为"复兴昌"及"新兴昌"字号掌柜，后因兵连祸结，常遭土匪敲诈，字号被迫停止，后从事染布和商业活动；我爷爷郭基庆排行第四，也算继承祖业，与稷山县一药材经营者合开了一家药材公司，分公司开到上海、西安等省市，我爷爷负责西安分公司的业务；五爷爷郭基昭在抗日战争初期不幸死在日本人的枪下。

　　大爷爷生有三子，老大、老二都继承祖业行医，老三郭録文后来任小停村村长、书记达二十年之久。老大郭録宗在内科和皮肤病医治方面堪称一绝，皮肤病方是我家的祖传秘方，治愈无数全国各地慕名而来求医的牛皮癣患者；老二即是作者郭汉民的父亲，郭録荣，字申示，由于有祖传医术，早年在部队行医，后毕业于山西大学医学院，解放后回到老家，创办河津市医院。1958 年参加了由北京协和医学院举办的全国名中医跃进比武，获得荣誉证书。申示伯父更多继承了祖传内科精华，由于接受了大学正规的中医理论系统学习，在中医学的阴阳五行理论、脉象理论有独立见解，更是把针灸、推拿治病方法发展到一个很高阶段，堪称医术与艺术的结合。我小的时候最喜欢看申示伯父的这门独门绝技，手法之娴熟，用力之恰当，行如流水，所有亲眼目睹过他的功夫的人，无不叫绝！这在他的那个时代，绝对堪称中国顶尖，后来知道他参加全国中医比武获得过佳绩，也就不足为奇了。1978 年 10 月我到北京上大学，乃至后来博士毕业留校任教，我在北京都养成了一个习惯，不管到哪家著名医院，总喜欢看针灸或推拿大夫工作，从心眼里将其与我申示伯父比较，从我看来，至今未发现有超过我申示伯父的手法的。

　　申示伯父的医术有很多传奇，但最为传奇的莫过于把一位姑娘从阎王爷那儿夺了回来。

　　在我六岁秋时一个早晨，我还没有睡醒，一阵刺耳动听的音乐声，唢呐加锣鼓，把我从睡梦中吵醒。我迅速从床上爬起来，跑到门口，只见有三四十号人，当头的几个年轻人抬着一个长约两米多、宽约一米多的一个大匾，紫色背景底色上有四个烫金色草体大字，甚是气派，由于年龄小也不知道写的什么。伯父家离我家约一百米左右，这行人敲锣打鼓，把这个大匾挂到申示伯父的正房的门上方，然后放了很长时间的鞭炮，领头的几个年长一点的见我伯父、伯母又是作揖又是道谢，样子十分诚恳。我小孩子只是听围观的大人们都在议论说，来送匾这家的闺女都装到棺材里，准备下葬，是我申示伯父神针妙手回春，把这家的闺女救活了。后来我高中毕业了，才认识那四个苍劲有力的草书为"祖传神针"。我经常喜欢和他老人家聊天，有次我问及伯父当时救人的情况，他说没有人们传说的那么夸张，但的确那闺女已经穿好了寿衣。他那时恰好下乡巡视路过该村，看见该家哭声震耳，甚是悲伤，门口的乡亲议论该家闺女昨天突然死亡，有两路大夫都看了，没有救活。伯父说，他当时想事情有些蹊跷，进去看看。征得该家人同意，说能否揭开盖头（死了的人头上盖的一块布）看看，孩子家人一看是县医院的大夫，迟疑了片刻勉强答应。伯父拿出银针，几针下去，只十多分钟，这闺女活了！这下这个村庄一下子沸腾了，人们奔走相告，说村里来了个神医，把个事主家围得个水泄不通，都要亲眼目睹这位神医的真容。再后来就有了给伯父家挂匾的事。

　　中医一个显著的特点是实践和感悟，仅凭理论上的领悟理解是无从谈起的。需要在"实践、感觉、领悟、总结"的循环中不断锤炼、升华与结晶，讲究医道相通。《黄帝内经》是中国医学的四大经典著作之一，是最早研究生理学、病理学、诊断学、药物学的医学巨著，建立了中医学上的"阴阳五行理论""脉象理论""藏象理论""经络理论""病因学说""病机学说""病症""诊法""论治""养生学"及"运气学"等学说，后来医学家张仲景用阴阳五行解释人体生理的"阴阳、表里、虚实、寒热"的八纲学说，孙思邈采用辨证治疗之大集的5000多个药方，再到明朝后期李时珍的《本草纲目》，无不体现光辉灿烂的中医文明对世界文明的巨大贡献。

"医道大矣哉，非学博天人，非理穷幽秘，非传得异人，则不可以谈医"是郭氏家族对中医认识的升华。从我家族迁移到山西河津市小停村后世代男性的取名都是依据五行相生原理的，我爷爷郭基庆——（"基"字有"土"），到我父亲郭録钦（字敬之）及伯父郭録荣（字申示）——（"録"字有"金"），到我们这一代郭汉民、郭汉杰——（"汉"有"水"），再我们的后代，我儿子郭树强、郭汉民一支为郭栋天（天栋）、郭栋朝（郭锋）——（都有"木"），是以土生金、金生水、水生木、木生火、火生土的五行相生进行排序的，祖祖辈辈400余年了。申示伯父深谙家传医道之精华，他经常教导我们："对天道变化了如指掌的人，必然可以参政于人事；对人体疾病了解透彻的人，也必须根源于天道变化规律。天气有四季有五行，相互更替，犹似轮转。天道之气和顺而为雨，愤怒起来便化为风，凝结而成霜雾，张扬发散就是彩虹，这是天道规律。天地间的灵气，往来交互移动，故天道神妙灵应！人也相对应四肢五脏，昼行夜寝，呼吸精气，吐故纳新。人身之气流注周身而成营气、卫气，彰显于志则显现于气色精神，发于外则为音声，这就是人身的自然规律，同样神妙灵应！阴阳之道，天人相应，人身的阴阳与宇宙自然界并没有什么差别。人身的阴阳失去常度时，人体气血上冲则发热，气血不通则生寒，气血蓄结生成瘤及赘物，气血下陷成痈疽，气血狂越奔腾就会气喘乏力，气血枯竭就会精神衰竭。各种证候都显现在外，气血的变化也表现在形貌上。顺应自然法则为理法，保护完善生命为中医之道。神效临床，治愈疑难病在于正确对待'人与宇宙自然'整体观之和谐相融，在于规律地应用中华中医学理论，揭示不同个体患者之康复规律，且能掌握规律、应用规律、灵活有机地施治于临床。"

申示伯父还经常告诫我们后人："人不穷理，不可谈医，医不穷理，不可用药。明经络，知脏腑，识阴阳表里虚实寒热，悟望闻问切，守经达权，攻、补、滑、涩，变通于指下。依人体局部、整体观，审人与自然统一观，用心辨证论治，精思熟虑，方从法出，法随证立，方以药成。明虚实辨寒热知七情识六淫正则平和；调阴阳顺五行应四气合五味道法自然。故须辨证论治，务达周详。精益求精之医术，显大象无形之境界！"

汉民哥比我年长3岁，是我幼时的守护神。他记忆力超人，学习特别用功，深得申示伯父的喜爱。伯父把他继承我家祖上的医学精华及他一生临床之所学成全传授给他，加之他本人悟性又好，我认为他不仅继承了郭氏家族多代相传的医疗经典，而且在此基础上，将理论的深度和广度提高到一个全新的高度，特别在疑难病症的治疗和研究方面。他反复实践且效验于临床，常接手各医院难治病症，利用郭氏家族医术结合现代中医之成就，在临床实践中取得了难得的效验，赢得众多医者及患者的称颂。他精于辨证施治，擅长药、针、推拿、按摩、刮痧等传统国医并施的综合疗法。药、针无虚发，方、针必有功，多获显著疗效，熟谙内、儿、妇、男、皮科，擅攻杂奇疑难顽症。

中医中药横贯古今，惠泽中华；远播海外，开枝散叶。它医理精辟，功效神奇，历久弥新。我祖传国医到我的伯父申示一代，得益于国泰民安，进入了一个全新的阶段；再到我这一代，祖国强盛，国家发达，特别是屠呦呦为代表的中医科学家新近获得诺贝尔奖，更是把中医的光辉形象展现在世人面前。为了惠及更多的人学习中医，有必要整理出版郭氏家族世代相传发展到申示伯父一代的中医临床经验，而堂兄郭汉民最有资格完成这一伟大而光荣的善举。他少年继承家传，学习申示国医的秘籍，苦研中医几十年，结合自身治疗疑难病的临床经验，始终怀着"救一世不若救万世"之心，抱"善世，寿世，健康人类"之志，将祖传医道与现代中医发展趋势相融合，继2013年出版《申示中医秘书》的基础上，又苦心编纂出内容更丰，药理更精，理论与实践相结合的力作《申示国医疑难病医治秘要》。这是郭氏家人发展到申示一代及我们这一代奉献给社会的一笔宝贵财富，值得爱好中医的人们、临床医学界的同仁朋友们及中医专业学生学习借鉴。

愿本书成为世人研习中医的益友，愿同国内外中医同仁携手，为人类健康而传承、弘扬中华民族精粹、瑰宝并肩而行！为实现中华民族伟大复兴的"中国梦"而奉献！

郭汉杰

北京科技大学教授、博士生导师

公元二零一七年二月于北京

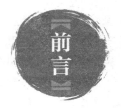

前言

　　中医学是具有浓郁中国传统文化特色的医学，是中华民族在长期的生产生活和医疗实践中逐步积累总结而成的，是具有独特理论体系和丰富诊疗手段的医学。中医学是一个伟大的宝库，也是世界科学园中的一座丰碑。在数千年的历史长河中，中医学为中华民族的繁衍昌盛和世界民族医学的发展做出了不可磨灭的巨大贡献。时至今日，中医学仍以其特有的理论体系和卓越的诊疗效果，屹立于世界医学之林，在疾病防治中依然发挥着不可替代的重要作用。整理和发掘中医学的宝贵财富，总结推广著名中医药学家的学术思想和临床经验，对于推动中医事业的发展和提高人们的医疗保健水平，具有重要的现实意义和深远的历史意义。

　　继承和发扬中医传统是申示数代中医遵循的方针，至今已经是第六世了。前辈名医均为临床及教学工作者，正是："一生行医济世，终为治病救人。"

　　吾父：郭録荣（四世），字申示，幼时学医，博古通今，1948年入伍参加中国人民解放军，任军医长，1949年接调令筹办成立河津县人民医院，系该院第一任院长。他20世纪50年代毕业于山西大学医学院。1958年在北京协和医院参加了全国名中医"跃进比武"，获得荣誉奖状。患者求医诊治络绎不绝，还承办"针灸培训班"，惠及全县医务工作者。为使学习者便于领会药的性能，曾编著《百药论》，凡学医者，多喜阅读，无不赞扬。"神针"牌匾悬挂家门，有"神医良药"之好评。他致力于前人经典著作研究，并融会贯通于临床实践，精益求精以达"药、针无虚发，方、针必有功"的效果。谈到效验临床，为什么申示国医能治愈疑难病？父亲曰："在于正确处理'人与宇宙'之关系，修炼修养的成熟。对天道变化了如指掌的人，必然可以参政于人事；对人体疾病了解透彻的人，也必须根源于天道变化规律。天气有四季，有五行，相互更替，犹似轮转。那么又是如何运转的呢？天道之气和顺而为雨，愤怒起来便化为风，凝结而成霜雾，张扬发散就是彩虹，这是天道规律。人也相对应四肢五脏，昼行夜寝，呼吸精气，吐故纳新。人身之气流注周身而成营气、卫气，彰显于志则显现于气色精神，发于外则为音声，这就是人身的自然规律。阴阳之道，天人相应，人身的阴阳与自然界并没有什么差别。人身的阴阳失去常度时，人体气血上冲则发热，气血不通则生寒，气血蓄结生成瘤及赘物，气血下陷成痈疽，气血狂越奔腾就是气喘乏力，气血枯竭就是精神衰竭。各种症候都显现在外，气血的变化也表现在形貌上，天地不也是如此吗？是'天人合一'的和谐理念、自然规律，顺应自然法则为理法，保护完善生命为中医之道。故医者健康所系，性命相托，须医德医术用心之极也。"

父亲是我一生的楷模，在父亲的引导下，我知道了如何做人，如何做事。为遵照父亲的要求，培养医学继承人，我自觉身负重担。事实上我的两个儿子郭天栋、郭锋均由山西医科大学毕业，现已继承家传，踏实认真地从事医学临床的研究。

父亲继承祖传医德、医术，勤奋刻苦，虚心好学一生。既集各家所长，又承各家之德，学识卓越精湛，学问渊博修明。临床工作中注重中医整体观："明虚实辨寒热知七情识六淫正则平和；调阴阳顺五行应四气合五味道法自然。"辨证论治，精益求精之医术，显大象无形之境界。父亲传道授业解惑、心念苍生，悬壶济世的高尚医德；严于律己、宽以待人的处世胸襟；精勤不倦、与时俱进的治学风范；言传身教，宽仁厚德，治病救人，为祖国中医事业的继承和发展孜孜不倦，执著追求的精神值得我们后人学习与倡导。

父亲教导我步入医学誓言："健康所系，性命相托。当步入神圣医学殿堂的时刻，庄严宣誓，志愿献身医学，热爱祖国，忠于患者，恪守医德，孜孜不倦，精益求精，全面发展，决心竭尽全力除人类之病痛，助健康之完美，维护医术的圣洁，救死扶伤，不辞艰辛，执著追求，为祖国医药卫生事业发展和人类身心健康奋斗终生。"为此，父亲总是言传身教，常诫勉儿孙：医乃仁术，医者负有操人命决死生之重责，一定要尽心竭力，不可有半点敷衍疏忽。奉行"德成而上，艺成而下，行成而先，事成而后"的古训，认为良好的品德是做人的根本，医者之品德是为医之根本；大医精诚，德技双馨是医家的最高修养。他老人家身体力行，率先垂范，处处体贴病人。尊重同道，淡泊名利，全心全意为患者服务，常以"学问之道，贵以年进"而自强不息。一生不论从事教学及临床，不断地学习继承、消化吸收、提升医德医术的水平。讲究创新，上溯岐黄，阐微发隐；下融诸家，取精用宏，吸收新知，开阔视野。

吾幼时随父亲学医，毕业于山西省中医药大学，系中医世家五世传人。多年来随父亲悉心探究临床医学诊治，牢记行医宗旨。身为医生，德行天下，医行天下，献身祖国医学事业，为人类健康孜孜以求之。中医学认为：人不穷理，不可谈医；医不穷理，不可用药。明经络知脏腑，识阴阳表里，虚实寒热，悟望闻问切，守经达权，攻补滑涩，变通于指下，依宇宙人体及局部整体观，审人与自然统一观，用心辨证论治，精思熟虑，方从法出，法随证立，方以药成。救死扶伤，治病救人，救危扶难，力挽沉疴，以与人为善，宽仁厚德，全心全意为人民服务为宗旨。

随父亲几十年精心探究临床实践、理论，反复循环，提炼精华，先后整理了先人的医学经验，立足于"中国新医学"科技发展之根本，继2013年出版《申示中医秘书》的基础上，又苦心编著了《申示国医疑难病医治秘要》一书，本书凝结着申示国医六世人的全部心血，特别是凝结着父亲毕生的心血。这正是我特意将父亲写入前言的特殊心情，也正是本书命名"申示国医"的意义所在。

　　《申示国医疑难病医治秘要》一书，汇集众多名医的临床经验、见解和方药，且结合现代临床证型之特征，以人们所熟悉的现代医学病名为冠，系统论述了脏腑生理病理现象及脏腑系统功能。从概要、病因病机、诊断要点、中医证治枢要、特色经验探要、辨证论治等方面，对呼吸系统、消化系统、心血管系统、泌尿系统、血液系统、肿瘤、风湿免疫病及皮肤病之疾病进行了独到论述，有机地渗透了中医基础、诊断、辨证论治的理论和基本技能、基本思维方法以及治疗疾病的基本规律。本书通过科学的分析疾病发展变化的原因与机理，了解疾病的病因病机，贯彻中医理论辨证论治之观念，从而确定治疗原则。为了更好的继承和发扬中华民族中医传统文化，为人类健康造福，希望每一位热爱中医的读者，学习圣人理论，了解"上工"之医书，掌握健康养生之法，将疾病消灭在萌芽状态，成为一名自身和家人"未病"先防，有病能治的"上工"之圣人。这便是我著书的宗旨。

　　医学为救人之仁术，自当鞠躬尽瘁，全力以赴，深获病家之信任。苟有所得，绝不容其深闭固拒，淹没失传。横则务使传之四方，纵则务使传之百世。俾救人之术，扩而充之，流传久远，则结果伟大，全活众多，健康人类。本书之作，呕心沥血，大半在夜深人静，万籁俱寂之时，痛下慎独之功，不作自欺之语，以济世利人为法，当不惑世欺人，斯则可以自信不愧者也。

　　在此书付梓之际，对先后帮之录入及排版、所有该出版社负责同志，特别对我的弟弟郭汉杰教授，刘慧老师、李胜跃老师的大力支持一并表示衷心感谢。在编撰此书过程中，我与孩子虽尽了最大努力，但唯恐书中有不成熟之处，愿就正于有道之士，如蒙加以指正，不胜企盼之至。

郭汉民

书于二零一七年春

目录

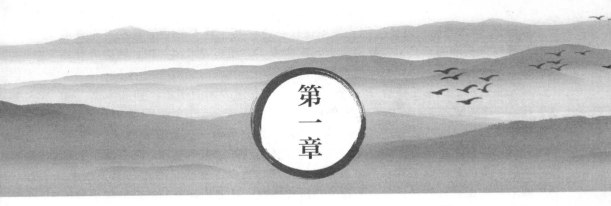

第一章

脏腑生理病理现象及脏腑系统功能

    中医藏象学说，是通过对人体生理、病理现象的观察，研究人体各个脏腑、组织器官的生理功能系统、病理变化及其相互关系，以及脏腑组织器官与外界环境相互关系的学说，是中医学理论体系的重要组成部分。藏象学说在中医学理论体系中占有极其重要的地位，对于阐明人体的生理和病理，指导临床实践具有普遍的指导意义，这里具体阐述五脏、六腑、奇恒之腑的生理功能和相互联系。

    "藏象"二字，首见于《素问·六节藏象论》。藏，是指藏于体内的内脏；象，是指表现于外的生理、病理现象。如张景岳在《类经》曰："象，形象也。藏居于内，形见于外，故曰藏象。"

    藏象学说，是以脏腑为基础。脏腑，是内脏的总称。按照脏腑的生理功能特点，可分为脏、腑、奇恒之腑三类；脏，即心、肺、脾、肝、肾，合称为"五脏"；腑，即胆、胃、小肠、大肠、膀胱、三焦，合称为"六腑"；奇恒之腑，即脑、髓、骨、脉、胆、女子胞（子宫）。

    五脏的共同生理特点是化生和贮藏精气；六腑的共同生理特点是受盛和传化水谷；奇恒之腑，是因这一类腑的形态及其生理功能均有异于"六腑"，不与水谷直接接触，而是一个相对密闭的组织器官，而且还具有类似于脏的贮藏精气的作用，因而称为奇恒之腑。所以，《素问·五藏别论》曰："所谓五藏者，藏精气而不泻也，故满而不能实。六腑者，传化物而不藏，故实而不能满也。所以然者，水谷入口，则胃实而肠虚；食下，则肠实而胃虚。故曰，实而不满，满而不实也。"这里指出的"满"和"实"，主要是针对精气和水谷的各自特点而言，如王冰曰："精气为满，水谷为实。五脏但藏精气，故满而不实；六腑则不藏精气，但受水谷，故实而不能满也"。脏与腑的这些区别，并不仅仅是说明其生理上的功能特点，而且也具有指导临床实践的意义。如脏病多虚，腑病多实；腑实者可泻其腑，腑虚者可补其脏等，至今仍不失为指导临床的准则。

藏象学说的形成，主要缘于三个方面。一是古代的解剖知识。如《灵枢·经水》曰："夫八尺之士，皮肉在此，外可度量切循而得之，其死，可解剖而视之。其脏之坚脆，腑之大小，谷之多少，脉之长短，血之清浊……皆有大数。"为脏腑学说的形成，在形态学方面奠定了基础。二是长期以来对人体生理、病理现象的观察。例如，皮肤受凉而感冒，会出现鼻塞、流涕、咳嗽等症状。因而认识了皮毛、鼻和肺之间存在着密切联系。三是反复的医疗实践，从病理现象和治疗效应来分析和反证机体的某些生理功能。例如，许多眼疾，从肝着手治疗而获愈，久之，便得出了"肝开窍于目"的理论；再如，在使用某些补肾药物后，可以加速骨折的愈合，因而认识到肾的精气有促进骨骼生长的作用，从而产生了"肾主骨"之说。

藏象学说的主要特点是以五脏为中心的整体观。主要体现在以下几点。

以脏腑分阴阳，一阴一阳，相为表里，脏与腑是一个整体。如心与小肠、肺与大肠、脾与胃、肝与胆、肾与膀胱以及心包与三焦相为表里。一脏一腑相为表里的主要依据是：经络循行路线的阴阳相对和相互络属；某一脏与某一腑之间在生理功能上的紧密联系。

五脏与形体诸窍联结成一个整体。五脏各有外候，与形体诸窍各有特定的联系，这是藏象学说整体观的又一具体体现。按照藏象学说的理论，心，其华在面，其充在血脉，开窍于舌；肺，其华在毛，其充在皮，开窍于鼻；脾，其华在唇，其充在肌，开窍于口；肝，其华在爪，其充在筋，开窍于目；肾，其华在发，其充在骨，开窍于耳和二阴。

五脏的生理活动与精神情志密切相关。人的精神情志与意识思维活动，是大脑的功能，这在《内经》等文献中已有所记载。但是，在藏象学说中，则认为人的精神情志和意识思维活动，与五脏的生理活动具有密切的关系。由于五脏的生理活动能够统率全身整体的生理功能，所以认为大脑的生理功能正常有赖于五脏生理功能的平衡协调。五脏的功能活动异常，则大脑的精神情志和意识思维活动也必受其影响；反之，精神情志和意识思维活动的失常，也势必反作用于五脏，从而影响五脏的生理功能，因此，《素问·宣明五气篇》中所曰："心藏神、肺藏魄、肝藏魂、脾藏意、肾藏志"。并不是不认识大脑的生理功能，而是进一步把人的精神意识和思维活动加以科学的分类，探讨其与各脏生理活动的关系。

五脏生理功能之间的平衡协调，是维持机体内在环境相对恒定的重要环节；同时通过五脏与形体诸窍的联系、五脏与精神情志活动的关系，来沟通体内外环境之间的联系，维系着体内外环境之间的相对平衡协调。

综合上述：藏象学说的形成，虽有一定的古代解剖知识为基础，但其发展主要是基于"有诸内，必形诸外"的观察研究方法，因而其观察分析的结果，必然大大地超越人体解剖学的脏腑范围，形成了中医独特的生理和病理理论体系。因此，藏象学说中的心、肺、脾、肝、肾等脏腑的名称，虽与现代人体解剖学的脏器名称相同，但在生理、病理的含义中，却不完全相同。这里需要特别强调的是：中医藏象学说中一个脏腑的生理功能，可能包含着现代解剖生理学中几个脏器的生理功能；而现代解剖生理学中的一个脏器的生理功能，亦可能分散在藏象学说的某几个脏腑的生理功能之中。这是因为藏象学说中的脏腑，不单纯是一个解剖学的概念，更重要的则是：概括了人体某一系统的生理和病理学概念。

一、五　脏

五脏：是心、肺、脾、肝、肾的合称。五脏的生理功能，虽然各有专司，但心脏的生理功能是起着主宰的作用。五脏之间各种生理功能活动的相互依存、相互制约和相互协调平衡，主要是以阴阳五行学说理论为基础来进行阐释的。

（一）心生理病理现象及系统功能

心居于胸腔，胸膜之上，圆而尖长，形似倒垂的未开莲蕊，有心包护卫于外。或者说，心居胸腔，两肺之间，内有孔窍相通，外有心包护卫。心为神之居、血之主、脉之宗，心在五行属火，起着主宰生命活动的作用，为阳中之太阳，通于夏气。故《素问·灵兰秘典论》称之为"君主之官"。心的生理功能主要有两方面，一是主血脉，二是主神志，或者说主藏神。这两方面功能是由心气、心血、心阴、心阳的共同作用完成的。心开窍于舌，其华在面，在志为喜，在液为汗。手少阴心经与手太阳小肠经在心与小肠之间相互络属，故心与小肠相为表里。

中医学中的"心"，是以解剖实体的心脏为结构基础的功能单位，心主血脉、主神明，主宰生命活动，在脏腑中居于主导地位，其与脉、面、舌、汗、小肠、心包、脑以及情志之喜等共同构成了心系，在临床对疾病的诊治中具有重要指导意义。心在脏腑中居于首要地位，起主宰作用，被喻为"君主之官"，称为"五脏六腑之大主"。

1. 心的主要生理功能

（1）心主血脉　心主血脉，包括主血和主脉两个方面：全身的血，都在脉中运行，依赖于心脏的搏动而输送到全身，发挥其濡养作用，故《素问·五脏生成篇》说："诸血者，皆属于心"。脉，即血脉，为血之府。脉是血液运行的通道，脉道的通利与否，营气和血液的功能健全与否，直接影响着血液的正常运行，故《灵枢·决气》说："壅遏营气，令无所避，是谓脉"（壅遏就是堤坝的意思，就像道路的两边的界线，或者江河的岸一样。营气无法逾越而必须运行在其中的就叫做脉。脉既不属于气，也不属于血，而是气血运行的通路）。由此可见，《素问·痿论》所说的"心主身之血脉"和《素问·六节藏象论》所说的"心者……其充在血脉"，是针对心脏、脉和血液所构成的一个相对独立的系统而言的。这个系统的生理功能，都属于心所主，都有赖于心脏的正常搏动。因此，心脏的搏动是否正常起着十分关键的作用。

心脏的正常搏动要依靠心气、心阳的推动和温煦，以及心血、心阴的营养和滋润，才能维持正常的心力、心率和心律，从而保障血液在全身的正常循行。心脏推动血液运行功能正常，则心之阳气旺盛，阴血充盈，心搏匀调，血脉通利，血行周身，表现为面色红润光泽、舌色淡红荣润、脉象和缓有力、心胸畅达而无不适之感。若心血不足，血液亏少，则血脉空虚，表现为面色无华、舌色淡白、脉象细弱无力、心胸动悸等；若心气不足，行血无力，脉道不利，血行不畅，则血脉瘀阻，表现为面色晦暗、唇舌青紫、脉象涩滞或节律不齐、心胸憋闷或刺痛，轻者可很快缓解，重者可痛至面青、唇舌俱紫、大汗淋漓，甚至可致暴亡。所以临床上常从面色、舌色、脉象和心胸部感觉等方面来观察心脏推动血液运行的功能正常与否。另外，中医学还认为心与血液的生成有关，即脾胃化生的水谷精微上输于心、肺，经心、肺的气化作用，而化生为血液。

（2）心主神志　心主神志，即是心主神明，或称心藏神。神有广义和狭义之分。广义的神，是指整个人体生命活动的外在表现，如整个人体的形象以及面色、眼神、言语、应答、肢体活动姿态等，无不包含于神的范围。换句话说，凡是机体表现于外的"形征"，都是机体生命活动的外在反映，也就是通常所说的"神气"。《素问·移精变气论》说的"得神者昌，失神者亡"就是指这种广义的神。狭义的神，即是心所主之神志，是指人的精神、意识、思维活动。由于人的精神、意识和思维活动不仅仅是人体生理功能的重要组成部分，而且在一定条件下，又能影响整个人体各方面生理功能的协调平衡，所以《素问·灵兰秘典论》说："心者，君主之官也，神明出焉"。《灵枢·邪客》说："心者，五脏六腑之大主也，精神之所舍也"。人的精神、意识和思维活动，是大脑的生理功能，即大脑对外界事物的反映。这早在《内经》已有明确的论述。但在中医学脏象中则将人的精神、意识、思维活动不仅归属于五脏，而且主要归属于心的生理功能。《灵枢·本神》说："所以任物者谓之心"。任，是接受、担任之义，即是具有接受外来信息的作用。古人之所以把心称作"五脏六腑之大主"，是与心主神明的功能分不开的。所以张介宾在《类经》中指出："心为脏腑之主，而总统魂魄，兼该意志，故忧动于心则肺应，思动于心则脾应，怒动于心则肝应，恐动于心则肾应，此所以五志唯心所使也"，又说："情志之伤，虽五脏各有所属，然求其所由，则无不从心而发"。人的精神意识思维活动，虽可分属于五脏，但主要归属于心主神明的生理功能。因此，心主神明的生理功能正常，则精神振奋，神志清晰，思考敏捷，对外界信息的反应灵敏和正常。如果心主神志的生理功能异常，即可出现精神、意识、思维的异常，而出现失眠、多梦、神志不宁，甚至谵狂；或可出现反应迟钝、健忘、精神萎顿，甚则昏迷、不省人事等临床表现。

另一方面，心主藏神，首先表现在心脏主宰人体脏腑组织的一切生理活动，心之行血、肺之呼吸、脾之运化、肝之疏泄、肾之藏精、胃之受纳、小肠之化物、大肠之传导以及人的动、言、视、听、嗅等，所有的生命活动都是在心的主宰下进行的。心神正常，人体脏腑组织的各项功能活动便有所主，并相互协调，彼此合作，保证了生命活动健康有序，身体安泰无恙。其次表现在心脏主宰人体的心理活动，包括人体的精神意识思维活动。心还能主宰情感活动。心主神明功能正常，则精神饱满、意识清楚、思维敏捷、反应灵敏、七情调和、寤寐正常。若心血不足，则心神失养，导致神志不宁，可见心悸失眠、多梦健忘以及精神萎靡、反应迟钝等；若血热扰心，则神失所主，导致神志失常，可见神昏、谵语、狂躁不安等。这些都说明心主神明的功能正常与否，直接关系到全身脏腑的否泰，决定着人体生命的存亡。

心之所以能主神明，是以心血为基础的。血是神的主要物质基础，神是血液的功能表现。正因为心具有主血脉的生理功能，所以才具有主神志的功能。如《灵枢·本神》说："心藏脉，脉舍神"。《灵枢·营卫生会》又说："血者，神气也"。因此，心主血脉的功能异常，亦必然出现神志的改变。在病理情况下两者也常相互影响。如果心血不足，心神失养，则可出现精神恍惚、心悸烦躁、失眠多梦等心神失常之症；心神的异常，也可以影响到心主血的功能，如在精神过度紧张或惊恐等情况下，常见心跳和脉搏加快、面红或苍白等血行异常的表现。总之，心主血和心藏神的两种功能是密切相关的。心主血，为心藏神提供了物质基础。心藏神，则能主宰人体脏腑组织的功能和血的正常循行。

2. 心的系统联系

（1）心在志为喜　心在志为喜，是指心的生理功能和精神情志与"喜"有关。藏象学说认为，人对外界信息引起情志变化，是由五脏的生理功能所化生，故把喜、怒、忧、思、恐称作五志，分属于五脏，分别是心在志为喜，肺在志为悲为忧，脾在志为思，肝在志为怒，肾在志为惊为恐。《素问·天元纪大论》说："人有五脏化五气，以生喜、怒、思、忧、恐。"《素问·阴阳应象大论》说："在脏为心……在志为喜"，这是说五志之中，喜为心之志。喜，即欢喜、喜悦，是心情愉快的情感活动，一般来说，对外界信息的反应，喜属于良性刺激，有益于心主血脉等生理功能，人体保持喜悦的心情，可使气血调和，营卫通利，全身舒适，对健康大有裨益。所以《素问·举痛论》说："喜则气和志达，荣卫通利"。但是，喜乐过度，则又可使心神受伤，可使心神涣散不收、注意力难以集中，重者可见精神错乱，甚或心气暴脱而亡等；若心气逆乱，则喜笑不休；若心气不足，则令人悲伤等。故《灵枢·本神》说："喜乐者，神惮散而不藏"。从心主神志的生理功能状况来分析，又有太过与不及的变化，一般说来，心主神志的功能过亢，则使人喜笑不止；心主神志的功能不及，则使人易悲。如《素问·调经论》所说："神有余则笑不休，神不足则悲。"但由于心为神明之主，不仅喜能伤心，而且五志过极，均能损伤心神。所以《灵枢·邪气脏腑病形》又说："愁忧恐惧则伤心"。《素问·本病论》亦说："忧愁思虑即伤心。"

（2）心在液为汗　液，是指泪、汗、涎、涕、唾五者，乃体表孔窍所分泌的正常液体。五脏与五液之间有某种特定的对应关系，因此将这种与某脏有特定关系的液体称为该脏所主的"液"，其分别是心在液为汗，肺在液为涕，脾在液为涎，肝在液为泪，肾在液为唾。心在液为汗，又称汗为心之液，汗液，是津液通过阳气的蒸腾气化后，从玄府（汗孔）排出之液体。所以《素问·阴阳别论》说："阳加于阴谓之汗"。吴瑭《温病条辨》也说："汗也者，合阳气阴精蒸化而出者也。"汗液的排泄，还有赖于卫气对腠理的开阖作用：腠理开，则汗液排泄；腠理闭，则无汗。由于汗为津液所化生，血与津液又同出一源，因此有"汗血同源"之说。而血又为心所主，故有"汗为心之液"之称。因此，心与汗有密切的关系，汗液的分泌和排泄有调节体温、保持阴液与阳气的平衡、排出废物与邪气以及润泽皮肤的作用。若心之阳气虚，则因气虚不能固摄可见自汗；心之阴血虚，则因阴虚内热不能内守而盗汗。然而汗液的排泄是比较复杂的，不仅与心关系密切，还与肺的宣发和卫气司开合的功能相关。

（3）心在体合脉，其华在面　所谓心在体合脉，其华在面，体，即形体。形体有广、狭义之分。广义的形体，泛指有形态结构的组织器官，如头、躯干、四肢、内脏等。狭义的形体，指筋、脉、肉、皮、骨五者，故又称为"五体"，指形体的五个层次。五脏主五体是指筋、脉、肉、皮、骨分别与五脏有某种特定的对应关系，即心在体合脉，肺在体合皮，脾在体合肉，肝在体合筋，肾在体合骨。所谓心在体合脉，是指全身的血管与心连通，并与心脏配合，共同完成推动血液循行的功能。脉是"五体"之一，又为"奇恒之府"之一，其功能详见有关章节。华，有荣华、光彩的意思，属于外在的表现。"华"有爪、面、唇、毛、发五者，合称"五华"，是指五脏的精气表现在体表的五个特定部位。五脏之华分别是心其华在面，肺其华在毛，脾其华在唇，肝其华在爪，肾其华在发。所谓心其华在面，是指心的生理功能正常与否，可以显露在面部的色泽变化及表情显露上。心主血，面部血脉丰富，全身气血皆可上注于面，《灵枢·邪气脏腑病形》说："十二经脉，三百六十五络，其血气皆上于面而走空窍"；心属火，火性上炎，旺于面部；加之面部皮肤外露，易于观察，所以面部色泽能够反映出心气的盛衰和心血的盈亏。此外面部表情反映了心主神志活动状况。故曰心"其华在面"。

心的功能健全，心气旺盛，心血充盈，则血脉通盛，面得血荣，可见脉象和缓有力、面色红润光泽、表情丰富自然；若心血瘀阻，则脉象细涩或脉律不齐，可见面色青紫晦暗；若心血亏少，则血脉空虚，面失血荣，表现为脉象细弱、面色淡白无华；若心气暴脱，则表现为脉微欲绝、面色苍白或暗滞。

（4）心在窍为舌　所谓心开窍于舌，窍，即孔窍，包括头面的眼、耳、口、鼻、舌五官及下窍二阴，合称为九窍。由于五脏与官窍之间有某种特定的对应关系，所以将与某脏有特定对应关系的官窍称为该脏所"开"的窍。五脏所"开"的窍分别是心开窍于舌，肺开窍于鼻，脾开窍于口，肝开窍于目，肾开窍于耳及二阴。舌是口腔中随意运动的器官，位于口腔底部，具有感受味觉、搅拌食物、辅助吞咽和发音等功能。心开窍于舌，又称"舌为心之苗"，是指舌为心之外候。在结构上，《灵枢·经脉》说："手少阴之别……循经入于心中，系舌本。"在生理功能方面，心主血脉和主神志与舌的色泽、运动、味觉、语言表达有关，因心之气血上通并营养于舌。《灵枢·忧恚无言》说："舌者，音声之机也"。舌的味觉功能和正确地表达语言，有赖于心主血脉和心主神志的生理功能，如果心的生理功能异常，可导致味觉的改变和舌强语謇等病理现象。所以《灵枢·脉度》说："心气通于舌，心和则舌能知五味矣。"舌是一个血脉极其丰富的器官，加之舌面又无表皮覆盖，因此舌色最能敏感地反映心主血的生理状态。心推动血液运行和心藏神的功能正常，则表现为舌体红润，柔软灵活，味觉灵敏，语言流利清晰。若心阳不足，则见舌质淡而胖嫩；心血不足，则舌质淡白；心阴不足，则舌红绛瘦瘪；心火上炎，则可见舌尖红赤或舌体糜烂；心血瘀阻，则舌质紫暗或见瘀点瘀斑；心神失常，则见舌卷、舌强、语謇或失语等症状。舌不但与心之关系密切，和其他脏腑均有关联，因此，从舌质的色泽可以直接察知气血的运行和判断心主血脉的生理功能，通过望舌亦有助于对其他脏腑病变的诊断。

总之，在藏象学说中，心的生理功能，不仅包括心、血、脉在内的完整的循环系统，而且还包括主宰精神、意识和思维活动。《素问·六节脏象论》说："心者，生之本，神之变也，其华在面，其充在血脉"，即是对心的主要生理功能的简明概括。

（5）心包络 心包络，简称心包，是包在心脏外面的包膜，具有保护心脏的作用。心包的形态和部位，古人也有描述。《医学正传》说"心包络，实乃裹心之包膜也，包于心外，故曰心包络也。"《医贯》亦说："心之下有心包络，即膻中也，象如仰盂，心即居于其中。"心居包络之中，膻中在心之外，所以《内经》比之为心之宫城，如《灵枢·胀论》说："膻中者，心主之宫城也。"在经络学说中，手厥阴经属于心包络，与手少阳三焦经相为表里，故心包络亦称为脏。但在藏象学说中，认为心包络是心之外围，有保护心脏的作用，所以外邪侵袭于心，首先包络受病。《灵枢·邪客》说："心者，五脏六腑之大主也，精神之所舍也，其脏坚固，邪弗能容也。容之则心伤，心伤则神去，神去则死矣。故诸邪之在于心者，皆在于心之包络。"所以，在温病学说中，将外感热病中出现的神昏、谵语等症，称之为"热入心包"或"蒙蔽心包"。总之，心包络具有保护心脏、"代心行令"的功能，同时病理上具有"代心受邪"的作用。中医脏腑学说受古代"治道君主制"思想的影响，认为心为"君主之官"，精神之所舍，主五脏六腑，不能遭受邪气伤害，若外邪侵害于心，则由心包络替"君主"受邪，在临床上心包络受邪所出现的病证，多为心神病变，且多属热证、实证。如在外感热病中，因温热之邪内陷，出现高热、神昏、谵语、发狂等心神昏乱的病症，称为"热入心包"。由痰浊引起的神志异常，如神昏模糊、意识障碍等心神昏聩的病症，又常称为"痰蒙心包"。但治疗心包络的病证，多是从心论治。

（6）脑 自"心之官则思"（《孟子》）之后，心脑一体论就成为中华民族传统的文化现象。因此，脑之功能自《内经》问世以来皆隶属于心。"诸髓者皆属于脑"

"脑为髓之海"就是讲脑居颅内与脊髓相通，由髓汇集而成。

① 脑的主要功能　一是主宰生命活动：脑系生命活动的中枢，统帅人体的一切生命活动，诸如心搏、呼吸、吞咽、排泄二便等生理活动，均由脑所主宰和调节。脑能主宰全身，则脏腑组织得其所主，各司其职，协调配合，表现为生命力旺盛，健康无恙。若大脑有病，则脏腑组织失其所主，引起功能紊乱，生命活动障碍而诸病蜂起，甚则生命活动终止。二是主管精神思维："头者，精明之府""脑为元神之府"明确指出了脑与精神、思维活动密切相关。精髓充盛，脑海充盈，则精神饱满、意识清楚、思维敏捷、记忆力强、情志调和。若精髓亏虚，脑海不足，可见精神萎靡、意识模糊、思维迟钝、健忘呆滞、情志异常、失眠多梦等病症；若痰火上扰于脑，可见精神错乱、意识昏聩或狂躁、骂詈等症。三是主持感觉、运动：自《内经》问世以来，中医学即将视觉、听觉等感觉功能归属于脑。脑主管感觉和肢体运动的功能正常，表现为视物明晰、听觉聪灵、嗅觉灵敏、感觉敏锐、语言流畅、肢体运动自如等。脑主管感觉及肢体运动的功能失常，则出现视物不明、听觉失聪、嗅觉不灵、感觉呆滞、步履维艰、语言艰涩、运动障碍等病症。

② 脑与五脏的关系　人体精神情志和意识思维活动属于大脑的功能。但由于受古代五行理论的影响，重视五脏在人体生命活动中的重要作用，而且五脏精气又是精神活动的物质基础，因此将人体精神情志活动分别归属于五脏，形成了独特的脏腑精神活动系统。脏腑学说又将人的精神活动概括为两类：一类是精神活动，包括神、魂、魄、意、志，分别由五脏所主，故有"心藏神，肺藏魄，肝藏魂，脾藏意，肾藏志"之说，这里的神，是指意识思维活动；魄，是指动作、感觉；魂，是指梦寐变幻；意，是指意念、想法；志，是指志向、记忆等；另一类是情感活动，包括喜、怒、忧、思、悲、恐、惊，多为表现于外的情感反应，也分属于五脏。总之，脑的生理、病理总统于心而分属于五脏，其中与心、肝、肾三脏关系尤为密切，因此大脑的病变多从五脏论治。

（二）肺生理病理现象及系统功能

肺在人体脏腑中位置最高，覆盖于其他脏腑之上，故有"华盖"之称。关于肺的形态，《医贯·内经十二官论》记载："喉下为肺，两叶白莹，谓之华盖，以覆诸脏，虚如蜂巢，下无透窍，故吸之则满，呼之则虚。"说明肺脏是质地疏松的分叶状脏器。肺在志为忧，在液为涕。为魄之处，气之主，外合皮毛，开窍于鼻，通过鼻直接与外界自然环境息息相通，因肺叶娇嫩，不耐寒热，易被外邪侵害，故又称为"娇藏"。由于"肺与心皆居膈上，位高近君，犹之宰辅"，故称之为"相傅之官"。肺的主要生理功能是：主气、司呼吸，主宣发肃降，通调水道，朝百脉而主治节，以辅佐心脏助心行血，调节气血的运行。肺的这些功能，主要依赖于肺气的推动、肺阴的濡养以及肺阳的温煦作用。其在五行中属金，为清肃之脏，喜润而恶燥，为阳中之少阴，通于秋气。手太阴肺经与手阳明大肠经相互络属于肺与大肠，故肺与大肠为表里，构成表里关系。

中医学中的"肺",是以解剖实体的肺脏为结构基础的功能单位,具有治理调节全身气血津液生理功能的重要作用,在脏腑中的地位仅次于心,其与皮毛、鼻喉、涕、大肠,以及情志之悲忧等共同构成了肺系统,是临床辨治相关病症的理论依据。

1. 肺的主要生理功能

(1) 主气、司呼吸 肺的主气功能包括:主一身之气和呼吸之气。肺主一身之气:是指一身之气都归属于肺,由肺所主。《素问·五脏生成》篇说:"诸气者,皆属于肺"。陈修园《医学实在易》说:"气通于肺脏,凡脏腑经络之气,皆肺气之所宣。"肺主一身之气,首先体现于气的生成方面,特别是宗气的生成,主要依靠肺吸入的清气与脾胃运化的水谷精气相结合。因此,肺的呼吸功能健全与否,直接影响着宗气的生成,也影响着全身之气的生成。其次,肺主一身之气,还体现于对全身的气机具有调节作用。肺的呼吸运动,即是气的升降出入运动。肺有节律的一呼一吸,对全身之气的升降出入运动起着重要的调节作用。

主呼吸之气:肺主呼吸之气的功能也称"司呼吸",是指肺主管呼吸运动,是体内外清浊之气交换的场所。肺主呼吸主要表现为肺"一呼一吸,与天气通",从而吸入自然界的清气,呼出体内的浊气,"吸之则满,呼之则虚",以实现体内外清浊之气的交换。肺的这一功能正常,则表现为呼吸运动均匀和调,气道畅通,清气吸入充分,宗气生成充足,脏腑组织之气旺盛,全身气机升降出入协调,从而维持了人体生命活动的正常进行。

若肺主管呼吸的功能减弱,影响宗气的生成和全身之气的升降出入运动,则表现为少气不足以息、声低气弱、疲倦乏力等症;若病邪犯肺,宣降失常,则表现为胸闷、咳嗽、喘促等呼吸不利的症状。一旦发展到肺的呼吸功能丧失,则清气不能吸入,浊气不能排出,人的生命活动就会终止。

综上所述,"肺主气"是指人体正常状态的气,皆由肺主宰。这一功能虽然体现在三个方面,然是以肺主呼吸为其核心,并体现在主气的各方面。在此基础上完成了一身之气的生成及对整体气机的调节,故曰:"肺者,气之本"。因此说肺主管呼吸的功能是维持生命活动的基本条件。

(2) 肺主宣发和肃降 宣发,即宣布、发散,有向上、向外之意,也就是肺气向上的升宣和向外周的布散;肃降,即清肃、下降,有向下、向内之意,也就是肺气向下的通降和使呼吸道保持洁净的作用。

肺主宣发的生理作用,主要体现在三个方面。一是通过肺的气化,排出体内的浊气。二是将脾所转输的津液和水谷精微布散到全身,外达于皮毛,即是《灵枢·决气》所说的"上焦开发,宣五谷味,熏肤、充身、泽毛,若雾露之溉,是谓气"。三是宣发卫气,调节腠理之开合,将代谢后的津液化为汗液,排出体外。因此,肺失于宣散,即可出现呼气不利,胸闷,咳喘,以及鼻塞、喷嚏和无汗等病理现象。

肺主肃降的生理作用,主要体现在五个方面:一是吸入自然界的清气,并向下布散;二是将脾转输于肺的津液和水谷精微向下布散,并把代谢后的水液下输至肾和膀胱；三是清除肺和呼吸道内的异物，保持其洁净和通畅；四是通过肺气的向内运动，使周身含有浊气的血液流经于肺并加以清除，使血液保持洁净；五是肺气的肃降还有利于大肠向下传导糟粕。因此，肺失于肃降，即可出现呼吸短促或表浅、咳痰、咯血等病理现象。

肺气的宣发和肃降，是相反相成的矛盾运动。在生理情况下相互依存和相互制约；在病理情况下，则又常常相互影响。所以说，没有正常的宣发，就没有很好的肃降；没有很好的肃降，也必然会影响正常的宣发。宣发与肃降正常，则气道通畅，呼吸调匀，体内外气体得以正常交换。如果二者的功能失去协调，就会发生"肺气失宣"或"肺失肃降"的病变，而出现喘、咳、肺气上逆之证。所以《素问·脏气法时论》说："肺苦气上逆"。《素问·至真要大论》亦说："诸气膹郁，皆属于肺。"可见，宣发和肃降是肺气运动的基本特征，是肺进行一切生理活动的基础，肺失宣降是肺脏功能障碍的基本病机，宣降肺气就成为治疗肺病的主要方法。

（3）肺主通调水道　通，即疏通；调，即调节；水道，是水液运行和排泄的道路。肺的通调水道功能，是指肺具有促进水液输布和排泄的功能。肺通过宣发肃降对体内水液的输布和排泄起着疏通和调节的作用，以维持体内水液代谢平衡的功能。肺通调水道的功能，是肺气的宣发和肃降在水液代谢方面的体现。肺气宣发可将津液输布于全身各脏腑器官与皮毛，以发挥其滋润濡养作用，部分津液经代谢后可依靠卫气"司开合"的作用，从汗孔排出体外。肺气肃降可使津液随气下行，上焦及全身代谢后的水液下输于肾和膀胱，经气化为尿液，排出体外。正因肺气宣发和肃降能够推动水液的输布和排泄，维持水液代谢平衡，所以又称"肺主行水"。由于肺位最高，主肃降，不断地将上焦水液下输至肾和膀胱，以调节体内的水液代谢，故又有"肺为水之上源"之说。如果肺失宣降，行水无力，水道不通，水液输布、排泄障碍，则汗、尿不能正常排泄，使多余的水液不能排出而停聚于体内，则可见咳喘、咳痰、浮肿、尿少等症。所以临床上常用宣肺利水的方法治疗水肿等病症，即是肺主通调水道理论的具体应用。这种宣肺利水消肿的治法被形象地喻为"提壶揭盖法"。

（4）肺朝百脉、主治节　肺朝百脉、主治节也可说是助心行血：肺助心行血是指肺能够协助心脏推动血液在脉管内运行，并参与调控心率、心律的作用。肺助心行血功能的结构基础是"肺朝百脉"。朝，即聚会、朝向；百脉，泛指人体全身的经脉（此指血管）。所谓肺朝百脉是指全身的血液都要通过经脉而汇聚于肺，经过肺的吸清呼浊，气体交换，然后再将富含清气的血液输送至全身的功能。由此可知，一方面许多经脉汇聚到肺，另一方面肺又朝向全身的经脉，使心肺在结构上相互联系。肺助心行血的生理基础是"肺司呼吸"的功能，肺通过呼吸运动，调节全身气机，从而促进血液运行。肺助心行血的生理作用主要表现在三个方面。一是全身血脉及脉中之血要不断地汇聚于肺。二是肺主管血之清浊转化。清血是指含有自然界大量清气的血液；浊血是指含有体内大量浊气的血液。肺通过朝百脉的途径，使心血不断地在肺中进行气体交换，确保心血的清浊转化，从而维持人体生命活动正常进行。三是肺通过生成宗气助心行血。心脏搏动是血液循行的基本动力，心搏又主要依赖心气的推动，而心气的盛衰与宗气密切相关，宗气影响着心搏的强弱和节律。宗气"贯心脉"而助心行血，正是通过肺朝百脉实现的。肺气旺盛，吸清呼浊平稳，气体交换协调，血中清气丰富，宗气生成充沛，助心推动血行，则血行正常；若肺气虚弱，吸清呼浊减弱，气体交换失调，血中浊气增加，清气减少，宗气生成不足，推动血行无力，则血行障碍，心律失常，可表现为胸中憋闷胀痛、咳喘无力、心悸、口唇发绀、舌质青紫等症。

"治节"，即治理和调节，指肺对整个机体的气、血、津液的治理与调节作用。肺主治节，出自《素问·灵兰秘典论》的"肺者，相傅之官，治节出焉"。肺的治节作用，主要体现在以下几个方面。一是主司呼吸。肺有节律的一呼一吸，使呼吸运动平稳有序，体内外的气体得以充分交换，并调节着宗气、营卫之气等的生成。二是调节气机。肺有节律的呼吸运动，宣肃吐纳，调节着全身之气的升降出入运动。三是朝百脉，助心行血。肺通过宣肃吐纳的呼吸运动，调节全身气机，从而推动和调节血液的运行，进行气体交换，并参与心律、心率的调控。四是调节水液代谢。肺通过宣发肃降，疏通和调节津液的输布、运行和排泄，所以有肺为"水之上源"之说。可见，"肺主治节"是对肺各项生理功能的高度概括，与肺主宣发肃降、主管呼吸、助心行血、促进水液输布和排泄等不是同一层次的内容，其生理、病理意义通过肺的具体功能得以体现。

2. 肺的系统联系

（1）肺在志为悲（忧）　以五志分属五脏来说，则肺在志为忧。《素问·阴阳应象大论》说："在脏为肺……在志为忧。"由于悲伤、忧愁均属情感活动，二者虽有所不同，但因对人体的影响大致相同，故悲和忧同属肺志，是肺气在情志方面的生理反应，不会导致人体发病，肺气调和，则遇事悲忧适度。若过度的悲伤和忧愁，则易于耗伤肺气，使人意志消沉，可见少气懒言、呼吸气短、体倦乏力等肺气不足之症。如《素问·举痛论》说："悲则气消……悲则心系急，肺布叶举，而上焦不通，荣卫不散，热气在中，故气消矣。"由于肺主气，所以悲忧易于伤肺。反之当肺气不足时也易于出现悲伤过度的情绪低落变化，这是由于肺的功能减退时，机体对外界不良刺激的耐受性下降所致。

（2）肺在液为涕　涕，即鼻液，乃肺宣发之津液，由鼻分泌而成，具有清洁、濡润和保护鼻窍的作用，并能防御外邪，有利于肺的呼吸。由于鼻为肺窍，涕为肺之津液所化，故肺在液为涕。肺气旺盛，肺津充足则表现为涕液润泽鼻窍而不外溢。肺罹疾患，常可见涕液的分泌和质地发生改变，因此察涕液有助于对肺病的诊断。若肺感风寒，则鼻流清涕；肺感风热，则涕黄稠浊，或有异味；肺感燥邪，损伤肺津，则鼻干少涕或无涕；肺气虚弱，气不摄津，则鼻流清涕。

（3）肺在体合皮、其华在毛　皮，即皮肤；毛，即毫毛。皮肤覆盖于人体表面，包括毫毛、汗孔等附属物，为一身之表，具有防御外邪、分泌汗液、辅助呼吸、调节体温及感觉等功能。它是人体的外围屏障，被称作人身之"藩篱"。肺其华在毛是指肺的功能盛衰可以从毫毛的色泽上得以体现。肺与皮毛的关系体现在两个方面。一是肺气宣发，输精于皮毛。肺气将卫气、津液和水谷精微布散至体表，以温养和润泽皮毛，从而发挥其护卫肌表、抗御外邪的屏障作用。二是皮毛上的汗孔具有宣肺气而助呼吸的作用。汗孔又称气门、鬼门、玄府、毛窍。汗孔的开合，由肺所宣发的卫气主管，汗孔的开合不仅能调节体温和水液代谢，排泄汗液，而且也随着肺气的宣降进行着体内外的气体交换，从而具有辅助呼吸的作用。所以唐容川在《医经精义》中指出，皮毛亦有"宣肺气"的作用。

《素问·五脏生成篇》说："肺之合皮也，其荣毛也"。肺的功能正常，宣发有力，卫气、津液和水谷精微能够达表，皮毛得养，则皮肤致密柔韧，毫毛柔润光泽，抗御外邪能力强盛，触觉灵敏。反之肺气虚弱，其宣发卫气、津液和输精于皮毛的功能减弱，皮毛失养，则卫表不固，抗御外邪能力降低，汗孔开合失度，可出现畏寒、多汗或自汗易感冒、皮毛憔悴枯槁、触觉迟钝等现象。若外邪侵犯皮毛，毛窍闭塞，导致肺气不宣，可见无汗、气喘等病症。故临床用宣发肺气的药物治疗肺病往往能起到发汗平喘的效果。由于肺和皮毛相合，所以在外邪侵犯皮毛，腠理闭塞，卫气郁滞的同时，也常常影响及肺，而致肺气不宣；外邪侵肺，肺气不宣时，也同样能引起腠理闭塞、卫气郁滞等病理变化。

（4）肺在窍为鼻，喉为肺之门户　肺开窍于鼻，鼻与喉相通而连于肺，鼻和喉是呼吸的门户，故有"鼻为肺之窍""喉为肺之门户"的说法。鼻的嗅觉与喉部的发音，都是肺气的作用。所以肺气和、呼吸利，则嗅觉灵敏、声音能彰。《灵枢·脉度》说："肺气通于鼻，肺和则鼻能知臭香矣。"故所谓肺开窍于鼻，是指肺的生理功能与鼻的关系密切。鼻虽有主通气、司嗅觉和助发音的功能，但都必须依赖肺气的功能正常。肺气调和，呼吸平稳，则鼻窍通利、嗅觉灵敏、声音清晰；若外邪犯肺，肺气不利，可见鼻塞、流涕、喷嚏、不辨香嗅、声音混浊等症。外邪侵袭，也常从口鼻而入，引发肺部病变。肺的病变，也多见鼻、喉的证候，如鼻塞、流涕、喷嚏、喉痒、音哑和失音等。

喉不仅是清气、浊气出入的门户，也是发声器官，其功能亦受肺气的影响。肺气充沛，喉咙通利，则发音清晰响亮。若肺气耗伤，或肺阴不足，喉失所养，喉部不利，则声音嘶哑或失音，其证属虚，故称"金破不鸣"；若外邪犯肺，肺气失宣，喉部不畅，则喉痒喉痛，亦可见声音嘶哑或失音，其证属实，故称"金实不鸣"；若热邪壅滞于肺，熏灼喉部，则可见喉部红肿疼痛，甚则溃烂成脓等病症。

咽和喉位置相邻，功能相关，故常咽喉并称。咽上通于鼻，正前方系舌本通于口；其下为会厌所分隔，前方连于气道者合声门称为喉咙，与肺相通，则属肺系；后方连于食管者直贯胃腑，为胃之通道，则属胃系。悬雍垂居于咽中，为音声之关。咽的主要生理功能是进饮食。咽为水谷之通道，每当饮食物入口，经过唾液滋润和牙齿咀嚼后，通过咽的吞咽，顺食道而下，直入胃中，则表现为吞咽通利，胃纳正常。若胃火上炎，灼伤于咽，则可见咽部疼痛、进食不利等症；若胃系气血瘀结，阴液枯槁，则可见吞咽梗阻，食物难下，甚至水饮难入、形体瘦削等重症。

(三) 脾生理病理现象及系统功能

脾位居于膈下中焦的左上腹。古人所指的脾多包括胰腺在内。脾的主要生理：一是主运化；二是主升清；三是主统血。这是脾的气、血、阴、阳共同作用的结果，但其中以脾气、脾阳所发挥的作用为主，脾阴次之，脾血只是起到对脾的一般营养作用，故不提及脾血。脾在五行中属土，为阴中之至阴，通于长夏。脾通过其经脉的相互络属与胃构成表里关系。脾和胃以膜相连，同属于消化系统的主要脏器，机体的消化运动，主要依赖于脾和胃的生理功能，故常脾胃并称。由于人体出生后所需要的营养物质，均赖脾化生的水谷精微供养，故称脾为"后天之本"。脾化生的水谷精微是生成气血的主要物质，故又称脾为"气血生化之源"。脾的生理特性是喜燥恶湿，此与胃的喜润恶燥相对而言。脾气的运动特点以上升为主，即脾气主升，主要通过脾主运化的生理功能得以体现。其与肌肉四肢、口唇、涎液、胃府，以及情志之思等共同构成了脾系统，是临床辨治相关病症的理论依据。《素问·灵兰秘典论》说："脾胃者，仓廪之官，五味出焉"。

1. 脾的主要生理功能

（1）脾主运化　运，即转运、输送；化，即消化吸收。脾主运化，是指脾具有把水谷（饮食物）化为精微，并将精微物质转输至全身的生理功能。或者说，所谓脾主运化是指脾具有促进胃肠对饮食的消化，吸收水谷精微并将其转输至全身的功能。饮食物的消化吸收是一个十分复杂的生理过程，肝、胆、胃、肠均参与其中，但脾起着主导作用。脾主运化体现在运化水谷和运化水液两个方面。

① 运化水谷　是指脾对饮食物的消化吸收和转输精微物质的作用。饮食物虽受纳于胃，进行初步消化，通过幽门下输小肠，作进一步精细的消化吸收。饮食入胃后，对饮食物的消化和吸收，实际上是在胃和小肠内进行的，但必须依赖于脾的运化功能，才能将水谷饮食物化为精微（营养物质）。同样，所化生的精微物质，必须依赖于脾的运化转输和散精功能，才能把水谷精微"灌溉四旁"和布散至全身，即将水谷精微输送至全身。脾吸收精微物质后，一方面上输于心、肺，化生为气血，以营养全身；另一方面是通过脾的直接散精，将精微物质布散至脏腑组织而发挥其营养作用。如《素问·经脉别论》说的"食气入胃，散精于肝……浊气归心，淫精于脉"和"饮入于胃，游溢精气，上输于脾，脾气散精，上归于肺"以及《素问·厥论》所说的"脾主为胃行其津液者也"等，都是说明饮食物中营养物质的吸收，全赖于脾的转输和散精功能。脾主运化水谷精微的功能强健，即"脾气健运"，则机体的消化吸收功能才能健全，才能为化生精、气、血、津液提供足够的养料，才能使脏腑、经络、四肢百骸以及筋肉皮毛等组织得到充分的营养，而进行正常的生理活动。故精、气、血、津液的生化有源，常表现为精力充沛、肢体强壮有力、面容红润等生机旺盛状态。反之，若脾主运化水谷精微的功能减退，又称"脾失健运"，则机体的消化吸收机能即因之而失常。一方面导致机体消化功能不良，常可表现为食少、腹胀、便溏等症；另一方面导致吸收不良，精微物质不足，

精、气、血、津液生化乏源，可见精神萎靡、头晕眼花、形体消瘦、面色萎黄、体倦乏力、气短声低等虚弱等症。所以说，脾胃为后天之本，气血生化之源。

②运化水液　也有人称作"运化水湿"，是指脾在消化饮食物的基础上，对其中水液的吸收、转输和布散作用，是脾主运化的一个组成部分。饮食物中营养物质的吸收，多属于液态状物质，所谓运化水液的功能，即是对被吸收的水谷精微中多余水分，能及时地转输至肺和肾，通过肺、肾的气化功能，化为汗和尿排出体外。故系统地说，脾一方面吸收水谷精微中的水液，气化为津液，输布至全身，以滋润脏腑组织器官；另一方面又将胃肠输送来的水分上输至肺，再通过肺的宣降和肾的气化作用，分别气化为汗和尿排出体外。因此，脾的运化水液功能健旺，既能使体内各脏腑组织得到水液的充分滋润，又能防止水液在体内发生不正常停滞，也就能防止湿、痰、饮等病理产物的生成，从而维持体内水液代谢的平衡。反之，若脾失健运，则脾的运化水液功能减退，水液的吸收、输布障碍，必然导致水液在体内的停滞，而产生湿、痰、饮等病理产物，甚则导致水肿。故若留滞的水液弥漫体内则生湿邪，水液凝聚体内则为痰饮，水液下注肠道则为泄泻，水液泛滥肌肤则为水肿。这就是脾虚生湿、脾虚生痰、脾虚泄泻、脾虚水肿的发病机制所在，故有"脾为生痰之源""诸湿肿满，皆属于脾"之说。这是脾"喜燥恶湿"生理特性发生的基础。健脾燥湿则是临床上治疗水、湿、痰、饮病证最常用的方法之一。

运化水谷和水液，是脾主运化功能的两个方面，二者可分而不可离。脾的运化功能，不仅是脾的主要生理功能，而且对于整个人体的生命活动至关重要，故称脾胃为"后天之本"，气血生化之源。这实际上是对饮食营养和消化吸收功能的重要生理意义，在理论上的高度概括。所以，李中梓在《医宗必读》中说："一有此身，必资谷气，谷入于胃，洒陈于六腑而气至，和调于五脏而血生，而人资之以为生者也，故曰后天之本在脾。"

脾胃为"后天之本"，在防病和养生方面也有着重要意义。如李东垣在《脾胃论·脾胃盛衰论》中说："百病皆由脾胃衰而生也"。故在日常生活中不仅要注意饮食营养，而且要善于保护脾胃；如在患病时，针对病情进行忌口，用药时也要顾及脾胃等，都是脾胃为"后天之本"在防病和养生中的具体体现。

(2)脾主升清　脾的运化功能，是以升清为主。所谓"升清"的升，是指脾气的运动特点，以上升为主，故又说"脾气主升"。"清"，是指水谷精微等营养物质。"升清"，即是指水谷精微等营养物质的吸收和上输于心、肺、头目，通过心、肺的作用化生气血，以营养全身。故说"脾以升为健"。升和降是脏腑气机的一对矛盾运动。脾的升清，是和胃的降浊相对而言，也就是升清和降浊相对而言，这是一个方面。另一方面，脏腑之间的升降相因，协调平衡是维持人体内脏相对恒定于一定位置的重要因素。因此，脾的升清功能正常，水谷精微等营养物质才能吸收和正常输布。正如李东垣所强调的脾气升发，则元气充沛，人体始有生生之机；同时，也由于脾气的升发，才能使机体内脏不致下垂。若脾气不能升清，则水谷不能运化，气血生化无源，可出现神疲乏力、头目眩晕、腹胀、泄泻等症；故《素问·阴阳应象大论》说："清气在下，则生飧泄。"脾气（中气）下陷，则可见久泄脱肛，甚或内脏下垂等病症。因此，也可以把脾主升的生理作用理解为升清和升举两个方面。"升清"是指脾气将消化吸收的水谷精微从中焦上输于心、肺及头面五官，通过心、肺的作用化生为气血，营养全身。所谓"升举"是指脾气升托内脏，使之维持相对恒定位置而不游移或下垂。若脾气虚弱，上升无力，一则清气不升，气血生化无源，头目清窍失于滋养。可见头目眩晕，神疲乏力；清阳不升，而下行大肠，可见腹胀泄泻，甚则久泻不止等。二则是升举无力，反而下陷，称之脾气下陷，或称中气下陷，即见腹部坠胀、便意频繁、内脏下垂，如胃、肝、肾下垂、子宫脱垂和脱肛等，临证可用补益脾气，升提托举的方法治疗。

（3）脾主统血　统，是统摄、控制的意思，即是脾有统摄血液在经脉之中流行，防止逸出脉外的功能。《难经·四十二难》说："脾……主裹血，温五脏。"这里的裹，即是指脾具有包裹血液，勿使外逸的意思，实际上也就是指脾有统血的功能。脾统血的主要机制，是通过脾气的固摄和脾阳的温煦作用而实现的。其次与脾主运化，为气血生化之源相关。因此，气血充足是血行正常的重要条件之一。沈目南《沈注金匮要略注》说："五脏六腑之血，全赖脾气统摄。"脾之所以能统血，与脾为气血生化之源密切相关。脾的运化功能健旺，则气血充盈，而气的固摄作用也较健全，而血液也不会逸出脉外而致出血；反之，脾的运化功能减退，则气血生化无源，气血亏虚，气的固摄功能减退，而导致出血。但是，由于脾主升清，脾气主升，所以在习惯上，多以长期慢性的皮下出血、便血、尿血、月经过多、崩漏等症称作脾不统血。常用补脾摄血的方法治疗。

2. 脾的系统联系

（1）脾在志为思　思，即思考、思虑，是人体精神意识思维活动的一种状态。如《灵枢·本神》说："因志而存变谓之思"。思，虽为脾之志，但亦与心主神明有关，故有"思出于心，而脾应之"之说。正常的思考问题，对机体的生理活动并无不良的影响，但在思虑过度、所思不遂等情况下，就能影响机体的正常生理活动。其中最主要的是影响气的正常运动，导致气滞和气结，所以《素问·举痛论》说："思则心有所存，神有所归。正气留而不行，故气结矣。"从影响脏腑生理功能来说，最明显的是脾的运化功能，由于气结于中，影响了脾的升清，所以思虑过度，常能导致不思饮食、脘腹胀闷、头目眩晕等症。

（2）脾在液为涎　涎为五液之一，与唾同为口津，俗称"口水"，是唾液中质地较清稀者。脾的经脉连舌本散舌下，涎为脾精上溢于口而化生，故脾在液为涎。涎具有保护口腔黏膜和清洁、润泽口腔，湿润和溶解食物的作用，故在进食时分泌较多，有助于食物的吞咽和消化作用。《素问·宣明五气》篇曰："脾为涎"，故有涎出于脾而溢于胃之说。所谓脾在液为涎，是指人体涎液主要由脾气所主管。脾气健旺，运化水液功能正常，则涎液上行润口，但不溢出口外；若脾胃不和，可导致涎液的增加或减少，影响食欲和消化；如脾气虚弱，气不摄津，涎液可自口角流出；脾阴亏虚，涎液减少，则见口干症状。

（3）脾在体合肌肉、主四肢　　肉，包括肌肉、脂肪和皮下组织。肌肉居于皮下，附着于骨骼，有保护内脏、抗御外邪和进行运动的功能。肌肉的纹理称为肌腠。肌肉的纹理和皮肤的纹理合称为腠理。《素问·痿论》说："脾主身之肌肉"，这是由于脾胃为气血生化之源，全身的肌肉都需要依靠脾胃所运化的水谷精微来营养，才能使肌肉发达丰满，臻于健壮，正如《黄帝内经素问集注·五脏生成》篇所说："脾……主运化水谷之精，以生养肌肉，故合肉"。因此，人体肌肉的壮实与否与脾胃的运化功能相关，脾胃的运化功能障碍，必致肌肉瘦削，软弱无力，甚至痿弱不用。这也是《素问·痿论》所说："治痿者独取阳明"的主要理论依据。四肢与躯干相对而言，是人体之末，故又称"四末"。人体的四肢，同样需要脾胃运化的水谷精微等营养，以维持其正常的生理活动。四肢的营养输送，全赖于清阳的升腾宣发，故《素问·阴阳应象大论》说："清阳实四肢。"脾主运化和升清，因此，脾气健运，则四肢的营养充足，而活动也轻劲有力；若脾失健运，清阳不升，布散无力，则四肢的营养不足，可见倦怠无力，甚或痿弱不用。所以《素问·太阴阳明论》说："四肢皆禀气于胃，而不得至经，必因于脾，乃得禀也。今脾病不能为胃行其津液，四肢不得禀水谷气，气日以衰，脉道不利，筋骨肌肉皆无气以生，故不用焉。"即是说明四肢的功能正常与否与脾的运化水谷精微和升清功能是否健旺密切相关。故临床对于肌肉的病变，如重症肌无力、周期性麻痹、进行性肌营养不良、多发性肌炎等，常从脾胃治疗而获效。此外四肢肌肉的适度运动，可促进脾的运化，增进食欲。

（4）脾在窍为口，其华在唇　　脾开窍于口，口腔是消化道的最上端，饮食物摄入的门户。口腔有进饮食、辨五味、泌涎液、助消化、磨食物和助发音等功能。开窍于口，系指食欲、饮食口味等与脾的运化功能有着密切关系。口味的正常与否全赖于脾胃的运化功能，也即是脾的升清与胃的降浊是否正常。脾气、脾胃健运，则食欲旺盛、纳充馨香、口味正常，而增进食欲。所以《灵枢·脉度》说："脾气通于口，脾和则口能知五谷矣。"若脾失健运，则食欲不振，可出现口淡无味、口甜、口腻、口苦等口味异常的感觉，从而影响食欲。如湿热困脾，则纳呆不饥、口甜黏腻等。口唇为口腔的起始部分，有上、下唇之分，由肌肉组成，靠脾运化水谷精微而化生气血以养之。由于脾为气血生化之源，所以口唇的色泽是否红润，不但是全身气血状况的反映，而且实际上也是脾胃运化水谷精微的功能状态的反映。所谓脾其华在唇，是指脾的功能正常与否通过口唇的色泽、形态的变化反映出来。脾气健运，化生的气血充盈，则口唇红润光泽；脾失健运，精微不足，气血不充，则口唇淡白无泽。所以《素问·五脏生成篇》说："脾之合肉也，其荣唇也。"

（四）肝的生理病理现象及系统功能

中医学中的"肝"，是以解剖实体的肝脏为结构基础的功能单位，肝喜条达而恶抑郁。肝在五行属木，主动，主升。所以《素问·灵兰秘典论》说："肝者，将军之官，谋虑出焉。"《素问·六节脏象论》说："肝者，罢极之本，魂之居也。"

（罢极之本：即人体器官肝，耐受疲困的主要脏器。"极"，《说文》："燕人谓劳曰极。"罢极即劳困之义。本即根本。因肝主筋，筋司运动，所以说疲劳的根本在肝。《素问·六节脏象论》："肝者，罢极之本，魂之居也。"王冰注："夫人之运动者，皆筋力之所为也，肝主筋，其神魂，故曰肝者罢极之本，魂之居也。"说，"罢极"当作"四极"。《素问绍识》："罢极当作四极，四极即四肢，肝其充在筋，故云四极之本。"故"罢极之本"指肝脏。"罢"，音义同"疲"，和全身筋的活动有关。"罢极之本"说明肝主管筋的活动，能够耐受疲劳，是运动功能的根本）。肝的主要生理功能：一是主疏泄，二是主藏血。这两方面的功能是肝气、肝血、肝阴、肝阳的共同作用而产生的。肝在五行中属木，与春季相应，为阴中之少阳。

肝体阴而用阳，主疏泄气机，又主贮藏血液和调节血量，对全身功能活动及情志的调节发挥着重要作用。肝与筋、爪、目、泪、胆，以及情志之怒等共同构成了肝系统，是临床辨治相关病的理论依据。

1. 肝的主要生理功能

（1）肝主疏泄　疏，即疏通；泄，即发泄、升发。肝的疏泄功能反映了肝为刚脏，主升、主动的生理特点，是调畅全身气机，推动血和津液运行的一个重要环节。或者说肝主疏泄是指肝具有疏通调畅全身气机的功能。疏泄功能正常则使全身气机、气血运行、情志反应、津液输布、脏腑组织功能活动均处于协调和通畅的状态，因此肝对全身功能活动调节是通过疏泄气机实现的。肝的疏泄功能具体表现在以下五个方面。

① 调畅气机（维持气血运行）　气机，即气的升降出入运动。机体的脏腑、经络、器官等的活动，全赖于气的升降出入运动。由于肝的生理特点是主升、主动，这对于气机的疏通、畅达、升发，是一个重要因素。因此，肝的疏泄功能是否正常，对于气的升降出入之间的平衡协调起着调节作用。肝的疏泄功能正常，则气机调畅，气血调和，经络通利，脏腑、器官等的活动也就正常和协调。如果肝的疏泄功能异常，则可出现两个方面的病理现象：一是肝的疏泄功能减退，即是肝失疏泄，则气的升发就显现不足，气机的疏通和畅达就会受到阻碍，从而形成气机不畅、气机郁结的病理变化，出现胸胁、两乳或少腹等某些局部的胀痛不适等病理现象；二是肝的升发太过，则气的升发就显现过亢，气的下降就不及，从而形成肝气上逆的病理变化，出现头目胀痛、面红目赤、易怒等病理表现。气升太过，则血随气逆，而导致吐血、咯血等血从上溢的病理变化。甚则可以导致猝然昏不知人，称为气厥，亦即《素问·生气通天论》所说的"阳气者，大怒则形气绝，而血菀于上，使人薄厥。"血的运行和津液的输布代谢，亦有赖于气的升降出入运动。因此，气机郁结，会导致血行障碍，形成瘀血，或为癥积、肿块，在妇女则可导致经行不畅、痛经、闭经等。气机的郁结，也会导致津液的输布代谢障碍，产生痰、水等病理产物，或为痰阻经络而成痰核，或为水停而成鼓胀。

② 促进脾胃的运化功能（促进脾胃消化吸收与输布排泄）　肝的疏泄功能可促进脾胃消化、吸收与输布、排泄。饮食物的消化、吸收、输布及排泄主要依赖于脾

胃的运化功能，肝主疏泄又是保证脾胃运化功能正常的重要条件。肝主疏泄对脾胃运化功能的促进作用主要体现在两个方面。一是协助脾升胃降。肝主疏泄，调畅气机有助于脾胃之气升降，只有脾升胃降，食物的消化、吸收及排泄才能得以正常进行。二是分泌及排泄胆汁。胆汁助食物消化。若肝失疏泄，气机失调，累及脾胃，则引起消化吸收障碍。如肝气犯脾，导致脾气不升，可出现腹胀、肠鸣、腹泻、胁肋胀痛或痛泻频作等症；如肝气犯胃，导致胃失和降，可出现恶心呕吐、呃逆嗳气、泛酸、胃脘胀痛等症。若肝失疏泄，影响胆汁的分泌及排泄，可出现胁肋不适、口苦、纳食不化、厌油腻食物，甚至黄疸等病症。

③ 调畅情志（调畅精神情志）　情志活动，是属于心主神明的生理功能，但亦与肝的疏泄功能密切相关。这是因为，正常的情志活动，主要依赖于气血的正常运行，情志异常对机体生理活动的重要影响，也在于干扰正常的气血运行。《素问·举痛论》所说的"百病生于气也"，就是针对情志所伤，影响气机的调畅而言。所以，肝的疏泄功能具有调畅情志的作用，实际上是调畅气机功能所派生的。肝的疏泄功能正常，则气机调畅，气血和调，心情就易于开朗；肝的疏泄功能减退，则肝气郁结，心情易于抑郁，稍受刺激，即抑郁难解；肝的升泄太过，阳气升腾而上，则心情易于急躁，稍有刺激，即易于发怒，这是肝的疏泄功能对情志的影响。反之，在反复的持久的情志异常情况下，亦会影响肝的疏泄功能，而导致肝气郁结，或升泄太过的病理变化。此外，妇女的排卵和月经来潮、男子的排精，与肝的疏泄功能也有密切的关系。

④ 协助水液代谢　人体的水液代谢虽主要由肺、脾、肾三脏完成，但与肝主疏泄也有关联。水液的运行依赖于气的推动作用，只有气机调畅，水液才能维持正常的输布与排泄，即气行则水行。若肝失疏泄，气行阻滞，气不行水，则水液输布障碍。若水液凝聚而生痰，痰气交阻于咽喉，则可见梅核气；痰阻于经络，可见痰核；若水液停留于腹腔，则可见水肿、鼓胀、癃闭等。

⑤ 调节生殖功能　人体生殖功能中，女子的月经和男子的排精与肝疏泄气机的功能密切相关。肝的疏泄功能可使气机调畅，冲、任二脉得其所助，则任脉通利，太冲脉盛，月经应时而至，孕育分娩顺利，所以有"女子以肝为先天"之说。男子的排精亦赖于肝。精液封藏在肾，排泄在肝，气机调畅，则男子排精通畅。若肝疏泄失常，气机不畅，冲任二脉失和，女子可出现月经紊乱，或经行不畅，甚或痛经、闭经、不孕等，男子可出现排精不畅或会阴胀痛不适、不育等病症。

（2）肝主藏血　肝主藏血，是指肝具有贮藏血液，调节血流量及防止出血的功能。这一功能体现在三个方面。

① 贮藏血液　是指肝具有贮藏一定血液于肝内及冲脉之中，以供给机体各部生理活动之所需的作用，故肝又有"血海"之说。肝藏血，一方面可以濡养自身，防止肝气升发太过，从而使肝之阴血制约肝阳，勿使上亢，维持肝脏正常疏泄功能，以利冲和条达；另一方面，"肝藏血，血舍魂"，魂为神之变，且随神而动。魂的活动以血为物质基础，肝血充足，则魂能安舍而不妄行游离。若肝藏血不足，肝

血亏虚，肝体失养，阴不制阳，肝阳上亢而升发太过，可出现眩晕、头目胀痛、面红目赤、头重足轻等症；肝血不足则魂不守舍，可出现惊骇噩梦、卧寐不安、梦游、呓语（梦话及比喻荒谬糊涂的话）以及幻觉等症。

② 调节血流量　是指肝脏根据身体的不同生理状态，合理地分配和调节各部位所需血流量的多少。当机体处于安静休息状态时，外周对血液需要量相对减少，相对富余的血液就归藏于肝而蓄以备用；当机体处于活动状态时，血液的需求量相应增加，肝脏在升动之性的配合下，则将所贮蓄的血液通过经脉按生理需求将血液输送到相应部位。机体各脏腑组织器官得到了肝血的濡养才能发挥正常的生理功能。如两目得到肝血的濡养则视物清晰，筋脉得到肝血的滋养则强健有力而活动自如，子宫得到肝血的充养则月经正常。应当指出，肝调节血流量是以贮藏血液为前提的，若肝血不足，调节血流量失常，则会导致机体众多部位供血减少，脏腑组织失养而见各种病症。如血不养目，则两目干涩、视物昏花或夜盲；血不濡筋，则筋脉拘急、肢体麻木、屈伸不利；血海空虚，胞宫血亏，则月经量少，甚则经闭等。

③ 防止出血　是指肝气能收摄约束血液，防止血液逸出脉外。这是气的固摄作用在肝脏的体现。肝气充足，收摄有力，藏血正常，表现为血行脉内而无出血之患。若肝气虚弱，藏血失常，收摄无力，或肝火旺盛，灼伤脉络，迫血妄行，临床上均可见吐血、呕血、衄血、咯血或月经过多、崩漏等出血病症。

肝疏泄气机，又主藏血，藏血是疏泄气机的物质基础，疏泄气机是肝藏血的具体表现。故常用"肝体阴而用阳"来表述二者之间的关系。"体阴"主要是指肝及其所藏阴血之实体，"用阳"主要是指肝的气机主升主动之功能及特性。肝贮藏血液、调节血流量及防止出血有赖于肝疏泄气机而得以实现。而肝藏血又能制约肝阳，疏而不亢，则又有助于肝的疏泄。所以二者存在着互根互用，相互制约的关系。在病理情况下，肝的阴血常表现为不足的虚证，即"肝体常不足"，而肝的疏泄功能失常则多为肝气郁结或升动太过，常表现为实证或本虚标实之证，即"肝用常有余"，这是肝的病理特点。

此外，藏象学说中还有"肝藏魂"之说。魂乃神之变，是神所派生的，如《灵枢·本神》说："随神往来者，谓之魂。"《类经》注云："魂之为言，如梦寐恍惚，变幻游行之境，皆是也。"魂和神一样，都是以血为其主要物质基础，心由于主血，故藏神；肝藏血，故藏魂。所以《灵枢本神》又说："肝藏血，血舍魂"。肝的藏血功能正常，则魂有所舍。若肝血不足，心血亏损，则魂不守舍，可见惊骇多梦、卧寐不安、梦游等症。

2. 肝的系统联系

（1）肝在志为怒　怒是人们在情绪激动时的一种情志变化。怒对于机体的生理活动来说，一般是属于一种不良刺激，可使气血上逆，阳气升泄，故《素问·举痛论》说："怒则气逆，甚则呕血及飧泄，故气上矣"。由于肝主疏泄，阳气升发，为肝之用，故说肝在志为怒。如因大怒，则势必造成肝的阳气升发太过，故又说"怒伤肝"。反之，肝的阴血不足，肝的阳气升泄太过，则稍有刺激，即易发怒。如

《素问·脏气法时论》说："肝病者，两胁下痛引少腹，令人善怒。"《杂病源流犀烛》更进一步指出："治怒为难，惟平肝可以治怒，此医家治怒之法也。"

如大怒可使肝气上逆，血随气升，表现为头目胀痛、面红目赤，或吐血、呕血、气厥昏迷等病症；因郁怒又可使肝气不舒，可见两胁胀满疼痛、两侧乳房或少腹作胀等病症，这即是大怒伤肝的道理所在。因此息怒宁志是中医学所提倡的养生护肝保健之法。

（2）肝在液为泪　肝开窍于目，泪从目出，故《素问·宣明五气篇》说："肝为泪"。泪有濡润眼睛，保护眼睛的功能。在正常情况下，泪液的分泌，是濡润而不外溢，但在异物侵入目中时，泪液即可大量分泌，起到清洁眼目和排除异物的作用。在病理情况下，则可见泪液的分泌异常。如肝的阴血不足时两目干涩，实质上即是泪液的分泌不足；如在风火赤眼、肝经湿热等情况下，可见目眵增多、迎风流泪等症。此外在极度悲哀的情况下，泪液的分泌也可大量增多。如《灵枢·口问》说："悲哀愁忧则心动，心动则五脏六腑皆摇，摇则宗脉感，宗脉感则液道开，液道开故泣涕出焉。"

（3）肝在体合筋，其华在爪　筋即筋膜，附着于骨而聚于关节，包括肌腱、韧带和筋膜。是联结关节、肌肉的一种组织。故《素问·五脏生成》篇说："诸筋者，皆属于节。"筋和肌肉的收缩和弛张，即是肢体、关节运动的屈伸或转侧。《灵枢·九针论》说的"肝主筋"和《素问·痿论》说的"肝主身之筋膜"，主要是由于筋膜有赖于肝血的滋养。故《素问·经脉别论》说："食气入胃，散精于肝，淫气于筋。"肝的血液充盈，才能养筋；筋得其所养，才能运动有力而灵活。《素问·六节脏象论》称肝为"罢极之本"，也就是说，肢体运动的能量来源，全赖于肝的藏血充足和调节血量的作用。如果肝的气血衰少，筋膜失养，则表现为筋力不健，运动不利，故《素问·上古天真论》说："丈夫……七八，肝气衰，筋不能动"。此外，肝的阴血不足，筋失所养，还可出现手足振颤、肢体麻木、屈伸不利、甚则瘛疭等症。故《素问·至真要大论》说："诸风掉眩，皆属于肝"。爪，即爪甲，包括指甲和趾甲，乃筋之延续，故称"爪为筋之余"。肝血的盛衰，可影响爪甲的荣枯。《素问·五脏生成》篇说："肝之合筋也，其荣爪也。"肝血充足，则爪甲坚韧明亮，红润光泽。若肝血不足，则爪甲软薄，枯而色夭，甚则变形脆裂。

（4）肝在窍为目　肝在窍为目，目，又称精明，是视觉器官。眼睛主要由白睛（指巩膜部分，又称白眼）、黑睛（指虹膜部分，又称黑眼）、瞳神（即瞳孔，又称瞳仁、瞳子）、眼睑（指上下眼皮，又称眼胞）、两眦（指内外眼角，包括其内之血络，又称目内外眦）五部分组成。眼科的五轮学说将其分别配属于五脏，即白睛为气轮，属肺；黑睛为风轮，属肝；瞳神为水轮，属肾；眼睑为肉轮，属脾；两眦为血轮，属心。目之功能虽与五脏有关，但与肝的关系最为密切。肝的经脉又上连目系（目系又称眼系，为眼球内连于脑的脉络），视觉有赖于肝血的滋养，因而有"肝气通于目，肝和则目能辨五色矣"之说。肝气调和，肝血充足，则视物清晰、眼动自如。若肝之阴血不足，目失所养，则视物不清、双目干涩，或见夜盲；肝经风热，循经入目，则目赤痒痛；肝火上炎，上灼清窍，可见目赤肿痛之症；肝阳上亢，上扰清空，则头目眩晕；肝风内动，目系抽掣，则目斜上视；肝胆湿热，熏蒸于目，可出现白睛发黄等病症。可见肝病常可反映于目，故谓"目为肝之外候"。

（五）肾生理病理现象及系统功能

中医学中的"肾"，是以解剖实体的肾脏为结构基础的功能单位。肾位于腰部，脊柱两旁，左右各一，故《素问·脉要精微论》说："腰者，肾之府"。肾在五行中属水，为阴中之太阴（或阴中之阴），肾有闭藏的生理特征，故肾有封藏之性，肾为水火之宅。肾通于冬气。由于肾藏有"先天之精"，构成人体胚胎的原始物质，为脏腑阴阳之本，生命之源，故称肾为"先天之本"。肾主骨生髓，外荣于发，开窍于耳和二阴，在志为恐与惊，在液为唾。肾的主要生理功能为藏精，主生长、发育、生殖和水液代谢。肾的功能是肾精、肾气、肾阴、肾阳共同作用的结果。但肾的精、气、阴、阳又各具特殊作用，因而在不同的功能中所发挥的作用各有侧重。具体地说肾的主要生理有三：一是主藏精；二是主水液；三是主纳气。由于足少阴肾经与足太阳膀胱经通过经脉的络属，相互络属于肾与膀胱，肾与膀胱在水液代谢方面亦直接相关，故肾与膀胱构成表里关系。

1. 肾的主要生理功能

（1）肾主藏精，主生长、发育与生殖　藏精，是肾的主要生理功能。即是说，肾对于精气具有闭藏的作用。肾对于精气的闭藏，主要是为精气在体内能充分发挥其应有的生理效应，创造良好的条件，不使精气无故流失，影响机体的生长、发育和生殖能力。故《素问·六节脏象论》说："肾者主蛰，封藏之本，精之处也"。精气是构成人体的基本物质，也是人体生长发育及各种功能活动的物质基础，故《素问·金匮真言论》说："夫精者，身之本也"。肾所藏的精气包括"先天之精"和"后天之精"。

"先天之精"是禀受于父母的生殖之精。它与生俱来，是构成胚胎发育的原始物质，即是《灵枢·本神》所说的"生之来，谓之精"。所以称"肾为先天之本"。"后天之精"是指出生以后，来源于摄入的饮食物，通过脾胃运化功能而生成的水谷之精气，以及脏腑生理活动中化生的精气通过代谢平衡后的剩余部分，藏之于肾，故《素问·上古天真论》说："肾者主水，受五脏六腑之精而藏之"。"先天之精"与"后天之精"的来源虽然有异，但均同归于肾，二者是相互依存，相互为用的。"先天之精"有赖于"后天之精"的不断培育和充养，才能充分发挥其生理效应；"后天之精"的化生，又依赖于"先天之精"的活力资助。二者相辅相成，在肾中密切结合而组成肾中精气。肾中精气的主要生理效应是促进机体的生长、发育和逐步具备生殖能力。《素问·上古天真论》说："女子七岁，肾气盛，齿更发长；二七而天癸至，任脉通，太冲脉盛，月事以时下，故有子；三七，肾气平均，故真牙生而长极；四七，筋骨坚，发长极，身体盛壮；五七，阳明脉衰，面始焦，发始堕；六七，三阳脉衰于上，面皆焦，发始白；七七，任脉虚，太冲脉衰少，天癸竭，地道不通，故形坏而无子也。丈夫八岁，肾气实，发长齿更；二八，肾气盛，天癸至，精气溢泻，阴阳和，故能有子；三八，肾气平均，筋骨劲强，故真牙生而长极；四八，筋骨隆盛，肌肉满壮；五八，肾气衰，发堕齿槁；六八，阳气衰竭于上，面焦，发鬓颁白；七八，肝气衰，筋不能动，天癸竭，精少，肾脏衰，形体皆极；八八，则齿发去。"

《素问·上古天真论》的这段论述，明确地指出了机体生、长、壮、老、已的自然规律，与肾中精气的盛衰密切相关。人在出生以后，由于"先天之精"不断地得到"后天之精"的培育，肾中精气亦逐渐有所充盛，出现了幼年时期的齿更发长等生理现象，随着肾中精气的不断充盛，发展到一定阶段，产生了一种促进性腺发育成熟的物质，称作"天癸"，于是男子就产生精子，女子就按期排卵，月经来潮，性腺的发育渐趋成熟，具备了生殖能力，人也进入了青春期。以后，随着肾中精气由充盛而逐渐趋向衰退，天癸的生成亦随之而减少，甚至逐渐耗竭，性腺亦逐渐衰退，生殖能力亦随之而下降，以至消失，人也就从中年而转入老年。其次，明确地指出了以齿、骨、发的生长状况，作为观察肾中精气盛衰的标志，亦即作为判断机体生长发育和衰老的标志，至今仍有极高的科学价值。此外，由于较全面地阐明了肾中精气的盛衰决定着机体的生、长、壮、老、已，因此，对于防治某些先天性疾病、生长发育不良、生殖功能低下和防止衰老等，均有较普遍的指导意义。

肾中精气，是机体生命活动之本，对机体各方面的生理活动均起着极其重要的作用。为了在理论和实践上全面阐明肾中精气的生理效应，概括为肾阴和肾阳两个方面：对机体各个脏腑组织器官起着滋养、濡润作用的称为肾阴；对机体各个脏腑组织器官起着推动、温煦作用的称为肾阳。肾阴和肾阳，又称元阴和元阳、真阴和真阳，是机体各脏阴阳的根本，二者之间，相互制约、相互依存、相互为用，维护着各脏阴阳的相对平衡。如果由于某些原因，这种相对平衡遭到破坏而又不能自行恢复时，即能形成肾阴虚或肾阳虚，出现内热、眩晕、耳鸣、腰膝酸软、遗精、舌质红而少津等肾阴虚证候，或是出现疲惫乏力、形寒肢冷、腰膝冷痛和萎弱、小便清长或不利或遗尿失禁、舌质淡，以及性功能减退和水肿等肾阳虚证候。

由于肾阴和肾阳是各脏阴阳之本，故在肾的阴阳失调时，会因此而导致其他各脏的阴阳失调。如肝失去肾阴的滋养，即称作"水不涵木"，可出现肝阳上亢，甚则肝风内动；心失肾阴的上承，则可引起心火上炎，或导致心肾阴虚；肺失去肾阴的滋养，则可出现咽燥、干咳、潮热等肺肾阴虚之证；脾失去肾阳的温煦，则可出现五更泄泻、下利清谷等脾肾阳虚之证；心失去肾阳的温煦，则可出现心悸、脉迟、汗出、肢冷、气短等心肾阳虚之证。反之，其他各脏的阴阳失调，日久也必累及于肾，损耗肾中精气，导致肾的阴阳失调，这即是"久病及肾"的理论依据。由于肾阴和肾阳，均是以肾中精气为其物质基础的，肾的阴虚或阳虚，实质上均是肾中精气不足的表现形式。所以肾阴虚到一定程度的时候，可以累及肾阳，发展为阴阳两虚，称作"阴损及阳"；肾阳虚到一定程度的时候，也可累及肾阴，发展为阴阳两虚，称作"阳损及阴"。此外，还需加以说明的是，肾中精气亏损的表现形式是多种多样的，在一定条件下，肾中精气虽已亏损，但其阴阳失调的状况，却又不很明显，因而称作肾中精气亏损，或可分别称为肾精不足和肾气虚。

综合以上，肾主藏精概述如下：肾主藏精，是指肾具有封藏精气的功能。肾精包括"先天之精"和"后天之精"。先天之精禀受于父母，与生俱来，是构成人体胚胎的原始物质，具有繁衍后代的功能。后天之精是指人体出生后，由脾胃从饮食物中摄取的营养成分和脏腑代谢化生的精微物质，具有培补先天之精和促进人体生长发育的功能。先天之精和后天之精关系密切，一者相互依存，相互促进。先天之精为生命之本源，发育成胎儿，依赖"后天之精"不断培育和充养，才能日渐充盈，充分发挥其生理效应；出生之后，后天之精又不断供养先天之精，使之逐渐充盛，促进人体不断地生长发育。"后天之精"又赖"先天之精"的活力资助，方能不断地摄入和化生。肾中的"先天之精"和"后天之精"是融为一体，无法分开的。肾对精的闭藏，主要依赖于肾气的封藏摄纳，也是气的固摄作用的体现。肾对先后天之精的闭藏使精藏之于肾，促进肾精的不断充盈，防止其从体内无故流失，为精在体内充分发挥生理效应创造了必要的条件。肾中所藏之精的生理效应如下。

① 主生长发育　肾具有主管生长发育与生殖的功能。机体生、长、壮、老、已的自然规律与肾中精气的盛衰密切相关。人体自幼年开始，肾中精气逐渐充盛则形体和智力同步发育，表现为齿更发长。进入青壮年，肾中精气已达充盛状态，则形体、智力发育健康，表现为真牙生长、体壮结实、骨骼强健、机智敏捷等。待到老年期，肾精逐渐衰减，则形体、智力亦渐衰老，表现为骨骼活动不灵、发白齿松、腰弯背驼、反应迟钝，甚或呈健忘呆滞等老态龙钟之象。说明机体的齿、骨、发的生长状态是观察肾中精气的外候，是判断机体生长发育状况和衰老程度的客观标志。若肾中精气亏虚，必然影响人体的生长发育。在小儿表现为生长发育不良，可见身材矮小，或五迟（立、行、齿、发、语迟）、五软（头项、口、手、足、肌肉软），或头发稀疏、智力低下、动作缓慢；在成人表现为未老先衰，可见形体衰老、智力减退、牙齿松动易落、须发早白易脱、腰膝痠软、精神萎靡或健忘恍惚、耳鸣耳聋、足痿无力、反应迟钝等。肾主管生长发育的理论，对养生保健具有重要意义，保养肾中精气，是中医学防止早衰、延年益寿的核心内容。所以目前研制的抗衰老药品，亦以补肾药物为主。

② 主生殖繁衍　人体进入青春期，随着肾中精气的不断充盛，便产生了一种促进和维持生殖功能的精微物质——天癸，于是生殖器官发育成熟，女子则月经按时来潮，男子则能排泄精液，从而具备了生殖能力。此后由中年进入老年，肾中精气渐衰，天癸的生成随之减少，甚至耗竭，生殖功能也随之下降直至消失，生殖器官日趋萎缩，女子则绝经，男子则阳事难举，从而丧失生殖能力。这说明肾中精气通过化生天癸而对生殖功能发挥着决定性的作用，若肾中精气亏虚，天癸化生减少，青少年则见生殖器官发育不良、性成熟迟缓；中年人则会导致生殖功能减退，表现为男性精少不育和女性不孕或小产滑胎等病症。因此中医在治疗生殖障碍性疾病时，往往从补肾着手。

③ 推动和调节脏腑气化　脏腑气化是指脏腑之气的升降出入运动所产生的各种变化，包括各脏腑形体官窍的功能，以及机体精气血津液各自的新陈代谢及其能量的相互转化。肾精、肾气及其分化的肾阴、肾阳在脏腑气化过程中发挥着重要的推动和调控作用。肾精，即肾脏所藏之精；肾气，即肾精所化之气，两者关系密切，即肾精弥散而为无形的肾气，肾气聚合而成有形的肾精。肾精和肾气合称为肾中精气，产生了肾阴和肾阳两种不同的生理效应，凡是对机体具有滋润和濡养作用者称为肾阴；凡是对机体具有温煦和推动作用者称为肾阳。肾阴为全身诸阴之本，肾阳为全身诸阳之根，在人体阴精和阳气中居于主宰地位，所以肾阴又称元阴、真阴、真水和命门之水；肾阳又称元阳、真阳、真火和命门之火。故将肾喻为"阴阳之根""水火之宅"，五脏六腑之阴精，非肾阴而不能滋生；五脏六腑之阳气，非肾阳而不能温养，故肾阴、肾阳为五脏六腑阴阳之根本。

（2）肾主水　肾主水液是指肾中阳气具有主持和调节人体水液代谢平衡的功能。人体的水液代谢，包括水液的生成、输布和排泄，是由多个脏腑参与的复杂过程，其中肾阳的功能最为重要。在此过程之中肾阳的作用表现有三：①是能温煦和推动参与水液代谢的肺、脾、三焦、膀胱等脏腑，使其发挥各自的生理功能；②是能将被脏腑组织利用后归于肾的水液，经肾阳的蒸腾气化作用再升清降浊，将大量的浊中之清者，吸收输布周身重新被利用，少量的浊中之浊者经肾阳气化为尿液下输膀胱；③是控制膀胱的开合，排出尿液，维持机体水液代谢的平衡。若肾阳不足，则气化、推动和固摄作用失常，引起水液代谢障碍，一方面可造成水液停聚，出现痰饮、水肿等病症；另一方面可致膀胱开合失度，出现小便清长，或遗尿、尿失禁或小便余沥，或出现尿少、尿闭、水肿等病症。

（3）肾主纳气　主纳气，纳，即固摄、受纳的意思。肾主纳气，是指肾有摄纳肺所吸入的清气，防止呼吸表浅的作用，才能保证体内外气体的正常交换。人体的呼吸功能，虽为肺所主，但必须依赖于肾的纳气作用，《类证治裁·喘症》说："肺为气之主，肾为气之根，肺主出气，肾主纳气，阴阳相交，呼吸乃和"。肾的纳气功能，实际上就是肾的闭藏作用在呼吸运动中的具体体现。从理论上来说，肺吸入之清气，必须下达于肾。如《难经·四难》说："呼出心与肺，吸入肾与肝"。但实际上是说明了肺的呼吸要保持一定的深度，有赖于肾的纳气作用。因此，肾的纳气功能正常，则呼吸均匀和调。若肾的纳气功能减退，摄纳无权，呼吸就表浅，可出现动辄气喘、呼多吸少等病理现象。这即称为"肾不纳气"。

因此临床对慢性咳喘的患者，常采取"发作时治肺，缓解时治肾"的治疗原则，从而提高这类疾病的远期疗效。

2. 肾的系统联系

（1）肾在志为恐　肾在志为恐。恐是人们对事物惧怕的一种精神状态。恐与惊相似，但惊为不自知，事出突然而受惊；恐为自知，俗称胆怯。惊或恐，对机体的生理活动来说，是一种不良刺激。惊恐属肾，恐为肾之志，但总与心主神明相关。心藏神，神伤则心怯而恐。《素问·举痛论》说的："恐则气下，惊则气乱"，即说明恐和惊的刺激，对机体的气机运行产生不良影响。"恐则气下"，是指人在恐惧的状态中，上焦的气机闭塞不畅，气迫于下焦，则下焦胀满，甚至遗尿。"惊则气乱"，是指机体的正常生理活动，遭到一时性的扰乱，出现心神不定，手足无措的现象。如《素问·举痛论》说："惊则心无所倚，神无所归，虑无所定，故气乱矣"。故也可以如此叙述肾在志为恐，恐，即恐惧、害怕的情志活动。所谓肾在志为恐是指恐的情志活动与肾精关系密切。肾精充足，人体在接受外界相应刺激时，能产生相应的心理调节。肾精不足，稍受刺激，则表现为恐惧不宁、手足无措，或两腿无力而软瘫等。反之过恐伤肾，可导致遗精、滑胎或二便失禁等肾气不固的病症。

（2）肾在液为唾　《难经·三十四难》说肾液为唾。唾为口津，唾液中较稠厚的称作唾。唾为肾精所化，咽而不吐，有滋养肾中精气的作用。若多唾或久唾，则易耗损肾中精气。所以古代导引家以舌抵上腭，待津唾满口后，咽之以养肾精。但唾与脾胃亦有关，所以《杂病源流犀烛·诸汗源流》说："唾为肾液，而肾为胃关，故肾家之唾为病，必见于胃也。"故也可以如此叙述肾在液为唾，唾为五液之一，与涎同为口津，是唾液中质地较稠厚者。肾的经脉上挟舌根通舌下，唾为肾精所化，故肾在液为唾。唾具有溶润食物，以利吞咽和滋润口腔的作用。肾精充足则唾液分泌正常，表现为口腔润泽，吞咽流利。肾精不足，则唾少咽干；肾虚水泛，则多唾清冷。反之多唾或久唾，会耗损肾精。所以气功家们常以舌抵上腭，待唾液溢满口腔后，缓缓咽之以养肾精，强体防病，并将此法称为"饮玉浆"。

（3）肾在体为骨、主骨生髓，其华在发　肾主骨、生髓的生理功能，实际上是肾中精气具有促进机体生长发育功能的一个重要组成部分。骨的生长发育，有赖于骨髓的充盈及其所提供的营养。《素问·阴阳应象大论》说："肾生骨髓"。《素问·六节脏象论》说肾"其充在骨"，都是说肾中精气充盈，才能充养骨髓。小儿囟门迟闭，骨软无力，以及老年人的骨质脆弱，易于骨折等，都与肾中精气不足、骨髓空虚有关。髓，有骨髓、脊髓和脑髓之分，这三者均属于肾中精气所化生。故此，肾中精气的盛衰，不仅是影响骨的生长和发育，而且也影响脊髓和脑髓的充盈和发育。脊髓上通于脑，髓聚而成脑，故称脑为"髓海"。肾中精气充盈，则髓海得养，脑的发育就健全，就能充分发挥其"精明之府"的生理功能；反之，肾中精气不足，则髓海失养，而形成髓海不足的病理变化。如《灵枢·海论》说："髓海有余，则轻劲多力，自过其度；髓海不足，则脑转耳鸣，胫酸眩冒，目无所见，懈怠安卧"。《素问·灵兰秘典论》说的"肾者，作强之官，伎巧出焉"，实际上也是指肾中精气主骨生髓生理功能的具体表现。

"齿为骨之余"。齿与骨同出一源，牙齿也由肾中精气所充养，故《杂病源流犀烛·口齿唇舌病源流》说："齿者，肾之标，骨之本也。"牙齿的生长与脱落，与肾中精气的盛衰密切相关。肾中精气充沛，则牙齿坚固而不易脱落；肾中精气不足，则牙齿易于松动，甚至早期脱落。此外，由于手足阳明经均进入齿中，因此，牙齿的某些病变，也与手足阳明经，肠与胃的生理功能失调有关。

发的生长，全赖于精和血。肾藏精，故说："其华在发"。发的生长与脱落、润泽与枯槁，不仅依赖于肾中精气之充养，而且亦有赖于血液的濡养，故称"发为血之余"。青壮年时，由于精血充盈，则发长而光泽；老年人的精血多虚衰，毛发变白而脱落，一般说来，这是正常规律。但临床所见未老先衰，头发枯萎，早脱早白者，与肾中精气不足和血虚有关。

因此概述，肾在体为骨、主骨生髓，其华在发，所谓肾在体合骨，又称肾主骨，是指肾精具有促进骨骼生长发育和修复的功能。肾精旺盛，骨髓充盈，骨有所养，则骨骼健壮坚实，肢体强劲有力。若肾精不足，骨髓空虚，骨失所养，则会出现小儿骨骼发育障碍，成年人骨骼软弱无力和老年人骨质疏松易折。而此类病症皆可根据中医学肾主骨的理论，施以补肾药物治疗。

"齿为骨之余"，是指牙齿为外露的骨骼。牙齿是人体最坚硬的器官，具有磨碎食物和辅助发音的功能。齿与骨同出一源，均赖肾精充养而生长发育，所以牙齿的生长和脱落与肾中精气的盛衰密切相关。肾中精气充盛则齿有所养，表现为牙齿坚固整齐。肾中精气不足则齿失所养，表现为小儿牙齿生长迟缓或稀疏畸形，青壮年牙齿易于松动或早落等。

头发有赖于血液的营养，故称"发为血之余。"由于头发的生机又根源于肾，而肾精能化血，精血旺盛，则头发得养。所谓肾其华在发是指肾中精气的盛衰可显露于头发，即发为肾之外候。肾精充足，精血充盈，发有所养，在幼年期可见头发生长旺盛；青壮年期可见头发茂密乌黑而有光泽；老年人肾精渐亏，精血渐衰，则可见头发花白，或失去光泽。肾精不足，精血亏虚，则发失所养，小儿可出现头发生长迟缓，或稀疏枯黄；成人可见头发干枯无华，或头发早白，或头发秃顶脱落。对于上述病症，每多从肾论治。

（4）肾在窍为耳及二阴　肾在窍为耳及二阴，耳是听觉器官，为人体五官之一。人的听觉属脑的功能，脑为髓之海，髓又由肾精所化生，故耳的听觉与肾精密切相关。肾中精气旺盛，髓海充盈，耳有所养则听觉灵敏。肾中精气亏损，髓海失充，耳失所养则听力减退，或见耳鸣耳聋。除肾脏外，耳与其他脏也有联系，如少阳经循行于耳，对于耳窍的某些实性病症，则多责之于肝胆。心寄窍于耳，如心血不足，心神不安以及肝血不足，肝风内动等，均可见耳鸣等病症。

二阴，即前阴和后阴。前阴是指男女外生殖器和尿道口的总称，是人体排尿、男子排精和女子排出月经及分娩胎儿的器官，为人体九窍之一。关于肾与生殖功能、尿液排泄的关系前已详述，此不赘述。后阴，即肛门，又称魄门、谷道，是排出粪便的器官，亦为人体的九窍之一。粪便的排泄虽是大肠传导的功能，但与肾中阴阳关系密切。肾中精气充盛，则大肠得肾阳温煦、推动和肾阴滋润、濡养，表现为大肠排泄粪便正常。肾中精气不足，若肾阳虚衰，温煦无权，肠寒气滞，传导不利，表现为排便艰涩，即为冷秘；若肾气不固，封藏无力，表现为久泄滑脱或五更泄泻；若肾阴不足，肠失滋润，传导不利，表现为大便秘结。

（5）诸多先祖医家争议"命门"　命门一词，最早见于《灵枢·根结》，明确指出："命门者，目也"（这是从诊断学的角度，强调察神望目重要性的情况下提出的）。自《难经·三十六》提出"肾两者，非皆肾也，其左者为肾，右者为命门。命门者，诸神精之所舍，原气之所系也；男子以藏精，女子以系胞。"之后，遂为后世医家所重视，对命门的部位及其生理功能等有所争论，提出种种不同的见解。归纳起来有下列几种，兹摘录如下，以供参考。

①右肾为命门说：肾有两枚，左肾为肾，右肾为命门之说，始自《难经》如《难经·三十九难》说："其左者为肾，右者为命门。命门者，诸神精之所舍；男子以藏精，女子以系胞。"这对命门的意义和生理功能作了简要的论述。从这段论述中我们可以看出它包括三方面的意义：其一是说明命门在人体的重要性，"神精之所舍"，是人体生命的根本，是维持生命的门户，故称命门；其二，是指出了它的功能，是具有男子藏精，女子系胞的重要作用，说明人体的生殖功能在于命门；其三，是说明肾与命门相通。两者虽有左右之分，但在生理功能上是难以分割的；也就是说命门具有肾的功能，肾也有命门的作用。自此而后，以右肾为命门之说，尚有晋·王叔和、元·滑寿及明·李梴等。如《脉诀琼璜·脉赋》中说"肾有两枚，分居两手尺部，左为肾，右为命门。"这不仅认为有命门存在，而且有了固定的诊脉部位。《医学入门·脏腑条分》则大倡其说，它说"命门下寄肾右，而丝系曲透膀胱之间……上为心包，而膈膜横连脂漫之外……配左肾以藏真精，男女阴阳攸分……相君火以系元气，疾病死生是赖。"它并为之注说："命门即右肾，言寄者，以其非正脏也……命门为配成之官，左肾收血化精运入，藏诸命门，男以此而藏精，女以此而系胞胎。"本论不但详述了右肾为命门，且将命门与心包联系起来，进一步阐述了命门的功能是男子以藏精，女子以系胞。

②两肾俱称命门说　元·滑寿虽承认左肾为肾，右肾为命门，但他又认为"命门，其气与肾通，是肾之两者，其实则一尔。"这也可以说滑氏是倡两肾俱为命门说之先导。至明·虞抟在《医学正传》中则明确指出："两肾总号为命门"。他在《医学正传·医学或问》中说："夫两肾固为真元之根本，性命之所关，虽为水脏，而实有相火寓乎其中，像水中之龙火，因其动而发也。愚意当以两肾总号为命门。"他这一论点，否定了左为肾、右为命门之说，且指出了命门的重要作用"为真元之根本，性命之所关"。明·张景岳虽将命门释为在女子则为产门，在男子则为精关，但他认为"两肾皆属命门"。他在《类经图翼·类经附翼·求正录·三焦包络命门辨》中说："肾两者，坎外之偶也；命门一者，坎中之奇也。一以统两，两以包一。是命门总主乎两肾，而两肾皆属于命门。故命门者，为水火之府，为阴阳之宅，为精气之海，为死生之窦。"张氏强调了命门在人体的重要性，借此以示人们对命门的重视。因此，他在《景岳全书·传忠录》里强调说："命门为元气之根，为水火之宅。五脏之阴气，非此不能滋；五脏之阳气，非此不能发。"他并强调了命门之中具有阴阳、水火二气，从而发挥阴阳、水火的相互制约，相互为用的作用，所以他在《类经图翼·类经附翼·真阴论》中说："命门之火，谓之元气，命门之水，谓之元精。"他这一论点，给肾阴、肾阳理论奠定了基础。

③ 两肾之间为命门说　以命门独立于两肾之外，位于两肾之间者，实以赵献可为首倡。他在《素问·灵兰秘典论》中所指出之"主不明则十二官危"的启示下，认为十二官之外，还有一个人身之主，这一人身之主，即命门。他在《医贯·内经十二官论》中说："命门在人身之中，对脐附脊骨，自上数下，则为十四椎。自下而上，则为七椎。"《医贯》内经曰"七节之旁，中有小心，此处两肾所寄，左边一肾属阴水，右边一肾属阳水，各开一寸五分，中间是命门所居之宫……其右旁……即相火也，其左旁……即天一之真水也。此一水一火，俱属无形之气，相火禀命于命门，真水又随相火，自寅至申，行阳二十五度；自酉至丑，行阴二十五度。日夜周流于五脏六腑之间，滞则病，息则死矣"。赵氏认为命门部位是在两肾之间，他的根据有二，一即《素问·刺禁论》"七节之傍，中有小心"之论；二是督脉的经穴命门穴之所在。他根据《内经》这一论述，确立了命门的部位。至于命门的功能，他认为是"一身之主，"所以他在同篇中又说："愚谓人身别有一主，非心也。""命门为十二经之主。肾无此，则无以作强而技巧不出矣；膀胱无此，则三焦之气不化，水道不行矣；脾胃无此，则不能蒸腐水谷，而五味不出矣；肝胆无此，则将军无决断，而谋虑不出矣；大小肠无此，则变化不行，而二便秘矣；心无此，则心明昏，而万事不能应矣。正所谓主不明则十二官危也。"并把命门喻为"走马灯"中之灯火。他说："火旺则动速，火微则动缓，火熄则寂然不动……"。赵氏认为命门的功能，就是真火，主持人体一身之阳气。赵氏与张景岳同时，命门为真火的论点是同出一辙。这种论点一直影响到清代，如陈修园《医学三字经》、林珮琴《类证治裁》、张璐《本经逢原》、黄宫绣《本草求真》等不但认为命门为真火，同时也认为命门的部位在两肾之间。

④ 命门为肾间动气说　此说虽然认为两肾中间为命门，但其间非水非火，而只是存在着一种原气发动之机，同时认为命门并不是个具有形质的脏器。倡此说者首推明·孙一奎，他认为《难经·八难》所说的肾间动气即是命门。所以他在《医旨绪余·命门图说》中指出："细考《灵》《素》，两肾未尝有分言者，然则分文者，自秦越人始也。考越人两呼命门为精神之舍，原气之系，男子藏精，女子系胞者，岂漫语哉？是归贵重于肾为言，谓肾间原气，人之生命，故不可不重也……越人亦曰：肾间动气者，人之生命，五脏六腑之本，十二经脉之根，呼吸之门，三焦之原。命门之义，盖本于此……观铜人图命门穴不在右肾，而在两肾俞之中可见也……命门乃两肾中间之动气，非水非火，乃造化之枢纽，阴阳之根蒂，即先天之太极，五行由此而生，脏腑以继而成。若谓属水、属火、属脏、属腑，乃是有形质之物，则外当有经络动脉而形于诊，《灵》《素》亦必著之于经也。"孙氏对命门的认识有三方面：一是命门并不是一个具有形质的脏器，所以无经络之循行，又无动脉之可诊；二是命门的部位虽在两肾之间，但它不过为肾间动气之所在，是一种生生不息，造化之机枢而已；三是肾间动气虽为脏腑之本，生命之源，但不能认为是火。

以上各家对命门的认识，各有不同的见解；从形态言，有有形与无形之论；从部位言，有右肾与两肾之间之辨；从功能言，有主火与非火之争。但他们对命门的主要生理功能是没有分歧的；对于命门的生理功能与肾息息相通也是没有分歧的。肾为五脏之本，内寓真阴和真阳，人体五脏六腑之阴都由肾阴来滋助，五脏六腑之阳又都由肾阳来温养。我们认为：肾阳亦即命门之火；肾阴，亦即张景岳所谓的"命门之水"。肾阴、肾阳，亦即是真阴、真阳和元阴、无阳，古代医家所以称之曰命门，无非是强调肾中阴阳的重要性而已。

（6）命门学说　门，即生命之门，涵有生命的关键、根本的意思。命门一词，首见于《内经》，如《灵枢·根结》中说"命门者，目也。"这是从诊断学的角度，强调察神望目重要性的情况下提出的。自《难经》提出"左肾右命门"后，命门就成了藏象学说的内容之一，遂为后世医家所重视，并进行了深入的研究和阐述，形成了命门学说。命门的功能主要有以下几点。

① 命门为原气所系，是人体生命活动的原动力　《难经·八难》中说："诸十二经脉者，皆系于生气之原。所谓生气之原者，谓十二经之根本也，谓肾间动气也。此为五脏六腑之本，十二经脉之根，呼吸之门，三焦之源。一名守邪之神。故气者，人之根本也。"

② 命门藏精舍神，与生殖功能密切相关　《难经·三十六难》中言："命门者，诸神精之所舍……男子以藏精，女子以系胞。"说明命门是藏精舍神之处，男子以此储藏精气，女子以此联系子宫，实属肾主生殖的功能。

③ 命门为水火之宅，内涵肾阴肾阳的功能　明·张介宾在《景岳全书》中谓："命门为元气之根，为水火之宅。五脏之阴气，非此不能滋；五脏之阳气，非此不能发。"认为命门的功能包括了肾阴、肾阳两方面的作用。

④ 命门内寓真火，为人身阳气的根本　陈士铎在《石室秘录》中指出命门真火是各脏腑功能活动的根本。

二、六　腑

六腑，即胆、胃、大肠、小肠、膀胱、三焦的总称。它们共同的生理功能是：将饮食物腐熟消化，传化糟粕。所以，《素问·五脏别论》说："六府者，传化物而不藏，故实而不能满也。所以然者，水谷入口，则胃实而肠虚，食下，则肠实而胃虚。"由于六腑专司传化饮食物，故说"实而不能满也"。饮食物自进入人体至排出体外，要通过七道关隘，以利于对饮食物的消化吸收。这七道关隘，《难经》称之为"七冲门"。如《难经·四十四难》说："七冲门何在？唇为飞门，齿为户门，会厌为吸门，胃为贲门，太仓下口为幽门，大肠小肠会为阑门，下极为魄门，故曰七冲门也。"飞门的"飞"字与"扉"相通，即门扇，由于口唇像门扇一样自由开合，故称唇为飞门；户，即门户，引申为把守之意，食物入口，必经齿之咀嚼，才能下咽，故称齿为户门；会厌是食管和气管的相会处，既是食物下达食管的必经之处，又是呼吸气体的门户，故称吸门；贲门是胃之上口；太仓又称大仓，是盛受食物的地方，就是胃；胃的下口，小肠的上口为幽门；小肠的下口和大肠的上口连接处，称为阑门，阑即遮拦，指饮食物中的精微物质于此得到阻拦，因而得名；下极，即消化道的末端，即指排泄粪便的肛门，又称魄门。七冲门中任何一门发生病变都会影响到饮食物的受纳、消化、吸收和排泄。

由于六腑以传化饮食物为其生理特点，故实而不能满。六腑以降为顺，以通为用。但是，"通"和"降"的不及与太过，都属于病态。

（一）胆生理病理现象及系统功能

胆，居六腑之首，又隶属于奇恒之府。胆与肝相连，附于肝之短叶间；肝和胆又有经脉相互络属，而为表里。

《灵枢·本输》称"胆者，中精之府"，内藏清净之液，即胆汁。胆汁味苦，色黄绿，由肝之精气所化生，汇集于胆，泄于小肠，以助饮食物消化，是脾胃运化功能得以正常进行的重要条件。《东医宝鉴》说："肝之余气，泄于胆，聚而成精"，是指胆汁的化生来源而言；《素问·宝命全角论》说："土得木而达"，即是以五行学说的理论来概括肝胆和脾胃之间存在着克中有用、制则生化的关系。

胆汁的化生和排泄，由肝的疏泄功能控制和调节。若肝的疏泄功能正常，则胆汁排泄畅达，脾胃运化功能也健旺。反之，肝失疏泄，导致胆汁排泄不利，影响脾胃的运化功能，则出现胁下胀满疼痛、食欲减退、腹胀、便溏等症；若胆汁上逆，则可见口苦、呕吐黄绿苦水；胆汁外溢，则可出现黄疸。

总之，胆的主要生理功能是储存和排泄胆汁。胆汁直接有助于饮食物的消化，故为六腑之一；因胆本身并无传化饮食物的生理功能，且藏精汁，与胃、肠等腑有别，故又属奇恒之府。

（二）胃生理病理现象及系统功能

胃，又称胃脘，分上、中、下三部。胃的上部称上脘，包括贲门；胃的中部称中脘，即胃体的部位；胃的下部称下脘，包括幽门。胃的主要生理功能是受纳与腐熟水谷，胃以降为和。

1. 胃主受纳、腐熟水谷

受纳，是接受和容纳的意思。腐熟，是饮食物经过胃的初步消化，形成食糜的意思。饮食入口，经过食管，容纳于胃，故称胃为"太仓""水谷之海"。机体的生理活动和气血津液的化生，都需要依靠饮食物的营养，故又称胃为"水谷气血之海"。如《灵枢·玉版》说："人之所受气者，谷也；谷之所注者，胃也；胃者，水谷气血之海也。"容纳于胃中的水谷，经过胃的腐熟后，下传于小肠，其精微经脾之运化而营养全身。所以，胃虽有受纳与腐熟水谷的功能，但必须和脾的运化功能配合，才能使水谷化为精微，以化生气血津液，供养全身。饮食营养和脾胃对饮食水谷的运化功能，对于维持机体的生命活动至关重要，所以《素问·平人气象论》

说："人以水谷为本"。《素问·玉机真藏论》说："五脏者，皆禀气于胃；胃者，五脏之本也。"说明胃气之盛衰有无，关系到人体的生命活动及其存亡。李东垣在《脾胃论·脾胃虚实传变论》中说："元气之充足，皆由脾胃之气无所伤，而后能滋养元气。若胃气之本弱，饮食自倍，则脾胃之气既伤，而元气亦不能充，而诸病之所由生也。"临床上诊治疾病，亦十分重视胃气，常把"保胃气"作为重要的治疗原则。故《景岳全书·杂证谟·脾胃》说："凡欲察病者，必须先察胃气；凡欲治病者，必须常顾胃气。胃气无损，诸可无虑。"

2. 胃主通降以降为和

胃为"水谷之海"，饮食物入胃，经胃的腐熟后，必须下行入小肠，进一步消化吸收，所以说胃主通降，以降为和。由于在藏象学说中，以脾升胃降来概括机体整个消化系统的生理功能，因此，胃的通降作用，还包括小肠将食物残渣下输于大肠，及大肠传化糟粕的功能在内。胃的通降是降浊，降浊是受纳的前提条件。所以，胃失通降，不仅可以影响食欲，而且因浊气在上而发生口臭、脘腹胀闷或疼痛以及大便秘结等症状，如《素问·阴阳应象大论》说："浊气在上，则生䐜胀（䐜胀：即胸腹胀满）。"若胃气不仅失于通降，进而形成胃气上逆，则可出现嗳气酸腐、恶心、呕吐、呃逆等症。

（三）小肠生理病理现象及系统功能

小肠，是一个相当长的管道器官，位于腹中，其上口在幽门处与胃之下口相接，其下口在阑门处与大肠之上口相连。小肠与心有经脉互相络属，故小肠与心相为表里。小肠的主要生理功能是受盛、化物和泌别清浊。

1. 小肠主受盛和化物

受盛，即是接受、以器盛物的意思。化物，具有变化、消化、化生的意思。小肠的受盛功能主要体现于两个方面：一是说明小肠是接受经胃初步消化之饮食物的盛器；二是指经胃初步消化的饮食物，在小肠内必须有相当时间的停留，以利进一步消化和吸收。小肠的化物功能，是将经胃初步消化的饮食物，进一步进行消化，将水谷化为精微。所以《素问·灵兰秘典论》说："小肠者，受盛之官，化物出焉。"

2. 小肠具有泌别清浊的功能

泌，即分泌；别，即分别。小肠的泌别清浊功能，主要体现于三个方面：

（1）将经过小肠消化后的饮食物，分为水谷精微和食物残渣两个部分；

（2）将水谷精微吸收，把食物残渣向大肠输送；

（3）小肠在吸收水谷精微的同时，也吸收了大量的水液，故又称"小肠主液"。张介宾在注解《素问·灵兰秘典论》中说："小肠居胃之下，受盛胃中水谷而分清浊，水液由此而渗入前，糟粕由此而归于后，脾气化而上升，小肠化而下降，故曰化物出焉"。这就进一步指出：小肠的泌别清浊功能，还与尿液的量有关。如小肠的泌别清浊功能正常，则二便正常；如小肠的泌别清浊功能异常，则大便变稀薄，而小便短少，也就是说，小肠内的水液量多寡与尿量有关。临床上常用的"利小便即所以实大便"的治法，即是这个原理在临床治疗中的应用。

由此可见，小肠受盛、化物和泌别清浊功能，在水谷化为精微的过程中是十分重要的，实际上这是脾胃升清降浊功能的具体表现。因此，小肠的功能失调，既可引起浊气在上的腹胀、腹痛、呕吐、便秘等症，又可引起清气在下的便溏、泄泻等症。

（四）大肠生理病理现象及系统功能

大肠亦居腹中，其上口在阑门处紧接小肠，其下端紧接肛门。大肠与肺有经脉相互络属，而为表里。

大肠的主要生理功能是传化糟粕：大肠接受经过小肠泌别清浊后所剩下的食物残渣，再吸收其中多余的水液，形成粪便，经肛门而排出体外，所以《素问·灵兰秘典论》说："大肠者，传道之官，变化出焉。"传道，即传导接上传下之意。"变化出焉"，即将糟粕化为粪便。大肠的传导变化作用，是胃的降浊功能的延伸，同时亦与肺的肃降有关。如唐宗海在《中医汇通医经精义·脏腑之官》中论述大肠传导作用时说："大肠所以能传道者，以其为肺之腑。肺气下达，故能传道"。此外，大肠的传导作用，亦与肾的气化功能有关，故有"肾主二便"之说。

（五）膀胱生理病理现象及系统功能

膀胱位于小腹中央，为储尿的器官。膀胱和肾直接相通，二者又有经脉相互络属，故为表里。

膀胱的主要生理功能是储尿和排尿：尿液为津液所化，在肾的气化作用下生成尿液，下输于膀胱。尿液在膀胱内潴留至一定程度时，即可及时自主地排出体外。所以《素问·灵兰秘典论》说："膀胱者，州都之官，津液藏焉。气化则能出矣。"膀胱的储尿和排尿功能，全赖于肾的气化功能。所谓膀胱气化，实际上隶属于肾的蒸腾气化。膀胱的病变主要表现为尿频、尿急、尿痛；或是小便不利，尿有余沥，甚至尿闭；或是遗尿，甚则小便失禁。如《素问·宣明五气》篇所说："膀胱不利为癃，不约为遗尿。"膀胱的这些病变，归根结底，也多与肾的气化功能有关。

（六）三焦生理病理现象及系统功能

三焦是上焦、中焦、下焦的合称，为六腑之一。由于三焦的某些具体概念不够明确，《难经》在《二十五难》和《三十八难》中又提出"有名而无形"之说，因而引起了后世的争论，但对三焦的生理功能的认识是一致的，认为三焦的主要生理功能是主持诸气、通行水道。在形态方面，目前部分学者认为三焦是分布于胸腹腔的一个大腑，在人体脏腑中，唯它最大，故有"孤府"之称。正如张介宾《类经·藏象类》中所指出的，三焦是"脏腑之外，躯体之内，包罗诸脏，一腔之大府也。"但更重要的并不在于确定三焦是属于哪个实质性脏器，而是在于研究和掌握三焦在生理、病理学上的实际意义。三焦的主要生理功能，一是通行元气，二是为水液运行之道路。

1. 三焦主持诸气，总司全身的气机和气化

三焦是气的升降出入通道，又是气化的场所，故有主持诸气，总司全身气机和气化的功能。元气，是人体最根本的气。元气根于肾，通过三焦而充沛于全身，故《难经·三十一难》说："三焦……气之所终始也"。《难经·三十八难》说三焦"有原气之别焉，主持诸气"。《难经·六十六难》也说："三焦者，原气之别使也，主通行三气，经历于五脏六腑"（这里所说的"三气"，是指宗气、营气和卫气）。这些论述，充分说明了三焦是气的升降出入的通道，人体的气，是通过三焦而输布到五脏六腑，充沛于全身的。《中藏经》将三焦通行原气的作用作了较详尽的描述，它在《论三焦虚实寒热生死逆顺脉证之法》中认为三焦"总领五脏六腑，荣卫经络，内外左右上下之气也；三焦通，则内外左右上下皆通也，其于周身灌体，和内调外，荣左养右，导上宣下，莫大于此者也。"

2. 三焦为水液运行之道路

《素问·灵兰秘典论》说："三焦者，决渎之官，水道出焉。"决，疏通之意，渎，沟渠。决渎，即疏通水道。也就是说，三焦有疏通水道，运行水液的作用，是水液升降出入的通路。全身的水液代谢，是由肺、脾、胃、肠、肾和膀胱等许多脏腑的协同作用而完成的，但必须以三焦为通道，才能正常地升降出入。如果三焦的水道不够通利，则肺、脾、肾等输布、调节水液的功能也难以实现其应有的生理效应。所以，又把水液代谢的协调平衡作用，称作"三焦气化"。

三焦的上述两个方面的功能，是相互关联的。这是由于水液的运行全赖于气的升降出入；人体的气是依附于血、津液而存在的。因此，气的升降出入的通道，必然是血或津液的通道；津液升降出入的通道，必然是气的通道。实际上是一个功能的两个方面作用而已。

3. 上焦、中焦、下焦的部位划分及其各自的生理功能特点

（1）上焦　上焦的部位，一般都根据《灵枢·营卫生会》的论述："上焦出于胃上口，并咽以上，贯膈而布胸中"，将横膈以上的胸部，包括心、肺两脏和头面部，称作上焦；也有人将上肢归属于上焦。上焦的生理功能特点，也根据《灵枢·决气》的论述，以"开发"、"宣化"和"若雾露之溉"为其主要生理功能。也就是说，上焦是主气的升发和宣散，但它不是有升无降，而是"升已而降"，故说"若雾露之溉"，《灵枢·营卫生会》也因此而概括为"上焦如雾"。《温病条辨》中提出"治上焦如羽，非轻不举"的治疗原则，也是以此为其主要的理论依据。

（2）中焦　中焦的部位，是指膈以下，脐以上的上腹部。但在《灵枢·营卫生会》中是指整个胃，即是从胃的上口（贲门）至胃的下口（幽门）。对于中焦的生理功能特点，实际上包括脾和胃的整个运化功能，故说中焦是"泌糟粕，蒸津液"，升降之枢，气血生化之源。《灵枢·营卫生会》概括为"中焦如沤"和《温病条辨》提出的"治中焦如衡，非平不安"的治疗原则，都是以中焦是"升降之枢"为其主要的理论依据。

中焦所属的脏腑，从解剖部位来说，包括脾、胃、肝、胆，在《内经》中虽未具体指明，但在《内经》的脉法和晋·王叔和的《脉经》中，均以肝应左关，而属于中焦。至后世温病学说以"三焦"作为辨证纲领后，将外感热病后期出现的一系列肝的病证，列入"下焦"的范围后，现在临床辨证中，仍多从之。

（3）下焦 下焦的部位，一般也根据《灵枢·营卫生会》之说，将胃以下的部位和脏器，如小肠、大肠、肾和膀胱等，均属于下焦。下焦的生理功能特点，在《内经》中说是排泄糟粕和尿液，如《灵枢·营卫生会》概括为"下焦如渎"，但后世对藏象学说有了发展，将肝肾精血、命门元气等都归属于下焦，因而扩大了下焦的生理功能特点。《温病条辨》提出"治下焦如权，非重不沉"，实际上也包含着这一个概念在内。

三、奇恒之府

奇恒之府，包括脑、髓、骨、脉、胆、女子胞六个脏器组织。它们在形态上多属中空而与腑相似，在功能上则不是饮食物消化排泄的通道，而且又储藏精气，与脏的生理功能特点相类似，所以《素问·五脏别论》说："脑、髓、骨、脉、胆、女子胞，此六者，地气之所生也，皆藏于阴而象于地，故藏而不泻，名曰奇恒之府。"奇恒之府中除胆为六腑之一外，其余的都没有表里配合，也没有五行的配属，这是不同于五脏六腑的又一特点。

脉、髓、骨、胆的生理，前面已论述，本节仅论述脑与女子胞。

（一）脑生理病理现象及系统功能

脑居颅内，由髓汇集而成。《素问·五脏生成》篇说："诸髓者，皆属于脑。"《灵枢·海论》说："脑为髓之海"。这不但指出了脑是髓汇集而成，同时还说明了髓与脑的关系。脑的功能，如《素问·脉要精微论》说："头者，精明之府。"《灵枢·大惑论》中将眼的结构名称及与脑的关系也作了说明，它说："五脏六腑之精气，皆上注于目而为之精，精之窠为眼，骨之精为瞳子，筋之精为黑眼，血之精为络，其窠气之精为白眼，肌肉之精为约束，裹撷筋、骨、血、气之精而与脉并为系，上属于脑，后出于项中。"《灵枢·大惑论》还把视觉的病理变化与脑联系起来，它说："故邪中于项，因逢其身之虚，其入深，则随眼系以入于脑，入于脑则脑转，脑转则引目系急，目系急则目眩以转矣。"再如《灵枢·海论》说："髓海不足，则脑转耳鸣，胫酸眩冒，目无所见，懈怠安卧。"《灵枢·口问》也说："上气不足，脑为之不满，耳为之苦鸣，头为之苦倾，目为之眩。"这是把视觉、听觉以及精神状态的病理变化与脑联系起来了。脑、耳、目都在头部，脑之"不满"则可导致耳鸣、目眩以及精神萎顿。明代李时珍明确提出脑与精神活动有关，谓"脑为元神之府"。清·汪昂在《本草备要》中有"人之记性，皆在脑中"的记载。后来，王清任在前人认识的基础上，对脑的功能作了较为详细的论述，他在《医林改错》中说："灵机记性在脑者．因饮食生气血，长肌肉，精汁之清者，化而为髓，由脊骨上行入脑，名曰脑髓……两耳通脑，所听之声于归脑……两目系如线，长于脑，所见之物归于脑……鼻通于脑，所闻香臭归于脑……小儿……周岁，脑渐生……舌能言一二字。"他的这一认识，已把忆、视、听、嗅、言等感官功能皆归于脑，这种对脑的认识已比《内经》提高了一大步。

中医藏象学说，将脑的生理和病理统归于心而分属于五脏，认为心是"君主之官，神明出焉"，为"五脏六腑之大主，精神之所舍也。"把人的精神意识和思维活动统归于心，故曰"心藏神"。同时，又把神分为五种不同表现的神，即魂、魄、意、志、神，这五种神分别归属于五脏，但都是在心的统领下而发挥作用的，如心藏神，主喜；肝藏魂，主怒；脾藏意，主思；肺藏魄，主悲；肾藏志，主恐等。因此，对于精神意识思维活动异常的精神情志病，绝不能简单地认为是心主神明的病变，而与其他四脏无关；对于脑的病变，也不能简单地责之于肾，而与其他四脏无关。

(二) 女子胞生理病理现象及系统功能

女子胞，又称胞宫，即子宫，位于小腹部，在膀胱之后，呈倒梨形。女子胞是发生月经和孕育胎儿的器官。女子的月经来潮和胎儿的孕育，是一个复杂的生理活动过程。主要有以下三个方面的生理因素。

1. "天癸"的作用

生殖器官的发育，全赖于"天癸"。"天癸"是肾中精气充盈到一定程度时的产物，具有促进性腺发育而至成熟的生理效应。因此，在"天癸"的促发下，女子生殖器官才能发育成熟，月经来潮，为孕育胎儿准备条件。反之，进入老年，由于肾中精气衰少，而"天癸"亦随之而衰少，甚至衰竭，则进入绝经期，"形坏而无子"。如《素问·上古天真论》说："二七而天癸至，任脉通，太冲脉盛，月事以时下，故有子……七七，任脉虚，太冲脉衰少，天癸竭，地道不通，故形坏而无子也。"可见"天癸"的至与竭，是月经来潮与否的前提条件；"天癸"的至与竭，能引起冲、任二脉的相应生理效应。

2. 冲、任二脉的作用

冲、任二脉，同起于胞中。冲脉与肾经并行，与阳明脉相通，能调节十二经脉的气血，有"冲为血海"之称；任主胞胎，在小腹部与足三阴经相会，能调节全身的阴经，有"阴脉之海"之称。十二经脉气血充盈，才能溢入冲、任二脉，经过冲、任二脉的调节，注入胞宫，而发生月经。冲、任二脉的盛衰，受着"天癸"的调节。幼年时期，肾中精气未盛，"天癸"未至，故任脉未通，冲脉未盛，没有月经；人至老年，由于"天癸"逐渐衰竭，冲、任二脉的气血也逐渐衰少，而进入绝经期，出现月经紊乱，以至经绝。临床上，由于某些原因引起冲、任二脉失调时，即可出现月经周期紊乱，甚至不孕等症。

3. 心、肝、脾三脏的作用

心主血、肝藏血、脾为气血生化之源而统血，对于全身血液的化生和运行均有调节作用。月经的来潮和周期，以及孕育胎儿，均离不开气血的充盈和血液的正常调节。因此，月经的来潮与心、肝、脾三脏的生理功能状态有关。若肝的藏血、脾的统血功能减退，即可引起月经过多，周期缩短，行经期延长，甚至崩漏等症。若脾的生化气血功能减弱，则月经的化源不足，可导致月经量少，周期延长，甚至经闭。若因情志所伤，损伤心神或影响肝的疏泄功能，也都能导致月经失调等病理现象。

综上所述，月经来潮的生理，是一个复杂的过程，并不是单一的因素，而更多的是与全身的整体情况和精神状态有关。从脏腑、经络等生理功能来说，主要是与心、肝、肾和冲、任二脉的关系最为密切。

四、脏腑之间的关系

人体是一个统一的有机整体，它是由脏腑、经络等许多组织器官所构成的。各脏腑、组织、器官的功能活动不是孤立的，而是整体活动的一个组成部分，它们不仅在生理功能上存在着相互制约、相互依存和相互为用的关系；而且还以经络为联系通道，在各脏腑组织之间，相互传递着各种信息，在气血津液环周于全身情况下，形成了一个非常协调和统一的整体。

因此概述，人体是一个统一的有机整体，构成人体的各脏腑组织以五脏为中心，与六腑相配合，以精、气、血、津液为物质基础，通过经络的联络沟通，形成了一个协调统一的整体，任何一个脏腑的功能活动，都是机体整体活动的组成部分。中医理论不仅注重每一个脏腑各自的生理功能，而且非常重视脏腑之间的功能联系与协调，强调脏腑之间功能的制约、依存和协同关系，因此脏腑之间的关系也是藏象学说的重要内容，主要有脏与脏的关系、脏与腑的关系、腑与腑的关系。

(一) 脏与脏之间生理病理现象及系统功能

心、肺、脾、肝、肾五脏，不仅有各自的生理功能和相应的病理变化，而且彼此之间又存在着普遍而复杂的生理联系和病理影响。脏与脏之间的关系，古人在理论上多是以五行的生克乘侮来进行阐述的。但是，经过历代医家的观察和研究，脏与脏之间的关系早已超越了五行生克乘侮的范围，也就是说五行理论虽然在藏象学说的理论建构中发挥了重要作用，但具体心、肺、脾、肝、肾五脏之间的关系早已超越了五行生克乘侮理论的认识范围。因此本节以各脏的生理功能及特性为依据，阐述脏与脏之间的密切联系，揭示机体内在的自我调节机制。

1. 心与肺

心与肺的关系，主要是心主血和肺主气、心主行血和肺主呼吸之间的关系。"诸血者，皆属于心""诸气者、皆属于肺"，心主血与肺主气的关系。实际上是气和血相互依存、相互为用的关系。

心与肺之间的关系主要体现为气和血之间的相互依存和互根互用关系，即心主血液运行和肺主呼吸吐纳之间的协同调节关系。气为血帅，气行则血行。肺主呼吸，朝百脉，助心行血，肺气的推动和敷布是确保心血正常运行的必要条件。只有肺气充沛，宣降适度，心才能发挥其推动血液运行的功能；血为气母，血是气的载体。心推动血液运行，气附于血而运行全身，只有心的功能正常，血行通利，肺才能有效地呼吸而主气。另外积于胸中的宗气，是连结心肺两脏功能的主要环节。宗气在肺的气化作用下形成，既能贯心脉而行气血，又可走息道而司呼吸，从而加强了血液循行和呼吸运动之间的协调平衡关系。在病理情况下，心与肺的病变常相互影响。若肺气虚弱，宗气生成不足，行血无力，或肺气壅滞，气机不畅，均可影响心的行血功能，使血行受阻，出现胸闷、心悸、面唇青紫、舌质紫暗等血瘀症状；反之，若心气不足，心阳不振，致使血行不畅，瘀阻心脉，也会影响肺的宣发肃降，出现咳嗽、气喘、胸闷甚至咳出泡沫样血痰等症。

2. 心与脾

心与脾的关系主要表现在血液方面，体现为血液的生成及血液运行的相互协同关系。在血液生成方面，心主血脉而又生血，血液环流转输脾运化生成的精微物质，维持和促进脾的正常运化；同时脾化生的水谷精微进入心脉，受心阳的温化而生成血液；脾主运化为气血生成之源，脾气健旺则血液化源充足，可保证心血充盈。在血液运行方面，心气推动血液运行不息，心神调节气血正常有序的运行；脾气固摄血液在脉中运行而不外逸。心脾两脏相辅相成，共同维持血液的正常循行。若心血不足，不能荣养于脾；或思虑过度，劳伤心神，气行结滞，均可使脾失健运；若脾气虚弱，运化失职，气血化源不足，或脾不统血，失血过多，均可导致心血不足。心脾两脏病变相互影响，最终导致心脾两虚之证，表现为心血不足，心神失养的面色无华、失眠多梦等症；同时可见脾气虚弱，运化失健的食少腹胀、便溏、体倦等症。

3. 心与肝

心与肝的关系主要表现为血液运行与神志活动两个方面。在血液运行方面，心血充盈，心气旺盛，血运正常，则肝有所藏；肝藏血充足，疏泄有度，随人体动静的不同而进行血流量的调节，使脉道充盈，有利于心推动血液在体内循环运行，则心有所主。心肝相互协同，共同维护血液的正常循行。在神志活动方面，心神正常，则有利于肝主疏泄；肝主疏泄而调节情志又藏血舍魂。肝主疏泄功能正常则气血平和，心情舒畅，则有利于心主神志，共同维护正常的神志活动。在病理情况下，心肝两脏血液和神志方面的病变常常相互影响。是心血不足与肝血亏虚之间常互为因果，最终导致心肝血虚，出现面色无华、心悸、头晕、目眩、妇女月经量少等症。由于血虚不能养神舍魂，又可见失眠、健忘、多梦易惊等神志症状。二是心神不安，可致肝失疏泄，而肝的疏泄功能失常，也可引起心神不安。情志过极，化火伤阴，常导致心肝火旺或心肝阴虚之证，表现为心烦失眠、急躁易怒，甚则登高而歌、弃衣而走、骂詈不休等神志失常的症状。

4. 心与肾

心与肾的关系主要表现在两个方面：一是心肾阴阳水火的互制互济，二是精血互化，精、神互用。心肾水火既济，阴阳互补。心为阳脏，位居上焦，五行属火，肾为阴脏，位居下焦，五行属水。就阴阳水火升降理论而言，心火在上宜降，心火必须下降于肾，温煦肾阳，使肾水不寒；在下者宜升，肾水必须上济于心，滋助心阴，制约心阳，使心阳不亢；肾阴也赖心阴的资助，心阳也赖肾阳的温煦。这种心肾水火既济，阴阳互补，维持着心肾两脏生理功能协调平衡的关系，被称为"心肾相交""水火既济"。心肾精血互化，精、神互用。心血可充养肾精，肾精又能化生心血，心肾精血之间，相互资生，相互转化，为心肾相交奠定了物质基础；心藏神，主宰人体的生命活动，神全可以益精。肾藏精，精化髓充脑，脑为元神之府，积精可以全神。心神肾精互用，体现了"心肾相交"的又一层内涵。若肾阴不足，不能上济于心；或心火亢盛，下劫肾阴，常表现为心烦、失眠、心悸怔忡、眩晕耳鸣、腰膝酸软、男子梦遗、女子梦交的心肾阴虚火旺的"心肾不交"证。若心阳不振，不能下温肾水；或肾阳虚衰，不能温化水液，可表现为水肿、尿少、畏寒肢冷、面色淡白、心悸怔忡、甚则咳喘不得卧等症，称之为"水气凌心"。此外，肾精亏虚，精不化髓，或心血不足，血不化精，均可导致脑髓亏虚，心神失养，出现健忘、失眠、多梦、头昏、耳鸣等症。

5. 肺与脾

肺与脾的关系表现在气和津液方面，主要体现为气的生成和水液代谢过程中两脏之间的协同关系。在气的生成方面，主要依赖于肺主呼吸，吸入自然界之清气；脾主运化，化生水谷之精，清气和谷气是生成宗气的主要物质。肺的功能活动需脾运化的水谷精微作为物质基础，脾运化的水谷精微靠肺气的宣降敷布全身。只有在肺脾两脏的协同作用下，才能保证气的正常生成与敷布。在水液代谢方面，肺脾两脏的协调是保证津液正常生成、输布和排泄的重要环节。脾主要参与水液的生成和输布；肺主通调水道，使水液正常地敷布与排泄。肺的通调水道，有助于脾运化水液的功能，从而防止内湿的产生；同时，脾转输津液于肺，不仅是肺通调水道的前提，也为肺的生理活动提供了必要的营养，两脏在水液代谢方面相互为用，密切配合。在病理情况下肺脾两脏常相互影响，主要在于气的生成不足和水液代谢失常两个方面。如脾气虚弱，生气不足，常导致肺气虚；或肺病日久，肺气虚弱，又常影响脾的运化，最终表现为肺脾气虚之证，出现食少、腹胀、便溏、体倦乏力、咳嗽气喘、少气懒言等症。又如脾气虚弱，水湿内停，聚而为痰为饮，则可影响肺的宣发肃降；肺气虚弱，宣降失常，水道不能通调，水湿内聚困脾，又可影响脾的运化，最终表现为肺脾气虚之证，出现食少、倦怠、腹胀便溏、气短、咳嗽痰多，甚则水肿等症。故有"脾为生痰之源，肺为储痰之器"之说。

6. 肺与肝

肺与肝的关系主要表现为气机升降调节的对立制约关系。肺主气，保证一身之气的充足与调节；肝疏泄气机，促使全身气机调畅。肺主肃降，其气以下降为顺；肝主升发，其气以升发为宜。肺气充足，肃降正常，制约并反向调节肝气的升发；肝气疏泄，升发条达，制约并反向调节肺气的肃降。肝升肺降，相互制约又互相协调配合，不但维持肝肺之间的气机活动，同时对全身气机的调畅也起着重要的调节作用。在病理情况下，肝肺气机的升降失调常相互影响，互为因果。如肝郁化火，可灼伤肺阴，致肺肃降失常出现面红目赤、急躁易怒、咳嗽胸痛，甚则咯血等症，称作"肝火犯肺"或"木火刑金"；反之，若燥热伤肺，肺失清肃，也可累及于肝，使肝失疏泄，此类患者常在咳嗽的同时，出现气机升降失常之头痛头晕、口苦咽干、面红目赤、烦躁易怒、胸胁胀痛等症。

7. 肺与肾

肺与肾的关系主要表现在水液代谢、呼吸运动和阴液互资三个方面。在水液代谢方面，肺为水之上源，肾为主水之脏，主管全身的水液代谢。肺通调水道的功能有赖于肾阳的蒸腾气化，而肾主水功能的正常，也需借助肺的宣降。两者相互配合，在水液的输布和排泄过程中发挥着重要作用。在呼吸运动方面，肺主呼吸，肾主纳气，共同完成呼吸功能。呼吸虽为肺脏所主，但需肾主纳气的协助以维持呼吸的深度。肾气充盛，不但吸入之气能经肺之肃降而下纳于肾，而且有助于肺气的肃降，同时肺在主司呼吸运动中，其气肃降也有利于肾之纳气。故有"肺为气之主，肾为气之根"之说。在阴液互资方面，肺肾两脏的阴液可以互相资生，肾阴为一身阴液之根本，肾阴充盛，上润于肺，则使肺阴不虚，肺气清宁，宣降正常，故水能润金；肺阴充足，输精于肾，则肾阴充盛，故金能生水。肺肾两脏在病理上的相互影响，也主要表现在水液代谢、呼吸运动和阴液互资三方面。如肺失宣降，水道不得通调，必累及于肾；肾阳不足，气化失司，水液内停，又可上泛于肺，肺肾同病，水液代谢障碍，可表现为咳嗽气喘、咳逆倚息而不得平卧、尿少水肿等症状。又如肺气久虚，肃降失司，久病及肾；或肾气不足，摄纳无权，均可出现呼多吸少、气短喘促、气不得续、呼吸表浅、动则气喘益甚的肾不纳气证，或称肺肾气虚证。再如肺阴虚损，久则必及于肾而致肾阴不足；肾阴不足，不能滋养肺阴，亦可致肺阴虚损，故肺肾阴虚常同时并见，表现为两颧潮红、骨蒸潮热、盗汗、干咳音哑、腰膝酸软、夜梦遗精等症状。

8. 肝与脾

肝与脾的关系主要表现为血液生成、运行的协同关系和消化功能的依存关系。在血液的生成、运行方面，肝藏血液并调节血流量，肝又疏泄气机，使血行通畅，能促进脾之运化；脾主运化，生血、统血，使肝血能有所储藏。肝脾两脏相互协同配合，共同维持血液的生成和运行。在消化功能方面，肝疏泄气机并分泌胆汁，有助于脾之运化；脾气健运，气血化源充足，肝体得以滋养而有助于肝之疏泄。此外，脾胃为气机升降之枢纽，脾升胃降，也有利于肝之升发；肝气升发条达，又促进了脾升胃降。肝脾互用，消化功能才能正常。肝脾两脏的病理变化相互影响，主要表现为血液和消化方面。肝不藏血与脾不统血可同时并见，导致一系列出血病证。若脾气虚弱，血液化生不足，或统摄无权而出血过多，均可导致肝血不足，表现为纳少、倦怠、眩晕、视物模糊、肢体麻木，或妇女月经量少、色淡等症；若肝气郁结，肝失疏泄，则易致脾失健运，形成精神抑郁，或急躁易怒、胸闷太息、两胁胀痛、纳少腹胀、便溏等肝脾不调之候，称为"木不疏土"或肝脾不调；若脾失健运，水湿内停，湿热内生，熏蒸肝胆，而致疏泄失常，则可见纳呆、腹胀便溏、胸胁胀痛、呕恶，甚或黄疸等症。

9. 肝与肾

肝与肾的关系主要表现在精血同源、藏泄互用及阴阳承制等方面。在精血同源方面，肾精的充盛有赖于肝血的滋养；肝血的充盈有赖于肾精的化生。精与血之间可以相互滋生和转化，故有"肝肾同源""精血同源"或"乙癸同源"之说。在藏泄互用方面，肝气疏泄，可使肾之开合有度；肾之封藏则可制约肝之疏泄太过。封藏与疏泄，相互为用，相互制约，共同调节女子月经来潮、排卵和男子泄精功能。在阴阳承制方面，由于肝肾同源，肝肾的阴阳之间又息息相通，相互制约，相互滋生。肾阴充盛则能滋养肝阴，并制约肝阳不致偏亢；肝阴充足，疏泄功能正常，则能促进肾阴充盛。在病理情况下，肝血不足与肾精亏虚多相互影响，从而出现头昏目眩、耳鸣耳聋、腰膝痠软等肝肾精血两亏等证；若肝肾藏泄互用失常，女子可见月经周期紊乱、经量过多或闭经，男子可见遗精、滑泄，或阳强不泄等症；若肾阴不足，可致肝阴不足，而肝阴不足，日久也可损及肾阴，最终导致肝肾阴虚，肝阳上亢之证，表现为头晕目眩、面红目赤、急躁易怒、失眠、烦热盗汗、耳鸣、腰膝痠软，或梦遗滑精等症，称为"水不涵木"。

10. 脾与肾

脾与肾的关系主要体现在先后天相互资生和水液代谢过程中的相互协同等方面。在先后天相互资生方面，脾运化水谷精微，化生气血，为后天之本；肾藏精主生殖繁衍，为先天之本。先天促后天，脾的运化必须依赖肾阳的温煦蒸化，方能健运；后天养先天，肾中精气必赖脾运化的水谷精微营养，才能不断充盛。在水液代谢方面，脾运化水液，有赖肾阳的温煦蒸化，脾阳根于肾阳；肾为主水之脏，通过肾气、肾阳的气化作用，水液的吸收、排泄正常，开合有度，但又须脾土的制约。脾肾两脏相互配合，共同维持人体的水液代谢平衡。在病理情况下，脾肾病理变化常相互影响，互为因果。如脾气虚弱，水谷精气生成不足，可致肾精不足，表现为腹胀便溏、消瘦、耳鸣、腰膝痠软、骨痿无力，或青少年生长发育迟缓等病症。若肾阳不足，火不暖土，或脾阳久虚，损及肾阳，可致脾肾阳虚之证，表现为腹部冷痛、下利清谷、五更泄泻、腰膝痠冷等症；脾肾阳虚，脾不能运化水液，肾气化失司，还可导致水液代谢障碍，可出现尿少、水肿、痰饮等病症。

（二）六腑之间生理病理现象及系统功能

六腑，是以"传化物"为其生理特点，六腑之间的相互关系，主要体现于饮食物的消化、吸收和排泄过程中的相互联系和密切配合。

饮食入胃，经胃的腐熟和初步消化，下传于小肠，通过小肠的进一步消化，泌别清浊，其清者为精微物质，经脾的转输，以营养全身；其剩余之水液，吸收后，成为渗入膀胱的尿液之化源；其浊者为糟粕（食物之残渣），下达于大肠。渗入膀胱的尿液，经气化作用及时排出体外；进入大肠的糟粕，经传导与燥化，而由肛门排出体外。在饮食物的消化、吸收和排泄过程中，还有赖于胆汁的排泄以助饮食的消化；三焦不仅是水谷传化的道路，更重要的是三焦的气化，推动和支持着传化功能的正常进行。所以《灵枢·本脏》说："六腑者，所以化水谷而行津液者也。"由于六腑传化水谷，需要不断地受纳、消化、传导和排泄，虚实更替，宜通而不宜滞，故《素问·五脏别论》有"胃实而肠虚""肠实而胃虚"的论述，这说明了饮食物在胃肠中必须更替运化而不能久留，所以后世医家有"六腑以通为用"和"腑病以通为补"的说法。六腑之间在病理上，亦可相互影响。如胃有实热，消灼津液，则可致大肠传导不利，大便秘结不通；而大肠燥结，便闭不行，亦可影响胃的和降，而使胃气上逆，出现恶心、呕吐等症。又如胆火炽盛，常可犯胃，导致胃失和降而见呕吐苦水。脾胃湿热，熏蒸肝胆，而使胆汁外泄，可发生黄疸。应当指出，六腑虽然是以通为用，但亦有太过不及之异，故必须认真进行辨证分析。

因此概述六腑之间关系，六腑的主要生理功能是受盛和传化水谷，故六腑之间的关系主要表现为各腑在饮食物的消化、吸收和糟粕排泄过程中的相互联系和密切配合。饮食物进入人体，首先纳入于胃中，经胃的腐熟进行初步消化，然后下传于小肠。胆储藏排泄胆汁，助小肠消化。小肠受盛化物，对饮食物进行进一步消化，并泌别清浊，吸收精微，以营养全身，同时在胃的通降作用下将饮食残渣下传大肠。大肠传导变化，进一步吸收饮食残渣中的部分水分，成形粪便经肛门排出体外。膀胱储存尿液，经气化作用而使尿液排出体外。三焦通行元气，达于脏腑，从而推动了整个传化功能的正常进行。可见六腑在传化水谷的过程中，其消化功能主要是胃、胆、小肠的作用；其吸收功能关系到小肠、大肠；其排泄功能关系到大肠、膀胱。既有分工，又密切配合，共同完成对饮食物的消化、精微的吸收和糟粕的排泄。由于六腑传化水谷，需要不断地受纳、消化、传导和排泄，虚实更替，宜通而不宜滞，故六腑的共同生理特点是：泻而不藏，实而不满，以通为用，以降为顺。病理情况下六腑的病变以壅塞不通为多见，且常相互影响，互为因果。如胃有实热，消灼津液，则可致大肠传导不利，大便秘结不通；而大肠燥结也可导致胃失和降，胃气上逆而见恶心、呕吐等症；胆失疏泄，常可犯胃，出现胁痛、黄疸、恶心、呕吐苦水、食欲不振等胆胃同病之症；若再影响到小肠，可见腹胀、泄泻等症；脾胃湿热，熏蒸于胆，胆汁外溢，则可致口苦、黄疸等症。六腑虽以通为用，但其病变亦有太过与不及、闭塞与滑泄、上逆与下陷之异。

（三）五脏与六腑之间生理病理现象及系统功能

脏与腑的关系，实际上就是阴阳表里关系。由于脏属阴，腑属阳；脏为里，腑为表，一脏一腑，一阴一阳，一表一里相互配合，并有经脉相互络属，从而构成了脏腑之间的密切联系。或者也可以说：脏与腑的关系主要表现为脏腑阴阳表里的配合关系。脏属阴主里，腑属阳主表。脏与腑的经脉相互络属，结构上常相连通，功能上相互配合，病理上相互影响，从而构成心与小肠、肺与大肠、脾与胃、肝与胆、肾与膀胱等"脏腑相合"的关系。此外，脏与腑的关系还表现为一脏和多个腑相关，而每一腑又可能受到多个脏影响的复杂关系。

1. 心与小肠

心的经脉属心而络小肠，小肠的经脉属小肠而络心，二者通过经脉的相互络属构成了表里关系。表现在病理方面，如心有实火，可移热于小肠，引起尿少、尿热赤、尿痛等症。反之，如小肠有热，亦可循经上炎于心，可见心烦、舌赤、口舌生疮等症。

因此概述心与小肠之关系，心与小肠经脉相互络属，构成表里相合关系。心阳温煦，则小肠功能得以正常发挥；小肠吸收水谷精微，上输于心、肺则可以化生心血。如果心火亢盛，通过经脉可下移于小肠，使小肠泌别清浊功能失常，出现尿少、尿黄、尿痛、尿赤、尿道灼热等症；而小肠有热，亦可循经上扰于心，使心火亢盛，而出现心烦、失眠、舌红、口舌生疮等病症。此外，心与胆、胃也有密切关系。心、胆均与心理活动有关，胆在心神的主导下，行使其决断功能。心胆有病常相互影响，如心胆气虚，神失守持，则见惊悸不宁、胆怯善恐、失眠多梦等症；若胆郁痰热内扰，心神不宁，则见胸闷不舒、精神抑郁、眩晕呕恶、烦躁失眠等症。胃之大络，贯于心中，胃失和降，常致心神被扰，可见失眠心烦之症，正所谓"胃不和则卧不安"。

2. 肺与大肠

肺与大肠经脉相互络属而成表里相合关系。肺气肃降与大肠传导功能相辅相成，相互为用。肺气清肃下行，气机调畅，津液布散，则可促进大肠传导下行；大肠传导正常，糟粕下行，则有助于肺的肃降和呼吸功能。如果肺失肃降，气不下行，津液不布，可见肠燥便秘、咳逆气喘；肺气虚弱，气虚推动无力，可见大便艰涩难行，即为气虚便秘；肺气虚弱并大肠气虚，固摄失职，可见大便溏泄或失禁；若大肠实热内结，腑气不通，则可影响肺的肃降，在出现便秘的同时可见胸满、咳喘等症。

3. 脾与胃

脾与胃以膜相连，经脉相互络属，构成表里相合关系。脾与胃的关系在生理上主要体现在纳运相得、升降相因、燥湿相济三个方面。其一，纳运相得。胃主受纳，腐熟水谷，是脾主运化的前提，没有胃的受纳腐熟，则脾无谷可运，无食可化；脾主运化，消化、吸收、转输水谷精微，为胃继续受纳腐熟提供了条件和能源，没有脾的运化，胃就不能继续受纳。脾胃纳运相互配合，共同完成对饮食物的消化、精微物质的吸收、转输，同为后天之本，气血化生之源。其二，升降相因。脾胃同居中焦，脾主升清，将水谷精微上输于心、肺，乃至全身，胃才能继续受纳腐熟和通降；胃主降浊，水谷下行无停聚之患，则有助于脾气之升运。脾胃之气，一升一降，相反相成，共同构成人体气机升降的枢纽，从而保证纳运功能的正常进行，并维持着内脏部位的相对恒定。其三，燥湿相济。脾脏属阴，主运化升清，以阳气用事，脾阳健旺则能运化升清，故喜燥恶湿；胃腑属阳，主受纳腐熟而降浊，赖阴液的滋润，故喜润恶燥。脾易湿，得胃阳以济之；胃易燥，得脾阴以润之。脾胃燥湿喜恶之性不同，但又相互制约，相互为用。燥湿相济，阴阳相和，才能保证脾胃的正常纳运及升降。脾胃病变常相互影响，如脾虚运化失常，清阳不升，可影响胃的受纳与降浊；胃失和降，也可影响脾的运化与升清，最终均可出现纳少脘痞、腹胀、便溏、泄泻、嗳气、呕吐等脾胃纳运失调等症。若脾虚气陷，可致胃失和降，而胃失和降，又可影响脾气升运，均可出现脘腹坠胀、头晕目眩、泄泻不止，呕吐呃逆、内脏下垂等脾胃升降失常等症；脾湿太过，湿浊中阻，可致纳呆、嗳气、呕恶、胃脘胀痛等胃气不降之症；胃燥阴伤，又可损及脾阴，致脾运化功能低下，出现不思饮食、食入不化、腹胀便秘、消瘦、口渴等症。

4. 肝与胆

胆附于肝叶之间，肝与胆经脉相互络属，构成表里相合关系。主要体现在消化和情志方面的密切配合。在消化方面，肝胆同主疏泄，共同发挥协助消化的作用。肝一方面分泌胆汁，储存于胆；另一方面调畅胆腑气机，促进胆汁的排泄。胆主疏泄，使胆汁排泄通畅，有利于肝主疏泄作用的发挥。在情志方面，肝为将军之官，主谋虑；胆为中正之官，主决断。肝之谋虑需要胆之决断，而决断来自于谋虑。肝胆相互配合则思维活跃，遇事果断，故《类经·藏象类》说："胆附于肝，相为表里，肝气虽强，非胆不断，肝胆相济，勇敢乃成。"肝胆病变常相互影响，肝胆之气虚、气郁、湿热、火旺等证多同时出现，表现为胆怯易惊、失眠多梦、气短乏力，或精神抑郁、胸胁胀痛、口苦眩晕、胁痛黄疸，或烦躁易怒等症状。

5. 肾与膀胱

肾与膀胱有"系"（输尿管）相通，经脉相互络属，构成表里相合关系。在生理上主要表现在主尿液方面。肾为水脏，膀胱为水腑。水液经肾的气化作用，浊者下降储存于膀胱，而膀胱的储尿和排尿功能，又依赖于肾的气化与固摄，才能开合有度。肾与膀胱相互协作，共同主司尿液的生成、储存和排泄。若肾之阳气不足，气化失常，固摄无权，则膀胱开合失度，可出现癃闭，或尿频、多尿、尿后余沥、遗尿，甚至尿失禁等症；若膀胱湿热，开合不利，亦可影响于肾，在出现尿频、尿急、尿黄、尿痛的同时伴有腰痛等肾伤的症状。

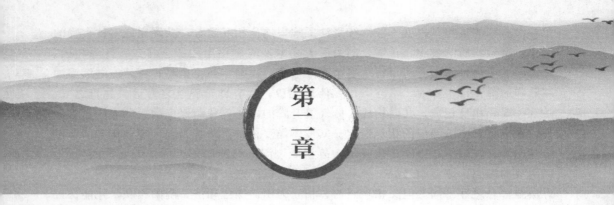

呼吸系疾病

第二章

一、支气管炎

（一）概述

　　支气管炎系由细菌、病毒感染以及理化刺激、变态反应（过敏反应）等因素引起的支气管炎症，发病季节多见于冬春两季。根据其病程的长短，可分为急性支气管炎及慢性支气管炎两种。一般而言，慢性支气管炎在老年人中发病率最高，北方高于南方，山区高于平原，农村高于城市，吸烟者高于不吸烟者；空气污染严重的地方，其发病率也同样较高。如病情迁延，反复发作者可导致支气管扩张、阻塞性肺气肿及肺源性心脏病等并发症的发生。本病的主要症状为咳嗽、咳痰，部分患者可出现气喘。在中医学中，早就对急性支气管炎及慢性支气管炎的临床表现作了不少描述，前者多属于"咳嗽"范畴；后者则往往属于"痰饮""咳喘"等范畴。

（二）支气管炎疾病的病因病理

　　本病的病因不外乎外邪侵袭及肺、脾、肾三脏功能低下。若急性发病者，多由于人体正气不足，卫外失固，感受风寒或风热之后，以致肺失宣肃而出现咳嗽、咳痰、恶寒或发热、痰白或黄腻，甚则气喘等肺系症状。倘若失治或反复发作，久则肺气日衰，促使机体抗病能力进一步下降，更易感受外邪，以致病情缠绵不已，形成恶性循环。病久由肺累及于脾，继而由脾虚而损及于肾，终至三脏俱虚，导致水液代谢失常，聚而成痰，上渍于肺，阻滞肺络，升降失司，故慢性支气管炎遂由此而始；此外，也有因于年老体弱，或起居失常、贪烟嗜酒、情志郁结、环境污染等因素，从而使肺、脾、肾受损，痰饮内生，储滞于肺，影响其宣降功能，同样可形成支气管炎。

（三）支气管炎的诊断

1. 临床表现

（1）病史　急性支气管炎多见于受凉感冒之后；慢性支气管炎则在临床上以咳嗽、咳痰为主要症状或伴有喘息，每年发病持续 3 个月，并连续 2 年或 2 年以上反复发作而能排除心脏疾患和呼吸道其他疾患的患者。

（2）症状　急性支气管炎者起病较急，以咳嗽、咳痰为主要症状，发病早期常有恶寒、发热、头痛、鼻塞、流涕等；慢性支气管炎可分为单纯型和喘息型两种临床类型，慢性单纯型支气管炎患者主要表现为咳嗽、咳痰；慢性喘息型支气管炎患者除咳嗽、咳痰外，尚有喘息症状。慢性支气管炎临床可分为以下三期。

① 急性发作期　一周内出现脓性或黏液脓性痰，痰量明显增多或伴有其他炎症表现；或一周内咳、痰、喘息症状任何一项加剧至重度。

② 慢性迁延期　有不同程度的咳、痰、喘息症状，迁延不愈；或急性发作期症状持续一个月后仍未恢复到发作前水平。

③ 临床缓解期　经过治疗或自然缓解，症状不足以维持 2 个月以上者。

（3）体征　急性支气管炎患者肺部听诊，常有呼吸音粗糙或干、湿啰音。慢性支气管炎患者早期可无任何阳性体征；急性发作期两肺下部常可闻及干、湿啰音；喘息型者可闻及哮鸣音；并发肺气肿时则可有肺气肿体征。

2. 实验室检查

（1）急性支气管炎患者血检白细胞计数及分类多为正常，细菌感染时可见白细胞总数及中性粒细胞增高。慢性支气管炎患者缓解期阶段，血检白细胞数一般无变化；急性发作期或并发肺部急性感染时，末梢血白细胞数及中性粒细胞数增多，喘息型者则见嗜酸粒细胞增多，但老年人由于免疫力降低，白细胞检查可正常；痰液检查在急性发作期阶段，中性粒细胞可增多，喘息型常见有较多的嗜酸粒细胞；痰涂片或培养可找到引起炎症发作的致病菌。

（2）X 线检查　急性支气管炎患者大多数胸部 X 线检查正常，或有轻度肺纹理增多。慢性支气管炎患者，早期常无异常改变；反复发作时可见肺纹理粗乱，严重时可呈网状、条索状、斑点状阴影；如果并发肺气肿者则有双肺透亮度增加、横膈低位以及肋间隙增宽等表现。

（3）支纤镜检查　慢性支气管炎患者一般可见支气管黏膜增厚、充血、水肿等炎性改变，可取分泌物送检涂片或培养检查，以确定有无细菌感染。

（四）支气管炎的鉴别诊断及并发症

1. 鉴别诊断

（1）急性支气管炎需与上呼吸道感染、流行性感冒、肺炎等鉴别。一般来说，急性上呼吸道感染早期症状与急性支气管炎相似，但少见咳嗽、咳痰，肺部也无异常体征；流感呈广泛或爆发性流行，起病急骤，全身中毒症状如发热、头痛和浑身酸痛等较显著；肺炎则咳嗽、气促较剧烈，或见铁锈色痰，全身症状较重，发热较高，白细胞计数及中性粒细胞增高明显，肺部听诊可闻及湿啰音，痰检查可找到致病菌，X线胸片可见有大片均匀致密阴影等表现，均可资鉴别。

（2）慢性支气管炎则需与肺结核、肺癌、支气管哮喘及支气管扩张症等鉴别。一般而言，肺结核之咳嗽、咳痰无季节性，常随病灶破溃程度及病灶周围炎而加重，往往有低热、盗汗、消瘦和食欲缺乏等结核中毒症状，血沉增高，结核菌素试验为强阳性，X线胸片及查痰找结核菌能明确诊断。肺癌多发生于40岁以上，特别是有多年吸烟史者，咳嗽常呈刺激性，或有少量痰，且痰中多带血，血清唾液酸增高，癌胚抗原（CEA）阳性，X线检查、痰脱落细胞检查、纤维支气管镜检查及CT检查等可以确诊。支气管扩张症亦有慢性反复性咳嗽，但常伴有大量脓性痰和咯血，胸部听诊多在肺的中下部闻及固定性湿啰音，以单侧为多，并可见杵状指，胸部X线检查见肺纹理粗乱或呈卷发状，支气管造影可获诊断。支气管哮喘与喘息型慢性支气管炎临床上有时颇难鉴别，支气管哮喘常有明显的个人及家族过敏史，以发作性哮喘为体征，多有一定的季节性，以秋季发病居多，血中常有IgE升高，发作时两肺满布哮鸣音，应用支气管扩张剂能见效，缓解后可毫无症状和体征，这均有助于两者的鉴别。

2. 并发症

支气管炎常可并发肺炎、支气管扩张、阻塞性肺气肿及肺源性心脏病等。

（五）支气管炎证治枢要及特色经验探要

（1）在中医学中，急性支气管炎之咳嗽，一般称为"外感咳嗽"；慢性支气管炎之咳嗽常称为"内伤咳嗽"，因其病理变化有别，故治法也有所侧重。急性支气管炎多属于实证，因外邪袭肺引起，故宜从疏风宣肺、化痰止咳为基本治则，重在祛邪。但须针对病因不同分别对待，如风寒者宜疏风散寒；风热者宜疏风散热；燥热者宜清热润燥；咳甚痰多者可酌加化痰止咳之品；慢性支气管炎由于老年人多见，病程较长，往往表现为肺、脾、肾俱虚，痰饮伏肺而成，故宜从健脾益肾、化痰蠲饮为基本治则。如果病属于急性发作期者，治当祛邪为主，宜以化痰蠲饮治疗；夹寒者，则宜温化寒痰；夹热者，则宜清热化痰；兼喘息者，可酌加降气平喘之品。病情属于缓解期者，一般以补益为主；肺气虚者，宜补肺益气；脾阳虚者，宜健脾助运；肾阳虚者，宜补肾纳气；阴阳俱虚者，宜滋阴助阳。若病属于迁延期者，常须扶正祛邪，标本兼顾。

（2）发作期重在祛邪　不论急性支气管炎或慢性支气管炎发作期的患者，都是由于感受外邪而引起咳、痰、喘诸症状的发作或骤然加剧，病情较急而重。一般而言，急性支气管炎多表现为邪实；慢性支气管炎发作期则多属于本虚邪实，尽管如此，两者都必须祛邪以治标为主，迅速驱除外邪，防止其由表入里。初起病时，多属于风寒袭肺，咳嗽较剧，咳痰由少而转多，此时宜宣肺解表，历来推崇采用三拗汤（麻黄、杏仁、甘草）治疗；若外邪不解，郁而化热时，则应该及时随证换方，改用清肺化痰，可应用麻杏石甘汤（麻黄、杏仁、生石膏、甘草）或桑白皮汤（桑白皮、半夏、紫苏子、杏仁、贝母、栀子、黄芩、黄连、生姜）加减均宜。依多年临床效验，为尽快驱邪外出，可不问寒热类型皆可选加鱼腥草、七叶一枝花、板蓝根、金银花、连翘等清热解毒类药物。实践证明，这对控制病邪的深入发展以及发作期的临床症状颇有效果。另外，在宣肺祛邪的同时，必须重用祛痰、止咳类药，如桔梗、桑白皮、紫菀、百部、白前、款冬、前胡、浙贝母等。

（3）缓解期必须注重扶正　慢性支气管炎的特点是反复发作、发作期与自发缓解期交替。在自发缓解期阶段，由于肺、脾、肾三脏功能低下，机体抗病能力较差，容易复感新邪而使慢性支气管炎病情复发或加重，因此必须重视对其缓解期的扶正治疗。根据中医理论辨证论治，此时的临床表现多以"本虚"为主要矛盾，故治疗应该注重于"扶正固本"。所谓"本虚"，主要系指气虚及阳虚。气虚的重点在肺，阳虚的重点则在于脾、肾，而且气虚的调治比阳虚重要。

（4）慢性支气管炎的病理基础主要为脾肾阳虚，特别肾阳虚更是其根本所在，因而临床常采用补肾方药进行治疗，发现除能改善临床症状外，不仅对肾上腺皮质代谢具有一定的调节作用，而且还能提高机体的免疫功能，并有助于促进病情的好转和恢复。多年临床效验认识到，肺不仅是一个进行气体交换的呼吸器官，而且还是一个活跃的内分泌器官以及代谢作用旺盛的器官，它具有呼吸、代谢与防御三大作用。因此，对慢性支气管炎缓解期的患者，往往采用益气活血、健脾补肾法，选用黄芪生脉饮（由黄芪、党参、麦冬、五味子、南五味子组成，是由古方生脉散变化而来，具有益气滋阴、养心补肺之功效，用于气阴两虚、心悸气短的冠心病患者及老年虚弱等症）为主方，适当加丹参、沉香、当归、甘草、白术、茯苓、山药、淫羊藿（仙灵脾）、补骨脂等进行治疗。这种以益气为本、助阳为辅的治则不仅有助于改善肺功能和机体免疫功能，而且还有助于改善肺的微循环障碍及提高动脉的血氧水平。总之，在扶正固本的治疗中，既不可忽视治肺，也不可忽视治肾，只有互相兼顾，才能更好地提高本病的治疗效果。

（六）支气管炎临床分型辨证论治

1. 风寒束肺

症状：咳嗽咳痰，痰白清稀，咽痒，或有喘息，伴鼻塞流清涕，喷嚏，恶寒无汗，畏寒发热，头痛身痛，肢体酸痛。舌质淡红，苔薄白，脉浮紧。

治法：疏风解表散寒，温化痰饮，宣肺止咳。

处方用药：三拗汤合杏苏散合止嗽散加减。

麻黄5克、杏仁6克、甘草6克、前胡10克、桔梗10克、紫菀10克、百部10克、白前10克、款冬花6克、荆芥6克、姜半夏10克、陈皮、枳壳6克、茯苓12克、大枣5枚。

用药论述：本证常见于急性支气管炎及慢性支气管炎继发感染时。风寒痰饮闭阻肺系，因此以三拗汤解表逐寒，祛痰化饮。杏苏散发散风寒，宣肺化痰。止嗽散宣肺疏风，止咳化痰最为适宜，用于治疗多种咳嗽，尤其适用于治疗外感咳嗽表邪未尽的病证，或者常用于上呼吸道感染、急性支气管炎、百日咳等，以咳嗽、咽痒、微恶风、发热、苔薄白为证治要点。方中紫菀、百部苦、温润入肺，理肺化痰止咳；白前降气祛痰，桔梗宣肺止咳，二药一宣一降，止咳化痰；荆芥祛风解表散寒；陈皮理气化痰；甘草缓急和中，调和诸药，合桔梗、荆芥又有利咽止咳之功。如气急痰多者，可酌加紫苏子、芥子、茯苓、五味子等。如腹胀纳差者，加鸡内金、山楂、麦芽以行滞消食健脾；若痰饮较盛，痰多色白且涎沫较多，为外有风寒内夹痰饮者，可用小青龙汤治疗：麻黄 10 克、桂枝 10 克、白芍 10 克、干姜 10 克、细辛 3 克、五味子 10 克、半夏 10 克、甘草 10 克。

2. 风热犯肺

症状：咳嗽咳痰，痰黄黏稠或咳痰不畅，身热口渴，头痛，口干咽痛，微恶风寒，或呼吸气粗，便干尿黄。舌质红，苔薄红，脉浮数或滑数。

治法：清热解表，豁痰平喘。

处方用药：麻杏石甘汤合银翘散、桑菊饮加减。

麻黄 5 克、杏仁 6 克、甘草 6 克、生石膏 30 克、金银花 30 克、连翘 15 克、荆芥 6 克、薄荷 6 克、牛蒡子 12 克、竹叶 9 克、芦根 30 克、桔梗 10 克、黄芩 10 克、鱼腥草 30 克、桑叶 10 克、菊花 10 克、瓜蒌 30 克。

用药论述：素有慢性支气管炎者，一旦感受风热之邪而引发，往往酿成痰热壅肺而出现肺部炎症表现，此与风热所致的急性支气管炎相类似，均表现为肺热征象。慢性支气管炎患者，由于正虚邪盛，病情常缠绵难已，且易于发生变证，因此必须迅速而有效的清除邪热，控制感染的进一步扩展；而风热所致的急性支气管炎患者实多虚少，其风热之邪虽盛，但如果能及时治疗，多有惊无险，这点应心中有数。本方组成以麻杏石甘汤重在清肺平喘，银翘散则意在疏风散热、解表透邪；桑菊饮疏风清热，宣肺止咳，用桑叶清透肺络之热，菊花清散上焦风热，以辛凉之薄荷，助桑、菊散上焦风热，桔梗、杏仁，一升一降，解肌肃肺以止咳，用连翘清透膈上之热，芦根清热生津止渴，甘草调和诸药，诸药配合，有疏风清热、宣肺止咳之功；为防邪热内传，加用黄芩、鱼腥草以挫病势的深入。牛蒡子、黄芩、鱼腥草、金银花、连翘并用，对抗菌消炎具有较好的临床效验。

3. 燥热伤肺

症状：干咳无痰，或痰少而黏，咳痰不爽，偶有痰血，鼻燥喉痒、口干喜饮，大便干燥，小便黄赤。舌质红，苔薄黄而干，脉数或细数。

治法：清热生津润燥，宣肺止咳。

处方用药：沙参麦冬汤合桑杏汤加减。

南沙参 15 克、北沙参 15 克、麦冬 20 克、玉竹 15 克、甘草 6 克、桑叶 10 克、扁豆 10 克、石斛 30 克、山药 15 克、杏仁 6 克、枇杷叶 10 克、云雾草 30 克、金荞麦 30 克、浙贝母 10 克、桔梗 10 克、薄荷 6 克、金银花 30 克、连翘 15 克。

用药论述：本型多见于秋季发生的急性支气管炎或有长期吸烟史的慢性支气管炎患者。中医认为，肺开窍于鼻，外合皮毛，直接与外界相通，故周围环境变化极易影响肺的生理功能，因而六淫之邪不论通过口鼻或皮毛侵袭人体，必内归于肺，从而出现肺系证候，一旦秋季当令燥邪伤肺，最易耗阴灼液而致燥咳不已；至于吸烟的危害，前人早就指出："服久则肺焦"，也同样可出现燥热伤肺的症状。因此，在治疗时，显然需要采用育阴润肺、清热止咳之剂，古方"沙参麦冬汤""清燥救肺汤"有一定效果。但养阴生津的方药，有时对本病型的疗效尚欠满意，特别是慢性支气管炎患者，由于病情反复多变，过用养阴则有助湿碍脾之弊，这无疑是临床上用药的一个矛盾。为此，往往需要酌加扁豆、茯苓、薏苡仁、山药等健脾渗湿之品；同时方中加用金荞麦、云雾草二药以加强其清热止咳的效果，据文献记载，云雾草又名老君须，其味微苦、辛，性凉，民间一向用于止咳有良效，凡表现咽痒干咳者，不论"外感咳嗽"或"内伤咳嗽"，临床常屡用屡验。对于因长期吸烟所致者，除应用本方治疗外，必须劝阻患者戒烟，则收效尤著。

4. 痰湿阻肺

症状：咳嗽痰多，痰白质稀或黏稠，胸闷气急，肢体困重，纳呆腹胀，大便常溏。舌苔白腻，脉濡滑。

治法：健脾燥湿，理气宣肺化痰。

处方用药：苓桂术甘汤合二陈汤合止嗽散加减。

炙桂枝 6 克、炒白术 15 克、茯苓 15 克、甘草 10 克、陈皮 10 克、半夏 10 克、苍术 10 克、川厚朴 10 克、杏仁 6 克、薏苡仁 30 克、款冬花 10 克、荆芥 6 克、紫菀 10 克、百部 10 克、白前 10 克、桔梗 10 克、金银花 30 克。

用药论述：此型多因脾虚而致痰湿内盛，上渍于肺，阻塞气道而引起咳喘症状，往往慢性支气管炎迁延期的患者表现最为突出。方中以苓桂术甘汤合二陈汤健脾助运，利湿化饮；止嗽散宣肺止咳化痰；加桔梗、川厚朴、杏仁、紫菀、款冬花，意在增强宣肺化痰，畅通气机之力；为防止痰湿内蕴，日久有化热之虑，依临床经验，适当酌加七叶一枝花 30 克、虎杖 30 克、金荞麦 30 克等清热解毒之品，一则有助于消炎预防感染，二则有助于加强化痰止咳的功效。若气喘重者，可酌加麻黄、紫苏子；神疲乏力，久治不愈者，可加黄芪、党参以扶正祛邪；恶心呕吐、食欲不振者，可酌加枳壳、姜竹茹、麦芽、鸡内金等消食止呕等药。总之，本型的治疗重点，首为健脾化湿以杜绝"生痰之源"，但也必须同时注意宣肺化痰以治标，只有标本兼顾，才能提高其疗效。

5. 肺气虚损

症状：久咳痰白量少，气短，动则尤甚，常自汗出，神倦乏力，懒言声低，易于感冒，畏风，纳少，大便常溏。舌苔薄白，质淡红，脉细弱。

治法：益气补肺，固表御邪。

处方用药：补肺汤合玉屏风散加减。

党参 30 克、黄芪 30 克、熟地黄 30 克、绞股蓝 15 克、麦冬 20 克、五味子 10

克、紫菀 10 克、枳壳 6 克、炒白术 15 克、防风 6 克、甘草 6 克、桑白皮 10 克、炙紫苏子 10 克、降香 6 克、当归 15 克。

用药论述：本型多见于慢性支气管炎临床缓解期或合并有肺气肿的患者。依临床表现既系呼吸功能低下、肺微循环障碍，也包括免疫等因素在内的机体多种功能的异常。因此，补肺汤合玉屏风散具有益气固表、补肺止咳的作用。临床实践证明，补肺汤能明显改善肺的通气功能；玉屏风散则能增强肺的防御能力及抗细菌黏附作用，具能有效预防感冒，减少慢性支气管炎的复发率。方中绞股蓝一药，为葫芦科多年生草质藤本植物，又名七叶胆，含有人参皂苷以及多种人体所必需的氨基酸和微量元素，对增强机体免疫功能具有较好的效果，民间经验用于治疗慢性支气管炎，经数百例临床验证明确有显著的疗效。根据中医气血学说："气行血行""气虚则血虚"的理论观点，一旦发生肺气虚损，则随之而来也必然存在有不同程度的血瘀现象，因此方中适当加用当归、降香等养血活血类药，对改善肺的微循环，阻止慢性支气管炎的进一步发展极为有利，值得重视。

6. 脾肾阳虚

症状：咳喘阵作或反复发作，动则加剧，痰白黏或清稀量多，心悸，畏寒，肢体沉重，腰膝酸软，纳差乏力，头昏耳鸣，形寒肢冷，夜尿较多，或小便不利，或咳时遗尿，或阳痿早泄，大便多溏，或见足胫浮肿，一般相当于数年病史，伴有肺气肿或轻度肺心病者，舌苔淡或胖嫩，苔薄白或白润，脉沉滑或细迟。

治法：温阳散寒，化气行水，健脾益肾，纳气化痰。

处方用药：金匮肾气丸合苓桂术甘汤、真武汤加减。

熟地黄 30 克、山茱萸 15 克、山药 15 克、五味子 10 克、茯苓 15 克、甘草 10 克、肉桂 5 克、附子 10 克、淫羊藿（仙灵脾）10 克、党参 30 克、黄芪 30 克、炒白术 15 克、姜半夏 10 克、陈皮 6 克、生姜 3 片、干姜 10 克、细辛 3 克、豆蔻 10 克、莱菔子 10 克、芥子 6 克、当归 15 克、白芍 15 克

用药论述：本型为慢性支气管炎伴有严重肺气肿的缓解期患者，由肺气虚衰而发展至脾至肾，三脏俱衰，则水液代谢发生障碍，聚而为痰为饮。历来认为，此类患者的治疗必须"温药和之"，一直都主张应用金匮肾气丸或苓桂术甘汤治之。近年，研究表明金匮肾气丸等补肾助阳方药治疗慢性支气管炎缓解期患者，能起到加强机体对各种劣性刺激的抵抗力，并能增强免疫机制，促进整个机体的细胞内生化代谢及提高肾上腺皮质功能等良好作用；在合用苓桂术甘汤的基础上加用黄芪、党参、姜半夏、陈皮、五味子、淫羊藿（仙灵脾）等药，除健脾助运、化饮祛痰外，还可加强温肾纳气作用，有助于改善呼吸功能。此外，若见尿频遗尿者，可加益智、芡实、金樱子以固肾缩尿；若气急显著者，可酌加炙紫苏子、降香以降气平喘；若血瘀征象较明显者，可加丹参养血活血以改善肺的微循环。真武汤出自《伤寒论》，药物组成为：茯苓、芍药、白术、生姜、附子。具有温阳利水的功效。主治脾肾阳虚，水气内停证。症见：小便不利，四肢沉重疼痛，腹痛下利，或肢体浮肿，苔白不渴，脉沉；太阳病发汗过多，阳虚水泛。汗出不解，其人仍发热，心下

悸，头眩，身腘动，振振欲擗地。注重先后天之本，扶正祛邪，全方共同作用以达温阳散寒，化气行水，纳气化痰健脾益肾之效验。

7. 阴阳两虚

症状：咳嗽、咳痰阵作，痰黏白或清稀，时多时少，安静时亦气短，动则尤甚，伴腰腿酸软，怕寒肢冷，头昏耳鸣，夜尿频多，阳痿早泄，口干咽燥，五心烦热，盗汗自汗；舌质暗红，苔少或光剥；脉细。

治法：滋阴助阳，益肺纳肾。

处方用药：左归丸、右归丸加减。

熟地黄30克、山药15克、山茱萸15克、枸杞子15克、茯苓12克、炙甘草6克、菟丝子20克、附子6克、肉桂5克、炙龟甲15克、黄芪30克、太子参30克、麦冬20克、五味子6克、沙参10克。

用药论述：慢性支气管炎反复发作，长期不愈，久则由肺及脾及肾，先为气虚至阳虚，终至阳损及阴，而导致阴阳两虚，此时多见于慢性支气管炎发展至严重阶段，往往有明显的肺气肿征象，并可有肺动脉高压及右心室肥大表现。偏阳虚时，以右归丸为主，但不可忽视益气养阴；偏阴虚时，则用左归丸为主，但同样不可忽视健脾助阳。若症见面肢浮肿者，可去炙龟甲、枸杞子、炙甘草、麦冬等药，酌加防己、车前草、白术、泽泻以利尿消肿；舌下瘀筋明显者，加川芎、丹参；呼吸困难较甚者，可加紫苏子、降香。总之，本型的治疗，用药要注意"阴中求阳，阳中求阴"，使之能起到"阴生阳长，阳生阴长"而发挥其"阴平阳秘"的作用。

二、支气管哮喘

（一）概述

支气管哮喘是由过敏原或其他非过敏因素引起的一种支气管反应性过度增高的疾病，使气道产生可逆性痉挛、狭窄。或者也可以说支气管哮喘为常见的呼吸系统过敏性疾病。系由于各种因素刺激，使气管、支气管的敏感性增高，引起广泛的小支气管平滑肌收缩、黏膜水肿和黏液分泌亢进，导致气道痉挛、狭窄，出现发作性并伴有哮鸣音的呼气性呼吸困难。根据发病原因不同，临床上分为外源性支气管哮喘（吸入型）、内源性支气管哮喘（感染型）及混合性支气管哮喘三种类型。其早期表现为可逆性呼吸道阻塞，在发作间歇期可无任何症状。但若哮喘严重发作，经治疗而持续24小时不能缓解者，则称之为哮喘持续状态，属于内科的危重急症。其病因复杂，病情缠绵反复，是一种难以彻底医治甚至伴随终身的顽固性疾患。根据支气管哮喘的临床体征，系属于中医"哮证""喘证""咳逆上气"等范畴。中医认为，哮喘与肺、脾、肾相关。风寒袭肺，肺失宣降，则可致喘；脾失运化，痰湿内生，使肺气升降失常而致喘；如哮喘久延，肾气虚衰，可出现肾不纳气或上盛下虚之证。

（二）支气管哮喘的病因病理

支气管哮喘的主要病因为痰瘀内伏于肺。痰瘀之所以产生，不但要责之于肺不能布散津液，而且还要责之于脾不能运输精微及肾不能蒸化水液，以致津液凝聚成痰，痰瘀互生，形成因果循环，结成窠臼，潜伏于肺，胶结不化，气机失畅，遂成为其发病的宿根。在此基础上，复因外感风寒、风热之邪，或由于烟雾刺激、污气侵袭、饮食不当、情志不遂以及劳累过度等因素而诱发。一经内外合邪，则痰随气升，气因痰阻，相互搏击，壅塞气道，肺管狭窄，致使肺失宣降，哮喘由之而起。若因失治，迁延日久，寒痰伤及脾肾之阳，痰热耗灼肺肾之阴，可导致肺、脾、肾三脏俱虚，脏腑功能失调，气血津液化生受阻，水液代谢紊乱，出现本虚标实，甚至肺气衰竭或胸阳被遏，进而发生"暴喘""喘脱""水气凌心"或"痰迷心窍"等危候。

（三）支气管哮喘的临床诊断要点

1. 病因分型

支气管哮喘是由机体内外许多因素共同存在和激发形成的。大多数患者有遗传性过敏体质，其发病往往具有一定的季节性，不仅与饮食、生活和职业等有关，而且与精神因素的关系也相当密切。本病发作常是忽然起病和骤然缓解，且多数于夜间较重，因此，诊断哮喘首先应该详询病史，了解其发作规律和特点，以便从中寻找有关线索。依病因分型如下。

（1）外源性支气管哮喘　有明显的过敏原接触史或与季节有关。发病前多有鼻痒、咽痒、喷嚏、流涕或咳嗽等黏膜过敏先兆，继之出现带哮鸣音的呼气性呼吸困难。患者多被迫取坐位，严重时出现发绀。发作将停时咳出较多稀薄痰液之后，气促减轻，哮喘停止。

（2）内源性支气管哮喘　常先有呼吸道感染，随着症状加重逐渐出现哮喘，起病较缓，持续时间较长，症状较重，并有呼吸道感染的症状和体征。

（3）混合性支气管哮喘　外源性支气管哮喘在长期反复发作过程中容易合并呼吸道感染，以致在过敏因素基础上增加感染的因素。症状表现复杂，可长年发作，无明显的缓解季节。

（4）哮喘持续状态　哮喘发作持续 24 小时以上。患者呼吸困难严重，发绀明显，甚至出现呼吸、循环衰竭。

2. 临床表现

（1）症状　哮喘缓解期或非典型性哮喘，可无明显临床表现。但典型的支气管哮喘，其发作前常有打喷嚏、流涕、咳嗽、胸闷、全身乏力等前驱症状，如果不及时处理，可引起支气管弥漫性痉挛，出现发作性呼气性呼吸困难，患者被迫采取端坐位，并伴有咳嗽多痰或干咳。严重者可见吸气浅促、呼气延长而费力、张口呼吸、发绀、大汗、面色苍白等。

（2）体征　两肺听诊满布哮鸣音，呼气明显延长，有的可伴有湿啰音或水泡音。长期慢性自幼即有哮喘者可见桶状胸，胸部叩诊呈高清音，心浊音界缩小，肝浊音上界及肺底浊音界下降。

3. 实验室检查

（1）血中嗜酸粒细胞一般在 0.06（6％）以上。若有感染则白细胞计数及中性粒细胞明显增高；外源性支气管哮喘患者，血清 IgE 值增加较显著；痰检有大量嗜酸粒细胞，并可检到柯什曼螺旋体和夏科-莱登（Charcot-Leyden）晶体。此均有助于哮喘的确诊。

（2）X 线检查　在缓解期或无并发症的哮喘患者中，胸部 X 线检查一般无异常；发作期由于肺脏充气过度，可见透亮度增高；并发慢性支气管炎者则是肺纹理增多。

（四）支气管哮喘的鉴别诊断及并发症

1. 鉴别诊断

（1）心源性哮喘　急性左心衰竭患者常出现明显的呼吸困难，且呈端坐呼吸，并有哮鸣，此与哮喘持续状态相似。但心源性哮喘常有高血压或心脏病病史，呼吸困难为混合性的，有剧烈咳嗽、咳白色泡沫性痰或粉红色泡沫性痰，有心脏扩大、心区出现杂音或心律失常，两肺底可闻及水泡音，一般不难鉴别。

（2）喘息性支气管炎　病者也有哮喘症状和哮鸣音，与支气管哮喘、特别是哮喘合并慢性支气管炎危象甚难鉴别。一般而言，喘息性支气管炎先有多年咳嗽及咳痰史，而后出现哮喘症状，且多在冬季发作，平喘药反应较差；但哮喘合并慢性支气管炎则反复发作哮喘已经多年，后伴咳嗽、咳痰，多数有过敏史，吸入各种致敏原常引起阵发性发作，对平喘药有一定反应。

（3）支气管肺癌和纵隔肿瘤　因支气管癌瘤向内腔生长或纵隔肿瘤压迫引起气管或支气管狭窄而出现咳嗽、呼吸困难，其特点是呈进行性吸气性呼吸困难，平喘药难以奏效。痰找癌细胞、支气管纤维内镜检查、X 线计算机体层摄影（CT）或断层胸片等可进一步予以鉴别。

（4）自发性气胸和肺不张　哮喘可并发自发性气胸和肺不张而致呼吸困难加重，而气胸、肺不张本身也有类似症状，必须细辨。自发性气胸的特点是伴有胸痛的呼吸困难，有典型的气胸体征如肋间隙增宽、纵隔及气管移向对侧，叩诊呈高清音或鼓音，呼吸音减弱或消失等；肺不张物理体征典型，气管及纵隔向病侧移位，胸部叩诊呈浊音，呼吸音消失，X 线检查有肺容积缩小、周围脏器向病侧移位、肋间隙变窄和局部致密阴影等征象。

（5）哮喘性嗜酸粒细胞性肺炎　本病也有哮喘样发作和血 IgE 与嗜酸粒细胞增高，但肺部反复出现异常阴影，并有阵发性咳嗽，可咳出棕黄痰栓，痰检可见有曲菌。

2. 并发症

支气管哮喘可并发阻塞性肺气肿、支气管感染、自发性气胸或纵隔气肿而使哮喘症状进一步加重，出现严重的低氧血症，有时甚至也可致命。

（五）支气管哮喘证治枢要及特色经验探要

（1）哮喘发病主要由于痰瘀内伏，复因外邪或其他诱因而触发，反复发作，日久而致肺、脾、肾三脏俱虚。因此，治疗本病应该根据"发时驱邪以治肺，平时健脾益肾以固本"的大法，同时，还必须注意到"有痰必有瘀"的病理特点，适当加入活血化瘀之品，这对提高和巩固本病的治疗效果很有裨益。

（2）支气管哮喘的治疗，不论是发作期还是缓解期，都要自始至终坚持"治标不离本""治本不离标"的治疗原则。因哮喘乃一沉痼顽疾，其病机迁延，正气亏虚，发作时又表现为虚实错杂之候，故治疗如果一味投以宣肺化痰、降气平喘之剂，症状虽暂时可除，但药力一过之后，往往故态复萌，疗效不易巩固，因此必须强调在祛邪之时，应该酌加一些扶正之品以促进病情的尽快恢复；同时，在哮喘急性症状缓解后，由于宿根伏邪依恋未清，因而在扶正固本之时，也应该恰如其分地加用一些宣透、清肺等祛邪之品，方能起到"正气存内，邪不可干"的良好作用。故在治疗支气管哮喘时既要减少痰涎的产生来源，同时也要加强祛痰作用。这对于消除气道阻塞及改善肺的通气功能很有帮助，对效验临床具有重要的指导意义。

（3）治疗支气管哮喘的思路要广，方法要灵活。如对痰热壅肺而伴腑气不通的实证，可于清化痰热方中加入通腑之品，使腑气通而肺气降，这是肺与大肠脏腑同治。有的常因过敏性鼻炎或皮肤湿疹而触发哮喘，宜在所用方中配用辛夷、苍耳子或地肤子、白鲜皮等宣肺通窍、祛风化湿之品，这是根据肺合皮毛、开窍于鼻的内外相关理论而得的。余如患者的个体差异、情志状况、四时气候乃至周围环境等变化，均需要在临床治疗用药时予以全面分析、综合考虑，前人提出的"因人、因地、因时制宜"，对本病尤有指导意义，对病因多端、变化多样、证情复杂的支气管哮喘，绝不是偏执一法一方所能概全的。

（4）补肾法防治哮喘发作的临床意义　前人所说的"喘由肾虚"及"治喘必治肾"，尤其对虚证及缓解期患者之法，采用扶正固本祛邪之法。近年来一些临床和实验研究已充分证明，哮喘患者肾虚的实质与肾上腺皮质功能低下、自主神经功能紊乱、β受体反应减弱以及过敏介质的释放导致气道高反应性等多种因素有关。目前不少报道应用河车大造丸［紫河车、熟地黄、天冬、麦冬、杜仲（盐炒）、牛膝（盐炒）、黄柏（盐炒）、龟甲。功效：滋阴清热，补肾益肺。用于肺肾两亏，虚劳咳嗽，骨蒸潮热，盗汗遗精，腰膝酸软］、金匮肾气丸（金匮肾气丸又名桂附地黄丸、八味地黄丸。此方来源于汉代张仲景所著的《金匮要略》一书。它由炮附子、熟地黄、山茱萸、泽泻、肉桂、牡丹皮、山药、茯苓八味药组成。长期以来，金匮肾气丸主要用于治疗因肾阳不足所致的咳嗽、哮喘、阳痿、早泄、慢性肾炎等疾病。）以及附子、补骨脂、淫羊藿（仙灵脾）、菟丝子、锁阳、生地黄、熟地黄、冬虫夏草、狗脊、桑寄生、杜仲等补肾或补肾壮阳药后，发现能显著提高哮喘患者降低的垂体-肾上腺皮质系统功能，减轻哮喘患者对肾上腺皮质激素的依赖；发挥保护或改善β受体的功能；提高哮喘患者的抑制性T细胞及抑制血清IgE的季节性升高。其作用机制，推测可能系通过下丘脑而对神经—内分泌—免疫网发挥了多环节的调节作用，提高了机体的免疫自稳能力，并降低了气道的反应性，从而达到防治哮喘的目的。多年临床实践证明在补肾方中应该适当配伍健脾益气药，如黄芪、党参、白术、甘草、茯苓、山药、红枣等，以旺盛其生化之源，如此，既可助肾而促进肾虚的尽快恢复，又可杜绝"脾虚生痰"之弊端，对制止和减轻哮喘复发有较好作用。

（5）加入活血化瘀药及益气行气药对哮喘疗效的影响　前人早就认识到痰是哮喘发展的"宿根"，近年国内一些学者根据"痰瘀相关"学说，进一步指出，有痰必有瘀，痰瘀内伏于肺是哮喘形成的重要病理基础，故极力提倡防治哮喘必须痰瘀同治，尤其对一些哮喘反复发作、缠绵不愈且兼有唇甲青紫、舌下瘀筋明显的患者，单纯治痰平喘，往往收效不大，此时酌加活血化瘀之品，反可见效迅速。哮喘病机既然属于痰瘀同源，故必然存在有气虚或气滞。因此，在辨证论治本病时，应以黄芪、党参、甘草、白术、陈皮、降香、香橼皮等益气理气药，与当归、川芎、丹参、赤芍等养血活血药进行配伍。只有这样，才能起到益气活血或行气活血祛瘀的目的。临床实践中采用益气活血药，如加入黄芪、丹参、川芎、当归、益母草等有较显著的平喘和舒张支气管平滑肌的作用。随着研究的不断深入，益气活血法有可能成为今后极有前途的一种防治哮喘的新方法而被临床所推崇。

（六）支气管哮喘临床分型辨证论治

1. 发作期：寒痰阻肺

症状：呼吸急促，喘息频作，常昼轻夜重，甚则难以平卧，喉中痰鸣如水鸡声，胸膈满闷如窒塞，痰液稀薄，色白多沫，背冷，畏寒流涕，面色带黯，或面色青白或青灰，口不渴或渴喜热饮。或可见恶寒发热，可伴有咳嗽、头痛等症。舌质淡，苔薄白，脉浮紧。哮喘发作时常见此证型。

治法：宣肺散寒，温肺化痰，豁痰降气平喘。

处方用药：小青龙汤、华盖散、三拗汤加减。

射干10克、炙麻黄10克、干姜6克、厚朴6克、桂枝5克、白芍20克、细辛3克、姜半夏10克、五味子6克、杏仁6克、炙苏子10克、紫菀10克、款冬花10克、炙甘草6克、地龙10克、淫羊藿（仙灵脾）10克、丹参15克、降香6克、生姜3片

用药论述：本证属实，系风寒外袭、痰湿内阻所致。小青龙汤本方主治外感风寒，寒饮内停之证。风寒束表，皮毛闭塞，卫阳被遏，营阴郁滞，故见恶寒发热、无汗、身体疼痛。素有水饮之人，一旦感受外邪，每致表寒引动内饮，《难经·四

十九难》说："形寒饮冷则伤肺"。水寒相搏，内外相引，饮动不居，水寒射肺，肺失宣降，故咳喘痰多而稀；水停心下，阻滞气机，故胸痞；饮动则胃气上逆，故干呕；水饮溢于肌肤，故浮肿身重；舌苔白滑，脉浮为外寒里饮之证。对此外寒内饮之证，若不疏表而徒治其饮，则表邪难解；不化饮而专散表邪，则水饮不除。故治宜解表与化饮配合，一举而表里双解。方中炙麻黄、桂枝相须为君，发汗散寒以解表邪，且炙麻黄又能宣发肺气而平喘咳，桂枝化气行水以利里饮之化。干姜、细辛为臣，温肺化饮，兼助麻、桂解表祛邪。然而素有痰饮，脾肺本虚，若纯用辛温发散，恐耗伤肺气，故佐以五味子敛肺止咳、白芍和营养血，二药与辛散之品相配，一散一收，既可增强止咳平喘之功，又可制约诸药辛散温燥太过之弊；姜半夏燥湿化痰，和胃降逆，亦为佐药。炙甘草兼为佐使之药，既可益气和中，又能调和辛散酸收之品。药虽八味，配伍严谨，散中有收，开中有合，使风寒解，水饮去，宣降复，则诸症自平。华盖散治风寒哮喘，方中麻黄宣肺化痰，解表发汗为君；杏仁、紫苏子降气消痰，宣肺止咳为臣；陈皮理气燥湿，桑白皮泻肺利水，赤茯苓渗湿行水，三味行气祛水以消痰为佐；炙甘草调和诸药为使。共成宣肺化痰，止咳平喘之功。华盖散之"华盖"，古时谓帝王的车盖，这里指肺脏，因肺居诸脏腑之上，其色状宛如华美的车盖，向称肺为五脏六腑之"华盖"。且肺主一身气机之升降，本方主治之病机在宣降肺气。华盖散集作用于肺经之药于一方，诸药相伍，使表寒解、肺气宣、痰涎化、喘咳平，故称华盖散。而三拗汤具有镇咳、平喘、祛痰、镇痛、抗炎、抗菌、抗病毒和抗过敏作用。①镇咳、平喘、祛痰：方中麻黄能缓解支气管平滑肌痉挛，且具有镇咳祛痰作用。杏仁能镇咳，甘草有止咳和祛痰作用。②解热镇痛：麻黄具有明显的发汗作用。甘草具有解热作用。麻黄、杏仁、甘草都有一定的镇痛作用。③抗炎：麻黄、杏仁、甘草、生姜都具有抑制炎症作用。④抗菌、抗病毒：麻黄、甘草、生姜对呼吸道常见致病菌有抑制作用，并对甲型流感病毒也有一定的抑制效果。⑤抗过敏：麻黄、甘草、生姜有抗过敏作用。同时方中姜半夏、紫苏子、杏仁、款冬、降香、丹参加强降气化痰、祛瘀平喘，相得益彰。实验研究证明，麻黄、细辛、杏仁、甘草、姜半夏等能抑制过敏介质的释放，从而起到舒张支气管平滑肌以达到平喘的效果；地龙性稍寒而化痰力强，能直接舒张支气管平滑肌以平喘；淫羊藿（仙灵脾）性温，壮阳祛寒，通过激发肾上腺皮质功能而间接定喘，此两药相伍，一阴一阳，相辅相成，有异曲同工之妙，故除本证外，其他证型亦可酌情使用。

2. 发作期：痰热壅肺

症状：气促胸高，胸膈烦闷，喉中哮鸣声若曳锯，声高息粗，呼吸急促，张口抬肩，常难平卧，咳痰黄稠不畅，烦躁，面赤恶热，口干喜冷饮，尿黄短少，大便秘结。初起或可见发热，头痛，苔黄质红，脉滑数。哮喘发作多见此证型。

治法：清热泄肺，宣肺降逆，豁痰平喘。

处方用药：定喘汤加减。

白果 15 克、麻黄 10 克、黄芩 12 克、桑白皮 12 克、款冬花 10 克、甘草 6 克、杏仁 10 克、炙紫苏子 10 克、姜半夏 10 克、地龙 10 克、淫羊藿（仙灵脾）10 克、七叶一枝花 15 克、老鹤草 10 克、牡丹皮 12 克、石膏 20 克、芦根 30 克、鱼腥草 30 克、瓜蒌 20 克、金银花 30 克。

用药论述：本型常见于哮喘发作期，尤其是合并感染的患者。方中白果敛肺定喘，麻黄宣肺平喘，一开一收，可制止哮喘发作。配伍黄芩、桑白皮、牡丹皮、七叶一枝花、石膏、鱼腥草、芦根、金银花等药，一则清肺泄热，二则以制麻黄、淫羊藿（仙灵脾）等燥热之性，寒热并用，意在调整阴阳，防其偏颇弊端；杏仁、炙紫苏子、姜半夏、款冬花、地龙、甘草等以加强宣肺下气、化痰降逆的效果。方中老鹤草祛风活血、清热解毒，能祛痰及扩张支气管，其煎剂在试管内对金黄色葡萄球菌、肺炎球菌、链球菌等多种细菌以及流感病毒均有明显的抑制作用，能控制哮喘发作期的呼吸道感染。

3. 发作期：阳气暴脱

症状：呼吸急促，神气怯倦，唇甲青紫，汗出涔涔，四肢厥冷。脉微欲绝，舌色青黯，苔白滑。

治法：益气平喘，回阳救逆。

处方用药：麻黄附子细辛汤合生脉散加减。

炙麻黄 6 克、附子 6 克、细辛 3 克、人参 6 克、麦冬 30 克、五味子 6 克、炙甘草 6 克、干姜 3 克、龙骨 15 克、牡蛎 30 克。

用药论述：在哮喘发作过程中，忽然发生厥脱变证者为危重急症，如果不及时救治，往往导致死亡。本证临床多见于哮喘大发作或哮喘持续状态而出现休克的患者，方中麻黄炙用，重在降气平喘；附子温肾散寒，细辛通阳止喘，配五味子以纳肾敛肺；加龙骨、牡蛎系防其阳气外越；合人参、麦冬、炙甘草、干姜则可回阳固阴，益气复脉。方中诸药相伍，各施其功，相辅相成，既可平喘，又能固脱。

4. 缓解期：肺气不足

症状：气短声低，易感外邪，面色苍白，自汗畏风。舌质淡红，脉细弱无力。

治法：益气固表，补肺定喘。

处方用药：玉屏风散合生脉散加减。

黄芪 30 克、炒白术 20 克、防风 6 克、党参 30 克、麦冬 30 克、五味子 6 克、沙参 10 克、降香 6 克、炙紫苏子 10 克、当归 20 克、半夏 6 克、甘草 6 克。

用药论述：支气管哮喘处于缓解初期或合并轻度肺气肿的患者多表现为肺气不足。玉屏风散是益气固表、补肺敛气的著名方剂；生脉散具有益气生津、养阴润肺的作用。两方组合不仅能改善肺的通气功能，而且还能增加肺的防御和抗感染能力，凡肺气虚而易感外邪者均可选用。同时，由于肺气不足而存在气虚血瘀的病理状态，故在益气补肺的基础上加用当归、降香、炙紫苏子、半夏等降气、化痰、活血药；若肺阴不足，依情况加用沙参（注意：北沙参——养阴清肺，益胃生津。南沙参：养阴清肺，益胃生津，补气，化痰），对改善肺的微循环及降低气道阻力，预防哮喘的发作极有助益。

5. 缓解期：脾气虚弱

症状：气喘痰多，动则加剧，乏力倦怠，四肢困重，食少纳呆，腹胀便秘。舌胖大有齿痕，苔白腻，脉细缓。

治法：健脾益气，肃肺化痰。

处方用药：六君子汤加减。

炒党参 30 克、炒白术 20 克、茯苓 12 克、炙甘草 6 克、姜半夏 10 克、陈皮 6 克、炙紫苏子 10 克、黄芪 30 克、当归 20 克、川厚朴 6 克、枳实 6 克、藿香 6 克、茵陈 15 克。

用药论述：脾虚生痰，上储于肺而影响气机升降，乃是哮喘反复发作的重要原因之一。六君子汤是健脾化痰、培土生金的代表方剂，加黄芪、当归、炙紫苏子、川厚朴、枳实能加强益气活血、调气化痰及导滞之效。方中藿香芳香悦脾，茵陈苦平疏利，两者合用有宣畅中气之功，对有胸膈烦闷不舒、食欲缺乏者更为适宜，二药对于减轻哮喘的发作和预防复发有一定效果。

6. 缓解期：肾失纳气（肾阳虚、肾阴虚）

（1）肾阳虚支气管哮喘

症状：形寒肢冷，面色㿠白，自汗或有阳痿，夜尿较多。舌淡，苔薄白，脉沉细。

治法：温肾壮阳，纳气平喘。

处方用药：金匮肾气丸加减。

熟地黄 30 克、山药 15 克、山茱萸 15 克、茯苓 15 克、泽泻 12 克、牡丹皮 12 克、附子 6 克、肉桂 6 克、淫羊藿（仙灵脾）15 克、五味子 6 克、炙紫苏子 10 克、黄芪 30 克。

用药论述：支气管哮喘反复发作，病程较长，表现为肾阳虚者颇为多见，特别是其缓解期更为突出，同时也是哮喘患者机体多系统功能低下的综合性反映。金匮肾气丸是用于治疗肾阳虚证的主要方剂，若肾阳虚衰严重，引起肾的气化失常致水湿泛滥而出现肢浮者，可加炒白术 15 克、车前子 10 克、防己 10 克以健脾利水；气喘较甚及自汗不止者，可加地龙 15 克、人参 6 克、蛤蚧一对。同时要注重阴中求阳，调整阴阳，"以平为期"。

（2）肾阴虚支气管哮喘

症状：自觉五心烦热，面颊潮红，盗汗口干，或有头昏耳鸣。舌红少津，苔光，脉细数。

治法：滋阴补肾，纳气平喘。

处方用药：七味都气丸加减。

熟地黄 30 克、山药 15 克、茯苓 12 克、山茱萸 15 克、泽泻 12 克、炒牡丹皮 12 克、五味子 6 克、知母 6 克、炒黄柏 6 克、炙地龙 15 克、炙紫苏子 10 克、太子参 30 克。

用药论述：一般而言，支气管哮喘日久，常由阳损及阴而致阴阳俱虚，单纯属于肾阴虚者极其少见。另外，也可由于温补太过或应用多量肾上腺皮质激素而出现阴虚证候，此时滋养肾阴以制亢阳，实属必要。方中知母、炒黄柏，滋阴泻火，该二药临床证明能拮抗激素的副作用；五味子、炙地龙则可纳气平喘，降低气道的反应性。

三、支气管扩张

（一）概述

支气管扩张症是常见的慢性支气管化脓性疾病，大多数继发于呼吸道感染和支气管阻塞，由于支气管管壁损坏而形成管腔扩张。或者说支气管扩张症是指支气管在组织解剖结构上呈现不可复原性的扩张和变形。除少数先天性支气管扩张外，大多继发于副鼻窦、支气管、肺部的慢性感染以及支气管阻塞等。主要以慢性咳嗽、咳大量脓痰和反复咯血为特征。根据支气管扩张症的临床表现，该病属于中医学中的"肺痿""咳嗽""痰饮""咯血""肺痈"等范畴。本病多见于儿童和青年，往往继发于麻疹、百日咳、流行性感冒、肺炎、肺结核等病之后。在呼吸系统疾病中，其发病率仅次于肺结核。其病因病机是由于外邪袭肺，肺气失宣上逆为咳，损坏肺络，血溢气逆而咯血；或由于平素肝气郁滞，肝郁化火上逆犯肺；或由于平素嗜好烟酒辛辣之品，痰热内生，上灼肺络；均可导致肺络受伤而咯血。

（二）支气管扩张之病因病理

（1）外邪犯肺　六淫外邪或平素嗜好吸烟，侵袭于肺，壅遏肺气，肺失宣肃，上逆生痰作咳，或咳伤肺络，致使血溢于气道，随咳而出。在六淫外伤中，尤以热邪与燥邪引起咯血之症最为多见。

（2）肝火犯肺　多因情志不遂，肝气郁结，日久则气郁化火，肝火上逆，既可煎液为痰，也易灼伤肺络；或因忽然暴怒伤肝，气逆化火，损伤肺络而出现咯血之症。

（3）肺肾阴虚　系因病久而致肾水亏虚，五行金水相生，肾水亏虚必致肺之津液亏虚，日久则肺肾之阴俱虚，水亏则火旺，以致虚火内炽，炼津成痰，甚则灼伤肺络而引起咯血。

（4）气不摄血　多因慢性咳嗽，迁延日久，又逢劳倦过度；或饮食失节，恣酒无度；或情志内伤；或外邪侵袭，更伤正气的情况下，以致正气极度虚衰，血无所主，不循经而外溢入气道，亦会出现咯血症状。

总之，本病的病理环节不外乎火、气、虚、瘀、痰。在临床上，这些病理因素常夹杂互见，且互相影响和转化，致使病情复杂难治。

(三) 支气管扩张症的诊断要点

1. 临床表现

(1) 病史　本病多起病于儿童和青年，常继发于麻疹、百日咳或支气管肺炎。或者说常有呼吸道慢性感染或支气管阻塞病史。

(2) 症状　典型症状是慢性咳嗽，多数患者有反复咳嗽、咳痰和咯血症状，咳大量脓血痰。痰液静置后可分三层：上层为泡沫，下悬脓性成分，中层为黏液，下层为坏死组织沉淀物。如有厌氧菌混合感染，则有臭味；多数患者有反复咯血，但在间歇期一般情况良好；少数病例可仅有反复大量咯血而无慢性咳嗽和多痰的病史；在病变部位，特别是下胸部和背部常可听到局限性湿啰音。长期反复感染的患者，可出现杵状指（趾）。

① 化脓性支气管扩张症　继发感染时，出现发热，咳嗽加剧，痰量增多，痰黏脓样，有厌氧菌感染时可有恶臭味；反复感染时，往往有呼吸困难和缺氧等表现。

② 单纯性支气管扩张症　患者长期反复咳嗽、咳痰，但无明显继发感染。

③ 干性支气管扩张　患者无咳嗽、咳痰及全身中毒症状，但有反复咯血，血量不等。

④ 先天性支气管扩张　如 Kartagener 综合征（由支气管扩张、慢性鼻窦炎或鼻息肉、内脏反位三联征组成，主要表现反复呼吸道化脓性感染、咯血为特征的支气管扩张症状及副鼻窦炎和右位心）。表现为囊状支气管扩张、心脏右位、鼻窦炎和胰腺囊肿性纤维病变。

体征：早期体征不明显，以后局部可听到干湿啰音，部位固定，且持久存在，部分患者有杵状指（趾）。

2. 实验室理化检查

(1) 继发感染时白细胞计数及中性粒细胞比例增加，痰涂片及培养可发现致病菌。结核性支气管扩张时痰结核菌可为阳性。

(2) 在胸部 X 线平片上患侧可有肺部纹理增粗、紊乱，囊状支气管扩张可见蜂窝状（卷发状）阴影，继发感染时病变区有斑片状炎症阴影，且反复在同一部位出现；或显示不规则环状透光阴影；有时可见肺不张。支气管造影检查可以确定诊断，且可明确病变的部位、性质和范围。

(四) 支气管扩张症的鉴别诊断及并发症

1. 鉴别诊断

(1) 慢性支气管炎　本病多发生在中年以上的患者，咳嗽、咳痰于寒冷季节明显，无大量脓痰，偶可痰中带血。肺部干啰音、湿啰音呈散在性，部位不固定，罕见杵状指。本病可继发支气管扩张，但这种病变呈双侧弥漫性发生，其扩张程度一般较轻，可资鉴别。

(2) 肺结核　本病有结核病全身毒血症状，病灶大多数位于肺上部。胸片 X

线检查和痰结核菌检查可明确诊断。

（3）肺脓肿　起病急，患者有高热、大量脓痰、咯血。胸部 X 线检查可见浓密炎症征象、内有空洞伴液平。有效的抗菌治疗，炎症可消失。

（4）肺癌　本病多见于 40 岁以上中年人。近期有不明原因的刺激性咳嗽、血痰、乏力和消瘦，胸部 X 线检查可见有肺门淋巴结肿大或肺内有占位性病变；对可疑者应该及时作 CT、痰脱落细胞及纤维支气管镜等检查，或测定血清唾液酸（SA）、癌胚抗原（CEA）等肿瘤标记物，可及早明确诊断。

（5）支气管息肉、良性肿瘤和憩室。

2. 并发症

本病的并发症有肺炎、肺脓疡、肺气肿、肺心病和肺性骨关节病。

（五）支气管扩张证治枢要及特色经验探要

（1）支气管扩张症主要表现为痰热阻肺，热盛伤络，久则乃致气虚血瘀。故其治疗大法是：在急性发作阶段，以清热、排脓、止血为主；缓解阶段，则以养阴润肺、益气化瘀为主；对于温燥伤阴药物，应该慎用或不用为宜。

（2）支气管扩张症多数反复咯血，故止血常是其治疗的重心。一般而言，对于支气管扩张咯血者，采用降气止血法较为重要。因肺主气，性善肃降，气有余便是火，气降则火降，火降则气不上升，血随气行，无上溢咯出之患。

（3）支气管扩张咯血四季皆有，但由于季节不同，时令主气各异，且因患者素体阴阳属性各有所偏，虽同为咯血但临床脉证表现不同，因而其治法也不相同。如春季风木当令，肝气升发，平素肝郁之人，感受外邪，表现以肝旺气逆者较为多见；交秋暑热，秋燥之邪易灼伤肺津，阴亏之人感之尤甚，临床阴虚火旺者则较多见；而秋冬天气转冷，感受寒邪郁而化热，表现为肺热亢盛者颇不少见。在治疗上根据气、血、热三者的关系，热偏盛者宜清肺泄热，邪去热清，妄行之血可不止而自止；偏阴虚火旺者宜滋阴降火，阴复火降则血宁；气逆肝旺者治宜平肝降气，致使气降火降，血由气摄，遂咯血亦愈。

（4）关于"清法"的临床应用　"清法"是中医临床应用于治疗热证以清除热邪的一种重要治法。"清法"所用的药物，目前常用的分类法大致有两种：一是根据其功能分为清热泻火类药、清热凉血类药、清热解毒类药和清热燥湿类药四种；其次是按其性味分为苦寒清热类药、甘寒清热类药及咸寒清热类药三种。多年的临床实践证明，支气管扩张症的病理基础多为阴虚肺热或痰火互结，如因外邪诱发而引起急性发作者，其临床表现一般为实热证，此时常须应用苦寒类药以清热泻火；邪热过甚而致腑气不通者，还可兼用清热通里的大黄等药；若热伤血络，迫血妄行而出现咯血症状者，则宜酌用凉血止血及清热生津之品。但应该指出的是，苦寒泻火药和清热通里药过量或久用有败胃伤脾之弊；尤其对久病及脾胃虚弱者，攻伐太过有时会导致水与电解质紊乱的可能，故使用这类清热达邪药，则宜中病即止。此外，对伴有副鼻窦炎和支气管哮喘的支气管扩张症患者，在原有"清法"的基础上适当加用透窍和平喘类药物，对提高其临床疗效可能会起到较好的作用。至于表现为虚热证者，大多见于支气管扩张症的稳定阶段。此时，阴虚内热的矛盾较为突出，但也可能存在有余邪未尽的情况，除应用益气养阴药外，选用一些甘寒清热药相配伍，对生津润肺以加强清其虚热不无裨益。这类药物虽可长用，但也须警惕滋润太过而引起助湿碍脾的弊端，因而使用时间过久时，酌加理气悦脾药，实属必要。

（5）关于炭药止血的临床运用　炭药首载于《内经》。自元代葛可久《十药神书》中提出"红见黑则止"，一直是中医创制和临床应用炭药止血的理论指导。中药制炭为黑色，是否均能止血？止血中药是否均需制炭？近年的研究认为，大多数止血中药制炭后确能增强止血作用，如槐花、蒲黄、贯众、茜草等，制炭之后可使出血及凝血时间明显缩短，一些炭药不仅止血效果增强，而且其他方面的作用亦多优于生品，如地榆炭不但收敛止血功效增强，且其抑菌抗炎症及促进病灶吸收等方面的作用均远胜于生品；另有一些原来不具有明显止血作用的中药，经制炭后也能产生止血效果，如棕榈、荆芥、血余（头发）等，制炭后则能产生良好的止血作用；但也有少数中药制炭后止血作用反而下降，如当归、鸡冠花等。由此可见，绝非一切中药制炭后均能达到止血，也并不全与前人"红见黑则止"的理论观点相吻合。至于炭药的止血机制，现代药理实验结果认为其作用往往是多环节、多通道的，据不少学者推测此可能与钙离子、鞣质、微量元素及其他尚未清楚的止血成分有关。在临床上，支气管扩张症所引起的咯血是最常见的血证之一，应用炭药治疗血证也一直为历代医家所推崇。但本证咯血的原因很多，因此必须在辨证的基础上，积极吸取现代的研究成果和治疗经验，根据其不同的证型，分别采用具有相应止血作用的炭药，使之能发挥出较佳的止血效果。

（六）支气管扩张临床分型辨证论治

1. 痰热蕴肺

症状：咳嗽胸闷，痰黄黏稠，咯血鲜红或痰中带血，或有身热，便秘溲赤。口渴，咽痛，或见恶寒发热，头痛，舌苔薄黄或黄腻、质红，脉弦滑数（多见于发病急，病程较短，咯血较多者）。

治法：清热宣肺，凉血止血。

处方用药：银翘栀芩汤加减。

金银花30克、连翘30克、黄芩10克、焦栀子10克、生地黄30克、牡丹皮10克、白茅根30克、七叶一枝花15克、天葵子15克、金荞麦根30克、仙鹤草30克、桑白皮10克、花蕊石12克、竹叶10克、芦根30克、藕节30克、茜草根10克、鱼腥草30克、三七粉3克（冲服），杏仁5克、沙参10克。

用药论述：方中金银花、七叶一枝花、天葵子、金荞麦根具有较强的清热解毒、抗感染作用。藕节性平、味甘涩，药用可以缩短出血时间，有止血散瘀之效，治咯血、吐血、尿血、便血、子宫出血等。芦根功效清热泻火，生津止渴，除烦，止呕，利尿。生地黄具有益阴、养阴生津、清热凉血功效，用于津伤口渴，内热消渴。治温病伤阴，肠燥便秘。如痰及呼吸有臭味，痰培养有铜绿假单胞菌或厌氧菌感染时，可加用白毛夏枯草15克；咳痰不爽和气息粗促时，酌加桔梗10克、葶苈子10克；如果咯血量多难止者，可加十灰散10克，分2次/日，冲服。本方组合意在直折病势，但药性多偏于寒凉，对脾胃虚弱的患者，必要时可酌减剂量，或稍佐健脾和胃之品，如鸡内金、炒麦芽、半夏、薏苡仁、陈皮等。若大便秘结加枳实6克、川厚朴6克、大黄6克、芒硝3克。

2. 肝旺气逆

症状：咳嗽阵作，胸胁苦满或隐痛，头痛眩晕，咯血鲜红，心烦易怒，口苦而干，咳时面赤。舌质红，苔薄黄，脉弦数。多见于发病急、咯血较多者。

治法：清肝泻肺，降气，凉血止血。

处方用药：旋覆代赭汤合泻白散、黛蛤散加减。

旋覆花10克、赭石30克、甘草6克、桑白皮10克、黄芩10克、焦栀子10克、姜半夏10克、藕节10克、牡丹皮12克、黛蛤散10克、仙鹤草30克、夏枯草10克、花蕊石10克、地骨皮10克、黄芩10克、茜草10克。

用药论述：本型患者多有心情不舒、情志郁怒等诱因，发病时间可在春升阳动季节。临床上常须肺肝同治，目的在于清肝以平其火，降气以顺其肺，凡属肝旺气逆而致咯血者均可用此组方治疗。如胸痛胁胀明显者，加瓜蒌皮15克、广郁金10克；大便干结者，加生大黄10克；少寐者加首乌藤（夜交藤）30克、合欢皮15克；口干咽燥明显者，宜加石斛30克、玉竹15克。

3. 气虚失摄

症状：长期卧床不起，体质较为虚弱，久咳不已，痰中带血，或纯咯鲜血，并伴有神疲乏力，头晕气喘，心慌心悸。舌质淡胖、苔白、脉细弱无力等。

治法：益气摄血，宁络止血。

处方用药：参冬饮、牡蛎散、宁血汤合方加减。

党参30克、黄芪30克、麦冬30克、牡蛎30克、川贝母10克、杏仁6克、阿胶15克（烊冲）、北沙参30克、仙鹤草30克、墨旱莲（旱莲草）15克、生地黄30克、白茅根30克。

用药论述：气虚失摄型支气管扩张症咯血临床虽为少数，但往往是病情较为深重且易于发生变证的患者，治疗常须大剂量参、芪等益气药并用，方能起到摄血止血的功效。若忽然出现大量咯血、汗出、肢冷、脉微欲绝者，乃属于气虚血脱之危候，此时可用独参汤投治，以高丽参（别直参）10克左右煎汤立服，常可见效。待血止及病情稳定时再以益气养血、润肺止咳善后。也可以上方为基础，加上一些健脾理气、凉血活血药，长期煎服，有助于提高机体免疫功能，增强抗御外邪的能力，减少或控制支气管扩张症和咯血的复发。

4. 阴虚肺热

症状：咯血停止，但常咳嗽、少痰，或见气短、盗汗、低热，胸膺不舒，口舌干燥，五心烦热。舌质偏红暗，苔薄少或乏津，脉弦细带数。

治法：益气养阴，清肺化瘀。

处方用药：生脉散合百合固金汤加减。

太子参 30 克、麦冬 20 克、五味子 6 克、生地黄 15 克、熟地黄 20 克、百合 12 克、当归 15 克、川贝母 9 克、甘草 6 克、玄参 30 克、牡丹皮 12 克、赤芍 12 克、北沙参 15 克、茜草 15 克、仙鹤草 30 克、白茅根 20 克、墨旱莲（旱莲草）30 克、白薇 10 克。

用药论述：此证多见于支气管扩张症症状缓解的阶段。本方以生脉散益气养阴，用百合固金汤清肺润燥。加上当归、赤芍、牡丹皮、川贝母等药，既可化瘀，又可止咳。若燥伤肺胃，津液亏损而见口渴咽干或干咳少痰，舌红少苔，脉细数者，加用沙参麦冬汤：北沙参 10 克、玉竹 10 克、麦冬 10 克、天花粉 15 克、扁豆 10 克、桑叶 6 克、生甘草 3 克。功在甘寒生津，清养肺胃，生津润燥。若脾胃虚弱，运化不及，食欲较差者可减去方中滋腻之药，加用山药 15 克、鸡内金 10 克、谷麦芽各 12 克、薏苡仁 30 克以健脾助运。有明显低热，不一定属阴虚内热，大多数是由于感染未能控制的缘故，若处理不当，往往有可能再度出现急性复发。因而，有时须选用鱼腥草 30 克、金银花 30 克、七叶一枝花 15 克、金荞麦根 30 克、虎杖 30 克等清热解毒类药以控制感染。但要注意的是，若低热确属于阴虚所致者，则可酌用银柴胡 9 克、地骨皮 15 克等清虚热类药进行治疗。

5. 痰热蕴肺

症状：咳嗽吐痰，痰黏稠，或偶尔带少量血丝，时见短气，口干，胸胁隐痛，苔薄黄，脉滑略数。多见于以咳痰为主，痰中带血，或间歇期者。

治法：清热化痰。

处方用药：千金苇茎汤加减。

芦根 30 克、冬瓜子 15 克、薏苡仁 30 克、桃仁 6 克、瓜蒌 30 克、天竺黄 10 克、黄芩 10 克、鱼腥草 30 克、百合 10 克、半夏 10 克、甘草 10 克、金银花 30 克、桔梗 10 克、川贝母 10 克。

用药论述：在支气管扩张症中若出现痰热蕴肺症状者，可用千金苇茎汤加减治疗以消除临床症状。苇茎汤又名千金苇茎汤，是由苇茎、薏苡仁、瓜瓣、桃仁等组成的中药汤剂。本品具有清肺化痰、逐瘀排脓的功效。现在多用芦根来代替苇茎，冬瓜子代替瓜瓣。本药临床上常用于肺脓肿、大叶性肺炎、支气管炎、百日咳等病症的治疗。本方所治之肺痈是由热毒壅肺，痰瘀互结所致。痰热壅肺，气失清肃则咳嗽痰多；《内经》说："热盛则腐肉，肉腐则成脓"，邪热犯肺，伤及血脉，致热壅血瘀，若久不消散则血败肉腐，乃成肺痈；痈脓溃破，借口咽而出，故咳吐腥臭黄痰脓血；痰热瘀血，互阻胸中，因而胸中隐痛；舌红苔黄腻，脉滑数皆痰热内盛之象。治当清肺化痰，逐瘀排脓。方中苇茎甘寒轻浮，善清肺热，《本经逢源》谓："专于利窍，善治肺痈，吐脓血臭痰"，为肺痈必用之品，故用以为君。瓜瓣清热化痰，利湿排脓，能清上彻下，肃降肺气，与苇茎配合则清肺宣壅，涤痰排脓；薏苡仁甘淡微寒，上清肺热而排脓，下利肠胃而渗湿，二者共为臣药。桃仁活血逐瘀，可助消痈，是为佐药。方仅四药，结构严谨，药性平和，共具清热化痰、逐瘀排脓之效；加鱼腥草 30 克、金银花 30 克、黄芩 10 克、桔梗 10 克、川贝母 10 克、半夏 10 克、百合 10 克等以增强清热解毒、宣肺润肺、祛痰止咳、固金安神之用，以达控制感染、消除症状之目的。

四、肺 炎

（一）概述

　　肺炎系细菌、病毒、支原体、立克次体以及霉菌等致病微生物的原发性或继发性感染所引起的呼吸系统疾病。其临床主要体征为畏寒、高热、咳嗽、胸痛、气急或咳铁锈色痰，甚则出现发绀或休克，多发生于冬春两季。本病属于中医学的"温病""咳喘"范畴。一般多见于"风温""冬温""春温"，也可见于"厥脱"等证。风温袭肺，肺气失宣，肺胃热盛，热入心包；或风热之邪侵袭肺卫，肺气失宣，内热壅盛，肺气不利出现喘咳是本病的主要病理机转。由于邪盛正虚，可见内闭外脱危象。

（二）肺炎疾病之病因病理

　　本病的病因，一为风温之邪袭肺，或风寒外束，郁肺化热；二是正气虚弱、卫表不固或素有肺热，一旦感受外邪，则内外相合而发病。其病理变化，起始阶段邪热尚浅，病在卫分，主要表现为一系列肺卫症状，此时若邪势不甚，且能及时得到清解，则邪从表散，病情转安。如果正虚邪盛或由于失治、误治，肺卫之邪热不解而内传入里，一是顺传于气分，若气分不解则传入营血；一是逆传心包，扰乱心神、蒙蔽清窍。同时，如果热毒亢炽，劫阴伤气，还可发生亡阴厥脱之变，致使病情更趋严重。

（三）肺炎疾病之诊断要点

1. 临床表现

　　（1）病史　肺炎球菌性肺炎常有受寒、劳累、雨淋等致病因素；金黄色葡萄球菌性肺炎多见于老人和小儿，常继发于流感、麻疹等呼吸道病毒感染或继发于皮肤疮疖等感染；革兰阴性杆菌性肺炎常见于年老、嗜酒、久病体弱、慢性肺部疾病、长期使用抗生素或免疫抑制剂者；支原体肺炎好发于儿童及青少年，常有家庭、学校、或新兵营的小流行；病毒性肺炎多发生于婴幼儿，也可见于年老体弱者，常有病毒感染病史；军团杆菌性肺炎一般为流行性，也可散发，易发生于中、老年，尤其是用激素治疗的患者。

　　（2）症状　主要表现为畏寒、发热、胸痛、咳嗽、气急、咳痰。中毒性或休克型肺炎患者可出现烦躁、嗜睡、意识模糊、面色苍白、发绀、四肢厥冷、少尿、无尿及脉速而细弱等神经系统症状及周围循环衰竭危象。典型的肺炎球菌性肺炎痰呈铁锈色；金黄色葡萄球菌性肺炎痰呈脓性或脓血性；肺炎杆菌性肺炎痰呈脓性或棕黄胶冻状；铜绿假单胞菌性肺炎痰呈绿色脓痰；支原体肺炎可有少量黏液痰或血痰；病毒性肺炎咳少量黏痰；军团杆菌性肺炎则咳少量黏液痰或有时有血丝。

（3）体征　肺炎球菌性肺炎、金黄色葡萄球菌性肺炎、肺炎杆菌性肺炎等细菌性肺炎典型者，其患部叩诊呈浊音，语颤及语言增强，听诊可闻及管状呼吸音和湿啰音；支原体肺炎和病毒性肺炎的肺部体征多不明显，少数患者偶尔有干湿啰音。危重患者有不同程度的意识障碍、发绀，伴有休克者可见血压下降及四肢湿冷等表现。

2. 实验室检查

（1）血检　肺炎球菌性肺炎、金黄色葡萄球菌性肺炎、肺炎杆菌性肺炎等细菌性肺炎血常规检查白细胞总数增加，中性粒细胞比例显著升高，伴核左移或有中毒颗粒。支原体肺炎和病毒性肺炎血检白细胞数正常或略增多。

（2）痰检　痰涂片，肺炎球菌革兰染色为阳性双球菌；金黄色葡萄球菌亦为革兰染色阳性球菌；肺炎杆菌及铜绿假单胞菌为革兰染色阴性杆菌。痰培养可确定致病菌。支原体肺炎痰培养分离出肺炎支原体则可以确诊。病毒性肺炎痰细胞检查胞浆内可出现包涵体，病毒分离有助于明确诊断。

（3）X线检查　肺炎球菌性肺炎早期 X 线胸片可见均匀的淡影，大叶实变为大片均匀致密阴影，多呈叶、段分布；金黄色葡萄球菌性肺炎早期呈大片絮状、密度不均的阴影，呈支气管播散。在短期内病灶迅速扩大，呈蜂窝状改变伴空洞，常伴脓胸或气胸；肺炎杆菌性肺炎呈大叶性肺炎样实变，以上叶多见，水平叶间隙下坠，有不规则透亮坏死区；铜绿假单胞菌性肺炎病变较多呈两侧中、下肺野散在性结节状阴影；支原体肺炎多数呈片絮状肺段性浸润，密度淡而均匀，边缘模糊的阴影，往往由肺门向外延伸，以肺下野为多见；病毒性肺炎 X 线胸片呈斑点状、片状或密度均匀的阴影，也可见有弥漫性结节性浸润，多位于两下 2/3 肺野。

（四）肺炎疾病的鉴别诊断及并发症

1. 鉴别诊断

（1）肺结核　肺结核发病缓慢，仅有轻度毒血症状，咳嗽较轻，痰呈白色黏液性或带少量脓性，可有咯血，但无铁锈色痰，病灶常位于肺尖或锁骨上下部或肺中野，结核菌素试验为强阳性，痰检查可找到结核杆菌。

（2）支气管肺癌　本病常以阻塞性肺炎的形式出现，其早期 X 线征象类似于灶性肺炎，但患者年龄较大，以刺激性咳嗽为特征，无明显中毒症状，消瘦明显。其引起的阻塞性肺炎常呈叶、段分布，往往伴有肺门淋巴结肿大或肺不张。痰脱落细胞、血清唾液酸、癌胚抗原、X 线断层摄片、CT 以及纤维支气管镜等检查，有助于明确诊断。

（3）渗出性胸膜炎　本病发热症状不如肺炎明显，无血痰，血检白细胞数多正常或稍增加。大量胸腔积液时可发生纵膈移位，叩诊浊音，听诊呼吸音减弱或消失，胸部 X 线检查可见积液阴影，胸腔穿刺可抽出积液。

（4）肺栓塞　本病临床症状与肺炎颇类似，表现为突发性呼吸困难、咯血、干咳及胸痛，常发生于外科手术、外伤、分娩、心脏病（尤其合并心房纤颤者）及动、静脉炎等患者，无寒战、高热，咯血常为整口鲜血。血检白细胞数呈中度增加。

2. 并发症

（1）休克　严重的细菌性肺炎患者，因细菌毒素侵犯血管舒缩中枢，引起中毒性循环障碍，发生急性血管功能和心功能不全，血压下降，组织灌注不足，导致休克的发生。

（2）肺水肿　因肺部感染，肺泡上皮细胞及毛细血管内皮细胞受到损害，致使血管壁及肺泡膜通透性增加而诱发肺水肿。肺水肿影响通气和换气功能，导致组织严重缺氧而加重其病情。

（3）肺脓肿　细菌性肺炎经充分的抗生素治疗后，高热持续不退，咳嗽加剧，并咳出大量脓臭痰，X 线检查见有空洞并伴液平者，往往为并发肺脓肿。

（4）其他　可并发中毒性心肌炎、脓胸、脓气胸、脑膜炎等。

（五）肺炎疾病之证治枢要及特色经验探要

（1）肺炎系温热之邪袭肺所致，故其治本以清邪热为主，治标以化痰瘀为主，标本必须兼顾。邪在卫气者，宜以清热解毒、透表散邪为法；邪毒入营血或上扰神明者，应以解毒凉血、清营开窍为要；如正不胜邪，致使热毒内陷，阴竭阳脱，肺气欲绝时，亟当回阳救阴、益气固脱以解其急；如邪热炽盛，热结于肠胃，以致腑气不通，大便秘结者，则及早予以通腑泄热，急下存阴为治。

（2）解毒清热方药治疗肺炎的临床意义　"毒"是温病重要的致病因素之一。肺炎属于中医温病范畴，因此，肺炎的发生、发展、转归，与"毒"无不相关。根据"毒寓于邪，毒随邪入，热由毒生，变由毒起"的温热病发病学的新观点，治疗肺炎的首要措施是祛邪解毒。近年大量的实验与临床研究证明，中医解毒方药在肺炎等温热病中主要是通过以下三个方面的作用而发挥其治疗效果的。

① 抗菌消炎作用　细菌和病毒感染是肺炎发病的主要原因。目前不少学者认为，解毒清热方药多数具有广谱抗病原微生物活性的作用，而且不同的解毒清热方药合用，还可出现抗菌的协同增效以及延缓耐药性产生等多种药理效果。据临床实践和实验结果显示，解毒清热方药鱼腥草、金银花、连翘、蒲公英、黄芩、黄连、败酱草、大黄、白花蛇舌草、七叶一枝花、穿心莲、虎杖、野菊花、板蓝根、大青叶以及清肺汤、清瘟败毒饮等对肺部感染性疾病，特别是轻度、中度、甚至重度感染的患者，具有较好的抗菌消炎作用。

② 增强机体免疫功能　免疫是机体非常重要的抗感染防御机制，对感染的发生、发展、恢复以及预后具有显著的影响。肺炎热象的临床表现，既可由于微生物病原的毒害所产生，也可源于感染的变态反应而来。现已清楚，解毒清热方药无论

对增强非特异性免疫功能，亦或特异性体液或细胞免疫功能，均有广泛的激活作用，因而既能有效地提高机体的抗感染免疫能力，又能明显抑制变态反应。因此，这种扶正以祛邪的整体解毒清热功能，较之现代抗生素类药物作用的原理，更具有潜在的开拓意义。

③ 对抗细菌毒素的毒害作用　肺炎等温病的热象病理表现，都是病原微生物毒素的毒害反应。这些毒素一方面直接造成机体功能紊乱和组织损害，产生中毒症状；另一方面又能损害机体抗感染防御机制，从而加重感染的严重程度。长期以来，人们一直致力于寻找一种治疗菌血症、毒血症的有效方法。开始时都把希望寄托于种类众多的抗生素上，但实验研究表明，目前，几乎所有的抗生素不仅没有抗细菌毒素作用，反而因杀灭大量细菌，特别是革兰阴性菌，致使菌体崩裂而释放出更多的毒素，引起更严重的临床症状。近年来，在开展中医急症防治的研究中，发现解毒清热方药的解毒药效，不但能有效地解除病原微生物毒素的毒害作用，而且能减轻其对机体组织的损伤及改善感染中毒症状，同时还能保护机体正常的抗感染防御机制，从而阻止感染的扩展。据一些报道认为，解毒清热方药对抗病原微生物毒素的毒害药效，推测其作用机制可能与抑制毒素的产生，使毒素减毒灭活；对抗毒素所致机体的功能障碍和组织损害；加速机体对毒素的中和及消除三因素有关。总之，解毒清热方药除具有明显改善感染引起的毒血症症状外，还能起到稳定线粒体膜、溶酶体膜、保护细胞器以及对抗内毒素所致脂质过氧化损害等良好作用。此外，进一步研究表明，解毒清热方药并有明显的抗内毒素所致的休克和急性弥漫性血管内凝血（DIC）的效果。临床目前比较肯定具有抑菌抗毒双重作用的解毒清热中药有：金银花、蒲公英、玄参、败酱草、鱼腥草、穿心莲、黄连、连翘、板蓝根等，因此，在临床治疗有明显毒血症表现的重症肺炎时，这些解毒清热药物应属首选。

（3）关于保阴存津的临床意义　伤阴耗液是肺炎等温热病最常见的病理特征。由于伤阴的结果，往往会导致各种变证的发生；同时，阴液的耗损程度直接影响到疾病的预后，故前人特别重视阴液的存亡问题，明确指出："存得一分津液，便有一分生机"，因此，保阴存津应该一直贯穿于温热病治疗的全过程。根据临床治疗经验，存阴保津一般采用以下治法。

① 清热护阴　温热病的发热久暂，直接影响阴液耗伤的轻重程度。现代研究认为，热生于毒，毒生于邪，故清除热毒的关键在于及时祛邪。在临床上，肺炎初期，邪在表，治宜解表透热，多以银翘散或桑菊饮等辛凉之剂祛除表邪，并重用鲜芦根以养阴清热；若渴甚者，加天花粉；热渐入里，可加生地黄、麦冬保津存阴；小便短赤者，则加知母、黄芩、栀子之苦寒与麦冬之甘寒合化阴液以治其热。肺炎至进展期，邪在气分，热势炽盛，但伤阴不重者，仍宜祛邪为主，可用白虎汤等方药以清热保津；若见"脉浮大而芤，汗大出，微喘，甚至鼻孔扇者"，则加人参以益气生津。

② 通下存阴　热结肠胃，伤阴耗液日重，此时宜采用通腑泄热之法，使邪热

直接排出体外而达到保存津液的目的。前人对温热病早就总结了一条极有成效的治疗经验，就是"下不宜迟""急下存阴"，其常用的方剂为以大黄为主药的大承气汤（大黄 10 克、厚朴 10 克、枳实 10 克、芒硝 3 克）、增液承气汤（玄参 30 克、麦冬 30 克、生地黄 30 克、大黄 10 克、芒硝 5 克）和宣白承气汤（"宣白"指宣通肺气；"承气"，谓承顺腑气，故名"宣白承气汤"。组方：生石膏 20 克、生大黄 10 克、杏仁粉 6 克、瓜蒌皮 5 克）等。但在临床应用清下方治疗肺炎腑实证候时，必须注意患者体质的强弱、正邪虚实状况以及病情的轻重程度，故对前人温热病之指征"下不宜迟、急下存阴"能在临床上灵活掌握好早期应用指征和急下指征则至关重要。

③ 扶正救阴　热毒不燥胃津，必耗肾液，这是温热病邪伤阴的两个主要方面。救胃津、肾液则应该分别从甘寒生津、咸寒滋阴立法，甘寒生津有五汁饮、沙参麦冬汤（来源于《温病条辨》卷一。组成：沙参 9 克、玉竹 6 克、生甘草 3 克、冬桑叶 4.5 克、麦冬 9 克、生扁豆 4.5 克、天花粉 4.5 克。功用：清养肺胃，生津润燥。主治：燥伤肺胃阴分，津液亏损，咽干口渴，干咳，痰少而黏，或发热，脉细数，舌红少苔者）、雪梨浆等频频饮之。咸寒滋阴可用加减复脉汤（《温病条辨》，组成：炙甘草 18 克、干地黄 18 克、生白芍 18 克、麦冬 15 克、阿胶 9 克、麻仁 9 克。功效：滋阴养血，生津润燥。主治：温热病后期，邪热久羁，阴液亏虚证。症见：身热面赤，口干舌燥，脉虚大，手足心热甚于手足背者。加减：剧者，加炙甘草至 30 克，干地黄、生白芍均加至 24 克，麦冬 21 克）、大定风珠（由白芍、地黄、麦冬、龟甲、牡蛎、鳖甲、阿胶、甘草、五味子、麻仁、鸡子黄等药组成，功能滋阴养液、柔肝息风。方中鸡子黄、阿胶滋阴养液以息内风；地黄、麦冬、白芍养阴柔肝；龟甲、鳖甲、牡蛎育阴潜阳；麻仁养阴润燥；五味子、甘草酸甘化阴。诸药合用共奏滋阴养液、柔肝息风之功）等以复其津液，阴复则阳留，疾病向愈有望。至于"阴既亏而实邪正盛"者，宜祛邪养阴并重，可选用青蒿鳖甲汤（《温病条辨》组成：青蒿 6 克，鳖甲 15 克，细生地黄 12 克，知母 6 克，牡丹皮 9 克。养阴透热。主治：邪热内伏证，表现为夜热早凉，热退无汗，能食形瘦，舌红少苔，脉数。肺结核、贫血、其他慢性消耗性疾病等证属阴虚火旺者，可用本方加减治疗。方解：方中鳖甲直入阴分，咸寒滋阴，以退虚热，青蒿芳香清热透毒，引邪外出。诸药合用，透热而不伤阴，养阴而不恋邪，共为主。细生地黄甘凉滋阴，知母苦寒滋润，助鳖甲以退虚热。牡丹皮凉血透热，助青蒿以透泄阴分之伏热。现代研究证实，本方具有解热、镇静、抗菌、消炎、滋养强壮作用）、黄连阿胶汤或玉女煎加减投治较为适宜。与此同时，热盛伤阴之后，在治疗过程中，要注意的问题如下。一忌发汗，因汗之必重伤其阴，病不但不解，反张其焰而加重病情，且误汗伤阴，必扰乱神明导致内闭外脱之变。二禁渗利，因热盛伤阴所致小便不利者，若强用五苓、八正之属利尿，势必更耗其阴，火上加油，则致变证丛生。三是不可纯用苦寒，因苦能化燥伤阴，用于治疗温热病无异于炉火添薪，使灼液伤津更为严重，故历来主张用于治疗热证，应该与甘寒并进，方不致偾事。四则不可妄用攻下，温

病治疗虽认为"下不宜迟"，但并非无所禁忌，攻下不当反徒伤正气，甚至引邪深入，发生亡阴之变证。一般而言，凡温病下后脉静，身不热，舌上津回，十数日不大便者，不可再用攻下，这是下后阴液已虚之表现，如果邪气复聚，必须用之，则宜攻补兼施，以防阴竭阳脱的发生。

（4）凉肝息风法的抗痉厥作用　在肺炎发展过程中，由于邪热内入营血，扰乱心神，内动肝风，往往引起神志昏迷、四肢抽搐，甚至肢体厥冷的严重症状而造成不良后果。因此，掌握好痉厥的辨证，及时用药治疗，将有助于临床疗效的提高。在临床上肺炎发痉大多数见于高热阶段，毒血症状明显或肺炎并发脑膜炎时，此即所谓"热极生风"。但也有时见于肺炎后期，由于精血内损，肝肾阴亏，水不涵木，虚风内动引起。此时，治疗大法非凉肝息风不可，一般可选用羚角钩藤汤，若效果不明显，则宜清营透热、凉肝息风并施，在应用清营汤的基础上加用羚羊角3～5克、钩藤12～15克（后下），并服紫雪丹，对抗痉厥有较好作用。

（六）肺炎疾病临床分型辨证论治

1. 邪犯肺卫，肺卫不宣

症状：恶寒，发热，咳嗽，口渴，头痛或头胀，胸痛，倦怠。舌苔薄白或微黄，舌边红，脉浮数。

治法：疏风散热，宣肺化痰。

处方用药：桑菊饮加减。

桑叶10克、甘菊10克、连翘10克、甘草6克、薄荷6克、芦根30克、杏仁6克、浙贝母6克、前胡10克、桔梗10克、瓜蒌皮10克、牛蒡子10克、竹叶9克、防风6克、金银花30克、败酱草30克。

用药论述：肺炎为风温之邪致病，初起邪在肌表，可以用桑菊饮疏风清热，宣肺止咳。风温袭肺，肺失清肃，所以气逆而咳。受邪轻浅，所以身热不甚，口微渴。因此，治当辛以散风，凉以清肺为法。本方用桑叶清透肺络之热，甘菊清散上焦风热，并做君药。臣以辛凉之薄荷，助桑、菊散上焦风热，桔梗、杏仁，一升一降，解肌肃肺以止咳。连翘清透膈上之热，芦根清热生津止渴，用做佐药。甘草调和诸药，是做使药之用。诸药配合，有疏风清热，宣肺止咳之功。但药轻力薄，若邪盛病重者，可仿原方加减法选药。如"二、三日不解，气粗似喘，"是兼气分有热，可"加石膏、知母"；若"肺中热甚"咳嗽较频，可"加黄芩"清肺止咳；口渴者"加花粉"清热生津。此外，若肺热咳甚伤络，咳痰夹血者，可加藕节、牡丹皮之类，凉血止血；若有痰黄稠，不易咳出者，可加瓜蒌皮、浙贝母之类，清化热痰；若病势较重，服之发热不退，可用金银花30克、连翘15克、蒲公英30克、败酱草30克、黄芩12克、鱼腥草30克、金荞麦30克；如果反增烦渴、高热，则酌加生石膏30克、知母9克，以阻断邪热进展，防其传里生变。温邪致病，传变最快，往往还来不及治疗，就已出现卫气证候并见，因此临床上决不可拘泥于"到气才清气"之说，早期就必须在疏风解表的同时，酌加清热解毒类药，方能两全。

此外，还必须注意，凡治上焦风温之证（风温是由风热病邪引起的急性外感热病，多发生于春冬季节，起病较急，初起以发热微恶寒、头痛、咳嗽等肺卫证候为主要特点），应该以清宣肺气为宜，有咳嗽自不必说，即使没有咳嗽症状，也不能离开清宣肺气之药，因肺气宣通，咳痰易出，治节百脉循行，温热之邪容易外达，此乃避免逆传心包的重要方法之一。所谓未雨绸缪，弭祸于机先。

2. 肺胃热盛

症状：高热不退，剧烈咳嗽，汗出烦渴，呼吸气粗，胸痛如焚，咳吐黄痰或咳吐多量铁锈色痰或痰中夹血，口渴引饮，烦躁不安，面色潮红，大便干，数日不行，尿黄赤，或头痛，舌红苔黄燥，脉滑数、脉洪大或洪数。相当于肺炎极期阶段。

治法：清热解毒，清肺泄热化痰。

处方用药：清肺饮加减。

生石膏 30 克、知母 10 克、甘草 10 克、桑白皮 10 克、杏仁 6 克、桔梗 10 克、麦冬 30 克、石斛 15 克、玄参 30 克、芦根 30 克、枇杷叶 10 克、连翘 15 克、黄芩 10 克、黄连 5 克、栀子 6 克、竹叶 10 克、金荞麦 30 克、金银花 30 克、鱼腥草 30 克、大黄 10 克、瓜蒌 30 克、半夏 10 克、赤芍 10 克、陈皮 6 克。

用药论述：本型临床表现属于肺炎进展期阶段，此时往往高热不退，全身中毒症状较为严重，根据温病"热由毒生，毒寓于邪"的观点，若不速除其毒，则热象难退，势必热势愈炽，以致耗伤津液愈甚，尤其是胃津亏耗或肾液劫灼发展到一定限度，则会演变为诸多急候和变证。由此可见，治热治变之要旨在于解毒清热，生津保液。方中石膏、知母、竹叶、甘草为治疗肺胃实热主药；黄连、黄芩、栀子为苦寒泻火、解毒祛邪要药，历来认为温病最易化火伤阴，故在温病尚未化火之前，主张慎用苦寒之品，因苦具燥意，早用有助火劫液之虑，但若表现为热毒亢奋者，选用苦寒，同时配合咸寒、甘寒以泻火解毒，实为必要，所谓"有故无殒，亦无殒也"，适时用苦寒，有利无弊；如腑有结热，大便秘结者，则可酌加生大黄 10 克、枳实 10 克、瓜蒌子 10 克、玄参、蒲公英、败酱草、金银花各 30 克以清里通下，使热毒从下出，从而可收"急下存阴"的效果。此外，由于邪热伤肺，清肃失司，故咳嗽、咳痰、胸痛等肺系症状进一步加重，方中桑白皮、杏仁、枇杷叶、桔梗、芦根、石斛、金荞麦等则具有清肺化痰、生津止咳的功效，特别是金荞麦一药，不仅能菌毒并治，且可散结化瘀，对改善全身中毒症状及防止其炎症扩展有较好的作用；如果痰中带血，可加藕节 15 克、仙鹤草 30 克等止血之品。

3. 热毒内陷，热入心包

症状：高热不退，烦躁不安，咳嗽鼻煽抬肩，喘咳气促，喉中痰鸣，痰中带血，口干唇燥，口渴引饮，头痛剧烈，神昏谵语，惊厥抽搐，呼吸急促。舌质红绛无苔，或黑苔干燥或苔黄干燥，脉细数或弦数。相当于重症肺炎合并化脓性脑膜炎及惊厥者。

治法：解毒凉血清心，清营开窍。

处方用药：清营汤或清瘟败毒饮加减。

犀角3～5克、生地黄30克、玄参30克、牡丹皮15克、丹参15克、赤芍12克、金银花30克、连翘30克、黄连10克、竹叶10克、生石膏30～50克、知母10克、广郁金10克、石菖蒲15克、羚羊角片3～5克、金荞麦30克。

用药论述：本型证候多见于重症肺炎或并发脑膜炎的患者。凡温毒内陷，逆传心包之时，常出现高热、昏谵、痉厥等中毒症状及神经系统症状，此时的辨治重点除凉血解毒、清热存阴，采用大剂量生地黄、生石膏、知母、竹叶、黄连、牡丹皮、玄参、金荞麦等药物外，还须注意因"热极生风"及"风痰相煽"而导致扰乱神明的严重局面，如方中之犀角（现用水牛角30克）、羚羊角、广郁金、石菖蒲等尚不足以息风开窍者，则可适当选用安宫牛黄丸、局方至宝丹、紫雪丹等，或用新制剂清开灵注射液肌注。同时，应予指出的是，肺炎发展至营血分，往往是"热毒"或"火毒"对人体影响的后果，此时，人体阴血津液明显耗伤，脏腑的实质损害和功能障碍进一步加重，由于邪热煎熬、阴液亏损、气机阻滞等原因而导致瘀血内生，甚则动血，如方中之赤芍、牡丹皮等凉血、活血类药仍不足以消弭瘀血时，可酌加丹参15～30克、桃仁10克，也可将丹参注射液加入葡萄糖溶液进行静脉滴注。

4. 正虚欲脱

症状：高热突降或骤退，冷汗大出或频作，面色苍白，唇青肢冷，呼吸急促，鼻翼煽动，或鼻煽神疲，甚则烦躁昏谵或昏迷惊厥，舌质淡红或青紫色，或舌质青紫，脉微细欲绝。相当于重症肺炎合并心衰或中毒性休克者。

治法：益气固脱，回阳救逆。

处方用药：生脉散合参附汤加减。

大东参10克、附子10克、麦冬20克、五味子6克、山萸萸30克、白芍20克、生龙骨30克、牡蛎30克、甘草6克。

用药论述：在急性肺炎的病程中，如果出现上述临床症状者，为合并中毒性休克之危证。此时须根据中医"急则治标"的原则，及早选用益气养阴固脱、回阳救逆之参附汤及生脉散等方药投治，或选用已经临床与实验研究证明确有快速、明显抗休克作用的中药针剂，如参附、参麦、参附青（参附青注射液：由人参、附子、青皮三味中药的提取物混合而成，有明显的升压、抗休克、改善微循环等作用。具有益气回阳救逆、固脱功效。主治气虚、阳虚所致的胸痹、怔忡、咳嗽等）、枳实等注射液进行静脉滴注。另外，必须强调的是，正虚邪盛往往是肺炎较易发生厥脱变证的重要因素，特别是年老体弱者或原有慢性呼吸系疾病的患者，一旦感受温邪则变化最快。因此，在重视扶正的同时，决不可忽视解毒、祛邪、清热的重要作用。故不管有无厥脱、昏谵，均须适当应用鱼腥草、金银花、金荞麦等药，予以清热解毒，使之邪去正安。

5. 气阴俱伤，阴伤邪恋

症状：高热逐渐下降，咳嗽，或虽咳嗽减少，自汗乏力，动则气短，微烦微渴，口干舌燥，手足心热，食欲欠佳，或潮热不退，盗汗。舌质淡红，苔薄，或舌红少苔，脉细数或细软，或脉微细数。相当于肺炎后期及恢复期。

治法：益气养阴，滋阴养肺，清热止咳，泄热除邪。

处方用药：竹叶石膏汤合黄芪生脉饮加减。

竹叶 10 克、生石膏 30 克、牡丹皮 10 克、生地黄 20 克、白芍 20 克、川贝母 10 克、沙参 30 克、金荞麦 30 克、虎杖 30 克、石斛 30 克、杏仁 6 克、太子参 20 克、麦冬 20 克、党参 20 克、黄芪 30 克、五味子 6 克、半夏 10 克、淮山药 20 克、炙甘草 10 克、丹参 15 克、鱼腥草 30 克、金银花 30 克。

用药论述：肺炎恢复阶段，临床表现多属于邪去正虚，气阴待复，余热未清状态。此时，应用竹叶石膏汤以清热养阴、益气生津，对促进疾病康复很有裨益。应用黄芪生脉饮（黄芪、党参、麦冬、五味子、南五味子）益气滋阴，养心补肺。用于气阴两虚，心悸气短的冠心病患者。但也不可一味纯补，以致温热之邪死灰复燃，因而宜扶正与祛邪撤热兼顾。为此，在竹叶石膏汤的基础上加金荞麦、虎杖、杏仁、丹参等药以解毒祛瘀、清宣肺气，加强祛邪作用，有助于提高其治疗效果。

五、肺 脓 肿

（一）概述

肺脓肿是由于多种病因所引起的肺组织化脓性病变。早期为化脓性炎症，继而坏死形成脓肿。或者说肺脓肿为肺化脓性感染，伴有肺组织炎性坏死、空洞形成和脓液积聚。其致病菌多为金黄色葡萄球菌、链球菌、革兰阴性杆菌和厌氧菌等。因感染途径不同，可分为吸入性、血源性和继发性三种。病程在三个月以内者为急性肺脓肿；若病情未能控制，病程迁延至三个月以上者则为慢性肺脓肿。本病多发生于青壮年，男多于女。临床主要表现特征为高热、咳嗽、胸痛及咳大量脓臭痰。自抗生素广泛应用以来，肺脓肿的发病率已大为减少。肺脓肿在中医学中根据其证候特征，系属于中医"肺痈"范畴，风热外袭卫表，邪热蕴肺，络脉瘀阻，热壅血瘀，血败肉腐而化为痈脓。

（二）肺脓肿之病因病理

外邪犯肺是肺脓肿形成的主要原因；而正气虚弱，或痰热素盛、嗜酒不节、恣食辛热厚味等，致使湿热内蕴，则是机体易感邪发病的内在因素。由于风热之邪袭肺，或风寒郁而化热，蕴结于肺，肺受邪热熏灼，清肃失司，气机壅滞，阻滞肺络，致使热结血瘀不化而成痈；继而热毒亢盛，血败肉腐而成脓；脓溃之后，则咳吐大量脓臭痰。若热毒之邪逐渐消退，则病情渐趋改善而愈；但若误治或治疗措施不力，迁延日久，热毒留恋不去，则必伤及气阴，形成正虚邪实的病理状态。

（三）临床诊断要点

1. 临床表现

（1）病史　往往有肺部感染或异物吸入病史。

（2）症状　常骤起畏寒、发热等急性感染症状。初多干咳或有少量黏液痰，约一周后出现大量脓性痰，留置后可分为三层，下层为脓块，中层为黏液，上层为泡沫，多有腥臭味；可伴有胸痛，有时还可见有不同程度的咯血。

（3）体征　病变部位接近体表或范围较广泛者，叩诊呈浊音或浊鼓音，语颤增强，听诊可有管状呼吸音。慢性病程者可见有贫血貌及杵状指；病侧胸廓轻度内陷，常可闻及湿啰音。

2. 实验室检查

（1）血象　白细胞总数及中性粒细胞明显增多，核左移，可有中毒性颗粒出现。血源性肺脓肿（因皮肤感染尤其是疖、痈、骨髓炎等所致的菌血症，细菌随血流到达肺内，引起肺小血管栓塞、炎症、坏死而形成脓肿。常为多发性小脓肿。致病菌以金黄色葡萄球菌、表皮葡萄球菌及链球菌为常见）时，血培养可检出致病菌。

（2）X 线检查　早期呈大片边缘模糊、密度增高的阴影，当向支气管溃通后，则脓腔病灶内可出现空洞及液平。恢复期脓腔逐渐缩小、消失，炎症阴影亦渐被吸收。

（3）查痰　涂片和培养可找到致病菌。如发现有弹力组织碎片，则提示肺组织受到破坏。用纤维支气管镜吸引痰液培养，可获得有诊断价值的致病菌。

（四）鉴别诊断及并发症

1. 鉴别诊断

（1）细菌性肺炎　早期肺脓肿与细菌性肺炎在症状和 X 线改变方面往往相似，有时甚难鉴别。一般而言，细菌性肺炎高热持续时间短，起病后 2～3 天，多数患者咳铁锈色痰，痰量不多，且无臭味，经充分和有效的治疗后，体温可于 5～7 天下降，病灶吸收也较迅速。

（2）空洞型肺结核　本病有肺结核史，全身中毒症状不如肺脓肿严重，痰量也不如肺脓肿多，一般无臭味，且不分层。X 线显示空洞周围炎症反应不明显，常有新旧病灶并存，同侧或对侧可有播散性病灶，痰检查可找到结核菌，抗结核药物治疗有效。

（3）支气管肺癌　本病多见于 40 岁以上，可出现刺激性咳嗽及痰血，多无高热，痰量较少，无臭味，病情经过缓慢；X 线表现为空洞周围极少炎症，可呈分叶状，有细毛刺，洞壁厚薄不均，凹凸不平，少见液平，肺门淋巴结可肿大；血检白细胞总数正常，痰中可找到癌细胞。

2. 并发症

本病的并发症有支气管扩张、支气管胸膜瘘、脓气胸、大咯血及脑脓肿等。

（五）肺脓肿疾病之证治枢要及特色经验探要

（1）肺脓肿系邪热郁肺，肺气壅滞，痰热瘀阻所致。初期为表邪不解，热毒渐盛，治疗宜在辛凉解表的基础上，酌情配合清热解毒类药以便截断邪热传里。若热毒炽盛，痰瘀互结不化，酿成脓肿，甚而脓肿溃破，咳吐大量脓臭痰时，则须采用苦寒清解之品，佐以化痰祛瘀利络，以直折壅结肺经热瘀之邪；如果肺移热于大肠，出现腑气不通，大便秘结，但正气未虚者，可予通腑泄热治之。至于肺脓肿后期或转变为慢性者，往往存在正气虚弱而余热未清的病理状况，此时应该注意扶正，宜益气养阴以复其元，清热化痰以理余邪，且不可纯用补剂，以免助邪资寇，使死灰复燃。

（2）肺脓肿临床表现以邪热亢盛的证候为主，一旦脓肿破溃或病情迁延，又可出现气阴俱伤或正虚邪恋的征象，故临床治疗要特别重视清热、排脓、化瘀、扶正等治法的重要作用，而清热法是核心，始终贯穿于治疗的全程。由于肺脓肿初期（表证期）、中期（成脓期）、后期（溃脓期）及恢复期表现各不相同，故临床治法用药也各有所侧重。现扼要分述于下，以供选择。

① 清热：清热为肺脓肿的基本治法，可分为清宣和清泄两种。所谓清宣，即清热宣肺之意，此法主要应用于肺脓肿初期阶段。此期选方用药不宜过于寒凉，以防肺气郁遏，邪热伏闭，表散不易而迁延不解，多数医家都以银翘散投治。临床体会，采用辛凉解表的同时，必须酌情加用清热解毒以散邪防痈，尽早促使邪热从表而解，不致郁结成脓。因此，在临诊时常选用银翘散或桑菊饮为基本方，并重用金银花、鱼腥草、败酱草、牡丹皮、红藤、桔梗、黄芩等药，对治疗肺脓肿初期患者多获效验。有学者主张宣肺解表的麻黄和清热药配伍，可起到防止寒凉药物阻郁肺气之弊，有利于邪热的消散，认为是本病初期的关键性药物之一。但申示国医认为须唯物辩证，灵活运用，故主张冬春期间治疗本病初期可用麻黄，夏暑之日应该慎用；但若见喘息兼有者，当选用炙麻黄以降气平喘。

至于所谓泄热，则是指清泄肺热而言，主要用于肺脓肿成脓期和溃脓期的热毒壅盛阶段。在择药上要选用效大力专的泄热降火、消痈散邪之品，以有利于炎症的控制和痈脓的消散。一般常以千金苇茎汤合黄连解毒汤为主，同时须加用金荞麦、红藤、败酱草、金银花、石膏、知母、竹叶等以清泄邪热；或用增液承气汤加减，大胆选用生大黄，予以清里攻下，釜底抽薪，使之火降热消。清热治法所含清热汤剂如下。

银翘散：连翘30克、金银花30克、苦桔梗18克、薄荷18克、竹叶12克、生甘草15克、荆芥穗12克、淡豆豉15克、牛蒡子18克。银翘散是治疗温病初起的常用代表方剂。功能辛凉解表，清热解毒。方中重用金银花甘寒芳香，清热解毒，辟秽祛浊，连翘苦寒，清热解毒，轻宣透表，共为君药；薄荷辛凉，发汗解肌，除风热而清头目，荆芥穗、淡豆豉虽属辛温之品，但温而不燥，与薄荷相配，辛散表邪，共为臣药；牛蒡子、苦桔梗、生甘草宣肺祛痰，解毒利咽，竹叶、芦根甘寒轻清，透热生津，均为佐药；甘草并能调和诸药，以为使。

桑菊饮：桑叶 10 克、菊花 6 克、杏仁 6 克、连翘 10 克、薄荷 6 克、桔梗 10 克、甘草 10 克、芦根 10 克。为辛凉解表之剂，该方长于宣肺止咳、疏风清热，故常用于外感风热、咳嗽初起之证。如上呼吸道感染、急性气管炎等均可加减运用。本方用桑叶清透肺络之热，菊花清散上焦风热，并做君药。臣以辛凉之薄荷，助桑叶、菊花散上焦风热，桔梗、杏仁，一升一降，解肌肃肺以止咳。连翘清透膈上之热，芦根清热生津止渴，用做佐药。甘草调和诸药，是做使药之用。

增液承气汤：玄参 30 克、麦冬 25 克、生地黄 25 克、大黄 9 克、芒硝 5 克。功能滋阴增液，泄热通便。用于阳明温病，热结阴亏，大便秘结，口干唇燥，舌苔薄黄而干，脉细数。

苇茎汤：苇茎 60 克、薏苡仁 30 克、瓜瓣 24 克、桃仁 9 克。现在多用芦根来代替苇茎，冬瓜子代替瓜瓣。具有清肺化痰，逐瘀排脓的功效。用于肺痈，热毒壅滞，痰瘀互结证。身有微热，咳嗽痰多，甚则咳吐腥臭脓血，胸中隐隐作痛，舌红苔黄腻，脉滑数。临床上常用于肺脓肿、大叶性肺炎、支气管炎、百日咳等属肺热痰瘀互结者。方中苇茎甘寒轻浮，善清肺热，《本经逢原》谓："专于利窍，善治肺痈，吐脓血臭痰"，为肺痈必用之品，故用以为君。瓜瓣清热化痰，利湿排脓，能清上彻下，肃降肺气，与苇茎配合则清肺宣壅，涤痰排脓；薏苡仁甘淡微寒，上清肺热而排脓，下利肠胃而渗湿，二者共为臣药。桃仁活血逐瘀，可助消痈，是为佐药。本方为治疗肺痈之良方，历代医家甚为推崇。不论肺痈之将成或已成皆可使用。用于肺痈脓未成者，服之可使消散；脓已成者，可使肺热清，痰瘀化，脓液外排，痈渐向愈。若肺痈脓未成者，宜加金银花、鱼腥草以增强清热解毒之功；脓已成者，可加桔梗、生甘草、贝母以增强化痰排脓之效。

黄连解毒汤：黄连 9 克、黄芩 6 克、黄柏 6 克、栀子 9 克。功能泻火解毒。主治一切实热火毒，三焦热盛之证。大热烦躁，口燥咽干，错语，不眠；或热病吐血、衄血；或热甚发斑，身热下痢，湿热黄疸；外科痈疽疔毒，小便赤黄，舌红苔黄，脉数有力。本方常用于败血症、脓毒血症、痢疾、肺炎、泌尿系感染、流行性脑脊髓膜炎、乙型脑炎以及感染性炎症等属热毒为患者。方中以大苦大寒之黄连清泻心火为君，兼泻中焦之火。臣以黄芩清上焦之火。佐以黄柏泻下焦之火；栀子清泻三焦之火，导热下行，引邪热从小便而出。四药合用，苦寒直折，三焦之火邪去而热毒解，诸症可愈。由于本法量大药凉，易伤脾胃，对素有脾胃虚弱病者，必要时可酌减用量，并加和胃之品，以保中气。

② 排脓：实践证明，排脓不畅是影响肺脓肿疗效的主要原因，故"有脓必排"是本病的重要治则。排脓方法有三。一为透脓，用于脓毒壅盛，而排脓效果不理想者。往往选用皂角刺、桔梗、穿山甲、金荞麦、土鳖虫等，其中桔梗须重用，但溃脓期咯血量多者，则不宜应用透脓药物。二为清脓，即清除脓液之意，为肺脓肿排脓的常规治法，目的在于加速本病患者脓液的清除，从而起到缩短病程和促进病灶吸收愈合的作用。此法多选用生薏苡仁、冬瓜仁、桔梗、桃仁、瓜蒌、牡丹皮、赤

芍、鱼腥草等。三为托脓，主要用于肺脓肿的溃脓期阶段。临床表现气虚而无力排脓外出者，此时可配合托脓法，常选用生黄芪、党参、太子参等。但在邪热亢盛而正气未虚之时，不可滥用托脓法，否则有弊无利，徒长毒邪，加剧病势，而犯"实实"之戒，切宜注意。

③ 化瘀：瘀热郁阻是肺脓肿，特别是成脓期及溃脓期的主要病理特点，除清热外，化瘀也是治疗肺脓肿一种较为常用的方法。本法往往与前述的清热、排脓两法并用。现代研究已证明，应用化瘀药物对改善肺的微循环，增加肺毛细血管血流量，加强脓液的排出，促进组织氧供和使病情能尽快康复等方面，均不无裨益。在临床上常多选用桃仁、广郁金、乳香、没药、白茅根、红藤、丹参、三七、当归等化瘀生新或养血活血之品；但对咯血量较多者，则不宜使用。此时可改投花蕊石、生蒲黄、云南白药、藕节、茜草等既能化瘀，又兼有止血作用的双向性药物。

④ 扶正：肺脓肿恢复期阶段，多以气阴两虚为主，在个别情况下，也可表现为阴阳两虚；也有一些患者，由于误治或失治而往往导致病程迁延，常可见低热不退、咳嗽时作、少量脓痰、胸中隐痛、面色苍白、消瘦乏力等邪恋正虚状况，此时的治疗重点务必扶正或扶正祛邪兼顾。扶正之法重在养阴益肺，更不可忽视补脾，因脾为后天之本，生化之源，肺金之母，补脾既旺生化，又能益气助肺，有助于促进病后体虚状态的尽快改善。一般临床多选用养阴清肺汤合黄芪生脉饮或玉屏风散，也可采用十全大补汤合沙参麦冬汤加减，予以治疗。依多年临床经验，这些方药对益肺固表、昌盛气血以增强肺的呼吸功能及其防御能力，无疑具有较好的作用。但对于脓毒未净、邪热未清的患者，虽然正虚明显，仍不宜一味单纯进补，必须配合清热化痰、祛瘀排脓之类方药并用，以防邪留难去，而使病情缠绵反复。因此，在应用扶正祛邪法时，要注意的是，所用扶正药物以甘淡实脾，诸如参苓白术散等为宜，不可过用温燥之品，以免伤津损肺。至于祛邪药物，不可过于峻猛，特别是易于伤正的通腑攻逐类药，更须慎用；即使是清热、排脓方药，也要视患者体质的强弱，病情的轻重程度，用之适量，方能切中病机，做到有利无弊。扶正治法所用汤剂如下。

养阴清肺汤：生地黄，麦冬，生甘草，薄荷，玄参，贝母，牡丹皮，炒白芍。方中生地黄、玄参养阴润燥清肺、解毒为主药；辅以麦冬、炒白芍助生地黄、玄参养阴清肺润燥，牡丹皮助生地黄、玄参凉血解毒而消痈肿；佐以贝母润肺止咳，清化热痰，薄荷宣肺利咽，使以生甘草泻火解毒，调和诸药。共奏养阴清肺解毒之功。

黄芪生脉饮：黄芪、党参、麦冬、五味子等。由古方生脉散变化而来，具有益气滋阴、养心补肺之功效，用于气阴两虚，心悸气短的冠心病患者及老年虚弱等症。

玉屏风散：防风 15 克，黄芪 30 克，白术 30 克。功能补脾实卫，益气固表止汗。用于表虚自汗，易感风邪；风雨寒湿伤形，皮肤枯槁。汗出恶风，面色㿠白，舌淡苔薄白，脉浮虚。亦治虚人腠理不固，易感风邪。本方常用于过敏性鼻炎、上呼吸道感染属表虚不固而外感风邪者，以及肾小球肾炎易于伤风感冒而诱致病情反复者。

十全大补汤：当归、川芎、白芍、熟地黄、人参、白术、茯苓、甘草、黄芪、肉桂。功能温补气血。治诸虚不足，五劳七伤，不进饮食；久病虚损，时发潮热，气攻骨脊，拘急疼痛，夜梦遗精，面色萎黄，脚膝无力；一切病后气不如旧，忧愁思虑伤动血气，喘嗽中满，脾肾气弱，五心烦闷；以及疮疡不敛、妇女崩漏等。本方是由四君子汤合四物汤再加黄芪、肉桂所组成。方中四君补气，四物补血，更与补气之黄芪和少佐温热之肉桂组合，则补益气血之功更加显著。惟药性偏温，以气血两亏而偏于虚寒者为宜。

沙参麦冬汤：北沙参 10 克、玉竹 10 克、麦冬 10 克、天花粉 15 克、扁豆 10克、桑叶 6 克、生甘草 3 克。功能甘寒生津，清养肺胃。用于燥伤肺胃，津液亏损而见口渴咽干或干咳少痰，舌红少苔，脉细数者。

参苓白术散：本方是在四君子汤基础上加山药、莲子、白扁豆、薏苡仁、砂仁、桔梗而成。参苓白术散兼有渗湿行气作用，并有保肺之效，是治疗脾虚湿盛证及体现"培土生金"治法的常用方剂。

（3）中西医优化选择　中医对肺脓肿的发生与发展及其治疗早就有深刻的认识。远在东汉时代，著名医学专家张仲景在所著的《金匮要略》里，对本病的临床表现特点、演变过程、治疗方药以及预后等均有较为详细的记载。直至现在，中医虽对肺脓肿的防治有较为丰富的临床经验，但病变发展至成脓期及溃脓期时，仍然缺乏速效、高效的治疗手段。众所周知，细菌感染是肺脓肿重要的致病因素，控制炎症则是治疗肺脓肿必不可少的措施之一。不可否认，西药抗生素不仅品种较多，且可多途径给药，经细菌药敏试验后，能选出针对性较强的有效药物，因而在抗炎方面，显然比中医清热解毒类药远为优越。此外，肺脓肿并发脓胸时，可采取胸腔穿刺术进行抽液排脓；出现水、电解质失调时，可补液予以纠正；对经内科治疗无明显改善或反复发作的慢性肺脓肿，以及伴有支气管胸膜瘘等情况时，则可通过手术治疗，这些疗法也都是西医之所长。但要指出的是，肺脓肿的致病细菌所产生的毒素，一方面能直接造成机体功能紊乱和组织损害而产生中毒症状；另一方面又能损害机体抗感染防御机制，从而加重感染的严重程度。现代的实验研究表明，西药抗生素虽然具有较强的杀菌、抑菌作用，但绝大多数却不但没有对抗毒素的作用，反而因杀灭大量细菌，引起菌体自身的裂解而产生更多的毒素，甚至因而使病情更趋于复杂化。现已清楚，中医清热解毒方药虽然在抑菌、杀菌方面较逊于西药抗生素，然而对细菌毒素的毒害则确能有效地起到清除作用。这显然有助于减少其对机体的损伤，改善感染所致的中毒症状；同时还有稳定线粒体膜和溶酶体膜的功能以及保护机体正常的抗感染防御机制，从而遏止感染的发展。有鉴于此，近年来，国内不少学者对肺脓肿的治疗，极力主张采用西药抗生素与中医清热解毒方药相结合的治法以发挥各自的优势。这种疗法在以往的临床实践中已证明确有利于促进炎症病变的消散和吸收，并能起到缩短疗程以及防止病变迁延的作用。近年来，有学者报道应用野荞麦根、鱼腥草、芦根、红藤、黄芩、丹参、桃仁、桔梗、金银花等组成复方清热解毒汤配合西药抗生素治疗急性肺脓肿，不论在退热、止咳、祛痰、排脓及促进炎性病灶吸收等方面，其治愈时间均明显短于单纯西医的治疗。免疫功能是机体最为重要的抗感染防御机制，对感染的发生、发展、恢复和预后有较为重要的影响。当肺脓肿至后期及恢复期阶段，由于机体免疫功能的降低，往往表现为正虚邪恋或正虚的病理状态，此时投以中医益气养阴方药，如八珍汤、十全大补汤、沙参麦冬汤等均有提高免疫功能及促进细菌、毒素灭活的作用。这是中医扶正方药所独有的明显优势，可供治疗肺脓肿时适当选用。另外中医化瘀、祛痰方药具有改善微循环及强大的排痰、排脓作用。在肺脓肿溃脓期进行痰液引流时，如果能结合使用，将有力地发挥其应有的功效。因此，合理地采取中西医结合方法治疗肺脓肿，无疑是一种明智的选择。

（4）单方验方

① 金银花 30 克、连翘 30 克、蒲公英 30 克、芦根 15 克、鱼腥草 30 克、冬瓜子 10 克、桃仁 6 克、薏苡仁 15 克、白及 15 克、忍冬藤 15 克，水煎服。

② 补肺汤：白及 10 克、浙贝母 10 克、川百合 10 克、麦冬 30 克、北沙参 30 克。偏气虚加炙黄芪 30 克、太子参 30 克，水煎服。

③ 消痈汤：鲜芦根 120 克、蒲公英 30 克、土茯苓 30 克、薏苡仁 30 克、鱼腥草 30 克、冬瓜子 30 克、象贝母 12 克、黄芩 10 克、桃仁 6 克、桔梗 15 克、穿心莲 15 克、甘草 10 克、薄荷 6 克、淡豆豉 10 克、金银花 50 克、连翘 15 克、败酱草 30 克、紫花地丁 10 克，水煎服。

（六）肺脓肿疾病的临床分型辨证论治

1. 邪热郁肺

症状：畏寒发热，咳嗽胸痛，咳而痛甚，咳痰黏稠，由少渐多，呼吸不利，口鼻干燥，舌苔薄黄，脉浮滑而数。

治法：疏风散热，清肺化痰。

处方用药：银翘散加减。

金银花 30 克、连翘 30 克、淡豆豉 10 克、薄荷 6 克、甘草 6 克、桔梗 12 克、牛蒡子 10 克、芦根 30 克、荆芥穗 6 克、竹叶 10 克、败酱草 30 克、鱼腥草 30 克、黄芩 10 克。

用药论述：肺脓肿病初多表现为表热实证，与上呼吸道感染以及肺炎早期的症状颇相类似，往往甚难鉴别。在临床上，此时采用银翘散或桑菊饮以清热散邪至为合拍。但要注意，本病乃属大热大毒之证，不能按一般常法治疗。因此，在应用银翘散时，宜适当加入败酱草、鱼腥草、黄芩等清热解毒药物以增强消炎防痈的作用。邪热亢盛，极易伤阴耗液，方中芦根具有清热生津之功，用量宜重，以新鲜多汁者为佳，干者则少效；竹叶能清心除烦，也属必不可少之品。此外，如果咳嗽较剧者，可加桑白皮、杏仁、枇杷叶、浙贝母；胸痛明显者酌加广郁金、瓜蒌皮、丝瓜络；食欲较差者，加鸡内金、谷芽、麦芽、神曲等以醒脾开胃。依临床经验，如果痰量由少而转多，发热持续不退者，有形成脓肿之可能，应该重用金银花30～100克，鱼腥草以鲜者为佳，剂量可至30～60克；也可酌加牡丹皮、红藤，此乃治疗肠痈之要药，移用于治疗肺脓肿，颇有异曲同工之妙。

2. 热毒血瘀

症状：壮热不退，汗出烦躁，时有寒战，咳嗽气急，咳吐脓痰，气味腥臭，甚则吐大量脓痰如沫粥，或痰血相杂，胸胁作痛，转侧不利，口干舌燥。舌质红绛，舌苔黄腻，脉滑数。

治法：清热解毒，豁痰散结，化瘀排脓。

处方用药：千金苇茎汤合桔梗汤加减。

鲜芦根40克、冬瓜子20克、鱼腥草30克、桔梗15克、甘草10克、生薏苡仁30克、桃仁6克、黄芩10克、黄连5克、金银花50克、金荞麦30克、败酱草30克、桑白皮12克。

用药论述：肺脓肿发展至成脓破溃阶段，其实质乃为邪热鸱张（鸱张：嚣张、凶暴像鸱张开翅膀一样）、血败瘀阻所致。因而必须重用清热解毒药物，若热势燎原，病情重笃者，可每日用两剂，日服6次，待病情基本控制，肺部炎性病变明显消散，空洞内液平消失，才可以减轻药量，否则病情易于反复。同时，为促使脓痰能尽快排出，桔梗一药不但必不可少，而且剂量宜大，可以用至15～30克，即使药后略有恶心等不良反应也无妨。此药开肺排脓化痰之力较强，为历代医家屡用屡验的治疗肺痈要药。但用时要注意的是，对于脓血相兼者，其用量以9～12克为宜；脓少血多者，6克已足矣；纯血无脓者则慎用或禁用，以免徒伤血络。此外，对因热结腑实，大便秘结者，可加大黄、枳实以通里泄热；咳嗽剧烈及胸痛难忍者，酌加杏仁、浙贝母、前胡、广郁金、延胡索（元胡）、川楝子以理气镇痛、化痰止咳；呼吸急促、喘不得卧者则加葶苈子、红枣以泻肺平喘；高热神昏谵语者，加服安宫牛黄丸以开窍醒神；血量较多时常加三七及白及研末冲服。值得一提的是，本方中所用的金荞麦一药，即蓼科植物之野荞麦，具有清热解毒、排脓祛瘀的功效。现代研究认为本品系一种新抗感染药，有抗炎解热、抑制血小板聚集以及增强巨噬细胞吞噬功能等作用。它虽然不能直接杀菌，但可通过调节机体功能，提高免疫力，降低毛细血管通透性，减少炎性渗出，改善局部血液循环，加速组织再生和修复过程，从而达到良好的治疗效果。

3. 正虚邪恋

症状：身热渐退，咳嗽减轻，脓痰日少，神疲乏力，声怯气短，自汗盗汗，口渴咽干，胸闷心烦。舌质红，苔薄黄；脉细数无力。

治法：益气养阴，扶正祛邪。

处方用药：养阴清肺汤合黄芪生脉饮、桔梗杏仁煎加减。

黄芪30克、麦冬30克、太子参30克、生地黄30克、玄参30克、甘草10克、浙贝母9克、牡丹皮12克、杏仁6克、桔梗10克、百合12克、金银花30

克、金荞麦 30 克、薏苡仁 30 克。

用药论述：肺脓肿在发展过程中最易耗气伤阴，尤其在大量脓痰排出之后，此时邪势虽衰，但正虚渐明，亟须采用益气养阴之剂，临床常常选用养阴清肺汤合黄芪生脉饮等，以扶其正气，清其余热。用药时宜注意的是，补肺气不可过用甘温，以防助热伤阴；养肺阴则不可过用滋腻，以防碍胃困脾。益气生津选用太子参为宜，养阴则以玉竹、麦冬、百合、沙参为妥。但须指出，本病不宜补之过早，只有在热退、咳轻、痰少的情况下，且有明显虚象时，方可适当进补。同时，在扶正之时，不可忘却酌用祛邪药物，故方中合用桔梗杏仁煎以及适当选用金荞麦、金银花等清热解毒、宣肺化痰、利气止咳之品。只有这样，才能达到既防余热留恋，又可振奋正气的作用。另外，对于病后自汗、盗汗过多者，可加用炒白术、防风、浮小麦以固表敛汗；如果低热不退者，可加青蒿、地骨皮、炙鳖甲、银柴胡等以清虚热；脾虚纳钝、便溏、腹胀者，酌加炒白术、茯苓、扁豆、鸡内金、神曲、谷芽、麦芽等开胃运脾类药，以生金保肺。

六、肺间质纤维化

（一）概述

弥漫性肺间质纤维化是由多种原因引起的肺间质的炎症性疾病，病变主要累及肺间质，也可累及肺泡上皮细胞及肺血管。病因有的明确，有的未明。或者说肺间质纤维化是由已明或未明的致病因素通过免疫系统的介入，引起的肺泡壁、肺间质的进行性炎症，最后导致肺间质纤维化。常见的已知病因为有害物质（有机粉尘、无机粉尘）吸入、细菌、病毒、支原体的肺部感染，致肺间质纤维化药物的应用，以及肺部的烧伤、放射性损伤等。未明的病因则称为隐原性致纤维化肺泡炎（CFA）。此外，还继发于其他疾病，常见的为结缔组织病、结节病、慢性左心衰竭等。临床表现以进行性呼吸困难、发绀、杵状指为主，听诊可闻及肺内弥漫性响亮小水泡音，胸片示两肺弥漫性网状并微小结节状阴影。病情呈逐渐进展。急性型患者常因继发感染、呼衰、心衰而在半年内死亡。慢性型的病程可达数年以上。本病属中医"咳嗽""喘证""肺痿""肺胀""胸痹""肺痨""虚劳"等范畴。

（二）肺间质纤维化疾病的病因病理

主要病因如下。①环境因素：有吸入无机粉尘如石棉、煤；有机粉尘如棉尘；还有烟尘、二氧化硫等有毒气体的吸入。②病毒、细菌、真菌、寄生虫等引起的反复感染，常为此病急性发作的诱因，又是病情加重的条件。③药物影响及放射性损伤。④继发于红斑狼疮等自身免疫性疾病。主要病理：复杂的致病因素激发各种细胞活素、组胺、蛋白酶、氧化剂等形成免疫复合物与肺泡巨噬细胞、中性粒细胞、淋巴细胞和成纤维母细胞共同聚集于肺间质，形成肺间质炎症，致使肺间质成纤维细胞和过量的胶原蛋白沉积，产生瘢痕和肺组织的破坏，终成肺间质纤维化。此病呈慢性进展进行性加重，为肺系疾病中的疑难重症。晚期出现肺动脉高压的原因和高血压不同。一般认为肺动脉高压的原因是肺小动脉痉挛，但从患者的临床表现推测应该是肺毛细血管通过障碍所致。正常人的肺泡区总面积约为 100 平方米，大约相当于一个网球场大小，担负着全身的氧和二氧化碳的交换作用。它的通过能力和全身其他组织器官毛细血管通过能力应该是平衡的。无论是肺泡炎还是纤维化，这种弥散性损害使肺泡的毛细血管通透能力下降，从右心室泵出的血液不能顺利通过肺泡完成气体交换，打破了小循环和大循环血量的平衡，致使肺动脉压增高，严重时可发展为右心衰竭。

中医认为：肺为五脏六腑之华盖，肺气与大气相通，肺气通于鼻，在空气中的有机粉尘、无机粉尘（二氧化硅）石棉、滑石、煤尘、锑、铝及棉尘、蘑菇真菌、曲霉菌、烟雾、气溶胶、化学性气体及病毒、细菌等，经鼻咽部吸入肺中，肺为娇脏，受邪而致发病。诚如宋代·孔平仲《孔氏谈苑》曰："贾谷山采石人，末石伤肺，肺焦多死"。

气候急剧变化也是本病致病原因。节气应至而未至，干燥寒冷或闷热潮湿的气候变化常使人有"非时之感"或瘟疫之邪相染，经口鼻而入，首先犯肺而可致病。

皮毛者，肺之合也，肺主皮毛。风、寒、燥、暑之邪常在肌表皮毛汗孔开泄、卫气不固之时侵袭人体。许多农药、除草剂等有毒物质经皮肤吸收入血液中，直接损伤肺脏而发病。

肺与其余四脏相关相用，心、肝、脾、肾有病，或受邪时亦可损于肺而发病。如有毒农药、细胞毒性药物、免疫抑制剂、磺胺类、血管活性药物、部分抗生素可损伤脾之运化、肝之疏泄，致使化源不足，肺失所养而致病。其中一部分药物还可损及肾精、骨髓，使脾肾功能低下，引起骨髓造血功能低下，自身免疫功能异常，精血亏耗，使肺之功能异常而发病。

肾为先天之本，本病的发生与先天禀赋关系密切，已经观察到本病有家族遗传因素，具有同种白细胞抗原相对增多的特征。有人研究发现组织与细胞毒性组织特异性抗体相结合，引起细胞和组织的损伤及免疫复合物的沉着，经各种炎症细胞、肺泡巨噬细胞、T 淋巴细胞等免疫系统的介入，发生肺泡炎和纤维化的形成。而以上这些免疫异常的形成与个体素质、先天禀赋有着内在的密切关系。

肺间质纤维化疾病之病理主要有燥热、痰瘀、痰浊及津亏。

燥热伤肺：多见于先天禀赋不足、肾气亏虚者。因吸入金石粉尘及有毒物质，常以其燥烈之毒性直接伤及肺脏本身，"金石燥血，消耗血液"，除伤其阴津外，由于气道干燥，痰凝成块，不易咳出而郁于内，生热生火。又因先天肾亏，阴津不能蒸腾自救，燥痰郁阻更伤于肺。故见干咳、喘急、低热、痰少、胸闷诸症，劳作时则更剧。

痰瘀互结：肺气亏虚则血行无力，阴虚血少则血行涩滞，故气滞血瘀。肺肾亏虚，脾失肺之雾露、肾之蒸腾，输布津液上不能及肺，下不能与肾，津液停聚，燥邪瘀热，煎熬成痰，痰阻脉络，使瘀更甚，痰瘀互结，故唇舌色暗，手足发绀，痰涎壅盛而气息短促。

痰浊内盛：久病脾肾亏虚，以致饮停痰凝，痰湿内聚，脉道受阻，肺气不达，不能"朝百脉"升清降浊，血气不能结合，脏腑失养，五脏衰竭，清气不得升，浊气不得降，故喘满、气急、发绀、烦躁，痰盛甚者，阳衰阴竭，痰浊内阻，清窍不明，气阴两衰，内闭外脱。

气亏津伤：气根于肾主于肺，肾气亏虚而气无所根，燥热伤肺，肺气不足而气无所主。肺肾气虚而不能保津，阴津亏耗，精液枯竭又不能养气，气亏津伤而肺脏失养，纤维增生或缩小而成肺痿，或膨胀而成为肺胀。肺肾皆虚，呼气无力，吸气不纳，故胸闷气急，呼吸浅促，口咽干燥，舌红苔少，脉细弱而数。

（三）肺间质纤维化疾病之诊断要点

1. 临床表现

起病隐匿，进行性加重。表现为进行性气急，干咳少痰或咳少量白黏痰，晚期出现以低氧血症为主的呼吸衰竭。查体可见胸廓呼吸运动减弱，双肺可闻及细湿啰音或捻发音。有不同程度发绀和杵状指。晚期可出现右心衰竭体征。

（1）症状　以进行性呼吸困难，活动后加重为其临床特征。急性型常有发热、干咳、胸闷。慢性型隐匿起病，胸闷、短气呈进行性加重，初期劳累时加重，后期则静息时亦然。当继发感染后则咳吐痰液、喘急、发热、衰竭。急性型患者，常在短期内发生呼衰、心衰而症状危重。

（2）体征　呼吸急促、发绀，心率快，两肺底听及弥漫性密集、高调、爆烈性啰音或有杵状指。慢性型可并发肺心病，可有右心衰竭体征，颈静脉充盈，肝大、下肢浮肿。如果并发于其他疾病者则有原发病的病情，如并发于类风湿关节炎，则同时有关节活动障碍、关节畸形，尤常见于手指关节。如并发于慢性左心衰竭，则有阵发性加重的呼吸困难，咳泡沫血性痰，胸片可示左心病变和肺间质、肺泡水肿征象。

2. 诊断要点

（1）进行性气急、干咳、肺部湿啰音或捻发音。

（2）X线检查　早期呈毛玻璃状，典型改变弥漫性线条状、结节状、云絮样、网状阴影、肺容积缩小。或者说早期可无异常，随病变进展肺野呈磨砂玻璃样，逐渐出现细网影和微小结节，以肺外带为多，病变重时则向中带、内带发展。且细网状发展为粗网状、索条状，甚至形成蜂窝肺，此期肺容积缩小，膈肌上升，可有肺大泡、厚壁的本性病变。

（3）肺功能检查　呈限制性通气功能障碍，肺活量下降，可见肺容量减少、弥散功能降低和低氧血症，运动后加重。

（4）肺组织活检可提供病理学依据。采用纤维支气管镜进行肺活检，本病初期病变主要在肺泡壁，呈稀疏斑点状分布；增生期则肺组织变硬，病变相对广泛；晚期肺组织皱缩实变，可形成大囊泡。若系其他原发病并发的肺间质纤维化，则各有其原发病的病理特征。但由于摘除肺组织过小（1～2 米^3），难以代表肺泡炎性病变的全貌，容易出现误诊。本病应注意与喘息性支气管炎鉴别。一般而言，喘息性支气管炎先有多年咳嗽及咳痰史，而后出现哮喘症状，且多在冬季发作，对平喘药反应较差。

（四）肺间质纤维化疾病的并发症

本病常因呼吸不畅引起阻塞性肺气肿和泡性肺气肿，甚至发生气胸。合并慢性感染时容易形成阻塞性肺炎、支气管扩张、慢性肺化脓症。累及胸膜时常有胸膜增厚，随着病情进展可导致肺心病。合并肺癌者也不少见，多发于明显纤维化的下叶，多为腺癌、未分化细胞癌及扁平细胞癌。

（五）肺间质纤维化的证治枢要及特色经验探要

（1）认识病理，规范治疗　治疗肺间质纤维化也和治疗其他难度大的疾病一样，治疗目的：争取可逆部分和时间，控制病情发展，改善症状，提高生存质量。临床最常见的是与自身免疫性疾病相关的肺泡炎和肺间质纤维化。可以先于自身免疫性疾病出现，也可以在自身免疫性疾病发病数年之后出现。早期常常被作为肺部感染治疗。所谓自身免疫性疾病是指机体对自身抗原发生免疫反应而导致自身组织损害所引起的疾病。许多疾病相继被列为自身免疫性疾病，值得提出的是，自身抗体的存在与自身免疫性疾病并非两个等同的概念，自身抗体可存在于无自身免疫性疾病的正常人特别是老年人，如抗甲状腺球蛋白、甲状腺上皮细胞、胃壁细胞、细胞核 DNA 抗体等。有时，受损或抗原性发生变化的组织可激发自身抗体的产生，如心肌缺血时，坏死的心肌可导致抗心肌自身抗体形成，但此抗体并无致病作用，是一种继发性免疫反应。

值得注意的是，当诊断为肺间质纤维化时，人们怀疑其可逆性，往往放弃治疗。其实早期大部分是肺泡炎和部分纤维化并存，其肺泡炎是完全可以逆转的。被炎症侵袭的肺泡的修复过程就是吸收和纤维化的过程，其恢复正常肺组织还是纤维化取决于坏死的组织碎片是否能够被完全吸收。如果不能，就会被纤维组织取代。所以当肺部出现损害之后应该尽早进行规范的治疗，以免出现更多的不可逆的纤维化组织，造成肺功能的损害。这一点对医生和患者都同样重要。

（2）首辨气阴亏虚、五脏气衰　本病以本虚为其病理基础，急进型多以气阴两亏并见，阴亏甚者必耗其气，气虚者必伤其阴，益气养阴为急重型治疗大法，非益气不能统摄阴津，不保阴津血液则气无所主。病缓者应辨其五脏虚损，初病者胸闷、气短、咽干口燥、纳少腹胀、汗出量多，病属脾肺气虚。病久者胸闷如窒，胸痛彻背，胸胁疼痛，口苦烦躁，目眩耳鸣，心悸不寐，腰膝酸软，则以心、肝、肾亏虚多见。

（3）明辨在气在血，掌握轻重缓急　本病虽与外感疾病不同，但多数也有先入气分，后入血分，新病在气，久病入血的规律。但急重型（隐匿性致纤维化肺泡炎）发展迅速，症状明显，患者多痛苦异常，胸闷如窒，行走气短，口干咽燥，乏力汗出，这时治疗非常关键，应配合应用西药肾上腺皮质激素，用大剂量的益气养阴之品，有效地控制病情发展，不然病情会迅速恶化，导致功能衰退。但对缓进型患者，养阴补血、滋填肝肾、化瘀祛痰为治疗大法，对中型、轻型患者，单纯中药治疗往往有效，但要以症状、体征、肺功能的客观指标为根据，密切观察病情，必要时仍需要中西医结合治疗。

（4）急以养阴清热，缓以活血化瘀　重症患者以痰、瘀、热毒为标，以气阴两亏为本。邪毒甚者，可用金银花、连翘、蒲公英、生地黄、沙参、黄芩、丹参、栀子、芦根、玄参、柴胡、陈皮、川贝母、浙贝母、桔梗、甘草。气阴两亏为主者则投人参、西洋参、麦冬、沙参、五味子、生地黄、川贝母、陈皮。缓进期气虚津亏血瘀，应重在益气活血化瘀，在辨证治疗基础上加入丹参、当归、生地黄、赤芍、桃仁、红花等。

（5）胸闷、气急辨治要点　胸中窒闷，呼气不得出，吸气不得入，烦闷异常为本病的典型症状特点，根据其病情发展，轻重情况不同，临床辨治有所不同。轻症患者病势较缓，只有剧烈活动时才感到气急，但活动后休息很长时间仍不能缓解，因此患者常不敢跑步、疾步、上楼、登山。此时以肺气亏虚，阴津亏乏为主，治疗以养阴益肺为主，用沙参、麦冬、五味子、太子参、陈皮、桑白皮、炒黄芩、桔梗、甘草等；病情较重者多感胸中憋闷异常，自感痰多不能咳出，胸闷气急不得缓解，此为痰浊壅滞上逆，予瓜蒌30～90克，薤白、半夏各15～30克，桂枝10克，干姜6克，细辛3克，黄芩10克，甘草3克，以辛开苦降，开胸豁痰；若口干咽燥、烦渴者为热痰郁滞，上方可重用黄芩20克，加金银花30克、蒲公英30克、败酱草30克；若见舌紫暗、杵状指加用丹参、当归、干地黄；重危患者烦渴、气急予人参煎浓汁与鲜生地黄、鲜石斛、鲜芦根、鲜麦冬、梨煎汁混合频服，以益气养液，急救其阴。

（6）单味中药的研究及选用　①防己：《金匮要略》中描述己椒苈黄丸有行气逐饮之效，用于饮邪壅逆、口舌干燥、喘咳胀闷等症。防己含汉防己甲素，有舒松肌肉的作用，近年对硅沉着病（矽肺）研究发现本药是治疗硅沉着病（矽肺）导致的肺组织纤维化的有效药物。主要作用是防止肺组织中前胶原和糖胺多糖（GAG）向细胞外分泌，并能与铜离子络合，阻止不溶性胶原的形成，降低硅沉着病（矽肺）组织中胶原、GAG及脂类含量，使形成硅沉着病（矽肺）的主要成分下降，汉防己甲素还能与硅沉着病（矽肺）病灶中胶原蛋白、多糖及脂蛋白结合并使之分解，故可见到降解的胶原及低分子肽出现。②甘草：《金匮要略》中之甘草干姜汤"治肺痿吐涎沫而不咳者，其人不渴，必遗尿，小便数。所以然者，以上虚不能制下故也。此为肺中冷，必眩，多涎唾，甘草干姜汤以温之。"甘草，临床应用有止咳平喘、抗过敏、抗炎等诸多药理作用，是治疗肺纤维化较理想的中草药，但量不宜过多（不超过15克），量大长期应用可引起水肿及胃酸过多。③黄芩：清肺热首选黄芩，黄芩含有黄芩酮、黄芩素，可抑制肥大细胞脱颗粒（肥大细胞胞质内充满粗大的分泌颗粒，内含肝素、组胺、嗜酸性粒细胞趋化因子等，当肥大细胞受到过敏原刺激时，以胞吐方式大量释放颗粒内物质，引起变态反应），阻断组胺及慢反应物质的释放，具有广泛的免疫调节作用，是治疗肺纤维化有前途的中草药。④丹参：有保护肺毛细血管内皮细胞等作用，还有降低肺动脉高压的作用，这些重要的药理作用使其不仅对肺纤维化早期形成有一定治疗作用，而且可治疗晚期患者肺动脉高压症，已经证明丹参在预防放射性肺损伤造成的肺纤维化及某些药物引起的肺纤维化方面均有较好的保护作用。⑤大蒜：大蒜素可稳定溶酶体，降低毛细血管通透性，减轻局部渗出，减少纤维化形成。已经有人配合肾上腺皮质激素用于肺纤维化的治疗。⑥半夏：有止咳、化痰作用，在小青龙汤、杏苏散、射干麻黄汤、苏子降气汤、清气化痰汤、涤痰汤、金水六君煎中均有半夏，用于硅沉着病（矽肺）纤维化的防治亦取得了较好的疗效。以上药物选用的原则，仍以辨证治疗为主，因为许多药物是辨治主方中常用药物，如半夏、黄芩、丹参等，在具体应用时可加大剂量，如用至30克，长期使用也很安全，效果也较好。

（7）补肾、健脾药对提高肺间质纤维化疾病的生存率非常重要　西医在临床对病情变化较快，气急、胸闷、呼吸困难进行性发展的患者，一旦确定诊断必须尽早予以肾上腺皮质激素的治疗，可提高本病的生存率，这是因为其肺泡炎症一旦发展为纤维化即很难治疗，而且目前尚未发现像肾上腺皮质激素一样能有效控制肺泡炎症的有效中药。应用激素要足量、足疗程，不要轻易减量及停药，这一点十分重要，盲目减量会增加治疗难度。在此阶段，应用补肾、健脾药对提高肺间质纤维化疾病的生存率非常重要。肾为先天之本，脾胃为后天之本，脾为生痰之源，肺为贮痰之器。此时，中医治疗的作用，不仅在于如何有效地减少肾上腺皮质激素的副作用，而且要重视扶正祛邪，注重先、后天之本，增强正气，也叫做"增强机体免疫力"。激素常见副作用为使用激素后血黏度增加、糖代谢异常、脂肪积聚等。处理方法是同时应用治疗冠心病、动脉硬化的中药如复方丹参片、冠心苏合胶囊及中草药活血化瘀：红花、桃仁、赤芍、生地黄、丹参等。如此使用活血化瘀中药对瘢痕组织有修复作用，在肺纤维化治疗过程中，活血化瘀药物会增加血运使肾上腺皮质激素"直达病所"。软坚散结、活血化瘀药物的长期应用，对目前尚没有治疗方法且已经发生纤维化的组织，将会起到较好的治疗作用，但尚无病理活检复查的报告，还有待进一步深入研究。另外，使用激素后常见的副作用就是肺部易于感染，需要加强预防。长期服用激素者，胃肠道反应较多，特别是有溃疡者，故口服激素时即应嘱咐患者在饭后服药，并同时服用止酸剂，如中药浙贝母、瓦楞子、海螵蛸等均有制酸作用，治疗过程中必须重视患者胃气。运用补肾药物如六味地黄丸、金匮肾气丸；健运脾胃药物如香砂六君子汤，可大疗程服用，如此可在激素减量时依赖性较少，"戒断症状"较轻，这可能与这些中药保护自身肾上腺皮质激素的分泌有关。

（六）肺间质纤维化疾病的临床分型辨证论治

适用于各种病因所致的肺间质纤维化的治疗。

1. 肺阴亏虚，燥热伤肺

症状：干咳无痰，胸中灼热、紧束感、干裂感，动则气急，胸闷，胸痛，乏力，气短，或有五心烦热，夜不得寐，或有咽干口渴，唇干舌燥。舌红或舌边尖红，苔薄黄而干或无苔，甚至舌红绛有裂纹，脉细或细数。

治法：益气养阴，止咳化痰。

处方用药：五味子汤。

西洋参 12 克、党参 30 克、北沙参 30 克、麦冬 30 克、五味子 10 克、杏仁 9 克、陈皮 6 克、生姜三片、大枣三枚。

用药论述：本证是肺间质纤维化最常见的临床证候，可见于肺间质纤维化疾病的各种临床病种，以肺阴亏虚为主要病理机制，投以五味子汤养阴止咳化痰，既顾其阴虚之本，又兼管其干咳之症。若舌红苔少或无苔干裂者，可加鲜生地黄 60 克、鲜石斛 30 克、玉竹 15 克，若伴身热、咳嗽、咽干、便结者，可予以清燥救肺汤（桑叶 10 克、石膏 15 克、人参 10 克、甘草 10 克、胡麻仁 10 克、阿胶 10 克、麦冬 30 克、杏仁 10 克、枇杷叶 10 克）滋补润燥、清热祛邪两顾；若胃中灼热、烦渴者，予以沙参麦冬汤（沙参 20 克、玉竹 10 克、麦冬 30 克、天花粉 15 克、扁豆 10 克、桑叶 10 克、生甘草 6 克）甘寒生津、清养肺胃。若五心烦热、夜热早凉、舌红无苔者，予以秦艽鳖甲汤（地骨皮 15 克、柴胡 6 克、鳖甲 10 克、秦艽 10 克、知母 10 克、当归 15 克、青蒿 10 克、乌梅 10 克）滋阴养血、清热除蒸；若伴腰膝酸软者，予以百合固金汤（熟地黄、生地黄、当归、白芍、甘草、桔梗、玄参、贝母、麦冬、百合）养阴润肺、化痰止咳；如有低热干咳，痰少带血丝鲜红者，改用鸡苏散加三七粉冲服。鸡苏散（紫苏叶、黄芪、生地黄、阿胶、白茅根、桔梗、麦冬、贝母、蒲黄、甘草）

2. 肺脾气虚，痰热壅肺

症状：胸闷气急，发热，咽部阻塞憋闷，喉中痰鸣，咳吐黄浊痰，难以咳出，胃脘灼热，纳可。舌红苔黄厚或腻，脉弦滑数。

治法：益气开郁，清热化痰。

处方用药：涤痰汤加减。

全瓜蒌 30 克、黄芩 10 克、党参 20 克、姜半夏 10 克、胆南星 6 克、茯苓 15 克、橘红 10 克、枳实 10 克、石菖蒲 9 克、竹茹 3 克、甘草 6 克、生姜 3 片、大枣 3 枚。

用药论述：本型多见于慢性病继发感染者，以痰热壅肺为主，故宜清热化痰治疗。兼胸脘痞满者加薤白 12 克；伴呛咳、咽干，脉细数者改用贝母瓜蒌散加沙参、杏仁；伴咽部红肿者加蝉蜕、僵蚕、金银花、连翘、薄荷。

若燥痰咳嗽，咳嗽呛急，咳痰不爽，涩而难出，咽喉干燥哽痛，苔白而干者，可用贝母瓜蒌散（贝母、瓜蒌、天花粉、茯苓、橘红、桔梗）润肺清热，理气化痰。此证多由燥热伤肺,灼津成痰所致,燥痰不化,清肃无权,以致肺气上逆,咳嗽呛急;"燥胜则干",燥伤津液,故咳痰不爽、涩而难出,咽喉干燥哽痛;苔白而干为燥痰之证。治宜润肺清热,理气化痰。方中贝母苦甘微寒,润肺清热、化痰止咳;瓜蒌甘寒微苦,清肺润燥,开结涤痰,与贝母相须为用,是为润肺清热化痰的常用组合,共为君药。臣以天花粉,既清降肺热,又生津润燥,可助君药之力。痰因湿聚、湿自脾来,痰又易阻滞气机,无论湿痰亦或燥痰,皆须配伍橘红理气化痰,茯苓健脾渗湿,此乃祛痰剂配伍通则,但橘红温燥、茯苓渗利,故用量颇轻,少佐贝母、瓜蒌、天花粉于寒性药中,则可去性存用,并能加强脾功能,输津以润肺燥。桔梗宣肺化痰,且引诸药入肺经,为佐使药。全方清润宣化并用,肺脾同调,而以润肺化痰为主,且润肺而不留痰,化痰又不伤津,如此则肺得清润而燥痰白色、宣降有权而咳逆自平。

3. 脾肺肾亏,痰浊内阻

症状:胸中窒闷,咳吐痰涎或痰黏难咳,脘腹胀闷,腰膝酸软,乏力,纳呆食少或腹胀泄泻。舌淡或暗红,苔白或白滑,脉滑或沉。

治法:健脾益肾,化痰止咳。

处方用药:金水六君煎加味。

半夏10克、茯苓12克、当归15克、陈皮6克、党参20克、苍术6克、白术20克、紫苏6克、枳壳6克、枳实6克、熟地黄20克、生姜3片、大枣5枚。

用药论述:本证多见于慢性进展、迁延难愈者,以痰浊内蕴为主要表现,化痰为主要治则。若咳嗽重者加浙贝母、杏仁、桑白皮;若喘鸣、咳痰清稀伴腰背胀痛者改用小青龙汤(麻黄10~15克、白芍10~15克、细辛3~6克、干姜10~15克、炙甘草10~15克、桂枝10~15克、五味子6克、半夏10~15克)解表散寒、温肺化饮,主治外寒里饮证。禁忌:本方温燥之品,故阴虚干咳无痰或痰热证者,不宜使用。若伴腰膝酸软,下肢浮肿,咳嗽痰多,腹胀者予以苏子降气汤(苏子10克、半夏10克、前胡10克、厚朴10克、陈皮6克、甘草6克、当归10克、生姜两片、大枣一枚、肉桂3克)降气疏壅、引火归原、祛痰止咳。主治虚阳上攻,气不升降,上盛下虚、痰涎壅盛而喘嗽。若病久咳嗽夜甚,低热者用紫菀茸汤(人参、半夏、炙甘草、紫菀、款冬花、桑叶、杏仁、贝母、蒲黄、百合、阿胶、生姜、犀角粉)。

4. 气虚阴亏,痰瘀交阻

症状:胸痛隐隐或胸胁疼痛,胸闷,焦躁善怒,失眠心悸,面唇色暗,胃脘胀痛,纳少,乏力,动则气喘。舌黯红,苔黄或有瘀斑,脉沉弦或细涩。

治法:益气养阴,化瘀止痛。

处方用药:血府逐瘀汤加减。

当归20克、生地黄20克、党参20克、桃仁6克、赤芍10克、柴胡6克、枳壳6克、枳实6克、川芎10克、牛膝10克、红花10克、桔梗10克、炙甘草6克。

用药论述：本型多见于晚期患者，以气虚阴亏为主，但其病理已呈肺痿，有瘀血内阻，故治宜活血化瘀。若伴咳嗽气急者，可加沙参15克、浙贝母9克、瓜蒌15克；胃脘疼痛、干呕者可加香附10克、焦栀子9克、紫苏叶10克；胃脘疼痛甚者，加丹参15克、砂仁6克；咽干善饮者，加麦冬30克、芦根30克、石斛10克、木蝴蝶6克。

5. 五脏俱虚，气衰痰盛

症状：干咳气急，喘急气促，短气汗出，动则喘甚，心悸、憋闷异常、胸痛如裂，羸弱消瘦。舌红或红绛，少苔或无苔，脉细弱或细数。

治法：益气养阴，利窍祛痰。

处方用药：三才汤加味。

人参10克、天冬50克、生地黄50克、川贝母10克、桔梗10克、菖蒲6克。

用药论述：本证已是本病的晚期表现，已有呼吸衰竭等垂危见证，当以益气养阴救逆为主。兼口干甚，舌红绛无苔干裂者加鲜石斛、鲜芦根、鲜玉竹；骨蒸潮热、盗汗者加秦艽、鳖甲、青蒿、知母，人参改用西洋参；病情较缓者可用集灵膏；若纳呆乏力，舌淡苔白，脉沉者改用香砂六君子汤；若病情危重，大汗淋漓，精神萎靡，口开目合，手撒遗尿，脉微欲绝者，急用独参汤，取红参30克或野山参15克单炖喂服。

集灵膏（生地黄、熟地黄、天冬、麦冬、人参、枸杞子、牛膝、龙眼肉、黑枣肉、黄芪、白术、陈皮、酸枣仁、制何首乌、白蒺藜、茯神、地骨皮、贝母）功用滋心润肺，益卫养荣。主治：久嗽气血俱虚，不能送痰而出者。身体瘦弱、气短懒言，腰膝酸软、神疲无力、健忘、烦渴、遗精、阳痿、盗汗、五心烦热、须发早白、牙齿不固、未老先衰。

香砂六君子汤（人参、白术、茯苓、甘草、陈皮、半夏、砂仁、木香、生姜）益气健脾、行气化痰。主治：脾胃气虚、痰阻气滞证。呕吐痞闷、不思饮食、脘腹胀痛、消瘦倦怠、气虚肿满。用于治疗气虚痰饮、呕吐痞闷、脾胃不和、变生诸证者。《集注》柯琴曰：壮者气行则愈，怯者着而为病，盖人在气交之中，因气而生，而生气总以胃气为本，若脾胃一有不和，则气便着滞，或痞闷哕呕、或生痰留饮，因而不思饮食、肌肉消瘦，诸证蜂起而形消气息矣，四君子气分总方也，人参致冲和之气，白术培中宫、茯苓清治节、甘草调五藏，胃气既治，病安从来。然拨乱反正又不能无为而治，必举火行气之品以辅之，则补者不至泥而不行，故加陈皮以利肺金之逆气，半夏以疏脾土之湿气，而痰饮可陈也。加木香以行三焦之滞气，缩砂以通脾肾之元气，而贲郁可开也（贲郁可开：指有胃气，胃口开，有食欲，君得四辅则功力倍宣，四辅奉行君则元气大振，相得而益彰矣。药理研究：香砂六君子汤能抑制胃黏膜瘀血、水肿等病理变化，减轻炎细胞浸润，减少上皮化生，能较好地拮抗胃黏膜的慢性损伤；促进胃液分泌，显著提高胃液游离酸度的排出量；香砂六君子汤能抑制胃酸及胃蛋白酶分泌，有利于反流性胃炎的治疗，可延缓 H^+ 自胃腔向黏膜内的弥散，并阻止碳酸氢盐自上皮细胞表面向胃腔内移行，从而保护胃黏膜，使其免受损伤。香砂六君子汤水煎液对胃黏膜出血有显著的治疗效果，对胃黏膜损伤有促进自愈的疗效，且呈时效关系，治疗作用快速、高效。

七、呼吸衰竭

（一）概述

呼吸衰竭是由于各种疾病导致的呼吸功能障碍，使气体交换不能满足组织或细胞代谢的需要，常系肺吸入空气、肺内气体交换及气体输送障碍引起，以患者在静息状态下，呼吸空气时，动脉血氧分压（PaO_2）低于 8 千帕（60 毫米汞柱），动脉二氧化碳分压（$PaCO_2$）高于 6.67 千帕（50 毫米汞柱）作为诊断条件。

呼吸衰竭有急性和慢性之分。急性呼吸衰竭是原来肺功能正常，由于突发原因，如呼吸中枢及呼吸运动的周围神经、肌肉病变、胸部外伤、气道及肺疾病所致的呼吸功能突然发生衰竭；慢性呼吸衰竭则是原有慢性呼吸系统疾病，如慢性阻塞性肺病（COPD）、尘肺等所致肺功能减退、低氧及二氧化碳潴留，且呈渐进性加重。平时患者机体能代偿适应，能胜任轻体力劳动及日常生活，这时称为代偿性慢性呼吸衰竭，如果由于其他原因及呼吸道感染使代偿丧失，即可出现严重的缺氧和二氧化碳潴留，称为失代偿性慢性呼吸衰竭。

此外，临床上还将缺氧不伴二氧化碳潴留者称为Ⅰ型呼吸衰竭，伴有二氧化碳潴留者称为Ⅱ型呼吸衰竭。本病以喘急、发绀、神昏为主要临床表现，其有关内容见于中医古籍喘证、哮证或哮喘、心悸、水肿、上气、肺胀及神昏、闭脱、痉厥、昏迷等病症的记载中。

（二）病因病机

急性呼吸衰竭常为时令之邪、瘟疫相染（流行性脑炎、脑脊髓膜炎等流行性、外感疾病引起中枢性呼吸衰竭）、外伤、重创、金石所伤或头部受伤、产伤、失血过多、恶露不尽所引起；以及肺脏本身损伤、气道灼伤、真心痛发作（心病及肺）均可导致热、毒、痰、瘀上迫于肺，致使气机逆乱，痰阻瘀痹，脉络不通，神明失养而见喘促、发绀、神昏、狂躁、痰涌等症。

慢性呼吸衰竭常是在慢性咳喘病的基础上发展而来。有长期咳嗽、咳痰、喘息发作病史，因肺、脾、肾三脏亏虚，水饮停聚成痰、成饮，故常见患者每早咳嗽、喘憋，病久者痰量愈增；痰饮阻塞气道，肺气失宣，故见喘息、胸闷、动则气急；气道壅塞，肺气失宣，血气不能相合，痰饮阻络，脉道瘀滞，水道不通，故见口唇、面颊、趾指紫暗，重者人迎处青筋暴露，舌下紫脉显露，胁下癥瘕积聚，下肢浮肿。由于体虚无力抗邪而易反复外感，常因外感风邪、时疫或情志因素、饮食不节而使痰饮内停或内聚生热，而见咳喘加重，重者痰瘀交阻，心脉失养，上扰神明，而见心悸、神昏。

（三）诊断要点

1. 症状与体征特点

（1）呼吸改变　急性呼吸衰竭常为端坐气急，烦闷异常，张口抬肩，开始呼吸常深大而急促，呼吸浅慢，节律不整。呼吸停顿常为呼吸中枢受累表现。慢性呼吸衰竭呼吸常常浅快，"三凹征"（"三凹征"是指吸气时胸骨上窝、锁骨上窝、肋间隙出现明显凹陷，是由于上部气道部分梗阻所致吸气性呼吸困难。常见于气管异物、喉水肿、白喉等。此时亦可伴有干咳及高调吸气性喉鸣。常见于喉部、气管、大支气管的狭窄和阻塞。当伴随出现发绀、双肺湿啰音和心率加快时，提示左心衰竭。胸廓由肋骨和胸骨围成，肋骨之间有肋间内、外肌，膈肌也参与围成胸腔。当人吸气时，肋间肌和膈肌收缩，胸廓上升，胸腔体积扩大，造成负压，外界空气在大气压作用下通过通畅的气道进入肺泡内。反之，当肌肉舒张，胸廓回缩时，气体被挤压出体外。以上指正常人的呼吸运动。当患者气道异常，存在吸气性呼吸困难，也就是吸气状态时，气体不能自如地进入肺内。虽然气体不能进入肺内，胸腔仍呈负压，在大气作用下，肋骨间、胸骨上、锁骨上的软组织就必然内陷，就像抽走空气的皮球样，因为是三处凹陷，所以称"三凹征"阳性）阳性、端坐或跪卧，胸腹式交替呼吸，胸腹矛盾呼吸（相邻的多根肋骨多处骨折时，可造成胸壁浮动。吸气时浮动的胸壁塌陷，呼气时则向外隆起，这种现象恰与正常呼吸运动相反，称之为反常呼吸或矛盾呼吸）。亦有少数患者因 CO_2 潴留明显，表现为呼吸较深大而缓慢。

（2）发绀　皮肤、黏膜因缺氧而苍白，随缺氧加重，唇、舌、趾指由红润变为暗红，急性呼吸衰竭唇、舌多为红绛、暗红（如左心衰竭、急性脑血管病），慢性呼吸衰竭唇、舌多为暗紫色。若伴有贫血，此变化可不明显。慢性呼吸衰竭常伴有 CO_2 潴留、皮肤潮红、多汗、结膜充血、水肿、四肢不温，还多伴有颈静脉怒张、肝颈静脉回流征阳性（肝颈静脉回流征阳性，是指右心衰竭的患者，如按压其肿大的肝脏时，则颈静脉充盈更为明显，称肝颈静脉回流征，最常见的原因就是右心功能不全、右心衰。右心衰时，因右心房瘀血或右心室舒张受限，不能完全接受回流血量，而致颈静脉充盈更为明显。其机制是：压迫瘀血的肝脏使回心血量增加，已充血的右心房不能接受回心血流而使颈静脉压被迫上升）、肝大、下肢浮肿、舌下静脉瘀曲等慢性右心衰竭的特征。

（3）神志障碍　急性呼吸衰竭多伴有明显的神志障碍。以烦躁、无意识的动作为特征。常在 PaO_2 低至 4.67 千帕（35 毫米汞柱）以下时才开始出现意识障碍，由于慢性呼吸衰竭多伴有 CO_2 潴留，其临床多表现嗜睡、昏睡、多语、答非所问等。

（4）体征　慢性呼吸衰竭患者胸部查体，均可见肋间隙增宽，桶状胸，呼吸动作减弱，叩诊呈过清音，呼吸音减低，双肺哮鸣音，肺底湿啰音。急性呼吸衰竭者多有原发病的体征特点。低氧、高碳酸血症，并发感染、左心衰竭均可使心率增快；急性缺氧 4～8 千帕（30～60 毫米汞柱），慢性缺氧 2.67～5.33 千帕（20～40 毫米汞柱）可致心律失常，低于 2.67 千帕可致心跳骤停。CO_2 潴留常可使血压上升，脉压增大，严重低氧血症可使血压下降，甚至出现休克。

2. 实验室检查

（1）反映血氧状况的动脉血氧分压（PaO_2）　在接近海平面地区，吸空气时正常值为 10.7～13.3 千帕（80～100 毫米汞柱）随年龄增加而下降，75 岁健康人 PaO_2 可低至 9.33～10.0 千帕（70～75 毫米汞柱）。这是反映缺氧的敏感指标。一般以 PaO_2 作为低氧血症分级依据。轻度缺氧：PaO_2：6.67～8.53 千帕（50～64 毫米汞柱）。中度缺氧：PaO_2：4.67～6.53 千帕（35～49 毫米汞柱）。重度缺氧：PaO_2<4.67 千帕（35 毫米汞柱以下）。

（2）反映肺通气状况的动脉二氧化碳分压（$PaCO_2$）　正常值 4.67～6.00 千帕（35～45 毫米汞柱）。$PaCO_2$ 的高低与肺泡通气量成反比，在肺泡通气量 4 升/分之前尤其如此，因此测定 $PaCO_2$ 是临床评价肺通气状态最简单、最确切的指标。

（四）鉴别诊断及合并症

1. 鉴别诊断

（1）脑血管病　本病具有典型发作史时无需鉴别，但对有慢性哮喘史突发昏迷者需鉴别。脑血管病昏迷与肺脑昏迷患者血气分析均有低氧血症，但脑卒中者 $PaCO_2$ 下降，肺脑病患者 $PaCO_2$ 升高可作鉴别。

（2）心源性哮喘　本病多有心脏病病史，因劳累引起，夜间突然发作者多，呼吸急促、深大、呼吸音强、血气分析 PaO_2 下降，心电图有 ST-T 改变可作鉴别。

2. 合并症

（1）低渗血症　由于低盐饮食，发热，出汗及利尿剂、肾上腺皮质激素的应用，可导致单纯低渗血症，而呼吸衰竭患者又易发生抗利尿激素异常增高，引起低渗血症，均以血浆渗透压低于 280 毫摩尔/升为特点。

（2）高黏血症　由于慢性缺氧引起继发性血细胞比容增大，血浆相对减少，血黏度增高，临床表现主要为微循环障碍，导致瘀血、栓塞、出血及组织缺氧。

（3）上消化道出血　慢性呼吸衰竭并发上消化道出血多是临终征象，多系应激性胃黏膜损害所致，是常见的病死原因。

（五）呼吸衰竭证治枢要及特色经验探要

（1）呼吸衰竭以痰浊、瘀血、毒邪为实。以肺、脾、肾三脏亏损为虚，急属邪实，缓属本虚，故救急之法在于益气泄浊、逐瘀、解毒，特别是既往无慢性咳嗽史的急性呼吸衰竭者，活血化瘀、清热解毒、通里泄浊、祛痰平喘为其治疗大法，而对于慢性呼吸衰竭发作期患者急当益气养阴，固其肺气，敛其阴津，病情缓解后方可培补脾肾调补延年。

（2）呼吸衰竭病情重笃、多变，救治要掌握主动。必须用药在病发之前，须细心观察病情变化，审变求因。临床提示病变的大体有下列几种：痰量增多变黄为邪毒痰火炽盛；呼吸深快为毒邪瘀血壅盛；呼吸急促而浅为肺气绝；下肢浮肿尿少者为肾气亏，或为肺脾肾亏虚所致；脉来结代不调，心悸怔忡为心气将绝。当投以重剂，以救其急。

（3）呼吸衰竭病情复杂，常常虚实夹杂，瘀血、痰浊并见，临床易见其实证而常隐蔽其虚象，易致虚虚实实之误。须掌握久病多虚，急症多实之常例，但慢性呼吸衰竭急性发作者虽以喘急胸闷、咳痰多见，却常是心肺之气亏虚欲绝的表现，勿为其表象所误，急以大剂量参麦味救其心肺之气，常可收到正安邪去之效。

（4）急性呼吸衰竭治疗要点

① 活血化瘀　由于动静脉分流［肺动脉的血通过肺毛细血管缓慢的流到肺静脉中。而外界的空气通过呼吸运动吸入到肺，在肺泡中与肺毛细血管里的血液进行氧气/二氧化碳交换（氧气氧合到血液中，血液中的二氧化碳排到肺泡中），肺毛细血管里的血液氧合之后进入肺静脉中，并进而流到左心房、左心室中通过心脏输送到全身。而二氧化碳通过呼吸运动排到体外。如果肺毛细血管扩张，肺毛细血管中的血液流动过快，氧气不能有效地氧合到血液中，或是由于其他原因肺动脉的血不通过毛细血管直接进入肺静脉，使血液中的氧气减少，造成缺氧］，血流通气比例失调、肺循环不良、心衰、血栓素水平增高，血液比黏度增高，因此，普遍存在血瘀。特别是急性呼吸衰竭，肺弥散率下降，使肺换气功能降低。用血府逐瘀汤、桃仁承气汤活血化瘀、荡涤积滞，药物选用桃仁、红花、赤芍、柴胡、当归、川芎、大黄、枳实，如果胸痛明显，伴有发绀时可加入三棱、莪术、五灵脂、蒲黄、乳香、没药、血竭，这时常伴有明显的热象，如发热、口干喜饮、唇舌干燥、小便黄少、大便干或数日未行，可选加大剂量清热解毒药物黄芩、金银花、连翘、鱼腥草、蚤休、蒲公英、败酱草、紫花地丁、半枝莲、黄柏、黄连；高热者，可重用柴胡、葛根、黄芩、生石膏、生地黄、牡丹皮、赤芍、青蒿、玄参、金银花、连翘；如果有神昏等神志障碍用石菖蒲、郁金、金银花、牡丹皮、玄参、丹参、犀角粉（冲）；抽搐者加羚羊角粉；如果有瘀斑、咯血、衄血、痰中带血者，重用生地黄60～90克、玄参、牡丹皮、赤芍、郁金、三七粉、羚羊角，因是瘀血阻络、血不循经所致，不要一味用止血药。

② 益气养阴　本法多适用于慢性呼吸衰竭急性发作者及呼吸衰竭伴有心力衰竭的患者。由于心排血量明显下降，使组织缺氧更加明显，患者平地缓慢走路即感气急为特点，自感乏力、短气、神疲、汗出、口干、舌红绛少苔、端坐位、喘急，入夜更显。这多为心肺之气亏虚欲绝，应该急用益气养阴药物，但要注意剂量要足，越早用效果越好，可用人参、西洋参各15～30克，麦冬30克，五味子12克，黄芪30～60克，砂仁6克，生地黄30～60克，金银花100克，一般神效，首先看到患者精神改善，继之，喘急、饮食等均有改善。本方药用于慢性呼吸衰竭、心衰伴有低渗血症、低钠血症患者效果很显著，这时用强心、利尿剂均不合适，西医治

疗颇感棘手。本方有改善心功能和组织缺氧并进一步使肺、肾功能得以改善的作用，亦能增强人体耐缺氧能力，若能依病情掌握用药，可救患者于重危之中。

③ 清泄热毒　本法多适用于中毒性肺炎、毒血症、中毒性休克所致Ⅰ型呼吸衰竭患者，以高热、神昏、发绀、喘急四大主症为特点。值得注意的是，有些患者特别是老年人并无高热，但中性粒细胞明显增高，多在 90% 左右，常有中度缺氧，但常常无二氧化碳潴留，有些患者表现为狂躁，此为毒邪内结、瘀血痰浊内阻所致，治宜通腑泄热泄毒，对大便实者或大便不实者均可应用。方用大承气汤加味（生大黄 15 克、厚朴 12 克、枳实 10 克、芒硝 6 克、蒲公英 30 克、金银花 60 克、紫花地丁 15 克、牡丹皮 15 克、瓜蒌 20 克、玄参 50 克、沙参 20 克）；如已有泻下，毒邪未消者应该利其小便，药用白茅根、竹叶、栀子、车前子、小蓟、生地黄、金银花、连翘、蒲公英；注意如果下肢水肿者不要通腑，用利水法为宜。

（5）慢性呼吸衰竭治疗要点

① 固护正气　久咳久喘，肺气已伤，久病年老体衰，脾肾皆虚，要注意固护正气。急性期更要注意固护正气。缓解期要用食补、药补，要坚持有效、规律、疗程调理治疗。慢性呼吸衰竭患者反复发作的基本原因是正气卫外功能下降，最常见的诱因是外感，但在外感之前常有饮食不节、过于烦劳、泄泻等内伤，当然亦有节气应至未至或突变、流感病毒等外邪侵袭，毒邪过盛情况，发病后由于肺通气不良，二氧化碳潴留，最早是呼吸性酸中毒，临床多见患者咳喘、发绀、黄痰量多，体温升高，临床上常辨证为痰热蕴肺，用清热解毒、宣肺平喘的药物治疗，这种处理方法只能使病情较轻患者得到缓解，而重症患者却因效果不显而失去抢救的时机。这时最重要的是，除积极用有效抗生素控制感染外，调整稳定的内在环境是最重要的，除以上所谈益气养阴外，用香砂六君子汤注重后天之本，调护脾胃。用人参胡桃汤、麦味地黄丸，注重先天之本，培补肺肾。如此注重先后天之本就是增强正气，也就是增强机体免疫力。要比用大量清热解毒中药（更伤脾胃）和利小便西医药物（使电解质进一步丢失）更为有利。这一点至关重要，只要把握住"固护正气"、稳定患者"内在环境"这一要点，常使重症、危症患者转危为安。固护正气所用汤剂列于下。

香砂六君子汤：人参、白术、茯苓、甘草、陈皮、半夏、砂仁、木香、生姜。功能益气健脾，行气化痰。用于脾胃气虚，痰阻气滞证。症见呕吐痞闷，不思饮食，脘腹胀痛，消瘦倦怠或气虚肿满。

人参胡桃汤：人参 6 克，胡桃 30 克。功能补虚定喘。用于喘促日久，肺肾两虚。症见喘急胸满，不能睡卧。

麦味地黄丸：又叫八仙长寿丸。麦冬、五味子、熟地黄、山茱萸、牡丹皮、山药、茯苓、泽泻。功能滋补肺肾。用于肺肾阴虚证，虚烦劳热，咳嗽吐血，潮热盗汗。症见气喘急促而又持久，活动时症状加重，少痰或无痰，口干舌燥，舌红少苔，脉细而快。

② 祛痰为要　"痰"常是慢性呼吸衰竭患者的主要病理因素，然而祛痰之要

却在于审证求因。平时痰量多而不伴发热者主用健脾化痰，取六君子汤，重用半夏15～30克；若伴发热、黄痰、胸闷则须清热化痰，用小陷胸汤，瓜蒌、半夏、黄芩、金银花、连翘；若伴有喘急、憋闷，查体呼吸音粗糙，双肺哮鸣音增强者为正气尚存，正邪相争之象，可用上方加麻杏石甘汤；如喘息浅促、气息微弱，双肺呼吸音低、呼吸功能弱者为正气衰败，病情危重，此时常为重度缺氧，治痰应该益气养阴佐以祛痰，切不要攻伐。方取生脉散加菖蒲、川贝母、竹沥之类，这时患者痰少或无痰，系呼吸肌疲劳，无力咳痰，痰不易排出，并非无痰，要注意鉴别，可将具有开窍清热、芳香的中草药菖蒲、黄芩、紫苏叶、桔梗、金银花、连翘等放入湿化瓶中湿化吸入氧气，有醒神开窍作用，亦湿化气道、稀释痰液，使痰液易于排除，如此治疗后痰量增多，常常是病情好转的表现。另外注意应用利尿中西药物，可使痰量减少，不一定是病情好转的表现，在痰量多、伴下肢浮肿、肝大时应用利尿药，可明显改善症状，这与减轻其肺瘀血有关。

慢性咳喘后期常有程度不同的支气管扩张，咳吐大量腥臭脓痰，在发作期，用千金苇茎汤、小陷胸汤加蒲公英、败酱草、鱼腥草效果较好，伴有右心衰者，多对利尿敏感，要注意用药要"轻、清、稳、平"。"轻"指量要小，见好就减量，停药要及时；"清"是指清热养阴，如沙参、生地黄、黄芩之类；"稳"是求稳，稳住"内在环境"，不要利尿太过，不要苦寒败胃；"平"是指所选药要药性平和，不要过燥、过温、过补、过泻。

缓解期治疗亦很重要，健脾化痰、润肺化痰、培补脾肾均可酌情采用。

（六）呼吸衰竭之疾病临床分型辨证论治

1. 痰浊蒙蔽

症状：昏睡不醒，呼之不应或呼之可应，随之即睡，喘促痰鸣，呼吸气粗，面唇青紫，高枕卧位，咳吐黄脓痰量多，或有下肢高度浮肿，小便量少，舌暗紫，苔白或黄腻，脉滑。

治法：涤痰开窍醒神。

处方用药：菖蒲郁金汤、涤痰汤加减。

石菖蒲6克、炒栀子6克、鲜竹叶10克、牡丹皮15克、连翘15克、灯心草2克、木通2克、淡竹沥15克（冲）、紫金片6克（冲）、郁金10克、胆南星10克、天竺黄15克、茯苓15克、人参10克、白术15克、甘草10克、橘红6克、半夏10克、竹茹3克、枳实6克、木香6克、砂仁5克、川贝母12克、羚羊角粉3克（冲服）。重者服安宫牛黄丸1丸。

用药论述：本型多为慢性呼吸衰竭较晚期患者，患者肺通气不良，有气道的阻塞及痰栓，因此改善通气、祛痰、兴奋呼吸是治疗关键。另外，低氧血症造成高黏血症，右心衰竭所致的肝大、下肢浮肿在本型也较为常见，活血化瘀可以使其改善，亦可使肺循环改善，使肺通气/血流比例失调情况得到好转。菖蒲郁金汤功用清营透热祛痰。方用石菖蒲醒神开窍而通心，用胆南星、天竺黄、川贝母清化痰热，郁金行气活血醒神。涤痰汤豁痰开窍，方中人参、茯苓、甘草补心益脾而泻火。橘红、胆南星、半夏清热化湿而祛痰。竹茹清燥开郁。枳实破痰利膈。使痰消火降，则经通而舌柔矣。羚羊角平肝清热。如发绀、肝大者加牡丹皮、赤芍、桃仁活血化痰；如下肢浮肿明显加益母草、车前子、泽兰叶活血清热、利水消肿；如痰多色黄、发热者加金银花 50 克，连翘 15 克，黄芩 12 克；如有抽搐、眠差、烦躁者加酸枣仁 30 克，钩藤 18 克（后下）。

2. 风痰躁扰

症状：喘促气急，憋闷异常，张口抬肩，气短难续，呼吸表浅急促，坐卧不宁，甚者烦乱狂躁，肢体抽搐，咳吐黄痰，黏而难咳，口唇多无发绀。或有浮肿、小便频少，舌淡红或暗、苔黄腻而干，脉弦滑。

治法：清热祛痰、平肝息风。

处方用药：天麻钩藤饮合涤痰汤加减。

羚羊角粉 3 克（冲服）、石决明 30 克、黄芩 12 克、栀子 10 克、胆南星 10 克、天麻 12 克、钩藤 15 克（后下）、川牛膝 12 克、杜仲 10 克、益母草 10 克、桑寄生 10 克、首乌藤（夜交藤）10 克、朱茯神 10 克、橘红 6 克、茯苓 15 克、人参 10 克、甘草 10 克、半夏 10 克、竹茹 3 克、枳实 6 克、菖蒲 6 克。重者冲服紫雪丹 3 克。

用药论述：本型多见于 I 型呼吸衰竭或成人呼吸窘迫综合征（ARDS），早期常常不伴有二氧化碳潴留，血气分析多在 pH 值 7.38，$PaCO_2$ 6 千帕、PaO_2 4.7 千帕范围。X 线及血象提示支气管炎症征象。此型以热毒痰瘀为重，易动肝风，故治疗以清热祛痰平肝为主，方用天麻钩藤饮，有平肝息风、清热活血之功，常用于肝阳偏亢，肝风上扰证。天麻钩藤饮方中天麻、钩藤、石决明平肝息风，栀子、黄芩清肝泻火；杜仲、桑寄生补益肝肾；首乌藤（夜交藤）、朱茯神养心安神；益母草活血利水；川牛膝活血通络，引血下行。涤痰汤豁痰开窍，主治中风，痰迷心窍，舌强不能言。方中人参、茯苓、甘草补心益脾而泻火。橘红、胆南星、半夏清热化湿而祛痰。竹茹清燥开郁。枳实破痰利膈。诸药合用，共成清热平肝、潜阳息风之效，使痰消火降，则经通而舌柔矣。临床上常在以上用药基础上加入大剂量金银花、连翘、蒲公英、紫花地丁、败酱草及生地黄、赤芍、牡丹皮、玄参、紫草等清热解毒凉血之品。有高热、神昏者加羚羊角粉及犀角粉冲服。本方药应该早用，一旦发现有特点征象即可应用，重剂应用效果较好。注意若狂躁者要慎用镇静药物，因其可以抑制呼吸，羚羊角粉冲服有一定效果，可用至 6 克。由于急性缺氧造成上消化道出血、急性肾衰、尿少甚至尿闭，止血剂及单独止血中草药效果不理想，相反使用有关凉血养血活血止血中草药效果较好。

3. 痰热腑实

症状：神志恍惚或昏睡，面唇紫暗，呼吸浅促，痰喘气急，咳吐黄痰，口干不喜饮，腹胀而大便不通，小便黄少，或有下肢浮肿，舌暗苔黄腻，脉弦滑。

治法：清肺化痰通腑。

处方用药：承气汤加减。

全瓜蒌 30 克、黄芩 12 克、半夏 10 克、生大黄 10 克、厚朴 10 克、枳实 10 克、玄参 30 克、麦冬 30 克、生地黄 30 克、芒硝 5 克、当归 30 克、蒲公英 30 克、败酱草 30 克、金银花 30 克、连翘 15 克。

用药论述：本型患者以急性呼吸衰竭及慢性呼吸衰竭急性发作多见，血气分析多在 pH 值 7.43，$PaCO_2$ 7.2 千帕，PaO_2 6 千帕范围。亦是急性呼吸衰竭治疗中有效的方法之一。方中全瓜蒌、黄芩、半夏清热豁痰；生大黄、厚朴、枳实、芒硝泄热通腑；玄参、麦冬、生地黄滋阴增液，泄热通便，使下之而不伤其阴，增液汤伍硝黄，润之而无恋邪之弊。当归活血，蒲公英、金银花、败酱草等清热解毒，荡涤肠道之热毒。本方药对中毒性肺炎、中毒性休克、感染、成人呼吸窘迫综合征导致的急性呼吸衰竭有较好的疗效，使毒素、细菌、代谢产物从大便排出，对病情的缓解是很有利的。已经有人发现呼吸衰竭时血氨水平升高，因此，对这些患者不管是否有大便秘结均可应用。宗肺与大肠相表里的经旨，灌肠给药法对神志昏迷患者有特别重要的意义，有时灌肠后随黑色污便的排出，神昏即转清醒，但要注意浓煎，量要在 150 毫升以下，肛管插入要尽可能深一些，一般要大于 20 厘米，尽可能保留时间长一些。伴有高热者可加入大剂量清热解毒、凉血药物。

4. 痰盛气衰

症状：面色、唇甲暗淡、神疲倦卧或昏不知人，呼之睁眼而反应差，呼吸微弱浅促，喉中痰鸣但无力咳痰，小便失禁，四肢厥冷，舌淡或淡紫少苔，或舌红绛少苔，脉沉弱或细数无力。

治法：益气养阴，涤痰开窍。

处方用药：生脉饮合涤痰汤、菖蒲郁金汤加减。

人参或西洋参 9～15 克或各 15～30 克、麦冬 30 克、五味子 10 克、黄芪 30 克、胆南星 9 克、石菖蒲 9 克、郁金 10 克、天竺黄 9 克、橘红 6 克、羚羊角粉 2 克（冲服）、黄芩 6 克、栀子 6 克、黄连 5 克、金银花 30 克。

用药论述：本型患者多是慢性阻塞性肺病、肺心病呼吸衰竭及其他类型呼吸衰竭并有左心衰竭者，血气分析多在 pH 值 7.35，$PaCO_2$ 8 千帕，PaO_2 6.7 千帕范围，特点是在几十年咳喘病史基础上又发病较长时间，由于纳少、体衰、呼吸微弱、缺氧，全身器官心、脑、肾均受累，故患者处于明显衰竭状态，既有呼吸衰竭又有心力衰竭、低氧血症、呼吸性酸碱紊乱、低渗血症、呼吸肌疲劳，这类患者在急诊室及呼吸科病房较为常见，临床治疗非常棘手，抢救及时非常重要。据临床观察，服用本方药的患者当天精神及神志即有较明显好转。方中人参益气，西洋参益气养阴，重症患者用量宜大。生脉散加黄芪益气养阴生津，如伤阴较重者可加生地黄 30～60 克。胆南星、郁金、石菖蒲、天竺黄、橘红有涤痰开窍之效。慢性呼吸衰竭危候多见气脱，本方益气养阴、涤痰开窍有很好的临床疗效，重要的是本方药要在脱症之前投药效果更好，常可见使患者病情迅速好转。

5. 肺肾气虚

症状：喘急、胸闷，动则加重，静坐息卧时如常人，清晨咳吐黏液数口，每因遇冷风、活动及异常气味而引起阵咳，伴有喘急、哮鸣，口唇、两颊紫暗，舌暗苔黄或白滑，脉沉。

治法：培补肺肾，健脾化痰。

处方用药：麦味地黄丸、生脉饮及香砂六君子汤加减。

麦冬 30 克、五味子 10 克、熟地黄 30 克、山茱萸 15 克、牡丹皮 15 克、山药 20 克、茯苓 15 克、泽泻 10 克、人参 10 克、白术 20 克、甘草 10 克、陈皮 5 克、半夏 6 克、砂仁 5 克、木香 6 克、黄芪 30 克、党参 15 克、生地黄 15 克、枸杞子 15 克、川贝母 6 克、杏仁 6 克、当归 15 克、沙参 15 克、蒲公英 30 克、败酱草 30 克、金银花 30 克、生姜三片。

用药论述：本型患者为慢性呼吸衰竭缓解期，或有急性发作但症状较轻，本方用麦味地黄丸滋补肺肾，滋肾敛肺，纳气平喘，适用于肺肾阴虚之喘嗽。生脉饮益气复脉，养阴生津。用于气阴两亏，心悸气短，脉微自汗。香砂六君子汤益气健脾，行气化痰，主治脾胃气虚，痰阻气滞证。呕吐痞闷，不思饮食，脘腹胀痛，消瘦倦怠，或气虚肿满。用于治疗气虚痰饮，呕吐痞闷，脾胃不和，变生诸证者。加黄芪益气，用生地黄、熟地黄、枸杞子补肾，用川贝母、杏仁化痰止咳，当归行气解瘀，补中有消，注重先、后天之本，扶正祛邪，增强正气。长期服用可增强体质，短期应用改善症状，药性平和，不失于慢性呼吸衰竭治疗中的有效方剂。

八、结核性胸膜炎

（一）概述

结核性胸膜炎系由结核杆菌侵入胸膜腔所引起的胸膜炎症。本病往往继发于肺结核，且多数伴有胸腔积液，为临床的一种常见病。根据本病发热、胸痛、气急等主要临床表现，系属于中医"悬饮""胁痛""水结胸""痨瘵"等范畴。病机为饮停胸胁，脉络受阻，气机不利。

（二）病因病理

本病多由于素体正气不足、饮食劳倦失宜或久病体虚而致痨虫感染，侵犯肺胸，初则损伤肺阴，灼津生热，邪热内结而发病；如果痨虫感染日久，阴损及阳，由肺及脾，甚则累及于肾，以致肺失输布、脾失运化、肾失气化，进而影响水液代谢，遂使水湿停聚成饮，积于胸胁而使病情进一步加重，形成本虚标实之候。

（三）诊断要点

1. 临床表现

（1）病史　常有结核接触史，或肺及其他器官的结核病史。

（2）症状　在干性胸膜炎阶段，胸痛为其主要症状；有时仅有前下胸或腋下胸痛，累及膈胸膜时，疼痛可放射至颈、肩或上腹部，随呼吸、咳嗽而加剧；可伴有低至中等度发热、干咳、乏力及呼吸短促等症状。发展至渗出性胸膜炎时，如属微量胸腔积液，则可无明显症状，或只有胸痛和发热，随着积液的增多，胸痛逐渐减轻或至消失；积液大量的患者，可有气急，或呈端坐呼吸，甚至出现发绀现象。

（3）体征　患者喜卧患侧。干性胸膜炎阶段患侧呼吸运动受限，呼吸音减弱，腋前线一带常有局限、恒定的胸膜摩擦音。渗出性胸膜炎时，若为少量积液可无明显体征；积液量大者则可见患侧胸廓饱满，呼吸运动明显减弱，气管、心脏可向健侧移位，积液部位叩诊浊音或实音，语颤和呼吸音减弱以至消失；偶尔可在积液上方闻及肠鸣音或管状呼吸音。

2. 实验室检查

（1）血象　一般无明显异常。有时白细胞数可稍增多；血沉增快。

（2）胸水　为渗出液，呈淡黄绿色，透明；相对密度大于1.018，细胞数增多，早期中性粒细胞增多，后期以淋巴细胞为主；培养或动物接种有时可找到结核杆菌。

（3）痰液检查　可找到结核杆菌。

（4）X线检查　可见肋膈角度钝，或上肺外周有增厚的胸膜影。中等量积液时可见中下部肺野呈一片均匀致密影，上缘呈弧形向上，外侧升高，患者仰卧后积液散开，可见整个肺野透亮度降低。大量积液时，患侧全为致密阴影，仅肺尖尚透亮。胸膜若有粘连，可形成包裹性积液。

（5）超声波检查　对积液可作定位检查，对少量积液或包裹性积液，可提示穿刺部位、深度、范围等，此外对鉴别胸膜肥厚也有帮助。

（四）结核性胸膜炎证治枢要及特色经验探要

1. 基本治则

结核性胸膜炎系因正气虚弱而被痨虫所感染，侵蚀肺叶胸膜，导致气虚阴亏，饮停胸胁，表现本虚标实之证，故益气养阴、化痰逐饮为基本治则。如胸痛剧烈，则常须配合疏肝理气、通络化瘀之品。

2. 驱邪逐饮法的治疗意义

饮为阴邪，得阳始运，得温始开，故历来治疗饮证，每以"温药和之"。但对于所谓"悬饮"，特别是结核性胸膜炎胸腔积液的患者，温药则非所宜。就大量临床观察而言，不少结核性胸膜炎所表现的"饮证"，往往兼有热性症状，因而如果应用温法施治，疗效不但不佳，有时反而助热而使病情进一步加重。其实，对于

"悬饮"，《金匮要略》早就明确主张采用"十枣汤"或"大陷胸汤"，予以驱邪逐饮，直至现在，仍为临床所选用。应该予以指出的是，对于攻逐类剂，因其药性峻猛，若使用失当，反会促进正气衰败，痰水潴留日增，故只宜于标实较著而正气未虚、体质尚佳的青壮年患者的治疗，然而即使如此，用之也必须谨慎，严格掌握好适应证和用药剂量，一般药后以每日行便 2～4 次为宜，不可使之暴下而徒伤正气，以致病情加重或发生其他变证。对于年老体弱或有慢性疾病的患者，所患饮证多表现为本虚标实，故治疗时则必须注意标本兼顾，近年来临床多选用药性较为缓和的葶苈大枣泻肺汤合五苓散或葶苈大枣泻肺汤合木防己汤加减施治，其效果也常令人鼓舞。临床有学者报道，木防己汤不仅具有清热利水、泻肺止痛作用，而且还具有抗痨抑菌作用，对改善结核性胸膜炎的临床症状有一定效果。也有学者报道：临床施用大剂量青霉素静脉滴注亦十分有效，约一周内基本消除结核性胸腔积液，有待探索。西医治疗本病的两大措施：一为强化用药，联合治疗，规则疗程抗结核；二为抽胸水，因而在临床治疗中采用上述利水逐饮方药的同时，往往需要酌加一些具有明显抗结核作用的中药，如百部、桑白皮、防己等以提高对结核性胸膜炎之疾病的临床疗效。此外，对于饮邪夹热，积液持久不吸收，且发热不降的患者，应在除饮邪的基础上，加用清热化痰类药，如黄芩、连翘、金银花、鱼腥草、紫菀、百部、白前、半夏等，以防邪热伤阴耗气而加重其病情。

3. 益气养阴、活血化瘀法的重要作用

结核性胸膜炎经驱邪逐饮而积液明显减少或消失之后，机体往往处于正虚待复状态，此时首要治疗措施就是健脾补肺、益气养阴以扶正，这对加速机体的康复及防止本病的复发极为有助。但要注意的是，健脾之药不宜过于辛燥，而润肺养阴之品则不宜过于滋腻，此在肺结核的治疗用药中已作介绍。同时，不论有饮、少饮或无饮，均宜酌加一些具有抗粘连作用的活血化瘀类中药，如当归、丹参、赤芍、川芎、桃仁等，对减少本病胸膜粘连和肥厚等后遗症，很有裨益。

4. 针灸推拿按摩点穴等理疗作用的临床价值

中医治疗结核性胸膜炎等结核病，主张"补虚以复其原，杀虫以绝其根"。针灸治疗在疏通经络、调理脏腑气血、宣发肺气、滋补肾气、健运脾胃方面有较好的临床价值。因此采用针灸疗法配合抗结核药物，既能调整神经功能，增强机体免疫力及促进内分泌功能，又能抑制结核杆菌及减少结核中毒症状，其效果已证明优于单用抗结核药物的治疗方法。临床取穴多选用肺俞、尺泽、中府、太渊、肾俞、脾俞、三阴交、气海、足三里、膏肓、命门等，可根据肺、脾、肾三脏虚衰程度的不同，分别择其相应的穴位予以施治。同时配合推拿按摩点穴等理疗，以调理先后天之本肾气及脾胃。"脾为生痰之源，肺为贮痰之器"，脾肾等脏腑健运，则哪有病不康复的呢？

5. 中西医优化选择

结核性胸膜炎的治疗，重点是抗痨、抑制结核杆菌及抽取胸腔积液，但也不可忽视增强体质及机体的抵抗力，以加速本病的康复及防止其复发。诚然，西医在抗

痨、抽液方面虽独具优势，但随着抗结核药物的广泛应用，其副作用及由之产生的耐药性也日见增多，如临床常用的异烟肼、链霉素、利福平、乙胺丁醇等主要抗结核药物，都分别有肝肾损害、第8对颅神经损害、胃肠功能紊乱以及视神经炎等毒副作用，对这些不良反应，中医则可采取健脾补肾、疏肝养血等治法，选用党参、黄芪、白术、茯苓、山药、甘草、骨碎补、菟丝子、枸杞子、甘菊花、柴胡、丹参、当归、白芍、牡丹皮、生熟地黄、狗脊等治疗，常可获得满意的效果。此外，中医药在抗痨、抑制结核菌方面虽不理想，但在扶正补虚以增强机体抗病能力方面则有较大的优势。临床上有报道，应用西医抗结核药物结合中医辨证论治，治疗结核性渗出性胸膜炎患者，结果表明其疗效优于单纯西医药治疗，且胸水消退时间明显缩短，对一些应用抗痨药后出现肝功能变化的患者，经配合中药治疗后，其肝功能很快恢复正常。由此认为，中西医结合治疗本病，对提高其治愈率和减少其复发率，显然具有较好的作用。

（五）临床分型辨证论治

1. 痰热结胸

症状：恶寒发热，胸胁疼痛，干咳少痰，呼吸稍粗，口苦纳呆。舌苔薄黄或黄糙，质红，脉弦数或滑数。

治法：清热化痰，舒肝散结。

处方用药：小柴胡汤合小陷胸汤加减。

柴胡6克、黄芩12克、黄连5克、太子参15克、甘草10克、全瓜蒌10克、竹沥10克、半夏10克、桑白皮12克、地骨皮12克、平地木30克、炙百部12克、金银花30克、连翘15克、蒲公英30克、败酱草30克、大枣3枚。

用药论述：本型多见于干性胸膜炎阶段或渗出性胸膜炎初期，胸腔积液量较少的患者。此时以小柴胡汤（柴胡、黄芩、人参、半夏、甘草、生姜、大枣）和解少阳，舒肝散结，和胃降逆，扶正祛邪。小陷胸汤清热化痰，利气、宽胸散结。方用黄连清热泻火，半夏导饮、化痰开结，二药合用，辛开苦降，善治痰热内阻。更以全瓜蒌润燥下行，荡热涤痰，宽胸散结，三药合之以涤胸膈痰热，开胸膈气结，攻虽不峻，亦能突围而入，故名小陷胸汤。方中加用桑白皮、地骨皮，目的在于泻肺散结；配伍炙百部、平地木，对于有结核病者，能起到较好的抗痨止咳效果。热邪偏盛而伤阴者，加麦冬、玉竹、石斛、沙参，以益气养阴，清热解毒，消肿排脓疏通胃肠道，因肺与大肠相表里，使肺火随之腑通而泻。此外，若见胸胁疼痛较甚时，可酌加广郁金10克、延胡索（元胡）10克；咳嗽、痰黏或咳痰不畅者，加桔梗10克、杏仁6克、浙贝母6克；食欲较差者，加鸡内金10克。

2. 饮停胸胁

症状：胸胁疼痛或疼痛逐渐减轻，转侧或咳嗽可使之加剧，肋间胀满，气短息促，动则更甚。苔薄，质淡红，脉弦滑。

治法：泻肺逐饮，健脾利水。

处方用药：葶苈大枣泻肺汤合五苓散加减。

葶苈子 15 克、红枣 20 克、白术 15 克、茯苓 15 克、猪苓 12 克、泽泻 12 克、太子参 30 克、车前子 15 克、平地木 30 克、百部 10 克、桑白皮 12 克、丹参 20 克、金银花 30 克。

用药论述：本型多见于渗出性胸膜炎胸腔积液量较多的患者。对此，临床常选用《金匮要略》所载治疗饮证的葶苈大枣泻肺汤为主方，合五苓散之健脾利水，以加强其利水逐饮的功效。方中加车前子、平地木、桑白皮、丹参等品，不仅有抗痨止咳作用，而且还可以起到通络、祛痰、利肺、化饮的良好效果。一般而言，对于年老体弱多病的患者，治宜标本兼顾。但对于青壮年体质尚可的患者，则以泻肺逐饮攻邪为主，可酌加控涎丹 1.5～2 克。此方对胸水虽少，但胸痛顽固者亦可使用。若症见神疲肢倦、气短较甚者，酌加黄芪 30 克、党参 20 克；心悸、肢寒者，宜加附子、桂枝、干姜以温阳利水。

3. 气阴两虚

症状：胸痛、咳嗽、气急等症状基本消失，唯有体力虚弱，或时自汗、盗汗，懒言声低。舌质淡，苔薄白，脉细弱。

治法：益气养阴，健脾补肺。

处方用药：沙参麦冬汤、六味地黄汤合四君子汤加减。

沙参 15 克、麦冬 15 克、甘草 6 克、玉竹 15 克、桑叶 10 克、扁豆 9 克、生黄芪 30 克、党参 20 克、白术 15 克、茯苓 15 克、山药 15 克、天花粉 12 克、百部 10 克、杏仁 6 克、金银花 30 克、熟地黄 20 克、山茱萸 12 克、牡丹皮 12 克、泽泻 10 克。

用药论述：此型多属于结核性胸膜炎恢复期阶段。此时饮消邪去，正气未复，故往往表现气阴两虚、肺脾俱亏，治疗应该根据"损者益之""虚者补之"的原则，采用沙参麦冬汤、六味地黄汤以补肺肾之阴，补肾养阴纳气，四君子汤以健脾益气，这对于促使病体早日康复能起到较好的作用。如有自汗、盗汗较甚者，可加浮小麦 15 克、稽豆衣 10 克、牡蛎 30 克；胃纳欠馨者，加鸡内金 12 克、山楂 15 克。

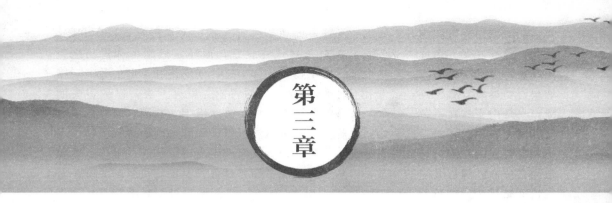

第三章

消化系疾病

一、食管炎

（一）概述

　　食管炎是指食管黏膜发生炎症而引起一系列的临床证候，如食管不畅、疼痛或胸骨后烧痛、反胃、吐酸、恶心、呕吐、吞咽障碍、甚至吐血等。本病经常和慢性胃炎、消化性溃疡或食管裂孔疝并存，但也可单独存在。该病可因胃或十二指肠内容物反流到食管，或由化学药品、毒物对食管黏膜的腐蚀破坏作用而形成黏膜炎症。但最主要的乃是反流性食管炎，食管下端括约肌功能失调、幽门括约肌关闭不全、食管黏膜防御功能破坏、胃黏膜异位等，均可促使反流性食管炎的发生。而最根本的因素是食管下端功能失调。反复呕吐可使食管下端功能暂时减弱，胃酸或胰液和碱性胆汁反流，成为食管黏膜的腐蚀性刺激剂，毁坏食管黏膜而引起食管炎症。长期反复不愈的食管炎可致食管瘢痕，形成食管狭窄或裂孔疝，甚至发生慢性局限性穿透性溃疡。反之，食管裂孔疝也可导致反流性食管炎之发病。中医无食管炎病名，可根据临床表现而将其归属于"吞酸""胸痹""噎食""噎嗝""郁证""吞咽困难"等范畴，肝郁气滞，郁热内生，都可导致胃气上逆而酿成食管炎，久病之后可导致气滞血瘀。

（二）中医论述食管炎的病因病理

　　中医认为食管属于胃的范畴，食管是胃腑受纳饮食之关，胃腑是食管吞咽食糜存留之所，两者相互连接，彼此影响，不可分割。在生理功能和病理变化上基本相同，共同完成受纳和消化以及气机升降的功能。中医认为脾主升，司运化；胃主降，司受纳。脾气健则升，胃气和则降，此属于生理之常。脾失健运，胃不和降，此属于病理之变。由此可见，食管疾病之病位在食管，而病变机制为脾胃功能失调。食管炎的病因有三：一是由于情志不畅，忧郁恼怒，气郁伤肝，肝失疏泄，横逆犯胃，以致胃气上逆；二是由于肝郁化火，火灼胃阴，胃火上炎，以致胃失润降；三是由于饮食不节，过食辛辣酸性刺激性食物，过度吸烟、饮酒，或服用具有腐蚀破坏作用的毒品，或药物损伤脾胃，气机阻滞，胃失和降，因而胃气上逆。不论是哪种病因，均可导致胃气上逆，升降失司，从而产生反胃、烧心、呕逆、胸膈阻闷之证候。脾胃升降的失常，中焦气机阻滞不畅，是食管炎发病机制的关键。若气机郁结日久，则可发生"噎食"和"膈症"。正如《证治汇补》所告诫的："吞酸，小疾也，然可暂不可久，久而不愈，为膈噎反胃之渐也。"中医概括的这些病因病机和西医对本病揭示的组织病理学以及动力学的改变亦相吻合。在正常情况下，食管下端与胃交界线上3～5厘米范围内，有一高压带构成一个压力屏障，能防止胃内容物反流入食管。当食管下端括约肌关闭不全时，或食管黏膜的防御功能被破坏时，不能防止胃、十二指肠内容物反流到食管，以致胃酸、胃蛋白酶、胆盐和胰酶等损伤食管黏膜，均可促使食管炎的发生。其中尤以高压带构成的压力屏障功能失调引起的反流性食管炎为主要机制。

（三）诊断要点

1. 临床表现

本病初起，可不出现症状，但有胃食管明显反流者，常出现如下自觉症状。

（1）烧心感　为最早最常见的症状，表现为在剑突区感到烧灼样不适，并向胸骨上切迹肩胛部或颈部放散，在餐后一小时躺卧或增高腹内压时出现，严重者可使患者于夜间醒来，口服抗酸剂后迅速缓解，但一部分长期有反流症状的患者，亦可伴有挤压性疼痛，与体位或进食无关，抗酸剂不能使之缓解，进酸性或热液体时，则反使疼痛加重。但烧心亦可在食管运动功能障碍或心、胆囊及胃十二指肠疾病中出现，确诊仍有赖于其他客观检查。

（2）反酸　为酸性或苦味液体反流到口腔，偶尔有食物从胃反流到口内，如严重者在夜间出现反酸，可将液体或食物吸入肺内，引起阵发性咳嗽、呼吸困难及非季节性哮喘等。

（3）咽下困难　初期多因炎症咽下轻度疼痛和有阻塞不顺之感觉，进而食管痉挛，多有间歇性咽下梗阻，后期因食管狭窄致咽下困难，甚至有进食后不能咽下的间断反吐现象，严重病例可呈间歇性咽下困难，伴有咽下疼痛，此时不一定有食管狭窄，可能为食管远端的运动功能障碍，继发食管痉挛所致。慢性患者由于持续的咽下困难，饮食减少，摄取营养不足，体重明显下降。

（4）出血　严重的活动性炎症，由于黏膜糜烂出血，可出现大便潜血阳性，或吐出物带血，或引起轻度缺铁性贫血，服用抑酸类药物或饮酒后出血更重。

（5）发生慢性咽炎、慢性声带炎和气管炎等综合征　这是由于胃食管的经常性反流，对咽部和声带产生损伤性炎症，引起咽部灼酸苦辣感觉，还可发生口腔黏膜糜烂和舌、唇、口腔的烧灼感。反流性食管炎出现症状的轻重，与反流量、伴发裂孔疝的大小及内镜所见的组织病变程度均无正相关，而与反流物质和食管黏膜接触时间有密切关系。症状严重者，常见在反流时食管 pH 值在 4.0 以下，而且酸清除时间明显延长（pH 值：溶液酸碱程度的衡量标准。当 pH 值＜7 时，溶液呈酸性；当 pH 值＞7 时，溶液呈碱性；当 pH 值＝7 时，溶液为中性）。

2. 辅助检查

（1）食管滴酸试验　若滴酸患者诉烧灼感和胸骨后痛，再滴生理盐水时缓解，为阳性反应。大多数患者在酸滴注 15 分钟均呈阳性反应。

（2）食管内 pH 值测定　将 pH 电极放入胃内，再逐渐拉回至食管下端括约肌上方 5 厘米处，pH 值迅速上升至 6，再令患者仰卧，做增加腹内压动作，pH 值降到 4 以下，说明胃食管反流。

（3）食管内压测定　将充满水的连续灌注导管插入胃内，再回抽并测食管内压力，静息时食管下端括约肌压力 < 1.33 千帕，提示食管下端括约肌功能不全或胃食管反流（正常压力为 1.33～3.9 千帕）。

（4）食管钡餐　多数正常，少数可见反流现象。

（5）内镜与活组织病理检查，可明确病理改变与有无胆汁反流，一般分为六度。Ⅰ：食管黏膜失去其正常色泽，呈充血状态。Ⅱ：出现红色的线样浅表溃疡，表面盖有白膜，擦去白膜时溃疡表面渗血。Ⅲ：溃疡扩大相互融合，甚至在下面食管的全周径看不见正常黏膜。Ⅳ：黏膜下层肉芽组织增生，食管壁开始变硬。Ⅴ：黏膜下层纤维狭窄，食管可能缩短。Ⅵ：食管全壁纤维化。

（四）鉴别诊断

（1）反流性食管炎与食管裂孔疝　两病可合并存在，在临床上两者均可出现反流症状，如烧心感、反酸、咽下困难及出血等，也均可因腹内压或胃内压增高而加重症状，但食管炎症状仅限于胃食管反流现象。而食管裂孔疝不但影响食管，也侵及附近神经，甚至影响心肺功能，故其反流症状较重，胸骨后可出现明显疼痛，也可出现咽部异物感和阵发性心律不齐。在诊断上，食管裂孔疝主要依靠 X 线钡餐，而食管炎主要依靠内镜。

（2）食管贲门黏膜撕裂综合征与食管炎的区别　前者最典型的病史是先有干呕或呕吐正常胃内容物一次或多次，随后呕吐新鲜血。诊断主要靠内镜。由于浅表的撕裂病损，在出血后 48～72 小时多数已愈合，因此应及时作内镜检查。

（3）食管癌　以进行性咽下困难为典型症状，出现烧心和反酸的症状较少，若由于癌瘤的糜烂及溃疡形成或伴有食管炎症，亦可见胸骨后灼痛，一般进行食管 X 线钡餐检查或食管镜检查不难与反流性食管炎作出鉴别。

（五）食管炎疾病证治枢要及特色经验探要

（1）食管炎之病因病理以气郁痰阻为主，病灶虽在食管，但中医多从胃、脾、肝等脏腑辨证施治，理气解郁、疏肝健脾、化痰、和胃降逆等为常用治法。本病初起多为痰气郁结，应及时化痰理气解郁；继则气逆犯胃，肝失疏泄，胃失通降，当疏肝和胃降逆；嗣后气郁化火，灼伤胃阴，以滋胃养阴为法；若痰湿困阻中焦，脾胃气阳受戕，则须温运中焦，调和脾胃。

（2）证情虽不外虚实两端，治法亦不越补虚泻实之规，但本病每多实中有虚，虚中有实，虚实交错之病机变化。因此，诸多治法应据证调配组合，处方用药宜审情加减化裁，大凡实证易治，见效较快，虚证及虚实夹杂证，由于病程日久，证情复杂，治疗较难，见效亦慢，须扶正祛邪，注重胃气，注重先天之本肾气，后天之本脾胃，而辨证论治，调理用药。

（3）不能见炎只专顾"消炎"，强调辨证施治。反流性食管炎的主要病机是肝郁气滞，脾胃不和。因此治疗上必须抓住病机关键，着重调理脾胃，疏肝解郁。脾胃见证改善后，才可望食管括约肌功能的改善。在抑制胃内容物反流时，着重应用旋覆花、赭石，后者剂量可用到30～40克，并配以姜、竹茹、半夏等；抑制胃酸可重用煅瓦楞、海螵蛸（乌贼骨）、白及等；咽胸骨后烧灼感明显，或因痰火，或因阴虚，各随证加减，规律用药，常选金银花、山豆根、黄连、黄芩、败酱草、蒲公英、连翘、桔梗等药以清热解毒；选石斛、麦冬、玄参、天花粉、沙参、白芍等药以养阴而祛虚火；胸膈不畅选用威灵仙、枳实、竹茹、橘皮、厚朴（炙）、枳壳（炒）、青皮（炒）、槟榔、大黄、莪术（炙）、三棱（炒）、麦芽（炒）、神曲（炒）、木香、甘草、山楂，以消化食滞，顺气宽胸；脾胃气虚可用党参、白术、黄芪；肝气郁滞可用柴胡、郁金、白芍、枳壳等。诸药合用能起到改善食管括约肌之功能，同时抑制胃气上逆和减少胃酸反流，并能防止食管炎向食管癌方面转化。

（4）连苏饮的运用 食管炎虽发病机制与肝、脾、胃密切相关，但食管毕竟位居上焦，若辨证治疗乏效，不妨仿温病学家薛生白的连苏饮加味：用紫苏叶1～3克、姜炙川黄连1～2克、豆蔻、吴茱萸、生甘草各2～3克、陈皮3～5克，共入茶杯内，以沸水浸泡，加盖稍闷，不定时频频饮服。方中紫苏叶与陈皮理气宽胸以调肝；姜炙黄连苦寒清郁热，用姜汁炒后不仅寒性稍减，而且富有降逆止呕之意；吴茱萸化浊降逆，能止呕逆，姜炙与黄连相合为左金丸，又具辛开苦降之功，对嘈杂呕吐、嗳气吞酸、胸胁胀痛均有作用；豆蔻芳香醒脾，顺气和胃；生甘草清润生津，调和诸药。此方药味不多，剂量亦轻，但对本病的病因病机面面俱到，可谓一方而治多证，如结合上述，辨证施治方药，再作适当加减变化，则于病、于理、于法、于方尽在其中。

（5）讲究服药方法 在服用汤药时，均应注意将药汁分多次少少呷饮，并慢慢下咽，尽可能让其在食管部位多停留一些时间，这种细水长流式的服药法，可以使药液直达病所，以冀发挥更好的治疗作用。

（六）临床分型辨证论治

1. 气机阻滞

症状：胸闷、嗳气频作，脘闷不畅，食物下咽时有哽噎感及疼痛，可有食物反流，情志不畅或烦劳、紧张后症状加重，可兼善太息，倦怠无力，或恶心等，舌苔薄白，脉弦细。

治法：理气解郁，和胃降逆。

处方用药：木香调气散合解郁合欢汤。

木香 10 克、丁香 5 克、砂仁 5 克、柴胡 6 克、沉香 5 克、茯苓 10 克、合欢花 10 克、陈皮 6 克、半夏 10 克、紫苏 10 克、豆蔻 10 克。

2. 胃失和降

症状：胸脘灼痛，胃脘痞满，恶心欲吐，常吐涎沫，大便不畅，舌苔薄白，舌质淡红，脉弦。

治法：和胃降逆。

处方用药：旋覆代赭汤加减。

旋覆花 15 克、赭石 30 克、党参 15 克、清半夏 12 克、茯苓 15 克、白术 15 克、甘草 6 克、大枣 4 枚。

论述：此方为和胃降逆的主方，方中重用旋覆花、赭石以治胃气上逆，减少反流；党参、白术、茯苓、大枣、甘草健脾益气；清半夏祛痰降逆，和胃止呕。若反酸明显者加煅瓦楞、海螵蛸（乌贼骨）等；若消炎止痛加金银花、山豆根、赤芍、黄芩等；若呕吐苦水，食管有烧灼感，可换用黄连温胆汤加减（川黄连 6 克、竹茹 12 克、枳实 6 克、枳壳 6 克、半夏 6 克、橘红 6 克、茯苓 15 克、郁金 10 克、菖蒲 5 克、酸枣仁 15 克、丹参 10 克、甘草 6 克、生姜 6 克）煎熬汤剂，有清热燥湿、理气化痰、活血化瘀、开窍醒神、和胃利胆之功效。

值得提出的是，在治疗与情志相关的疾病时，药物治疗与心理治疗不可有所偏废，在中医学中，心理治疗居于十分重要的位置。因此，必须了解、掌握患者的特殊心理进行疏导，使其心境平和愉快，更能收到事半功倍的效果。

3. 肝气犯胃

症状：呕吐吞酸，嗳气频繁，胸胁胀痛，烦闷不舒。舌边红，苔薄腻，脉弦滑。

治法：疏肝理气，和胃降逆。

处方用药：四七汤加减。

紫苏梗 10 克、陈皮 6 克、半夏 10 克、茯苓 10 克、柴胡 6 克、木香 10 克、香附 10 克、竹茹 10 克、黄芩 10 克。

论述：肝气郁结，必克胃土，导致肝胃不和，胃气上逆，治以四七汤加减。若心烦口苦，加黄连、龙胆；便秘加大黄、枳实；胸骨后疼痛加白芍、郁金等；气郁化火加麦冬、黄连。

4. 肝胃郁热

症状：胸骨后及胃脘部有烧灼感，嗳气，吞酸，恶心甚至呕吐，口干口苦，喜冷饮，大便干燥，舌质红，苔薄黄，脉弦数。

治法：清肝泄胃，理气降逆。

处方用药：左金丸合橘皮竹茹汤加减。

吴茱萸 5 克、黄连 10 克、陈皮 6 克、竹茹 10 克、枇杷叶 10 克、半夏 10 克、茯苓 10 克、青皮 10 克、黛蛤散 10 克（包）、甘草 6 克。

5. 气滞血瘀

症状：胸骨后及胃脘部刺痛、烧灼痛，疼痛日久，固定不移，嗳气频作，恶心，食物反流，兼见两胁刺痛、面色晦暗、食少倦怠、形体消瘦等。舌质紫暗有瘀斑，脉弦涩。

治法：理气化瘀。

处方用药：血府逐瘀汤合解郁合欢汤加减。

川芎 10 克、柴胡 6 克、红花 10 克、当归 30 克、桃仁 6 克、枳壳 10 克、怀牛膝 10 克、合欢花 10 克、赤芍 10 克、郁金 10 克、木香 10 克、紫苏 10 克、沉香 10 克、甘草 10 克、金银花 30 克。

6. 胃阴不足

症状：胸脘灼痛，干噎呕吐，口燥咽干，似饥而不饮食，进食欠畅，大便干结。舌红少津，无苔，脉细无力。

治法：滋阴养胃。

处方用药：麦门冬汤加减。

麦冬 30 克、天冬 10 克、石斛 15 克、天花粉 12 克、玉竹 10 克、半夏 10 克、竹茹 10 克、生地黄 15 克、玄参 30 克、陈皮 6 克、郁金 10 克、生甘草 6 克。

论述：肝郁气结，气郁化热，久必耗损胃阴，虚热内生，一般均处于反流性食管炎的发作阶段，治疗宜滋阴润燥、生津和胃。方中麦冬、天冬、石斛、天花粉、玉竹、生地黄、玄参生津润燥，和胃养阴；同时方中可加熟地黄、山茱萸、山药、茯苓、牡丹皮、泽泻，以注重滋补先天之本肾气；半夏、竹茹降逆止呕；陈皮、郁金理气解郁。若热象明显者加黄连、金银花、蒲公英、连翘、败酱草；胸骨后疼痛加重者加五灵脂、延胡索等。

7. 脾胃虚寒

症状：胸膈或胃脘隐隐作痛作胀，病延日久，或素有脾胃虚寒，或偶有灼热感，但胃中怕冷，精神疲惫，面色不华，大便稀溏。舌淡苔薄，脉沉缓无力。

治法：温中健脾，和胃降逆。

处方用药：香砂六君子汤加减。

党参 15 克、白术 15 克、茯苓 12 克、陈皮 6 克、清半夏 10 克、吴茱萸 3 克、砂仁 6 克、旋覆花 10 克、赭石 30 克、木香 10 克、甘草 6 克、干姜 6 克。

论述：香砂六君子汤加减是调理后天之本脾胃的常用方。本病迁延日久，终致气虚阳亏，形成脾胃虚寒之证，治疗宜健脾益气温阳，佐以降逆和胃。若久病肾阳亏损者，可加附子、肉桂、熟地黄、山茱萸、山药、牡丹皮、泽泻、茯苓以补肾气，且注重阴中求阳；胸憋痰多者，加紫苏梗 10 克、川厚朴 6 克。此方适用于反流性食管炎之久病体虚者。

二、慢性胃炎

（一）概述

慢性胃炎是由许多不同病因引起的胃黏膜的慢性炎症。其病理变化多局限于黏膜层。慢性胃炎是消化系统最常见的疾病，占门诊接受胃镜检查患者的 80%～90%。本病与年龄大小成正比，缺乏特异性症状和体征。症状表现与胃的炎症改变多不成正比，一部分胃镜及病理表现为较重的胃炎，症状却可以极轻或缺无。在病因上有原发性和继发性两种，继发性胃炎是指继发于胃的疾病如胃手术后。原发性胃炎一般分为浅表性、萎缩性和肥厚性三种，但肥厚性胃炎临床极少见。因此，慢性胃炎主要指浅表性胃炎和萎缩性胃炎。随着纤维胃镜的推广和普及，此病的研究逐渐深入。分类依据部位和病理变化的程度、活动性及有无化生、细胞的异型增生等进行分类，如发生在胃窦部的，叫胃窦炎。依组织病理学若胃黏膜固有腺体明显萎缩甚至消失者，叫作胃萎缩，属于严重萎缩性胃炎的一种。镜下所见胃黏膜糜烂的，称糜烂性胃炎或胃黏膜糜烂。由糜烂引致出血的，叫出血性胃炎。若胃黏膜病变以萎缩为主、浅表为次的称萎缩-浅表性胃炎，反之，则称浅表-萎缩性胃炎。肠腺化生（这属于胃病里的一个概念。胃表面全部是胃腺细胞，它的形态如柱状，上下一样，主要分泌胃酸、胃蛋白酶腐蚀消化食物。肠腺上皮细胞在肠道，肠腺上皮细胞形态如杯状，上大下小，在肠道表面吸收胃消化后食物中的营养成分，再通过管道转化为精微物质，生气化血，营养四肢百骸。如果在胃黏膜表面发现了肠道的腺体细胞，称为"肠腺上皮化生"，简称肠腺化生）如出现在萎缩性胃炎，被认为与胃癌的发生有密切关系。萎缩性胃炎作为胃的癌前病变之一，受到重视，并作为重点研究课题。中医认为，本病属于中医的"痞""痞胀""胃脘痛"等多种病证范畴。

（二）中医对慢性胃炎病因病理之论述

脾胃禀赋不足，或久病脾胃内伤，或长期饮食不节或不洁，过食生冷，偏食酒茶辛辣，饥饱失宜，或年高体衰者脾胃功能减退，胃的黏膜老化，或药物所伤，均可导致脾胃气虚，运化失司，无力运转气机、水湿，进而导致气滞，痰湿内阻，并由此促进血瘀的形成。气虚日久可致阳虚，阳虚则生寒，湿从寒化则生寒湿，湿邪郁久可化热而成湿热，脾胃气虚，无力消磨谷食，则成食积；七情刺激，尤其"思则气结""忧思伤脾""怒则伤肝"，恼怒忧思使肝气郁结，横犯胃腑，均可影响肝的疏泄和胃气升降，导致肝胃气滞或肝胃不和之证。脾胃已虚，肝旺则更受其犯，可导致肝郁脾虚，肝脾不和证。肝郁化火化热，夹湿犯胃，可导致肝胃郁热或中焦脾胃湿热。郁火或湿热伤阴耗津，又易导致阴虚；体瘦质燥之性，或邪热久病耗阴；或过用苦燥、香燥之品；或偏嗜辛辣炙煿、烟酒过量；或老年人胃的分泌功能减退，阴津亏耗；或者肝胃郁火与湿热伤阴耗津，胃失濡润，均可导致胃阴不足证。阴虚则生内热；阴虚润降失司，影响通降功能；或者阴虚脉络枯涩、营阴不畅，从而导致阴虚内热、阴虚气滞、阴虚血瘀等证。阴虚络热，尚可迫血妄行。津不化气或气不化津，故有时与气虚并见，甚至阴损及阳，形成气阴两亏或阴阳两虚证；肝郁气滞日久，或者久病胃络瘀阻，或气虚不能行血，或阴虚、营阴不畅，或平素嗜酒，情志久郁，或血证后留瘀为患，均可形成血瘀或气滞血瘀证；若在脾阳虚基础上，可因情志郁结化热，或外邪化热、湿热犯中，或胃酸、胆汁、辛辣、辛热药物等刺激，或痰湿蕴久化热，形成寒中有热，寒热错杂，虚实并见之象；慢性胃炎初病在胃在肝，久病多在脾；初病在气，久病可入络；初病多实，久病转虚或虚中夹实；慢性浅表性胃炎多热、多湿热、多气滞；萎缩性胃炎多气虚，多气阴两虚，多虚中夹实。虚实之间，气虚与阴虚、阳虚之间，以及实邪与实邪之间，诸如气、瘀、痰、湿、寒、热、积等，均存在先后、因果或并存的关系，因而使慢性胃炎在证候表现上呈现错综复杂状态。故在临床治疗上，综合关系，依疾病发展变化规律，严格辨证论治，纲举目张，确定有效治疗方案。

（三）诊断要点

1. 临床表现

多数患者表现为胃部的胀满、疼痛，并可见嗳气、胃纳差、饭后疼痛加重、烧心、恶心、嘈杂不适等，疼痛多无节律性，上腹可有轻压痛，压痛范围较弥散。以上所有症状均无特异性，而且症状轻重与胃炎的轻重不一致。因此，目前本病的诊断主要依靠胃镜和病理活检。

2. 纤维胃镜或电子胃镜及病理检查

（1）浅表性胃炎可见胃黏膜充血，呈花斑样潮红（红白相间，以红为主），黏膜可有水肿或糜烂、出血、渗出物增多。病理：在黏膜浅层有淋巴细胞及浆细胞浸润，但病变不涉及黏膜肌层。胃腺体正常，可伴有肠上皮化生，但多为小肠型（完全型）化生，其肠化细胞分化较好，多为良性炎症反应。

（2）萎缩性胃炎镜下表现

① 胃黏膜色泽变淡，呈灰色、灰黄色、灰白色或灰绿色，可为弥漫性，也可呈局限性斑块状分布。萎缩范围内可残留红色小斑，形成红白相间，以白为主。

② 胃黏膜变薄，黏膜下血管常可显露，轻者血管网，重者可见到如树枝状的血管分支。尤其在胃内充气膨胀时，血管显露更明显。

③ 有时在萎缩的黏膜上有上皮细胞增生形成的细小颗粒，有时可形成较大结节。其病理特点是胃腺萎缩，壁细胞减少和变性。

胃镜检查和病理活检是慢性胃炎最可靠的诊断方法。胃镜病理诊断主要包括病变部位、萎缩程度、肠化生及不典型增生的程度。主要在胃窦、胃体及胃底贲门部位分别活检，由于萎缩常呈局灶分布，活检过少或部位不正确可影响诊断结果，应该多在明显或可疑萎缩区灶内取至少 4 块组织送检。

（四）鉴别诊断及并发症

1. 鉴别诊断

慢性胃炎由于临床症状缺乏特异性，而且易与溃疡病和胃癌合并存在，因此不能满足于胃炎的诊断，要注意除外溃疡病、胃癌、慢性肝胆疾患。胃镜和病理活检是确定慢性胃炎的可靠依据，也是鉴别上述疾病的重要手段，结合有关检查，鉴别一般无困难。

2. 并发症

（1）溃疡病　慢性胃炎易并发溃疡病。溃疡一般是在胃炎的基础上发生的。溃疡位置越高，并发胃炎越重。

（2）胃癌　萎缩性胃炎易发展成胃癌，要注意及早发现早期胃癌。故对中、重度萎缩性胃炎，尤其伴有广泛重度肠化生和中度以上细胞异型增生者，应该加强胃镜和病理随访。

（3）上消化道出血　发病率仅次于溃疡、肝硬化，直接原因是胃底食管静脉曲张破裂出血。确定胃炎包括应急情况下的急性胃黏膜糜烂引起的出血，主要依靠急诊胃镜，应该在 24～48 小时进行。

（4）此外胃炎尚可并发胃息肉、胃黏膜脱垂、慢性胆囊炎等多种疾病。

（五）慢性胃炎证治枢要及临床特色经验探要

1. 证治枢要

慢性浅表性胃炎以实证居多，萎缩性胃炎以虚证和虚中兼实证为多，临床尚需根据实际症情，审症求治，灵活施治。不宜见"炎"消炎；胃炎多以痞胀为主症，部分患者并有胃痛和其他不适，胀比痛难治。痞胀的产生与情志忧郁多虑、饮食关系较密切，故药治以外，还必须配合心理、饮食调护。痞要分辨实痞、虚痞加以调治；萎缩性胃炎的逆转，必须顾及先天之本肾气、后天之本脾胃，特别注重患者的胃气，强调补中益气，采取扶正祛邪之法；中虚气滞证在萎缩性胃炎中占有较大比重，健脾行气为常用大法，是补为主，还是行气消导为主，补宜温补、平补还是清补，应该结合患者体质和具体病情，依辨证论治之规律，灵活运用，正是康复规律。

2. 临床特色经验探要

由于慢性萎缩性胃炎易发展成胃癌，故对慢性萎缩性胃炎的理论探析及临床有效康复规律，在此深入论述。慢性萎缩性胃炎是慢性胃炎中最常见的类型之一。慢性胃炎是胃黏膜慢性炎症性疾病，由于其一般并无明显的黏膜糜烂，故又称为慢性非糜烂性胃炎。按其发病原因，有原发性和继发性两类。原发性慢性胃炎的实质，是胃黏膜受致病因子长期反复作用，发生持续性非特异性慢性炎症，以致黏膜改变，最终导致难以逆转的固有腺体萎缩甚至消失；而慢性萎缩性胃炎的病理形态特征，主要是在胃黏膜上皮细胞变性，固有膜炎性反应的基础上，进一步发展为胃黏膜固有腺体数量减少和功能低下，形成腺体萎缩、黏膜变薄的特征性病变；并常伴有胃腺细胞的形态学变化，形成肠腺化生和不典型增生等病理，而中度和重度不典型增生被认为属于癌前病变。临床以慢性无规律性胃脘部胀满、痞闷、疼痛为主要表现，起病缓慢，病程缠绵，反复发作，难获速效，甚或恶化成胃癌，以中老年为多见。根据慢性萎缩性胃炎的临床特征，其病属于中医学胃痞和胃胀范畴。

　　临床对慢性萎缩性胃炎的治疗，提出注重从肾论治。中医学之肾，是神奇的！脏象学说认为，肾为先天之本，阴阳之根，水火之宅，人之性命所系也。临床上诸多疾病，特别是一些慢性顽固性疾病在其发生发展到一定阶段，最终皆迁延伤损于先天之本肾，导致肾之阴阳精气亏虚。据此之理，中医学在几千年的临床实践中，积累了从肾虚辨证论治的丰富经验，并形成了中医学领域的"肾命学派"，其理论与实践至今广泛应用于临床各科。肾与脾，脾为后天之本，肾为先天之本，脾主运化水湿，肾主气化水液。脾与肾在生理上的关系主要反映在先后天相互资生和水液代谢方面。先后天相互资生：脾主运化水谷精微，化生气血，为后天之本；肾藏精，主命门真火，为先天之本。脾的运化，必须得肾阳的温煦蒸化，始能健运。肾精又赖脾运化的水谷精微不断补充，才能充盛。故曰："脾胃之能生化者，实由肾中元阳之鼓舞，而元阳以固密为贵，其所以能固密者，又赖脾胃生阴精以涵育耳。"即先天温养后天，后天补养先天。水液代谢方面：脾主运化水湿，须有肾阳的温煦蒸化；肾主水，司关门开阖，使水液的吸收和排泄正常。但这种开阖作用又赖脾气的制约，即所谓"土能制水"。脾肾两脏相互协作，共同完成水液的新陈代谢。在病理上，脾肾病变常相互影响，互为因果。如肾阳不足，火不暖土，或脾阳虚久，损及肾阳，均可形成脾肾阳虚之证，表现为腹部冷痛、下利清谷、五更泄泻、腰膝酸冷等症；脾肾阳虚，脾不能运化水湿，肾气化水液失司，还常导致水液代谢障碍，出现小便不利、肢体水肿等症；肾虚与脾、胃系病证：肾与脾为先、后二天，二者互用。而"脾阳赖肾水以濡润"，脾阳根于肾阳。《济生方》云："肾气若壮，丹田火经，上蒸脾土，脾土温和，中焦自治。"肾为胃之关，清·高鼓峰《四明心法·膈症》云："肾旺，则胃阴充足，胃阴充足则思食，当用六味饮加归芍养之。"这些皆说明肾为脾胃升清降浊发挥中枢作用的根本动力。肾虚则脾胃不得濡养鼓动，升降失职，中焦枢纽不利，则发腹胀腹痛、呕吐、泄泻等病证。脾胃功能失其健运，生化不及，水谷精微不能充养肾精，则可加重肾虚之弊。临床许多脾胃病特别是慢性病、老年病如久泄、久痢、便秘、厌食等皆与肾虚有关。四神丸、真人养脏汤等就是温补脾肾法治疗脾肾阳虚之久泻久痢的经典名方。慢性萎缩性胃炎从肾论治其理论依据也是如此，《素问·五脏别论》曰："胃者，水谷之海，六腑之大源也。五味入口，藏于胃，以养五脏气"。《素问·平人气象论》曰："人以水谷为本，故人绝水谷则死"。强调"人以胃气为本"的思想。《脾胃论》曰："脾主五脏之气，肾主五脏之精，皆上奉于天。二者俱主生化，以奉升浮，是知春生夏长，皆从胃中出也。"肾为胃关，关闭不利，则气逆而上行，故为哕也。慢性萎缩性胃炎，虽属于胃腑病变，但其发病与肾密不可分。脾胃属土，肾脏属水，在五行上具有相克关系，而相互制约。脾胃为后天之本，气血生化之源；肾为先天之本，受五脏六腑之精而藏之，为元阴元阳之基，内寄命门真火。首先脾阳需赖肾阳以温煦，胃阴亦赖肾水以滋养，始能发挥其作用。其次，肾精需靠后天脾胃运化之水谷精微的不断充养与化生，才能充盈，正如李东垣所说："元气之充足，皆由脾胃之气无所伤，而后能滋养元气。"反之，若肾元不足，火不暖土，必致脾胃虚弱，运化不力，水谷不入，即《内经》所谓之"肾移热于脾""肾移寒于脾"，从而出现痞满、胃痛、泄泻等；而脾胃之病变，日久及肾，从而导致肾元亏虚，无力助脾胃腐熟、运化水谷，形成恶性循环。慢性萎缩性胃炎发病过程，因病久不愈，每致脾胃肾俱虚。临床上每因体质、感邪性质之异，常可见阴虚、阳虚，甚或阴阳两虚不同见证。如素体阴虚，肾水不足，或因过服温燥，伤津耗液；或感受燥邪，胃津妄耗，致胃阴亏虚；日久及肾，从而出现消瘦头晕、五心烦热、失眠多梦、腰膝酸软、胃中嘈杂、舌红少苔脉细数等肾胃阴液俱损之证。若素体阴阳虚，命火不足；或过用苦寒直折脾阳；或寒邪内侵，损伤肾阳，火不暖土，致脾阳衰弱，日久及肾，从而出现形寒肢冷、手脚不温、脘腹痛而喜温喜按、腹胀便溏等脾肾阳虚之证。肾与脾胃生理上互相制约，互相促进；病理上互相影响，互相传变。于此，对慢性萎缩性胃炎之治，单纯滋养胃阴或温补脾阳则难以收全功，故当着手从肾论治。肾为一身阴阳之根本，必须治本方能澄源，获效方佳。慢性萎缩性胃炎发病特征与肾虚吻合，慢性萎缩性胃炎从补肾论治，兼调理脾胃，使各脏腑功能得到协调恢复，不仅符合中医学理论，而且验证于临床实践。

（六）临床分型辨证论治

1. 中虚气滞

症状：胃脘痞满堵闷，食后为甚，自觉饭后堆积胃脘，不易下行，或隐痛绵绵，伴纳少乏力，少数可见胃部怕凉，便溏。舌质淡或淡暗，脉细、软、弱。

治法：益气健脾，行气散痞。

处方用药：香砂六君子汤合黄芪建中汤加减。

党参15克、白术10克、当归15克、炙黄芪20克、陈皮6克、半夏10克、木香6克、砂仁5克、桂枝6克、白芍15克、柴胡3克、鸡内金10克、甘草6克、败酱草30克。

用药论述：本证在萎缩性胃炎中约占半数，疗效较其他证型好。所谓中虚，指脾胃气虚兼阳虚，不包括脾胃阴虚。治疗一般要求甘温补中，少佐辛散行气，使既能健运中土，又能缓中行气止痛，使气转痞消，中焦阳气得振。不可见胀而一味行气消胀。行气过度，一则伤脾，二则暗耗胃阴。即使可收暂时之功，但旋即复胀，盖行散过度复伤其本也。故掌握健脾与调气药物和剂量比重往往是取效关键。若有脘腹冷痛可加高良姜 10 克、吴茱萸 6 克；胀重或便干，加槟榔 10 克、全瓜蒌 15 克、枳实、枳壳各 6 克，以导气下行；便溏加炮姜炭 6 克、肉桂 5 克、车前子 6 克；苔腻、纳呆加川黄连、藿香、炒建曲各 6 克；苔黄腻加川黄连、黄芩、薏苡仁各 6 克；若胃虚上逆，见呕吐清水或酸水，加吴茱萸 6 克、肉桂 3 克、紫苏叶 6 克、生姜 3 片。

2. 肝胃不和证

症状：胃脘胀痛，有时连及胁背，嗳气或矢气则舒，病发与情志有关，或伴吞酸、口苦。苔薄或薄黄，脉弦。

治法：疏肝和胃，行气消胀。

处方用药：四逆散合柴胡疏肝饮加减。

柴胡 6 克、枳壳 10 克、香附 10 克、当归 15 克、白芍 15 克、木香 6 克、延胡索 10 克、佛手 6 克。

用药论述：发病多由忧虑过甚情志不畅所引起。若夹瘀者，见舌暗或有瘀斑点，胃痛不止，疼痛固定或有固定压痛点的，加炙五灵脂 10 克（包煎）、广郁金 10 克、丹参 15 克、制乳香、没药各 6 克、三七粉 3 克（冲服）。若肝热犯胃，或肝胃气郁化热，见胃脘灼痛、烧心、泛酸、口苦、嘈杂、心烦易怒的，则以左金丸合金铃子散。左金丸清泻肝火，降逆止呕，常用于胃炎、食管炎、胃溃疡等属肝火犯胃者，重用黄连苦寒泻火为君，佐以辛热之吴茱萸，既能降逆止呕，制酸止痛，又能制约黄连之过于寒凉；二味配合，一清一温，辛开苦降，以收相反相成之效。若郁火伤阴，或胃阴不足，肝气横逆，见舌红口干、脘胁灼痛等症，去木香、香附等香燥之品，加石斛、牡丹皮、瓦楞子、北沙参、麦冬、广郁金；若肝热犯胃，胃失和降，症见呕恶，心中嘈热，便干结，用旋覆花 10 克（包煎）、赭石 15～30 克、川黄连 3 克、吴茱萸 6 克、蒲公英 15 克、败酱草 15 克、大黄 10 克、炒决明子 30 克合温胆汤以苦辛通降。邪在胆，逆在胃，见口苦呃逆，胃镜见胆汁反流明显者，多以旋覆代赭汤、黄连温胆汤合小柴胡汤加减。对肝胃不和证，在治疗时，要注意有无郁火、阴伤、气虚。有郁火的宜清火散郁，有阴伤的不宜过分疏调气机，有气虚的不宜过用开破，适当加用补气健脾药配芍药甘草汤，使散中有收，柔肝安脾，缓急止痛。

3. 中焦湿热

症状：胃脘疼痛或灼痛痞满，或嘈杂不适，口臭，干呕，胸闷纳呆，口黏苦，有时腹胀便溏，尿黄。苔黄腻，脉濡数。

治法：清化开泄，和中醒脾。

处方用药：三仁汤合连朴饮加减。

川黄连 3 克、黄芩 6 克、豆蔻 6 克、半夏 6 克、栀子 6 克、川厚朴 6 克、生薏苡仁 15 克、通草 6 克、茯苓 15 克、败酱草 15 克。

用药论述：此证多属于浅表性胃炎，与胃炎急性活动期、感受外邪或暴饮暴食、酒食伤胃等有一定关系，方中川黄连、黄芩、栀子清化湿热；以豆蔻、川厚朴、半夏开泄气机，且能化湿；茯苓、生薏苡仁、半夏和中醒脾化湿，茯苓、通草、生薏苡仁渗湿于下，且能运脾。败酱草为治疗胃肠道疾病之要药，全方组成严密。若中焦湿热重者，可加淡竹叶、茵陈、藿香；并见下焦湿热者，加滑石、泽泻、车前子；脘痞明显者，加香橼皮、枳壳；大便滞下不畅者，加全瓜蒌、杏仁；有胃痛，可加广郁金及少量桂枝。

4. 阴虚胃热

症状：胃脘隐痛或灼痛，嘈杂似饥，口干心烦，便干纳少。舌红少津，苔薄黄或苔净，或光剥，脉细或细数。

中医治法：甘凉益胃，清热生津。

处方用药：叶氏益胃汤合化肝煎、玉女煎、芍药甘草汤加减。

石斛15克、北沙参10克、麦冬15克、生地黄15克、白芍15克、天花粉10克、生石膏20克、知母10克、牡丹皮10克、黄连3克、蒲公英15克、败酱草15克。

用药论述：阴虚胃热证在慢性萎缩性胃炎中较多见，多与体质因素、情志化热、外邪化热内侵有关。胃热可加重阴虚，阴虚又易生内热，在治疗上，养阴清热兼顾。治疗原则是清热不用苦燥，养阴不过滋腻。清热较易，但阴虚的恢复有时较慢，在治疗过程中，若用养阴药过重，容易碍脾滞气，行气药过多又会耗气，阴虚常与气虚并见，养阴谨防伤脾等。兼脘痞气滞的，宜用行气药中之润药，如佛手、厚朴花、枳壳等，不宜用香燥破气药，以防燥伤阴分，甚至伤络动血；若夹湿者，证见舌红苔腻者，加佩兰、冬瓜子、生薏苡仁等芳化宣开；舌光红无苔，或兼烧心者，去黄连，加玄参、乌梅；纳少恶心者，去生石膏、知母、生地、牡丹皮、天花粉等寒凉药，加竹茹6克、荷叶6克、生熟谷芽各10克；兼有气虚，呈气阴两虚的，症见纳少脘痞、乏力、便溏、舌红或嫩红、舌津少，或口、唇、咽干燥，但不欲饮，脉虚细，去生石膏、知母、黄连、天花粉，加生白术、白扁豆、生薏苡仁、淮山药；胃脘有烧灼感，加吴茱萸2克、瓦楞子20克、浙贝母10克；大便干结者，加火麻仁15克、玄参10克、决明子30克。阴虚胃热证改善后，舌质多由红转淡或淡红、嫩红，舌上可生一层薄白苔，此时应该逐渐减少甘凉滋阴药，适当以甘平药为主，逐渐恢复胃的润降功能。必要时，养阴药可注意配伍乌梅、枸杞子、女贞子、当归、丹参等以酸甘化阴，养阴活络，使脉充络润，以防出现出血等并发症。

5. 气滞血瘀

症状：胃胀胃痛，部位固定不移。舌质暗或有瘀斑点，脉细弦或细涩。

治法：行气和络，养血和血。

处方用药：丹参饮、香苏饮合桃红四物汤加减。

丹参15克、当归10克、白芍10克、白檀香6克、砂仁3克、香附10克、紫苏梗10克、陈皮6克、红花6克、蒲公英15克、败酱草15克。

用药论述：气滞易致瘀，血瘀多夹气，临床要注意区别气滞与血瘀的主次，灵活用药。要注意血中之气药，如川芎；气中之血药的选用，如当归、香附、延胡索（元胡）、郁金等。如疼痛明显者，加木香6克、延胡索（元胡）10克、郁金10克、三七粉3克（冲服）、炮山甲10克；如气胀疼痛明显者，加青皮6克、木香6克、三棱10克、莪术10克、枳实10克；若夹痰湿，舌暗苔腻，脘腹痞胀刺痛，呈痰瘀互结者，改用半夏10克、全瓜蒌15克、桂枝6克、当归10克、桃仁10克、红花10克、五灵脂10克（包煎）、郁金10克；便血或吐血者，改用生大黄10克、黄连3克、阿胶10克、生地榆20克、三七粉3克。

6. 寒热错杂

症状：除见上述中虚症状外，兼见烧心或泛酸、口苦黏，以烧心而恶寒凉饮食为突出表现。苔腻或黄腻，脉象细弱。

治法：寒热并用，辛开苦降。

处方用药：半夏泻心汤、连理汤合左金丸加减。

川黄连3克、吴茱萸5克、半夏10克、干姜6克、黄芩6克、党参15克、甘草6克、败酱草15克。

用药论述：寒热错杂证总是在久病脾胃亏虚的基础上，或因情志化火，或因外邪化热入里，或因虚火内灼而引起，虚实寒热并见。因此在药物选择和剂量掌握上要依据寒与热，虚与实的主次进行细心调治。寒重于热，可重用吴茱萸至6克，川黄连减为2克，取反左金丸意；热重于寒，如系外邪入里，可加柴胡、连翘；如情志化热，可加柴胡、牡丹皮；如胃酸、胆汁逆胃，可加瓦楞子30克、赭石10～30克、竹茹6克、枳实10克、茯苓10克，取温胆汤意。若脾虚证明显可加焦白术；苔腻口水多，加茯苓15克、砂仁6克、炒苍术10～15克、益智10克；寒痛者，加桂枝10克、高良姜10克、荜茇10克；纳少，加焦神曲12克、焦白术10克、砂仁3～6克。

（七）申示国医临证验案

探究临床，揭示效验之规律，从肾虚论治，乃治病求本之施，不能拘泥于"肾脏系统疾病"。盖肾为先天之本，藏元阴元阳，"五脏之阳非此不能温，五脏之阴非此不能滋"正如以上特色之探要。对特殊疑难顽固性慢性胃炎疾病，给人类健康带来极大危害，中医在此方面，据症、证从肾虚辨证论治却有其独特的理论与实践经验。系统研究该病的康复规律，不仅能丰富中医辨证学的理论，更能为临床开拓、启迪慢性顽固性疾病新的辨证论治视角和思路，提供可资借鉴的经验。

由于特殊疑难顽固性慢性胃炎疾病大多有脘腹痞满、胀痛、嗳气吞酸、恶食呕逆、舌苔厚腻、脉滑。故临床拟立胃康复汤，加减用于不同证型，以达消胀痛，除痞满，制呕逆嗳气吞酸，疏通腑气，健运脾胃正胃气之目的。胃康复汤：党参15～30克、白术15～30克、茯苓10克、甘草6克、青皮5克、陈皮5克、半夏6克、木香 6～10 克、砂仁 3～6 克、枳实 6～10 克、川厚朴 6～10 克、大黄 3～10 克、山楂 10 克、神曲 5 克、槟榔 6 克、山药 10～15 克、肉豆蔻 10 克、黄连 3～5 克、芥子 6 克、紫苏子 6 克、莱菔子 6 克、吴茱萸 6 克、海螵蛸（乌贼骨）10～15 克、蒲公英 15 克、败酱草 15 克、连翘 10 克、金银花 15～30 克。

验案一

患者王某，男，62 岁。临床见有胃脘灼痛，腹胀纳差。近年来身寒肢冷，腰膝酸软，胃脘疼痛、喜温喜按，腹胀便溏，面色萎黄，形体消瘦，乏力声低，舌质淡红，舌苔薄干，脉细弱无力。胃镜及病理检查：腺体萎缩伴肠化异性增生，确诊萎缩性胃炎。

辨证：肾阳亏虚，气阴不足。以胃康复汤为基础，补肾加减用药。

处方用药：党参 15 克、炒白术 25 克、茯苓 10 克、甘草 6 克、青皮 5 克、陈皮 5 克、半夏 6 克、木香 6 克、砂仁 5 克、炒枳实 10 克、川厚朴 6 克、大黄 3 克、山楂 10 克、神曲 5 克、槟榔 6 克、炒山药 15 克、肉豆蔻 10 克、黄连 3 克、芥子 6 克、紫苏子 6 克、莱菔子 6 克、吴茱萸 6 克、海螵蛸（乌贼骨）15 克、蒲公英 15 克、败酱草 15 克、连翘 10 克、金银花 15 克、仙茅 15 克、肉苁蓉 15 克、巴戟天 15 克、淫羊藿 10 克、沙参 15 克、鳖甲 10 克、炙黄芪 30 克、土茯苓 15 克、白芍 20 克、延胡索（元胡）10 克、当归 20 克、柴胡 3 克。

两日一剂，分 8 次口服。15 剂药后诸症渐缓，纳食有增，胃气有明显改善。故守上方加减连续用药 60 剂诸症消失。胃镜及病理复查：胃黏膜萎缩性病变消失，增生及肠化明显减少。

临床论述：对本病的辨证论治，采取了扶正祛邪的对证施治，扶正特别注重胃气，先天之本肾气，后天之本脾胃。这一正气正是增强机体免疫力，如此祛邪便不在话下，依其康复规律，临床治愈便是必然。慢性萎缩性胃炎的形成与肾虚有着密切的关系。在生理上脾阳需赖肾阳之温煦，胃阴尚靠肾水之滋养，而肾精（阴）又需脾胃所化生的水谷精微不断充养。若肾元不足，火不暖土，必致脾胃虚弱，运化无力，水谷不入，则出现痞满、胃痛、泄泻等症，而脾胃之病变，日久及肾，又可导致肾元亏虚，无力助脾胃腐熟、运化水谷，形成恶性循环。所以，若单纯滋养胃阴或温补脾阳则屡次失败。依其康复规律肾脾（胃）双治，如此扶正祛邪，疗效颇佳。方中仙茅、巴戟天、肉苁蓉具有温补肾阳，暖运脾土之功；沙参、鳖甲具有养阴、生津、行瘀的作用；炙黄芪补益中气。香砂六君子汤功用益气健脾，行气化痰，用于治疗气虚痰饮，呕吐痞闷，脾胃不和，变生诸证者。症见：呕吐痞闷，不思饮食，脘腹胀痛，消瘦倦怠，或气虚肿满。均为健脾养胃必入之药品；金银花、土茯苓具有解毒软坚消赘之功；炒枳实、延胡索（元胡）等调畅气机，顺遂胃腑通降之性；淫羊藿补肾阳，并能提高机体抗病能力；甘草调和诸药兼补脾胃，蒲公英、败酱草系消化道疾病之要药。诸药合用，共奏温肾暖土，健脾养胃，滋阴生津，活血复萎之功。

验案二

患者李某，男 61 岁。胃脘痛史 15 年之多，多法治疗无效。刻诊：上腹部疼痛、饱胀，痛有定处，犹如针刺，轻按舒服，重按则剧，伴嘈杂吞酸，嗳气为快，口干欲饮，饮水不多，腰膝酸痛，大便干结，舌苔薄白而干，舌质红边有紫斑，脉沉细弦。肝、胆、脾、胰 B 超检查未发现异常。胃镜检查：慢性萎缩性胃炎伴肠上皮化生。

辨证：属于肾阴亏损，肝失条达，胃失和降，久病入络，瘀阻胃腑。治宜健脾补肾养肝，扶正祛邪，化瘀和胃。方用上述胃康复汤合一贯煎、左金丸、失笑散加减。

处方用药：熟地黄 30 克、当归 20 克、柴胡 3 克、枸杞子 15 克、五灵脂 10 克（包煎）、沙参 15 克、麦冬 30 克、蒲黄 10 克（包煎）、延胡索 10 克、党参 30 克、白术 15 克、茯苓 10 克、甘草 6 克、青皮 5 克、陈皮 5 克、半夏 6 克、木香 6～10克、砂仁 3 克、枳实 6 克、川厚朴 6 克、大黄 3 克、山楂 10 克、神曲 5 克、槟榔 6克、山药 15 克、肉豆蔻 10 克、黄连 3 克、芥子 6 克、紫苏子 6 克、莱菔子 6 克、吴茱萸 6 克、海螵蛸（乌贼骨）15 克、蒲公英 15 克、败酱草 15 克、连翘 10 克、白花蛇舌草 15 克、金银花 20 克。

两日一剂，分 8 次口服。服药 6 剂后，胃脘痛胀减轻。继续用药 30 剂，诸症基本消失。以后随证加减，总共用药 60 剂，胃镜复查见萎缩性胃炎已转为慢性浅表性胃炎，肠上皮化生明显减少。

临床论述：慢性萎缩性胃炎是一种难以逆转的消化道疾病，病理变化和临床证候较为复杂。该病病位在胃，病机多和肝失疏泄有关，与其他脏腑功能失调也有一定的内在联系。部分胃癌形成与此病密切相关，应该引起临床高度重视。此案多因老年久病入肾，肾水不足，肝失濡养，肝气犯胃，胃失和降，日久气滞血瘀，损及血络。其病理属本虚标实，故治宜以标本论治。加一贯煎滋水涵木，左金丸苦降辛开，失笑散、蒲公英、金银花、白花蛇舌草等解毒化瘀，以防肠化恶变。如此扶正祛邪，健脾补肾治胃，化瘀治萎，解毒防癌是本案治疗胃脘痛的关键所在。

验案三

患者张某，女，53 岁。起病两年多，上腹胀满，食欲减退，嗳气，困倦乏力，少气懒言，腰膝酸软，畏寒肢冷，面色萎黄，晨起腹泻，舌体淡胖，舌苔薄白，脉弦细。胃镜检查：胃底部黏膜充血，胃窦黏膜花斑样，小弯处有两条粗大皱襞，伸向幽门管，表面糜烂渗血，确诊萎缩性胃炎伴轻度肠化生。

辨证：肾阳气虚，脾胃不和，治以扶正祛邪，益肾健脾和胃。方用上述胃康复汤加减。

处方用药：菟丝子 15 克、杜仲 15 克、黄精 10 克、柴胡 3 克、当归 20 克、川芎 10 克、白芍 20 克、熟地黄 30 克、山茱萸 15 克、肉桂 3 克、附子 6 克、丁香 6克、石斛 15 克、党参 20 克、白术 20 克、茯苓 10 克、甘草 6 克、青皮 5 克、陈皮 5 克、半夏 6 克、木香 6 克、砂仁 5 克、枳实 6 克、川厚朴 6 克、大黄 3 克、山楂 10 克、神曲 5 克、槟榔 6 克、山药 15 克、肉豆蔻 10 克、黄连 3 克、芥子 6 克、紫苏子 6 克、莱菔子 6 克、吴茱萸 6 克、海螵蛸（乌贼骨）15 克、蒲公英 15 克、败酱草 15 克、连翘 10 克、金银花 30 克、车前子 6 克。

用药 10 剂症状缓解，效验，守方用药 60 剂，症状基本消失，胃镜检查黏膜粗糙，提示浅表性胃炎。

用药论述：萎缩性胃炎病理表现为黏膜腺体萎缩，胃液分泌减少，从而导致胃的消化吸收功能减退，出现全身虚弱现象。本病属中医胃脘痛、胃痞范畴。脾胃为后天之本，肾为先天之本，脾胃的运化、纳谷须肾阳的温煦，故有"脾阳根于肾阳"之说。清代张志聪对肾与胃的生理病理关系，就有"肾为胃关，其脉系于舌，肾气不交于阳明而胃缓"的阐述。故肾功能的盛衰直接影响着脾胃的功能。临床上观察到患病日久，多数患者临床有肾虚的见症。纵观全方益肾养阴，健脾和胃，益气补阳，扶正祛邪，温而不燥，益肾气而不耗肾阴，助生发津液，滋养胃阴，使津有所出，液有所源。

验案四

患者卫某，女，60 岁；胃脘闷堵痞满十几年之多。近年来绵绵而痛，或灼热疼痛兼作，纳呆不食，或渴而不思饮，口干唇燥，时轻时重，伴见面黄肌瘦，头晕眼花，腰膝酸软，乏力短气，精神不振，小便夜频，大便稍干，舌红无苔，脉弦细。胃镜检查：胃体部黏膜变薄，呈暗灰色，黏膜静脉显露，肠上皮异型增生。确诊慢性萎缩性胃炎。

辨证：肾胃阴亏，胃液不足，脾失运化。治宜滋肾健脾，益气养阴和胃，补先天而顾后天，扶正祛邪。胃康复汤合六味地黄汤加减。

处方用药：熟地黄 30 克、山茱萸 12 克、牡丹皮 12 克、生地黄 15 克、女贞子 15 克、石斛 15 克、芦根 30 克、党参 20 克、白术 20 克、茯苓 10 克、甘草 6 克、青皮 5 克、陈皮 5 克、半夏 6 克、木香 6 克、砂仁 3 克、枳实 6 克、川厚朴 6 克、大黄 3 克、山楂 10 克、神曲 5 克、槟榔 6 克、山药 15 克、肉豆蔻 10 克、黄连 3 克、芥子 6 克、紫苏子 6 克、莱菔子 6 克、吴茱萸 5 克、海螵蛸（乌贼骨）15 克、蒲公英 15 克、败酱草 15 克、连翘 10 克、金银花 30 克、玄参 30 克、麦冬 30 克、五味子 10 克、黄芪 30 克、当归 15 克、川芎 6 克、白芍 15 克、柴胡 3 克、生百合 10 克、香橼皮 5 克、乌药 6 克、鸡内金 10 克。

两日一剂，分 8 次口服。服药 10 剂，诸症大有好转，胃痛消失，食欲增进，精神好转。效验守方，随证加减，总共用药 60 剂诸症悉除，身体康复，胃镜检查胃黏膜萎缩性病变及肠上皮化生消失，舌苔及二便均正常。

临床论述：慢性萎缩性胃炎多发于中老年人，病虽在胃而缘由肝木之克。脾胃均属中州，因受肝木横逆干扰而失运化，水谷精微不能化生，脏腑失养，致使阴阳气血日衰。肾者先天之本，脾胃为后天之本，后天受损，必然导致先天受害。肾失脾之健运而致肾阴不足，水不涵木，肝木得以妄行。因此，加六味地黄汤滋肾阴，强脾胃而济后天，柔肝制约肝木之横逆。由于脾胃的运化赖元气之推动，元气受损，必致脾胃功能失调。脾之运化、胃之腐熟，既赖肾阳的温煦蒸腾，又赖肾阴的上滋濡润。脾气借肾阳之鼓舞而上升，胃气赖肾阴之濡润而下降。水谷精华靠脾胃升降化生，而源于肾阴肾阳。所以，滋补先天是治疗慢性萎缩性胃炎立法中的一个重要环节。方中加生地黄、女贞子、芦根、麦冬、石斛甘寒养阴生津，滋补胃阴；白芍柔肝泄热，酸甘敛阴，缓急止痛；四物汤补血；生百合、香橼皮、乌药疏肝理气，养阴解郁；鸡内金助胃消食，且能补肾秘精，用药平稳冲和，收效较好。

三、消化性溃疡

（一）概述

消化性溃疡是一种常见的慢性消化系疾病。其形成和发展与胃液中胃酸和胃蛋白酶的消化作用有关，可发生于胃肠道与酸性胃液可接触到的任何部位，但98％发生于十二指肠和胃。目前认为，溃疡的形成是对胃和十二指肠黏膜的损害因素和保护因素的失调所致。调控各种攻击因子和防御因子的神经、体液（包括消化道激素）经常处于动态平衡是常人不发生溃疡的主要原因。若攻击因子超过防御因子，就可出现黏膜损害而形成溃疡。攻击因子包括胃酸、精神神经因素、幽门功能失调、饮食、吸烟、药物及幽门螺杆菌等；防御因子包括黏液与黏膜屏障、细胞再生、黏膜血供、前列腺素及十二指肠激素等。一般认为，十二指肠溃疡的发病机制中，以攻击因子增强为主，而胃溃疡则以防御因子减弱为主。在攻击因子中，胃酸被认为是最重要最关键的。胃酸和胃蛋白酶的自身消化作用是溃疡形成的最基本因素，这在病因学上占有重要地位。胃肠道凡与酸性胃液接触的任何部位均可发生溃疡，包括食管下段、胃、十二指肠等。但98％发生于十二指肠和胃。该病属于中医学的胃脘痛范畴，有时表现为吞酸、嘈杂。由于忧思恼怒、肝郁不舒、饮食不节，使脾胃受伤是本病的主要病因病机。脾胃阳虚为常见证型，久病之后可见气滞血瘀，胃阴不足之候。

（二）病因病理

脾胃素虚或长期饮食失调，或精神情绪因素的刺激，寒邪犯胃，病情延久以及药物刺激，是本病发生的主要病因。

（1）素禀脾胃薄弱，加之忧思劳倦伤脾，或因外寒侵袭，过食生冷，饥饱无常，导致脾胃气虚，甚之及阳，以致脾阳亏虚，寒从内生，出现脾胃虚寒之证。进而使胃失温煦，脉络拘急失养，发生溃疡胃痛。

（2）情志因素，如忧思恼怒，焦虑紧张，可使气郁伤肝，肝失疏泄，横逆犯胃，使胃失和降。或加本体脾虚，不能斡旋中气，以致气滞肝、胃、脾，不通则痛。若肝郁化火，郁火暗耗胃阴，可使胃痛变得顽固。

（3）胃病日久，久痛入络，气滞导致血瘀，气血失调，胃络失养，使胃痛持续难解，进一步损伤脾胃之气，甚或内生郁火，血瘀损伤胃络，以及气虚失于统摄，均可导致便血、吐血或溃疡反复。

（4）药物刺激，损害胃体，影响胃气通降及胃之脉络，诱发胃病或溃疡、出血。

（5）饮食偏嗜或七情因素均可化热化火，或胆邪犯胃，或湿热中阻，或痰火内结，使邪热伤络，血败肉腐，形成内痈。若加气虚血瘀，不能托毒生肌敛疮，则溃疡难愈，反复迁延。

总之，共同基本的病机为气机不利、血脉瘀阻，气血不通，不通则痛。盖胃为多气多血之腑也。但气血不通的原因很多，必先究其原因，伏其所主。此病虽在胃，但和肝、胆、脾、肾关系甚为密切。

（三）诊断

1. 临床表现

（1）周期性发作　发作与缓解期交替，即连续发作几天或数周，然后完全缓解，隔数月或数年又复发。复发多与季节变化、精神刺激、饮食不调及某些药物等有关。这种周期性发作的特点对溃疡的诊断具有重要意义。

（2）节律性胃痛　十二指肠溃疡疼痛的节律性多明显，即饥饿时明显，进餐后消失。这是酸被食物缓冲的结果。表现为疼痛—进餐—缓解—疼痛。而胃溃疡的疼痛节律性多表现为餐后半小时至一个半小时内舒适，接着上腹痛发作，持续 1～2 小时至下次进餐前。表现为进餐—疼痛—缓解—进餐。近幽门或胃远端的溃疡，其疼痛节律与十二指肠溃疡相似。少数幽门管溃疡，常缺乏疼痛的典型节律性，呕吐较多见，易引起穿孔和梗阻，高位胃溃疡餐后胃疼痛发生时间提前，近贲门部溃疡多在饭后半小时内疼痛；为了不误诊需要注意的是，由于胃溃疡伴发的胃炎较十二指肠溃疡重，故使疼痛节律性往往不如十二指肠溃疡明确。既是十二指肠溃疡，如反复发作，病程迁延日久，或伴发胃炎，或溃疡向深穿透累及浆膜，或兼有并发症，如穿孔、梗阻等，可使疼痛节律性消失，或缺乏典型性，应该引起重视。

（3）背痛和夜间痛　胃溃疡位于后壁或向后穿透进入胰腺时，以及十二指肠球后穿透性溃疡，可表现为背痛而不是上腹痛。夜间痛常常是十二指肠溃疡的特征，多在午夜 1～2 点被痛醒，因此时迷走神经张力高，正值胃酸分泌高峰期，十二指肠球后溃疡常表现为夜间痛。

（4）疼痛的性质与程度　性质不一，可为烧灼痛、饥饿痛、痉挛痛、钝痛、压迫痛，有时与饥饿感很难鉴别。但多数表现为隐痛。性质及程度与溃疡的部位、大小、深度以及是否有并发症有关。如胃体溃疡一般较贲门、近幽门部溃疡症状轻，大的胃溃疡或穿透性溃疡疼痛较剧烈而持续，制酸剂不能缓解。此外与患者的痛阈和对疼痛的反应性也有密切关系。

（5）伴发症状　胃溃疡由于伴发胃炎多重，患者易受食物重力牵拉诱发胃痛，往往不敢进食，易伴发体重下降、纳差、饭后胃胀、呕恶、反酸、烧心等症。十二指肠溃疡进食可缓解疼痛，一般不影响体重，如果无严重并发症如梗阻、穿孔等，合并症亦较少见。但部分患者可伴肠易激综合征，表现为便秘和左下腹痛，排便后缓解。

（6）无症状性溃疡　10％～15％的患者可无胃病史，或仅有轻度胃部不适感，尤其胃溃疡患者。因此有些患者以其严重并发症为首发症状。还有部分患者在偶然情况下，如手术、尸检时始被发现患有溃疡病。

2. 体征

活动期多有上腹压痛。十二指肠溃疡压痛部位局限，多在上腹正中或偏右。胃溃疡则压痛不如球溃疡局限，多位于剑突下正中或偏左，高位溃疡可在前胸左下。在溃疡相应部位可有皮肤痛觉敏感，轻按则痛。穿透性溃疡压痛明显，或可触及粘连块状物。

3. X 线检查

胃溃疡主要 X 线征是四壁光整、整齐的圆形或椭圆形龛影，附近的黏膜纹粗细一致，呈辐射状向龛影聚拢。十二指肠溃疡多表现为间接的 X 线征，即球部激惹、变形、压痛，少数亦可见到龛影。但只有龛影才是诊断十二指肠溃疡的可靠依据。X 线钡检由于无痛苦、无创伤，大多数患者均可正确诊断，故往往作为首选方法。但下列情况溃疡不能被钡餐所显示：

（1）溃疡浅使钡剂不能充填；

（2）溃疡壁腔内充满黏液或血液，阻碍钡剂的进入；

（3）溃疡周壁充血水肿明显，将溃疡口关闭；

（4）位置选择不当，未能显示溃疡轮廓。

诸多原因，为避免误诊，故对具有典型溃疡症状或可疑者，应该考虑胃镜检查。

4. 内镜检查

内镜是诊断溃疡病最重要的手段。不仅可清晰窥见溃疡的形态、数目、大小和周围黏膜情况，而且对鉴别溃疡的良性、恶性及早期溃疡型胃癌，尤其是 X 线难以鉴别者，胃镜加活检可作出可靠的诊断，同时对溃疡的临床分期、预后判断、疗效鉴定也能提供可靠依据。还可通过内镜进行直接的治疗。溃疡分期以胃镜为依据，一般分为三期。

（1）活动期　可见溃疡基底部覆有白色、黄白色或棕褐色厚苔，边缘光整，周围黏膜充血水肿，如有红晕环绕，有时伴出血糜烂。

（2）愈合期　溃疡缩小变浅，四周充血水肿消退，基底白苔变薄。再生上皮明显，皱襞集中可达溃疡边缘。

（3）瘢痕期　溃疡基底部的白苔消失，遗下红色瘢痕。最后红色瘢痕变为灰色瘢痕，四周有黏膜纹辐射，表示溃疡已完全愈合。但内镜的缺点是患者有一定痛苦，部分患者不能接受，对溃疡大小的判断不够精确，极少数溃疡不易察见。如球后溃疡、球后壁及幽门管溃疡、幽门及球变形严重使镜头难以插入等。或因粗心、患者配合不好或技术原因，使少数溃疡漏诊。如果与 X 线结合，则溃疡病的诊断几无遗漏。

（四）消化性溃疡证治枢要及特色经验探要

（1）在治疗溃疡病中须注重先天之本肾气、后天之本脾胃的补益。适当结合辨病，不能被"疡"所局限。依中医理论辨证论治，扶正祛邪，有利于控制胃脘痛，纠正寒热虚实错杂之偏和调整机体阴阳，对溃疡病治疗及抗溃疡复发具有重要意义。溃疡作为内在疮疡，要区别寒疡及热毒蕴酿成疡。前者宜温补、补托，后者宜解毒、敛疮生肌。实际上前者多见，中医通过调理纠偏，往往可达到"不治疡而疡自愈"之目的。正是由于重视先后二天之本，明晓阴阳虚实寒热，究其局部、整体有机之因，辨证论治，规律施治之缘故。

（2）脾胃虚寒　在溃疡病，尤其十二指肠溃疡中最为常见：因绝大多数溃疡病患者，临床上有明显的脾胃虚寒现象，如胃部怕冷、不敢进食生冷、遇冷易诱发胃痛胃胀，甚或便溏、舌质淡、脉沉细等。临床常用黄芪建中汤加减，配合行气化瘀、止酸、护膜等，在溃疡治疗和预防复发维持治疗方面均有重要价值。现代医学在阐述溃疡病的病理方面，除了攻击因子外，很重视胃的防护因子，其中胃黏膜血流减少，或黏膜基底血管痉挛，或黏膜基底血管管壁炎性增厚，使管腔变窄，或血管内微血栓形成所导致的胃组织局部供血、供能、供氧不足，使胃的屏障功能减弱，在此基础上，易受攻击因子诸如胃酸、胃蛋白酶、胆汁等的侵袭，这是溃疡发生的重要原因。周期变化发生在冬春、夏秋之交，而不是发生在秋冬、春夏，就是因为此期天时寒热转变陡剧而不像秋至冬、春至夏那样渐移，气温陡然变化造成溃疡灶局部血管舒缩状态的急剧改变，使血管痉挛，局部缺血，供能不足，从而诱使宿病复发。从这个意义上讲，溃疡应该说是个"寒疡"。当胃部得温得按后，或使用温阳建中健脾方药后，由于局部血液循环改善，胃的功能得以振奋，增强胃黏膜的抵抗力，使胃酸等刺激因素对溃疡灶末梢神经的刺激得以松缓或变得无效，从而达到减缓疼痛、促进溃疡修复的目的，这就是中医学说的"血遇寒则凝涩，遇热则淖泽"。补肾健脾温中药中，黄芪、当归、党参、甘草等尚具有补气托毒生肌的作用，使阴寒瘀毒得以从内而消。如果在治疗中，仅有溃疡的暂时愈合，没有消除"虚寒"这一基本病理状态，仍可能是溃疡复发的"温床"，不能认为已经从根本上解决了问题。因此当补肾健脾温中治愈溃疡后，仍要采用这一法则，依康复规律继续辨证论治巩固治疗，直至彻底治愈，才能消除溃疡复发的潜在因素，达到"四季脾肾健旺不受邪"，增强自身体质及胃黏膜自身抵抗能力，以防溃疡复发。

（3）制酸中药的运用　"无酸即无溃疡"，十二指肠溃疡患者胃酸较正常人高3～20倍，在溃疡愈合期高泌酸毫无改变，即使溃疡愈合以后，泌酸仍然很高。胃溃疡的胃酸分泌虽然多不高甚或偏低，但使用制酸剂仍然有效，可促进溃疡愈合，停药则易复发，正因为如此，制酸既要中和胃酸，又要抑制其分泌，从而达到脾胃生理的健康平衡状态。临床上中药止酸剂的运用较为理想。运用虚实寒热规律，属虚寒者用海螵蛸（乌贼骨）、瓦楞子、煅龙骨、煅牡蛎各 15～30 克，实证、热证者多选浙贝母、左金丸等。

（4）活血化瘀　由于溃疡基底及周围的血管血流不畅，导致局部营养、血液循环障碍、代谢失调均是溃疡发生、发展和复发的重要原因。故在消化性溃疡的处方用药中，加入活血养血、活血祛瘀药能提高中药治疗的愈合率。如归芍六君子汤、人参养荣汤等，特别是愈后巩固治疗，将能促进溃疡的愈合和减少复发。因此，强调活血化瘀作为一个重要的辨病治疗手段，在预防溃疡复发方面具有临床实际价值。当然活血化瘀到底在多大程度上降低病灶内压力、改善其局部血液循环，需要进一步加以研究。

（5）敛疮生肌　尽管消化性溃疡不同于肌表溃疡，是神经体液调节机制的失调等内在因素起主导作用，但溃疡的愈合过程，均需要去腐生肌，促进组织修复、组织的纤维化和瘢痕化。敛疮生肌的中药在排脓、患处久不收口的外疡中有良好的作用，对内生的、无脓可排的、常伴有脾胃虚寒所致的"寒疡""阴疮""胃疽"或热毒所致的"痈疡"，显然均可达到去腐生肌的作用。根据本病溃疡面凹凸而覆有白苔，并无脓液流出，溃疡日久，难以收敛，以及整体病情多有虚寒特征，故本病非一般胃脘痛，也可名为"胃疽"。其主要病机为：中气虚损，寒热错杂，气滞血瘀，胃膜失养而形成溃疡（疽）。现代医学认为：溃疡病的发生和复发，均为侵袭因子强于"防御—修复因子"所致。即为"邪盛"而"正虚"，要防止溃疡复发，就必须增强防御功能，增强正气，即"正气存内，邪不可干"，而"邪之所凑，其气必虚"，必然导致溃疡的发生。因此，提高溃疡愈合的质量，就能提高胃黏膜屏障功能，使其抵御外邪侵袭功能增强，即可有效防止溃疡复发，据此，依临床实践，以中药理论为指导，在规范用药的同时，加用健脾益气、养血活血的黄芪、丹参，可明显提高疗效。黄芪性温，功能益气补脾，托疮生肌，有促进溃疡愈合之功效。同时，黄芪还能提高免疫，增强抵抗力，提高机体耐缺氧能力，改善贫血状况；丹参苦微寒，有活血祛瘀、养血安神之功效，在此，有祛瘀生新之功，可改善溃疡部位的微循环，改善组织营养供应，促进局部炎症吸收，有利于溃疡部位的血液和被破坏组织的血管网重生，加强其局部黏膜的屏障功能。黄芪和丹参合用，能显著改善溃疡部位的营养供应，不仅能提高溃疡的愈合率，还能明显提高溃疡的愈合质量。

（6）扶正祛邪，攻补兼施　自拟疏肝健脾汤加减，以达疏肝理气，健脾和胃，促进胃肠动力之功能。其药物组成：柴胡6克、香附6克、枳壳6克、半夏6克、陈皮6克、党参30克、茯苓12克、麦芽30克、白芍20克、甘草6克。方中柴胡、枳壳、香附疏肝理气；党参、白芍、甘草益气健脾；茯苓健脾化湿；半夏和胃降逆；陈皮理气燥湿消滞；麦芽疏肝理气，消食导滞，增加纳谷运化之功能；白芍配甘草，酸甘化阴，以敛阴养血而达缓急止痛作用。若气机郁甚，疼痛难止者，加延胡索（元胡）、木香；若气虚甚者加炙黄芪；脘腹痞满明显者加枳实、厚朴；消化不良者加神曲、焦山楂；大便干者加大黄；泛酸者加海螵蛸（乌贼骨）；寒热错杂者加黄连、干姜；久病夹瘀者加丹参、当归。全方集疏肝理气，健脾和胃，消食导滞于一方，攻补兼施，使脾气得升，胃气得降，气机通畅，升降之枢得复，从而使胃肠功能恢复。

（五）临床分型辨证论治

1. 脾胃虚寒

症状：空腹胃痛，得食则缓，胃部怕冷，喜温喜按。气候转冷易诱发胃痛，不敢进食生冷。舌质多淡或淡暗，脉细或沉细。

治法：建中温阳止痛。

处方用药：黄芪建中汤合良附丸。

炙黄芪 30 克、桂枝 10 克、白芍 20 克、炙甘草 6 克、生姜三片、大枣五枚、高良姜 10 克、香附 10 克、海螵蛸（乌贼骨）30 克、饴糖 30 克（冲）。

用药论述：此证临床常见，在十二指肠溃疡包括十二指肠炎、十二指肠过敏症、球变形等约占 80％ 以上。上方药改善疼痛效果明显，在 2～6 天内获控制。但对胃脘冷感仅有好转，需要有效、规律、疗程用药到治愈。高良姜为止痛要药，海螵蛸（乌贼骨）为必用之品，加强止酸，即使没有吞酸症也应加。如血虚面萎无华，加当归 15 克、党参 20 克，取归芍六君子汤之意。若便溏者加煨肉豆蔻 10 克、焦白术 10 克、炮姜炭 10 克。寒痛者加荜茇 6 克、丁香 3 克、川椒 5 克、吴茱萸 5 克，甚者加附子 10 克、细辛 3 克，止痛效果好。黑便者加炮姜炭 6 克、生地榆 15 克、侧柏炭 10 克、阿胶 10 克。脘腹作胀加木香 6 克、甘松 10 克、小茴香 6 克。外寒诱发者加紫苏叶 10 克、吴茱萸 3 克。泛酸清水者加姜半夏 10 克、吴茱萸 3 克、紫苏叶 6 克。阳虚饮停，辘辘有声改用苓桂术甘汤加吴茱萸 3 克、川椒 6 克、姜半夏 10 克，重用生姜 10 克。脾胃气虚证明显，但阳虚不显著时可改用香砂六君子汤或归芍六君子汤。

2. 脾虚肝郁（热）

症状：胃痛无规律，饭前饭后皆可疼痛，痛连胸、胁、背，伴脘腹胀、吞酸，脘腹怕冷，但口苦，偶或烧心，情绪变化易诱发胃脘腹胀。苔薄白或薄黄，脉弦。

治法：疏肝健脾，行气止痛。

处方用药：逍遥散、四逆散合柴胡疏肝散合方加减。

柴胡 6 克、郁金 6 克、白芍 20 克、香附 10 克、青皮 6 克、陈皮 6 克、川芎 10 克、瓦楞子 20 克、白术 15 克、茯苓 10 克、党参 20 克、牡丹皮 10 克、栀子 6 克、木香 6 克、黄连 3 克、吴茱萸 3 克、败酱草 20 克。

用药论述：此证多见于胃溃疡活动期，或伴胃炎、胃肠功能失调、慢性胆道疾患者，女性相对多见。对气郁化火者要注意"火郁发之"原则的运用，取柴胡、川芎、香附、桑叶、牡丹皮、栀子、吴茱萸等，由于火郁易耗阴，阴耗则肝气易急，故宜配白芍、木瓜、枸杞子、沙参、麦冬、当归等以敛肝柔肝止痛，此时白芍量宜大。止酸用瓦楞子、海螵蛸（乌贼骨）。气郁日久，久痛入络则夹瘀，轻则脘胁刺痛或隐痛，每用疏肝调气而痛不止，重则舌暗有瘀斑点，宜加延胡索（元胡）、炙五灵脂、三七粉。一般不用川楝子，因该品含有苦楝素，有小毒，能直接刺激胃肠黏膜，导致炎症、水肿，加重溃疡，并有引起呕吐、腹泻之虞。故有活动性溃疡、脾虚或胃肠功能薄弱者不宜用此药。瘀痛较甚者，加丹参饮（丹参30克，檀香、砂仁各4.5克）活血祛瘀，行气止痛。若胆火上炎、胆汁逆胃，见呕苦、口苦、泛酸等，当清胆和胃，改用黄连温胆汤、小柴胡汤、旋覆代赭汤加减以清降之。或选张锡纯的镇逆汤。兼呕恶，可改用连苏饮小量疏和，如川黄连1.5~2克、豆蔻2~3克、竹茹3克、紫苏叶3克，有时可收功。在应用疏肝法治疗本证时，要注意"疏肝不忘和胃，理气还防伤阴"和"忌刚用柔"的使用原则，尤其伴有火郁和阴伤者。疏肝而不伤阴的药物有佛手、香橼、白蒺藜、枳壳、郁金、木蝴蝶、绿萼梅、醋柴胡等，可供选择。

3. 胃阴不足

症状：胃脘隐痛或灼痛，嘈杂，烧心，便干少纳，口干咽燥，易生口疮，舌红或嫩红，或有裂纹，苔少或净，或苔剥，脉细。

治法：滋阴和胃止痛。

处方用药：芍药甘草汤合一贯煎、沙参麦冬汤加减。

白芍30克、甘草10克、沙参15克、麦冬20克、枸杞子15克、当归15克、丹参15克、石斛15克、玉竹15克、瓦楞子20克、海螵蛸（乌贼骨）20克、木香6克、败酱草15克。

用药论述：阴虚证在用上述药后，部分患者舌转淡红、嫩红，部分患者舌质转淡。前者反映了阴虚好转与原有的气虚之本兼见，呈气阴两虚证，随之可以调补气阴，选用太子参、生白术、山药、扁豆、薏苡仁、石斛、玉竹、沙参、麦冬、莲子等甘平之剂以调补巩固之；后者阴虚好转后呈现素有的气虚、阳虚之本象，在此转化之际，必须药随证变，或养阴与温阳药同用，或甘平剂缓图其功；若阴虚兼气滞者，加佛手、香橼皮、白蒺藜、绿萼梅等理气而不燥之品；阴虚夹湿，见舌红苔腻，不可过用辛苦燥，宜芳化淡渗和阴并用，选藿香、佩兰、冬瓜子、芦根、白芍等；兼呕恶，加赭石、牡蛎、竹茹、芦根以育阴平肝和胃；阴虚虚火内灼，加蒲公英、生地黄。

4. 气滞血瘀

症状：气滞为主：胃脘胀痛，胀甚于痛，或胀甚于痛，往往兼血瘀征象，如舌质暗滞等。血瘀为主：多呈刺痛，部位固定，舌质有瘀斑点。

治法：气滞为主者，宜行气和络止痛；血瘀为主者，和营止痛或化瘀止痛。

处方用药：气滞为主用香苏饮合丹参饮加减。

香附10克、紫苏梗10克、陈皮6克、丹参15克、砂仁3克、白檀香6克、当归10克、枳壳10克。

血瘀为主，轻症用桃红四物汤加失笑散、丹参饮加减。

当归10克、桃仁10克、红花10克、丹参15克、赤芍10克、川芎10克、延胡索（元胡）10克、五灵脂10克、香附10克、瓦楞子30克、生蒲黄10克（包煎）、檀香6克。

血瘀重症用猬皮香虫汤、活络效灵丹合五香味、手拈散加减。

延胡索（元胡）10克、炙刺猬皮6克、九香虫6克、五灵脂10克（包煎）、制乳没各6克、炮穿山甲10克、赤芍10克、当归15克、丹参15克、香附10克、三七粉3克（分冲）。

用药论述：气滞与血瘀互相影响，每多兼见，要分清气滞与血瘀孰者为主，还要注意血瘀证之轻重。此证临床可单独出现，也可见于其他证型中，故可以与其他治疗法则配伍应用。溃疡病一般均或多或少存在血瘀证，气滞血瘀往往是导致胃脘痛的直接病机，不通则痛，故应该重视。血瘀证除了通常人们所了解的之外，下列情况对血瘀征起提示作用：①性情善郁；②宿有嗜饮，必有蓄瘀；③病程久且久治不效，或者患者延误治疗；④无规律疼痛，持续时间久；⑤痛而拒按，压痛部位固定而局限；⑥有反复胃出血史或新近便血后仍然有胃痛；⑦舌底、舌背青筋显露，舌质暗红瘀滞、映紫；⑧痛而不胀；⑨胼胝性溃疡或反复发作的慢性溃疡、复发性吻合口溃疡。

临床上，胀痛明显属实者，加三棱、莪术。脐腹作胀，适当重用枳实、槟榔、全瓜蒌、大腹皮，有较好的通便排气作用。气滞夹湿者加川厚朴6克、豆蔻6克。

使用活血化瘀药应该注意：①化瘀药不宜久用，一旦痛止，当以养血活血、益气健脾巩固之，如当归、丹参、地黄、党参等；②适当配合行气药以加强止痛效果；③化瘀药性多偏润，故有脾虚便溏者可暂缓或少用，或适当选用性温之活血药；④便黑有块夹瘀者，当以祛瘀止血、养血和血为主，具有祛瘀止血作用的药物如：制大黄（制军）、牡丹皮、蒲黄炭、三七粉、茜草、丹参等，可以选用。

5. 寒热错杂

症状：即脾胃虚弱或虚寒证兼见胃经郁火证。见烧心吞酸，但不敢进凉食，喜温喜按。舌多淡胖，苔薄黄或淡黄腻，脉细。本证与脾虚肝郁证有近似处，不同之处是脾虚肝郁证有肝郁征象和痛无规律。此二证在胃溃疡多见，尤其溃疡活动阶段。

治法：辛开苦降，寒热并用。

处方用药：泻心汤、左金丸、连理汤、黄连汤加减。

黄连3～5克、附子6～10克、吴茱萸3克、黄芩6克、党参20克、干姜6克、炙甘草6克、金银花15克、败酱草15克、蒲公英15克、海螵蛸（乌贼骨）20克、肉桂3克、丁香3克。

用药论述：此证患者多为素体脾胃虚寒，每因气郁、食积、胃酸增多、胆汁反流或伴发胃炎糜烂，或情志因素等诱发。治疗切不可见有烧心而过用寒凉，否则痛愈甚，烧心反不止。用温阳健脾的中药或酌配川黄连、左金丸等能较快消除烧心感，而于脾寒之本亦有裨益，温阳药加丁香、肉桂，有利于用适当寒凉药消炎敛疮之用，如清解活动期炎症之热毒，用少许川黄连、淡黄芩、金银花、败酱草、蒲公英正是治疗用意之在，使烧心可解，凉而不伤胃，以利于有效调理治疗。

四、上消化道出血

（一）概述

　　上消化道出血是指食管、胃、十二指肠、胰腺和胆道等病变引起的出血。其与下消化道出血一般以屈氏韧带为界限。是临床常见的急症之一，为避免误诊，明确出血原因、确定出血部位和及时正确的治疗，这对出血患者的预后有着重要意义。上消化道出血最常见的原因是胃及十二指肠溃疡，其次是肝硬化并发食管或胃底静脉曲张出血，急性胃黏膜病变亦属常见，其他尚有因胃癌、胆道等疾患引起者。主要临床表现为呕血与黑便，以及由于失血而引起的周围循环衰竭。本病在中医归属于"吐血""便血"范畴。

（二）病因病理

　　（1）暴饮暴食，饮酒过度，过食辛辣，胃有积热，热伤胃络，迫血外溢而吐血。或脾胃失和，酿湿生痰，痰火扰动胃络也可引起吐血。

　　（2）七情所伤，郁怒伤肝，气郁化火，肝火犯胃，损伤胃络或素有胃热，复因肝火扰动而致出血。

　　（3）劳倦内伤，损伤脾气，脾虚则失统摄之权，使血无所归，上溢下渗。

　　总之，出血病变主要在胃，并与肝、脾功能失常有关，气郁火热多为实，脾虚气弱每呈虚。出血之后，气随血脱，可致气血大亏，甚可出现血竭气脱阳亡之危证，危及生命。

（三）诊断要点

1. 临床表现

　　取决于出血量、出血速度、部位及原发病等。

　　（1）柏油样大便　上消化道出血后，均可出现黑色大便，呈柏油样，稠而发亮。多见于消化性溃疡出血，若原有上腹痛，出现黑便后上腹痛明显减轻，更支持溃疡病出血的诊断。如在短时间内出血量较大，粪便可呈暗红或鲜红色。

　　（2）呕血　常呈咖啡色，混杂有内容物。出血量大，呕出之血液可呈鲜红色，多见于门脉高压引起的食管与胃底静脉曲张破裂出血，部分见于溃疡病及急性胃黏膜损害引起者。

　　（3）周围循环衰竭症群　较多量出血后，可出现休克征象，表现为头晕眼花或黑蒙、心慌乏力、烦躁不安、口渴恶心等，患者面色苍白，汗出，皮肤湿冷，脉搏细数，血压下降，严重者神志淡漠，血压不能测出，或晕厥倒地。

　　（4）原发疾病的相应表现　如溃疡病有周期性、节律性的上腹痛，与饮食有关，伴恶心呕吐、反酸、消化不良等现象；在肝硬化者，原已肿大之肝脾可回缩，腹壁静脉显露，蜘蛛痣，或有黄疸、腹水、肢体浮肿等；如系胃癌出血，可于左锁骨上凹或左腋下扪及肿大之淋巴结或在上腹部可触及肿块。

2. 实验室检查

采用实验室影像检查可以确诊。

（四）鉴别诊断及并发症

1. 鉴别诊断

（1）咯血　呕血有时易与咯血混淆，但后者多有肺部疾患史，咯血前常感咽痒及咽喉部异物感，多为鲜血，碱性，常混杂有痰液泡沫，肺部体检与 X 线摄片有助于明确诊断。

（2）有时需与鼻衄后将血咽下，或因进食禽畜血液、肉食及服用某些药物形成的黑便或大便潜血阳性相鉴别。

2. 上消化道出血并发症

（1）当低血容量患者休克 24 小时后，通常可发生呼吸窘迫综合征（休克肺），亦可由于血液吸入气道，致气道阻塞而发生吸入性肺炎或肺不张。

（2）消化道出血易诱发心内膜下或穿壁性心肌梗死，尤易发生于老年人或冠心病患者。

（3）视乳头水肿和渗血亦可见于大量出血后，有时亦可发生失明，常为单侧性，暂时性，如视网膜动脉发生痉挛，或长期缺氧亦会引起永久性失明。原有贫血的老年患者更容易发生。

（4）肝硬化患者常因食管静脉曲张破裂出血诱发肝昏迷。

（5）肝硬化或消化性溃疡患者，在大量失血后可发生低蛋白血症，偶尔可见高糖血症，系由于肾上腺皮质功能亢进引起应激状态的结果。

（五）上消化道出血证治枢要及特色经验探要

（1）辨清寒热　呕血多由于热邪所致，火热升动，阳络（分布于体表皮肤的络脉，它的主要作用是温煦、营养、护卫皮肤，经脉通过阳络将经气布散到人体的表面，在体表形成了一个护卫屏障，保护人体不受外来致病因素的侵害）受损。治则以降逆泻火、凉血止血为大法。便血多由于脾胃虚弱，气虚不能统摄，阴络（走行在身体内部、分布于五脏六腑的络脉，是五脏六腑结构、功能的有机组成部分，分布在心脏的称为心络，分布在肝脏的称为肝络，分布在肺脏的称为肺络等。经脉通过阴络运行气血、输送营养、传递信息以保证五脏六腑发挥各自的正常功能）损伤所致，治疗重在益气以摄血。

（2）辨其虚实　实证为气火亢盛、血热妄行；虚证为阴虚，虚火妄动，灼伤血络，或为气不摄血。阴虚、气虚既为导致出血的病因，又可成为出血的后果。临床出血一证，属热属实者多，属虚属寒者少。即使虚盛寒性失血，在应用大队益气补阳固脱药的同时，加用凉血止血药亦属必要。

（3）大出血首当治标，或逆折其火，或急固其脱，待血止后再议治本。也就是急者治其标，缓者固其本。对中小量出血，则可标本兼顾，止血之外，针对原发病，根治出血之缘由。

（4）关于止血三要诀　消化道出血，多因火热熏灼，热邪迫血妄行而发，与肝、胃关系密切，或胃中积热、阳络受灼，或肝气郁结化火、横逆犯胃，均成本病。缪希雍的止血三要诀对认识和治疗本病均有较好的参考价值。即"宜行血不宜止血，宜补肝不宜伐肝，宜降气不宜降火。"肝体虚弱不能藏血，补养肝体可令血有所归，独安其宅；气有余便是火，气火上逆，迫血妄行，气降则上逆之血随之可降，故降气有助于降火，火热一去，气火下潜，出血自可停止；过用止血药常致留瘀，此为不少血证止血而血出难净的一个重要原因，适当结合止血活血药物即可无此弊端。可见对血证，不能专事止血，否则往往欲止不能，应该切实根据辨证，洞悉病机，紧扣出血与气、火间的关系，灵活把握之，方可取得好的止血效果。常用的养肝药有女贞子、白芍、生地黄、桑椹等，常用的降气止血药有大黄、赭石等，常用的止血活血药有田七、花蕊石、牡丹皮、茜草等。

（5）关于单味药大黄的运用　以单味大黄治疗上消化道出血，尤其是治疗消化性溃疡及胃黏膜病变引起的出血，疗效肯定，止血有效率通常可达95%以上。大黄味苦大寒，功擅泄热凉血、降气下行，既入血分，又入气分，破积滞，散瘀血，止血不留瘀，推陈致新。对证属于肝胃积热，迫血妄行者，止血迅速，即使对于虚象明显者，用之亦多有效，故可放心用之。对肝硬化引起的食管胃底静脉曲张破裂出血，配合应用大黄粉，既可止血，又可通过泻下清除肠道积血，一则降低门脉高压，二则降低肠道蛋白分解产物以减少氨的吸收，有助于预防肝昏迷的发生。临床上运用大黄，一般选用生大黄粉剂止血效果更好，常用量每次3克，每日3~4次，应注意不宜使用过大剂量。对部分体质壮实或病情痼重，积热极盛者，可稍增加药量，每次可用至6克左右，而对于体质孱弱，气虚明显者，则应减少药量，每次以不超过2克为宜，服药后的大便次数，以控制在4~6次/日为度，便次过于频繁每于病情不利。一般在大便泻下4~6次后，出血即可趋于停止。

（六）临床分型辨证论治

1. 胃热伤络

症状：吐血量多，血色鲜赤或呈紫暗，胃脘灼热而痛，恶心，口干苦，喜凉饮，口泛秽臭，大便干结或解黑便，小便短赤，舌红苔黄燥，脉滑数。

治法：清胃泻火，凉血止血。

处方用药：大黄、黄连泻心汤加减。

生大黄9克、黄连6克、黄芩10克、生地黄30克、茜根炭15克、白及15克、大小蓟各15克。

用药论述：本证系胃火灼伤血络，血热妄行，或胃内积血瘀结而生内热，瘀热蕴结，引起胃火上逆，气机壅塞。方中以生大黄、黄连、黄芩泻火清胃；生地黄、茜根炭、白及、大小蓟清热凉血而止血。灼热感明显者，加栀子；疼痛甚者加延胡索（元胡）、木香；吐酸者加瓦楞子、左金丸。

2. 肝火犯胃

症状：吐血鲜红量多，来势急迫，口苦胁痛，心烦善怒，寐少梦多，烦躁不安，舌质红绛，脉弦数。

治法：清肝泻火，和胃止血。

处方用药：丹栀逍遥散加减。

牡丹皮 10 克、栀子 10 克、当归 10 克、白芍 20 克、柴胡 6 克、茯苓 10 克、黄芩 10 克、生地黄 20 克、龙胆 10 克、赤芍 10 克、青黛 10 克（包）。

用药论述：肝气郁结，蕴而化火，肝火上炎，克伐中土，灼伤胃络而血溢。方中龙胆、栀子、黄芩清肝泻火；当归、柴胡疏肝解郁；白芍柔肝；牡丹皮、青黛、生地黄、赤芍、白及凉血止血；茯苓健脾和胃。若呕血不止，乃肝热盛极，血络不宁，加用生大黄粉 3～5 克以通腑清肝，泄热止血；大便干结者加用生大黄粉（生军粉）3～5 克，玄参 30 克；烦躁不安者加用犀角粉（水牛角代）0.5 克吞服，日 2 次，并服牛黄清心丸 1 丸，日 2 次。

3. 脾气虚弱

症状：黑便，或久延不愈，或便血量多而色淡，伴体倦神疲，面色无华，心悸，头晕。舌苔淡白，脉沉细无力。

治法：益气健脾，养血止血。

处方用药：归脾汤加减。

党参 20 克、黄芪 30 克、白术 20 克、茯苓 10 克、当归 15 克、白芍 20 克、山药 15 克、熟地黄炭 15 克、白及 10 克、仙鹤草 10 克、阿胶 10 克、龟甲胶 10 克、黄芩 10 克、酸枣仁 10 克、茯神 6 克、远志 10 克、木香 5 克、龙眼肉 6 克、大枣 5 枚、炙甘草 6 克、大小蓟各 10 克、三七粉 3 克（分次冲服）、败酱草 15 克、金银花 15 克。

用药论述：上消化道出血后，由于血少气虚，致脾气虚弱。方中党参、黄芪、茯苓、白术、山药益气健脾；当归、白芍、熟地黄炭养血敛阴；白及、阿胶、仙鹤草收敛止血；败酱草、金银花清解胃肠道之热毒；大小蓟、三七粉配伍止血不留瘀；龟甲胶用于滋阴潜阳，益肾健骨，养心补脾，补血止血。诸药合用，共奏益气养血而止血的功效。若出血量多者，加地榆炭、侧柏叶、血余炭等；脾胃虚寒者，加熟附片、炮姜炭。

4. 气虚血脱

症状：出血暴急量多，或呕血便血并见。伴面色苍白，出冷汗，手足冷，神萎顿，或表情淡漠。舌淡白，脉微细难以触摸，或细数无力。

治法：益气固脱。

处方用药：独参汤或附龙牡救逆汤。

大东参 15 克（另煎）、熟附片 10 克、煅龙骨 30 克（先煎）、煅牡蛎 30 克（先煎)、附龙肝(灶心土)30克、炙黄芪50克、山茱萸30克。

用药论述：此证见于上消化道出血伴急性循环衰竭者，由于出血过快过多，形成气脱阳亡之危证。应该积极配合西医药治疗。中药味宜少，量宜大，浓煎灌服或鼻饲给药。出血仍然不止，一般不加止血药，固脱即可，应该积极配合西医抢救措施。

五、胃 下 垂

(一) 概述

胃下垂，是指人站立时胃脏位置下降，胃紧张力减退，胃小弯切角迹(胃小弯弧线最低点)低于髂嵴连线(或者说在髂嵴线以下)。本病多见于瘦长无力体型或多生育妇女及虚弱性疾病患者。多由患者平素羸弱，韧带松弛造成，常同时合并其他内脏如肾、肝、子宫等内脏下垂。中医一般将本病归属于"腹胀""胃脘痛""消瘦"等范畴。但胃脘痛、腹胀所包罗的病症众多，为有别于其他胃脘痛、腹胀诸病，结合本病的病理特征，可专称为"胃下"或"胃缓"，如《灵枢·本脏》篇曰："胃下者，下管约不利；肉䐃不坚者，胃缓。"中气不足，升举无力，是导致本病的主要病理机转，而脾胃虚弱，后天之本不足又是造成中气不足的主要原因。

(二) 病因病理

本病多由于长期饮食失节，或七情内伤，或劳倦伤脾，导致中气下陷，升降失常而发病。脾主升喜燥恶湿，胃主降喜润恶燥，脾主运化水谷，胃主受纳腐熟；饮食失节，脾胃失和，功能紊乱，脾虚运化失常，中气匮乏，升举无力，因而发生气陷；中气下陷，升降失常而致胃膈韧带、胃肝韧带及腹壁肌肉松弛，无力撑托胃体而使之下垂；劳倦伤脾，脾虚不运，胃失通降；七情内伤，气机阻滞，或脾湿不化，湿滞胃脘，积湿为痰为饮，坠于胃中而致胃体下垂。气滞则血瘀，气结则痰生，痰瘀阻络，胃体失养；或过食辛热，灼伤胃阴，络脉失养，而致胃弛缓而下垂。或肝郁脾虚，气机失司，升降失常；或素体阳虚，脾胃阳气虚弱，气虚下陷，清者不升，浊者不降，留滞胃中而致胃下垂。总之：胃下垂以中气下陷，升举无力为基本原理。可伴有痰饮内阻，气滞中焦，夹滞夹瘀之邪实之候，故本病多为本虚标实之证。脾胃气虚或胃阴匮乏为病之本；气机郁滞或痰瘀内结为病之标。

(三) 诊断要点

1. 临床表现

(1) 病史　患者多体形瘦长，禀赋偏弱，或有慢性衰弱性疾病史，或为生育过多的妇女。

(2) 症状　常有腹胀下坠感，餐后明显，平卧减轻，常有嗳气，上腹痛，腹痛无规律性。可有头晕、乏力等。

（3）体征 上胃部可闻及振水音及强烈的主动脉搏动，可发现其他内脏下垂（如肝、肾）的体征。

2. 胃肠钡餐检查

可发现胃的张力减退，胃小弯弧线最低点在髂嵴连线以下，胃的蠕动缓慢，常示胃液潴留。纤维胃镜对诊断无帮助，但可以明确胃黏膜的其他病变。

（四）鉴别诊断及并发症

1. 鉴别诊断

（1）慢性胃炎 为胃黏膜的炎症性病变，亦常见胃脘疼痛、饱胀。但胃下垂以餐后痛胀明显，呈坠痛坠胀，平卧则明显减轻。借助于胃镜和上消化道钡餐检查可以确诊。

（2）溃疡病 溃疡病的胃痛多呈周期性和节律性，胃胀多不明显，与胃下垂的坠痛、食后不适作胀之临床表现有别。经消化道钡餐或胃镜检查不难鉴别。

（3）胃神经官能症 以胃运动功能紊乱为主要特征，除胃痛、胃胀等症状外，常伴神志和精神方面的症状。且无坠痛、坠胀之感。除外胃的器质性病变方可作出诊断。

2. 并发症

可并发消化不良，少数可并发十二指肠壅积症。

（五）胃下垂疾病证治枢要及临床特色经验探要

（1）中气下陷为病之本，胃失通降、气机不调为病之标，治当标本兼顾，补中益气之中兼佐通降，做到升中有降。东垣之补中益气汤合枳术丸为本病常用方剂。

（2）黄芪既补气又升提，为治疗胃下垂必需之品，需重用至30克以上。其他升降之品如柴胡、升麻、葛根、枳壳宜酌情佐之。

（3）本病药治需从胃给药，一定程度上增加胃的负担，因此除内服药外，也需配合外治法，如针灸、推拿、按摩、点穴、气功等理疗，以便综合治疗以取效。

（4）运用补中益气汤，以李东垣补中益气汤为医界所首选，因其确实对胃下垂有肯定疗效。但临床应用不能机械照搬，应该依病情有机灵活，尚需加减用药。临床上白术易苍术或苍白术同用，则益气升提之功更好；黄芪需重用，按李东垣原方剂量需加倍或加几倍，依胃下垂轻、中、重的不同，黄芪用量可有60克、90克、120克之别，但要注意少数患者虚不受补的情况，治法又当别论，或者逐步加大剂量；枳实或枳壳可随时加入，使补中有通，补而不滞，通补结合，升降并用；补中益气汤证必须突出中气不足，故适于一派脾气下陷之象，若气滞明显，或夹瘀血、痰饮、积滞之类，不能妄用补气升提，这时需要谨慎使用，或权衡轻重先以攻邪治实，然后补中益气，或补虚祛邪并用。

（5）针灸、推拿、按摩、气功、点穴等综合疗法的丰富经验，应用于胃下垂的治疗，有利于疏通气机，恢复胃气，调理养阴，亦实践肯定，符合康复规律有利于胃下垂疾病的治愈，故不可忽视。临床治疗中，若中气下陷，治以补中益气，针灸取穴：百会、气海、关元、足三里、中脘、梁门、膻中。用补法，加灸。若脾胃虚弱，治以健脾益气，针灸取穴：百会、脾俞、胃俞、足三里、中脘、梁门、下脘、天枢。用补法，加灸。若气血两虚，治以补气养血，针灸取穴：百会、足三里、气海、关元、血海、膈俞、中脘、梁门。用补法，加灸。总之，注意方法灵活，对证取穴。运用中医学辨证论治，揭示患者康复治疗的效验规律，依效验规律、规律疗程治疗。

（六）临床分型辨证论治

1. 虚证：脾虚气陷

症状：食后脘腹胀满，嗳气不舒，腹胀而坠痛，倦怠嗜卧，卧则得舒。舌苔白，脉缓弱无力。

治法：补气升陷，健脾和胃。

处方用药：补中益气汤加减。

黄芪30克、党参15克、白术10克、升麻5克、柴胡10克、当归15克、炙甘草6克、陈皮5克、枳壳15克。

用药论述：本证为胃下垂最常见证候，所用方是常见专方，方中黄芪需重用，才能起到补气升陷的作用，再伍以党参、白术、当归、陈皮、炙甘草益气养血；升麻、柴胡与黄芪为伍，升提举陷。近世研究枳壳有兴奋胃肠平滑肌作用，故伍用之。有人报道用单味枳实治疗胃下垂取效，说明枳实单味应用亦有升提胃体的作用，然毕竟是破气之品，用之应慎。枳壳除胀下气，与补中益气汤同用，可使升中有降，有利于气滞证的改善。

2. 虚证：脾胃阳虚

症状：脘腹胀坠冷痛，泛吐清水痰涎，喜温喜按，食少便溏，气短乏力，四肢不温。舌淡，苔白，脉沉弱无力。

治法：升阳益气，健脾温中。

处方用药：理中丸加减。

党参15克、白术10克、干姜5克、炙甘草6克、升麻5克、枳壳15克、黄芪30克。

用药论述：理中丸为温补中阳之剂，脾胃阳虚之胃下垂，以理中丸治本，复以黄芪、升麻、枳壳升举其陷，为标本兼治之法。

3. 实证：饮邪内聚

症状：胃中痞满，或水饮辘辘，按之有振水声，胃中怕冷，或泛吐清水痰涎，口淡无味。舌淡苔白滑，脉沉弦。

治法：蠲饮化痰，理气温胃。

处方用药：苓桂术甘汤合小半夏汤加减。

茯苓 15 克、桂枝 5 克、苍术 10 克、甘草 5 克、姜半夏 10 克、生姜 5 克。

用药论述：苓桂术甘汤与小半夏汤为仲景治疗痰饮的专方，移用于饮邪内聚之胃下垂症亦甚适当。方中白术易苍术，取用《普济本事方》之苍术丸治癖囊之意。饮邪内聚多系胃内大量液体潴留，排空迟缓，张力低下。若见胃下垂为虚证之候，一味补正，邪气得助，正气反不能复，若单纯通降胃气，则有形之邪未得去除，无形之气徒伤无益，故只能温阳化饮利痰。痰饮去正亦安。

4. 实证：肝脾不和

症状：脘腹胁痛或胀，嗳气呃逆，食后坠胀，攻撑不舒，胸闷太息，兼有便秘。舌淡，苔薄白，脉弦。

治法：调和肝脾，升降气机。

处方用药：四逆散加减。

柴胡 6 克、白芍 15 克、枳壳 15 克、白术 10 克、炙黄芪 30 克、炙甘草 6 克、豆蔻 5 克、升麻 6 克。

用药论述：肝脾不和之胃下垂证，临床并不少见。以脘腹或胸胁胀满，排气不畅为主要特征。用四逆散调和肝脾，加炙黄芪、白术、升麻升补。但炙黄芪不能用之太过，以防气滞壅满。豆蔻疏理气机。兼便秘者，可以枳实易枳壳，加生槟榔、酒大黄（酒军）。兼脘腹痛者，加白芍、川楝子；气滞而排气不畅，加大腹皮、厚朴。

5. 虚中夹实：气虚血瘀

症状：少气乏力，不思纳食，食后胀满不舒，平卧则安，痛有定处，舌质紫暗，或有瘀斑、瘀点，脉弦涩。

治法：益气养阴，活血化瘀。

处方用药：四君子汤加味。

党参 20 克、白术 15 克、茯苓 10 克、炙甘草 10 克、桃仁 10 克、红花 6 克、三棱 10 克、莪术 10 克、黄芪 30 克。

用药论述：气为血之帅，气虚无力，血行不畅，留滞络脉而为瘀血；或因气虚下垂，牵引压迫血管而致血流受阻而发生瘀滞。因此，气虚血瘀在胃下垂中常见。方中黄芪、莪术是配伍最佳的药对，于胃下垂及其他胃病均可配伍应用，如朱良春常用此二味治疗萎缩性胃炎，效果较好。治疗气虚血瘀之胃下垂亦可借鉴。

6. 虚中夹实：脾虚夹滞

症状：疲倦乏力，食少便溏，纳谷不化，脘腹胀满，食后加重，口苦嗳腐。舌淡胖嫩，苔黄腻而浊，脉濡缓。

治法：健脾和胃，消食导滞。

处方用药：枳实参补汤（验方）加减。

白术 20 克、人参 6 克、茯苓 12 克、枳实 10 克、陈皮 6 克、半夏 10 克、厚朴 10 克、莱菔子 10 克、槟榔 10 克、砂仁 5 克、黄连 5 克、干姜 5 克、炒麦芽 10 克、炙甘草 6 克。

用药论述：脾虚失运，胃纳呆，食积不化而见虚中夹杂之象。此方主药为枳实、人参、厚朴；枳实导滞，厚朴疏泄，人参益气，合而为治疗脾虚夹滞之胃下垂的验方。若脾虚甚者，重用人参、白术，加黄芪 30 克、山药 12 克，减黄连、槟榔；若胃热者，重用黄连，加焦栀子 6 克、败酱草 30 克；若痞满者，重用厚朴、莱菔子、槟榔。脾虚用药一致，夹滞用药多变，如夹湿、夹痰、夹食、夹瘀、夹水饮等；若几种病邪夹杂一起，必须审其所夹，随证加减。

六、溃疡性结肠炎

（一）概述

溃疡性结肠炎在国际上称特发性直结肠炎，是一种非特异性炎症性肠病。临床表现以反复发作或持续性的腹痛、腹泻、黏液脓血便为主，重症患者尚兼有一些并发症。病因尚未完全明了，故也可以说是一种原因不明的直肠和结肠慢性炎性疾病。目前认为可能是多种因素综合作用所致，如免疫、遗传、感染、精神及过敏等。病变部位主要位于直肠、乙状结肠，可累及降结肠甚至整个结肠。病理变化在活动期除了肠黏膜非特异性急性炎症外，溃疡是其特征；而在缓解期则表现为非特异性慢性炎症。本病属于中医"泄泻""下痢""久痢""肠澼"等病证范畴。病位在大肠。脾失健运，肾失温煦，大肠传导失司为其主要病理，而常被饮食不节、起居失常等原因所诱发。

（二）病因病理

素体脾虚，健运失职，或饮食所伤，留滞于内，或感受湿邪，中焦壅滞，或内伤七情，肝脾失和等，均可致湿郁大肠，气血阻滞，传导失司而发病。若肠液凝滞，与肠中秽浊之物相结，则粪带黏胶；若湿郁化热，湿热气血相持，则化为脓血；若热毒壅盛，化火伤络，则便血鲜红量多；重病失治则营血耗损，气阴大伤；若久病不愈则热烁阴液，阴津损耗，虚热内生；或湿伤阳气，脾气下陷，脾肾阳虚，致脱肛下坠，滑脱不禁。综上所述，本病病位在大肠，发病与肝、脾、肾三脏关系密切。病因不外脾气虚弱、饮食所伤、内伤情志及感受外邪，而且往往是多因素共同作用致病。

（三）诊断要点

溃疡性结肠炎起病有缓有急，病情轻重不一，可表现为持续不缓解或活动与静止交替。临床以发病缓解、轻度、复发型为多。

1．症状体征

表现为单纯肠道症状或合并有多种形式的肠外症状，重病者还可出现全身症状。

（1）肠道症状　腹泻：每日数次至数十次不等，大便可为稀烂便、黏液便、脓血便等。病变累及直肠、肛门者则伴里急后重。腹痛：可表现为隐痛、钝痛、痉挛绞痛。痛之部位多位于左下腹，常有局部压痛。便血：鲜红色或暗红色，一般便血量并不多，但个别者可出现失血性休克。肠道其他症状：包括腹胀、纳差、恶心等，部分患者可在相应部位扣及包块。

（2）肠外表现　约有1/4患者有一种或一种以上的肠外表现。包括口腔黏膜溃疡、皮肤溃疡、结节性红斑、关节痛或关节炎、强直性脊柱炎、结膜炎、虹膜炎、角膜炎及肝功能损害等。

（3）全身表现　中型、重型患者可因本身免疫反应或继发肠道感染引起发热；由于长期腹泻、失血、食欲不振可致体重及体力下降、营养不良、贫血、低蛋白血症等；急重症者可致水、电解质紊乱。女性可闭经；男性则有性功能减退。

2. 实验室检查

（1）粪便检查　粪便涂片见大量的红细胞、白细胞及黏液。急性发作期见有大量多核巨噬细胞。反复大便常规检查、培养和孵化等无痢疾杆菌、阿米巴原虫等病原体被发现。

（2）乙状结肠镜及纤维结肠镜检查　绝大多数患者有乙状结肠受累，乙状结肠形态检查及活检尤为重要，故不能轻视乙状结肠镜检查，大多数患者可借此作出诊断。镜下所见：结肠黏膜充血、水肿、粗糙如颗粒状，触之易出血。发病期可见多发性溃疡，表面附有黄白色或血性渗出物。病程长者肠腔变窄，肠壁变硬，或见假性息肉。此项检查宜结合取肠黏膜组织病理活检，更有确诊意义。

（四）鉴别诊断及并发症

1. 鉴别诊断

本病发现黏液脓血便者应该与慢性菌痢、阿米巴痢疾、血吸虫病、结肠癌、溃疡性肠结核等鉴别；发热、全身症状明显者应该与克罗恩病［克罗恩（crohn）病又名局限性肠炎、肉芽肿性肠炎、慢性肠壁全层炎，是一原因不明的疾病。其主要表现为全肠壁的非特异性肉芽肿性炎症，可侵及胃肠道的任何部位，而以回肠最多见，多呈节段性分布。临床上以腹痛、腹泻、腹块、瘘管形成和肠梗阻为特点，可伴有发热、贫血、营养障碍以及关节、皮肤、眼、口腔黏膜、肝脏等肠外损害。本病有终生复发倾向，重症患者迁延不愈，预后不良。发病年龄多在15～30岁，但首次发作可出现在任何年龄组，男女罹病近似。本病分布于世界各地，国内较欧美少见。近十年来临床上已较前多见］鉴别；伴有自主神经功能紊乱症状、轻型尤其是缓解期的患者应该与肠易激综合征鉴别。

2. 并发症

溃疡性结肠炎在我国多表现为轻型，经治疗预后良好。但个别患者可发生急性或慢性并发症。急性并发症如中毒性巨结肠症、大出血；慢性并发症如癌变、脱肛等。

（1）中毒性巨结肠症　为严重并发症，常并发于急性暴发型和重度病例。主要诱因是不适当使用抗胆碱药、止血药、钡餐灌肠及低血钾肠麻痹，致肠管扩张、收缩欠佳、血供障碍。表现为病情迅速加重，腹泻腹痛甚，腹胀恶心，腹部压痛或反跳痛，肠鸣音减弱或消失。随之出现毒血症，如高热、神疲、衰弱。部分患者出现肠道大出血、肠穿孔、腹膜炎、中毒性休克等。腹部 X 线平片示肠腔明显扩张。

（2）大出血　重症患者因广泛的溃疡面及血管弥漫出血而引起。表现为排量较多的便血。有可能发展为失血性休克。

（3）癌变　发生率约占 5％，大多发生于病程十年以上、结肠病变广泛、肠黏膜活检示异常增生者。当出现常规治疗无效、症状加重且进行性消瘦时，应该警惕癌变的可能。

（4）其他　长期直肠炎症、腹泻不止者可致直肠脱垂；后期因结缔组织增生、瘢痕组织形成可致局部肠管狭窄，有可能发展为肠梗阻。

（五）溃疡性结肠炎证治枢要及临床特色经验探要

（1）溃疡性结肠炎的基本病机为湿郁气滞于大肠，治疗以理气导滞祛湿为基本法则。

（2）病变急性期、活动期多为湿郁化热，湿热与气血相搏，壅滞于大肠，治疗应该清热祛湿，行气导滞。热伤肠络者应该凉血止血；热毒深陷者应该清热解毒。

（3）病变缓解期、静止期多为脾气虚弱，湿浊留恋，治疗不宜中断，应该健脾益气、温运化湿，以巩固疗效，防止复发，从而获得根治。

（4）溃疡性结肠炎若属于慢性持续者多本虚标实、寒热错杂，治宜标本同治、消补同施，寒热并用，润燥并举，具体措施贵在权衡轻重缓急。

（5）除口服中药整体疗法外，必要时可以用有效中药保留灌肠，进行局部治疗，使药物直达病所。

（6）关于消补兼施、寒热并用　"虚者补之，实则泻之，寒者热之，热者清之"，是皆知的传统治疗法则，亦是本病一般情况下所必须遵循的。但是鉴于本病有时会出现虚中夹实、寒热错杂证等局面，则须消补兼施或寒热并用。如脾虚运化失权，又兼湿滞阻于肠腑者，宜将香砂六君子丸与枳实导滞丸同用，是健脾益气与化湿导滞同时发挥作用，此为脾肠同治；若中焦虚寒脾阳不振，又因湿郁化热，秽浊热毒逗留于肠，则须寒热并施，如于理中汤中加用黄连，名连理汤，在此基础上，煨木香、吴茱萸、肉桂等热药，炒黄芩、大黄炭、败酱草、金银花等寒凉之品，均可酌情选用，集寒凉与温热药于一方之中，药性虽相反，而治痢之功效验则可相辅相成。当然，寒药与热药的多与寡，应视具体证情而定。热药以附子、肉桂、肉豆蔻、广木香、炮姜等常用，凉药多选黄连、黄芩、大黄、蒲公英、败酱草、金银花、地榆等。如嫌其寒凉太过而伤阳，则每加姜汁炒或制成炭。

（7）关于"风药"的应用　风药系指具有祛风散邪作用的一类药物，如防风、羌活、独活、柴胡、升麻、葛根等，在一般情况下，这些药常用于外感风寒、感冒、痹证等疾患，在治疗慢性溃疡性结肠炎的过程中，不少情况下也需用风药，但不属于"风能胜湿"之列，而是藉风药轻扬散发之性，来鼓动脾肾，升发清阳之气，促进脾之运化、肾之温煦功能的恢复，从而达到祛湿厚肠止泻的目的，这是用其变。临床上主要为与补气健脾药配伍，如于大队人参、黄芪、白术中酌用风药，李东垣创制的升阳益胃汤即是范例。其次是配伍温补肾阳药使用。再次是配伍燥湿利湿药使用，机制相似。但这些配伍应该掌握两个原则：一是药物的数量比例，补气、健脾、温阳、化湿类需多，而加风药宜少，一味、两味，至多不超过三味；二是药物的剂量比例，风药宜轻，多在2～3克，不超过5克，补气等药则要重。在此配伍中，如果风药剂量过重，则成祛风解表之剂，显然有违组方之原旨。

（六）临床分型辨证论治

1. 湿热蕴肠

症状：腹痛下痢，粪夹黏液、脓血，肛门灼热，或里急后重，口渴尿黄。舌质红、苔黄腻，脉滑数。

治法：清热祛湿，调气和血，佐以导滞。

处方用药：白头翁汤合芍药汤加减。

白头翁15克、黄连5克、黄芩10克、黄柏6克、秦皮6克、白芍20克、木香10克、槟榔10克、甘草10克、败酱草20克、蒲公英20克、连翘10克、金银花30克、车前子10克。

用药论述：此证多见于溃疡性结肠炎的急性发作期。病机为湿热积滞，蕴结大肠，气血阻滞，传导失司。治疗以清热祛湿为主，兼调气和血行滞。方中白头翁清热解毒；黄芩、黄连、黄柏、秦皮清热燥湿；白芍善于和血，"止下痢腹痛后重"，与甘草同用缓急止痛；木香、槟榔导滞调气，"调气则后重自除"。因身热、烦渴甚，此为热重于湿，加金银花30克、连翘10克、败酱草20克、蒲公英20克以加重清解之力；若大便稀烂或水样，日行多次，脓血便不明显，伴身重胸闷腹胀，舌苔厚浊腻，此为湿重于热，应该适当减少清热药，而加用厚朴10克、苍术15克、薏苡仁30克以增强祛湿之功。此证可热盛化火，损伤肠络，致便中排鲜红血量多，治宜泻火凉血止血，方用犀角地黄汤（赤芍15克、生地黄30克、牡丹皮15克、水牛角30克）合槐花散（槐花15克、侧柏叶15克、荆芥穗10克、枳壳6克）加减；少数可热毒深陷，致身热神昏烦躁等，治宜清热解毒，方用清瘟败毒饮（石膏、生地黄、乌犀角、栀子、桔梗、黄芩、知母、赤芍、玄参、连翘、竹叶、甘草、牡丹皮、黄连）加减。重病失治，营血耗损，气随血脱，气阴大伤，致面色㿠白、神疲乏力、汗多肢冷、脉微欲绝，此时应该益气养阴，回阳固脱，方用生脉散合参附汤。恢复期可因消烁阴液，阴血亏虚，虚热内生，致低热盗汗，五心烦热，神疲乏力，口燥唇干，头晕目眩，大便干结并带少量血丝，此时宜养阴润燥，兼清虚热，方选六味地黄丸、增液汤合黄连阿胶汤加减。

2. 气滞湿阻

症状：腹痛泻痢，粪带黏液，便出量少，便后不爽，里急后重，常伴胸胁胀痛，脘痞纳呆。舌淡红苔略腻，脉弦。

治法：疏肝行气，祛湿导滞。

处方用药：四逆散合痛泻要方加减。

柴胡 10 克、白芍 20 克、枳壳 10 克、防风 10 克、白术 20 克、陈皮 6 克、木香 6 克、槟榔 10 克、甘草 6 克。

用药论述：本证多见于溃疡性结肠炎慢性轻症患者。系由肝郁脾壅、湿滞内阻、气机不畅、传导失司所致。治宜疏肝理脾、行气导滞，方中柴胡、白芍疏敛并用，理气调肝；枳壳助柴胡舒肝解郁，又解中焦壅滞；防风醒脾理气胜湿；白术、陈皮健脾燥湿；木香、槟榔行气滞，除后重。若气滞化热，湿热内蕴，可出现大便夹脓血，口苦尿黄，宜加用黄芩 10 克，黄连 6 克，地榆 15 克以清热凉血；若气滞血瘀，致腹痛部位固定，宜加延胡索（元胡）10 克、田七 6 克、郁金 10 克等以祛瘀止痛。久病患者可出现面色晦暗，腹痛固定，按之痛甚或摸及腹块，大便不畅，粪结带血，舌暗或有瘀点，脉涩，此为瘀结肠络，治宜活血祛瘀为主，方选少腹逐瘀汤合桃红承气汤（桃仁、红花、木香、藿香、紫苏梗、青皮、枳实、厚朴、槟榔）加减。

3. 脾虚湿恋

症状：大便稀烂，或带不消化食物，或带黏液，时作时止，缠绵不愈，每于饮食不当则加重，常伴食后腹胀，纳呆胸闷，疲倦乏力。舌质淡或有齿印，舌苔微腻，脉濡弱。

治法：健脾益气，祛湿消滞。

处方用药：资生丸加减。

党参 30 克、白术 20 克、茯苓 15 克、山药 30 克、扁豆 15 克、莲子 10 克、薏苡仁 30 克、藿香 10 克、豆蔻 6 克、麦芽 20 克、黄连 6 克。

用药论述：此证多见于溃疡性结肠炎慢性期或缓解期。为脾气虚弱，运化失职，湿滞内恋，大肠传导失司。治宜健脾祛湿并举，并兼消滞，本方即在健脾益气渗湿的参苓白术散基础上并加豆蔻、藿香化湿浊，黄连燥湿兼清郁热，麦芽健脾消滞。若出现大便带黄色黏液，或少量脓血，此为湿郁化热之象，宜加用地榆 15 克，槐花 10 克，加败酱草 20 克、蒲公英 20 克、金银花 30 克以寒热并用；若泻痢日久，直肠脱出，此为脾气下陷之证，宜加用黄芪 30 克、升麻 6 克、柴胡 10 克，或改用补中益气汤以益气升提；若出现泄泻不止，或痢下如白冻，畏寒肢冷，腹部冷痛，此为脾阳受累，寒自内生，宜加用熟附片 10 克、干姜 6 克、肉桂 6 克，或改用理中汤。

4. 脾肾阳虚

症状：久痢不愈，粪便稀薄，带有白冻，或滑脱不固，腹中冷痛，胀满肠鸣，面色㿠白，畏寒肢冷，头晕纳呆，腰膝酸冷。舌质淡胖，脉沉细无力。

治法：温补脾肾，涩肠固脱。

处方用药：四神丸加减。

补骨脂 10 克、吴茱萸 6 克、肉豆蔻 10 克、五味子 10 克、肉桂 6 克、炮姜

6 克、白术 20 克、乌药 6 克、蜀椒 6 克、炙黄芪 30 克。

用药论述：此证见于素体脾肾阳虚或久病迁延不愈者。此为脾肾阳虚，寒湿内生，甚或命门火衰，胃关不固。治宜温脾肾，祛寒湿，收敛肠气。方中补骨脂补命门之火；吴茱萸温中祛寒，肉豆蔻暖中涩肠，五味子敛阴固涩。加肉桂、炮姜、炙黄芪、白术温阳益气健脾；乌药、蜀椒祛寒行散止痛。若泻痢滑脱者可加乌梅15 克、诃子 15 克、赤石脂 15 克或改用真人养脏汤。

七、肝 硬 化

（一）概述

肝硬化为不同病因引起的慢性肝病在发展过程中的后期阶段。病变弥漫分布。或者说肝硬化是一种常见的慢性、进行性、弥漫性肝病。其病理特点为广泛的肝细胞变性和坏死，纤维组织弥漫性增生，并有再生小结节形成，正常肝脏结构紊乱变形、变硬而成为肝硬化。或者说其基本病理变化主要是肝实质性变性坏死，纤维结缔组织增生，假小叶形成，导致肝脏逐渐变硬。临床上早期可无症状，后期可出现肝功能减退，可阻碍门静脉回流，导致门脉高压症。临床表现为肝功不良，门脉高压以及多系统损害。其病因很多，以病毒性肝炎较多见，此外有寄生虫病、营养不良、酒精中毒等，部分病例与自身免疫有关。起病及病程缓渐，可能潜伏数年至十数年之久。根据病因、病理或临床表现，一般分为结节性肝硬化与胆汁性肝硬化，以结节性肝硬化较多见。肝硬化属于中医的"黄疸""胁痛""积聚""癥瘕"范畴；晚期可出现"鼓胀""血证""昏迷"等严重并发症。上述各主症可为本病先后阶段的演变发展，也可错杂存在。前人曾有黄疸、癥瘕、积聚是"中满胀病之根"之说。由于久患肝病，又加嗜酒、抑郁等使湿热内蕴，肝脾两伤，肾气受损，以致气、血、水互相搏结而成病。本病的表现有本虚标实，虚实相杂之特点。

（二）病因病理

情志不遂、饮食不节、多嗜烈酒、或染湿热疫毒、蛊毒，或续发于黄疸、疟母（疟疾久不愈，气血亏损，瘀血结于胁下而成痞块，称疟母）、久泻久痢、某些化学药物中毒等，皆可致脏腑受损、失调。一般先伤肝、脾，肝郁木不疏土，导致脾失健运，肝脾不调，气机阻滞。初病在气分，形成痞聚；久则由气入血，使血行不畅，经隧不利，形成癥积。积聚迁延，或因黄疸湿热郁久伤脾，中气亏乏，斡旋无权，湿热益盛，肝气亦不能条达，遂致气血凝滞，脉络瘀阻，湿热壅结肝、脾，使气、血、火交互搏击，最终形成鼓胀。或寒湿困遏脾阳，脾阳受损，由脾及肾，脾肾阳虚。脾不运湿，肾失开合蒸化，导致水湿内停。或阳虚及阴；或湿热久壅，肝肾之阴暗耗；或阴津既亏，阳无以化，则水津失布；或阴虚生郁热，热越大，水越溢，"水从火溢"。这些均是形成阳虚或阴虚型腹水的重要原因。至此肝、脾、肾三脏俱虚，运行蒸化水湿的功能更差，气滞、水停、血瘀三者错杂为患，壅结更甚，其胀日重。由于邪愈盛而正愈虚，故本虚标实更为错综，病势日深。同时，水臌与癥积又阻滞气、血、水的运行，影响膀胱气化和消伐正气，使水势愈壅愈甚，形成恶性循环。

如肝肾阴虚，内有郁热；或正虚感邪，邪从热化，因热生痰，内扰心神，热动肝风；或水湿热毒深重，正气不支；或痰浊蒙蔽心窍，均可导致昏厥、谵妄、痉搐等严重变证。若肝不藏血，脾不统血，阴虚或湿热，内热伤络，或生冷硬物、刺激性食物损伤血络，则可并发严重血证。终致邪陷正虚，气阴耗竭，由闭转脱，危及生命。

（三）诊断要点

1. 临床表现

肝硬化起病及过程可极缓慢，常潜伏 3～5 年才发病。慢性肝病史、感染血吸虫、大量酗酒、慢性心衰、营养不良、肝病阳性家族史有参考价值。30%～50%的早期肝硬化因静止不活动，代偿功能良好而无明显症状。即使有也缺乏特异性，难以从临床上确定诊断。往往在健康检查，或因其他疾病行剖腹手术或尸解时方被发现。故若有可疑，须早期运用现代体检手段体检确诊，早发现早治疗，正确有效治疗最为重要，将问题消除在萌芽状态。为此谈早期诊断要点较为重要。肝硬化的早期诊断和早期治疗是改善本病预后的关键。由于临床症状与病理不一定平行，因此依靠临床症状难以作出早期诊断。为了能早期诊断，对具有下列之一者应该严密随访。

（1）原因不明的消化道症状或体力减退者。

（2）原因不明的肝大伴健康状况下降、消瘦、乏力且经久不愈者。

（3）原因不明的脾大。

（4）有传染性肝病史，尤其反复发作者。

（5）有中毒性或药物过敏性肝炎史，肝功长期不易恢复。

（6）长期营养不良，慢性泄痢或长期大量酗酒者。

（7）无原因可寻的蜘蛛状血管痣。

（8）长期肝功能异常尤其合并有 HBsAg 持续阳性或兼 e 抗原、核心抗体阳性者。

2. 特殊检查

（1）X 线食管钡检　可显示食管或胃底静脉曲张，有助于肝硬化门脉高压症诊断的确立。

（2）B 超　肝硬化时显示肝表面有结节状改变，肝内光点普遍增强，肝静脉狭小不清晰，肝外门静脉明显扩张，往往＞13 毫米，还可显示脾大或脾静脉扩张，有腹水时，可在腹腔内见到液性暗区。

（3）肝活组织检查　隐匿型肝硬化或疑有其他肝病时，应该作肝穿刺活检，可获肯定诊断。

（4）腹腔镜　可直接窥见肝表面，并可直视下进行肝穿，可获确诊。对鉴别本病与其他肝病如慢肝、原发性肝癌均有较大帮助。

（5）肝同位素扫描与门静脉流速测定　在肝硬化时，肝影缩小，脾影增大，门静脉血流速度降低，肝脾循环时间延长。

（6）血管造影　经脾或脐静脉作门静脉造影，能清楚了解门静脉及侧支循环情况，对肝内还是肝外阻塞导致的门静脉高压可资鉴别；肝硬化时作选择性肝动脉造影可发现异常改变；还可早期发现较小的癌结节。

（7）CT检查　对弥漫性肝病诊断价值不大，但可早期发现肝硬化继发的肝癌病灶。

（四）鉴别诊断与并发症

1. 鉴别诊断

（1）腹水需与结核性腹膜炎、缩窄性心包炎、心衰、肾衰、癌性腹水、巨大卵巢囊肿等鉴别。

（2）食管、胃底静脉曲张破裂出血需与消化性溃疡、胃炎、胃黏膜脱垂、胃癌出血、胆管出血等相鉴别，尤其是溃疡出血，因肝硬化易并发溃疡。

（3）肝脏肿大需与慢性肝炎、先天性肝囊肿（先天性肝囊肿是常见的临床肝脏良性疾病，隶属于原因不明的先天性发育异常，临床上常将其分为多发性肝囊肿或多囊肝及单发性肝囊肿）、肝癌等鉴别。

（4）其他原因引起的神经、精神症状，如尿毒症、糖尿病酮症酸中毒引起的昏迷等更需与肝昏迷作鉴别。

（5）还要进行门脉性、胆汁性肝硬化和心源性等不同类型肝硬化的病因鉴别。

2. 并发症

（1）食管、胃底静脉曲张破裂出血　常导致大量呕血和黑便，可致休克，诱发腹水与肝昏迷，为主要死亡原因。

（2）肝性脑病　每因消化道出血、腹泻或大量利尿，体内进入多量蛋白质而诱发，出现精神错乱，运动异常，常现扑翼样震颤进而意识模糊，昏迷。血氨增高，也是引起死亡的重要原因之一。

（3）肝癌　多见于肝炎后肝硬化，常与肝硬化并存。二者并存时肝癌症状易被肝硬化症状掩盖。下列情况应考虑并发肝癌的可能性。

① 肝硬化经积极治疗，病情似迅速恶化。

② 进行性肝大而有结节及压痛。

③ 血性腹水。

④ 无其他原因可解释的肝区痛或发热。

⑤ 黄染加深。肝硬化并发肝癌的概率为$9.9\%\sim39.2\%$，约$2/3$的肝癌是在肝硬化基础上发生的。

（4）感染 可并发肺炎，胆道感染，败血症，尤其并发腹水感染。此时出现发热，腹痛，白细胞升高，腹水呈渗出性。当并发原发性腹膜炎时还可出现腹部压痛及反跳痛，腹水培养可有细菌生长。

（5）肝肾综合征 即并发肾功能衰竭或氮质血症。为晚期肝硬化的严重并发症。可见于：

① 消化道大量出血后，由肠道吸收的氮质增多，休克导致肾功能损伤；

② 大量放腹水后，由于细胞外液突然减少；

③ 使用强利尿药后；

④ 手术以后。

（6）门静脉血栓形成 约 10％结节性肝硬化患者并发门静脉血栓形成。如突然发生完全性梗阻，可出现剧烈腹痛、呕血、便血、休克等，并有脾增大、腹水甚至肝昏迷；若血栓缓慢形成或侧支循环丰富，则无明显临床症状。

（7）消化性溃疡 并发率为 5％～10％。故肝硬化出现出血时不可忽视溃疡病引起之可能。

（五）肝硬化疾病证治枢要及特色经验探要

（1）肝硬化之基本病理为肝阴不足，气滞血瘀，故柔肝养阴、活血化瘀、软坚散结为本病之基本治疗大法，养阴、疏肝、活血三者应该视具体证情而有所侧重。

（2）由于肝郁气滞每易招致脾运失司，导致肝脾不调，故着力调理肝脾，实属治疗本病之重要一环。疾病晚期，由于阴津亏耗或阴损及阳，气化不利，水湿停蓄，或湿、瘀化热，出现浮肿、腹水、黄疸、出血或心神证候，此时应该选用对证之策。

（3）扶持正气为本病治疗的一个重要方面，必须注意于病程始终。由于本病每现本虚标实，在实施行气活血、软坚散结、逐利水湿时，须衰其大半而止，不可过用攻伐。在需要和可能时，随时掺入扶正之品，因为正气旺盛乃是祛除邪积之必要前提和基础，不容忽视。本病后期常现虚多实少，或虚多实多，必须权衡轻重、缓急、先后、标本，处理好标本的关系，切忌只看到表实而忽视本虚，攻逐太过以求一时之快，往往"自求祸耳"。要尽可能做到稳中求效，缓缓图之，此为上策。扶正的基本原则是补肾养肝、健脾。尤其注重先后天之本，根据阴虚、阳虚之偏，或滋养肝肾，或温补脾肾。

（4）对阴虚型腹水和阴虚夹湿的临床治疗 阳虚兼水是为顺候，阴虚腹水乃属逆象。为实施治疗效验于临床，要特别注意明了逆象之因。

① 因为阴虚大多在阳虚的基础上发展而成（当然也可由素体阴虚，攻下或利水过度伤阴，或失血致血去阴伤等原因引起），故病情更深一层。

② 阴虚易生内热，阳气亦易浮动，加之阴虚者血脉枯涩，营络不畅，故易出现热伤血络，邪陷心肝之严重变证和坏证——出血、昏迷。

③ 在治疗上，养阴则容易助湿增水，碍脾滞气，化湿则更伤阴津，颇为棘手。

④ 阴虚者多伴有水、电解质紊乱，如果再利水湿，可导致进一步失衡，容易诱发肝昏迷等严重变证。

"阳虚易治，阴虚难疗"素为医家经验之谈。阴虚已属难治，更何况夹有给治疗带来矛盾之水湿。阴虚腹水的主要见症有：消瘦明显，面色晦暗或黧黑，或似蒙尘，尿黄少有秽味，伴出血倾向，对西药利尿反应差，舌红或绛，或暗红带紫，苔少或剥，脉细弦或细数。对此一般临床处理原则是：尽量做到养阴而不碍湿，利水而不伤阴。基本方可选用麦味地黄丸、猪苓汤、一贯煎、四物汤、济生肾气丸、牡蛎泽泻散等。养阴血药多用生地黄、熟地黄、麦冬、北沙参、山茱萸、枸杞子、山药、五味子；祛湿宜淡渗分利为主，少佐芳化醒脾，如白茅根、芦根、猪苓、泽泻、车前子、牡蛎、薏苡仁、大腹皮等。还有利水兼活血之药，如泽兰、牛膝、益母草、路路通等更属适宜，因为此类患者均有瘀象。具体运用时注意如下。

① 养阴须顾脾胃：养阴药的合理选用及多寡，既要根据阴虚的程度和部位，如属于肺阴虚，宜选用南沙参、杏仁、麦冬、白茅根、芦根等，润肺以通调水道，灌上源以下输膀胱；肾阴虚宜选六味地黄丸、济生肾气丸等填精益肾以充水之下源；脾阴虚宜选太子参、生白术、山药、薏苡仁、白扁豆、莲子、冬瓜子等平补和脾之品，同时还要时时注意脾胃的承受能力，必要时加健脾运脾药，须知滋阴寒凉之品易伤脾胃，脾伤则水聚，即使阴伤有所好转，也难以继续滋补，阴液之复亦不易巩固，而脾气健旺，水谷精微得以输转，既能滋其化源，又利于滋阴药的应用。尤其在舌红转淡，阴虚得以恢复，呈现出脾气虚，脾阳虚之本象的转化之际，更要注意掺用健脾药，以畅中焦化源。

② 利水勿攻逐：当利水而未达到预期效果，宜选择煨商陆 10 克，煨牵牛子（黑丑）6 克，半边莲、白花蛇舌草、路路通各 15 克等中强度利尿药，而不宜采用强力攻逐剂。也就是说攻逐必须有度，注重顾本善后。

③ 阴虚夹瘀，当和营养阴通络，忌用逐瘀破瘀，以防络伤血溢。

④ 阴虚兼湿热的治疗原则：症见面晦如蒙尘，目黄，尿少味秽，衄血，低热，便溏，肢肿，苔黄腻或灰腻，质红绛或紫红，脉弦滑数，此乃湿热久蕴不化，耗伤肝肾之阴，或阴虚生内热，湿从热化，此时要认清阴虚是其本，湿热为其标。根据"急则治标，缓则治本"的原则，先清化、清利湿热，酌情采用茵陈蒿汤、茵陈四逆散等，待湿热得化，再图本善后。这是较妥切的选择方法。清滋并用适于阴虚重于湿热之患者。

⑤ 阴虚腹水在养阴淡化的同时，少入桂枝 5 克，可达通阳以助气化，以阳行阴，通利小便的良好效果。

⑥ 若以齿、鼻衄为突出症状者，除上述介绍之方药外，还可选用犀角地黄汤合三石汤、四妙勇安汤加减。犀角 0.6～1 克（分冲）（或水牛角 30～60 克代），生地黄、牡丹皮、赤芍、生石膏、滑石、金银花、玄参、墨旱莲（旱莲草）、仙鹤草等，甚至加羚羊角 0.6～1 克（分冲）。

（5）扶正治疗中，要特别强调先、后天之本，是顾本治疗之要。

（六）肝硬化疾病临床分型辨证论治

1. 肝虚血瘀

症状：胁下疼痛或刺痛，胁下痞块较硬，腹胀满，纳差，面色晦滞，头、颈、胸、臂可见蜘蛛痣，或青筋显露，头晕肢麻，失眠多梦。唇舌紫暗。脉细涩或弦细。此型为肝硬化基本病型，多见于肝硬化代偿期，肝脾肿大者。

治法：补养肝肾，化瘀软坚。

处方用药：膈下逐瘀汤合鳖甲煎丸加减。

丹参15克、赤芍10克、桃仁6克、红花6克、香附6克、枳壳6克、青皮5克、鳖甲30克、牡蛎30克、当归20克、白芍20克、生地黄15克、甘草10克、川芎10克、牡丹皮6克、五灵脂6克、乌药6克、土鳖虫5克、川厚朴5克、党参15克、山茱萸15克、半夏5克、白术10克、延胡索（元胡）5克、柴胡3克、桂枝3克。

用药论述：方中当归、川芎、赤芍养血活血，与逐瘀药同用，可使瘀血去而不伤阴血；牡丹皮清热凉血，活血化瘀；桂枝、桃仁、红花、五灵脂破血逐瘀，以消积块；配香附、乌药、枳壳、延胡索（元胡）行气止痛；尤其川芎不仅养血活血，更能行血中之气，增强逐瘀之力；用鳖甲、土鳖虫以攻血气之凝结，同气相求，功成易易耳；柴胡、川厚朴、半夏散结气；党参、白术、山茱萸用于扶正，健脾补肝肾；甘草调和诸药。全方以逐瘀活血和行气药物居多，使气帅血行，更好发挥其活血逐瘀、破症消结之力。

2. 肝脾两虚

症状：胁肋隐痛，脘腹胀满，消瘦体倦，头晕少气，饮食减少，面色晦暗，大便时溏、小便少。脉弦细。舌质淡红。多见于代偿期。

治法：养血补肝，健脾益气。

处方用药：一贯煎合六君子汤加减。

生地黄15克、麦冬20克、何首乌15克、枸杞子10克、当归20克、山茱萸15克、川楝子10克、党参20克、白术15克、山药30克、茯苓15克、鳖甲30克、甘草10克、白芍20克、柴胡3克、枳壳6克、大腹皮10克、延胡索（元胡）6克、北沙参10克。

用药论述：肝脏体阴而用阳，其性喜条达而恶抑郁。肝肾阴亏，肝失所养，疏泄失常，气郁停滞，进而横逆犯胃，致胸脘胁痛。本型应以滋养肝肾阴血为主，配伍疏达肝气之品。方中重用生地黄为君，滋阴养血，补益肝肾。北沙参、麦冬、当归、枸杞子为臣，益阴养血柔肝，配合君药以补肝体，育阴而涵阳。并佐以少量川楝子，疏肝泄热，理气止痛，遂肝木条达之性，该药性苦寒，但与大量甘寒滋阴养血药配伍，则无苦燥伤阴之弊。六君子汤益气健脾，燥湿化痰。主治脾胃气虚兼痰湿证。症见食少便溏、胸脘痞闷、呕逆等。诸药合用，使肝体得以濡养，肝气得以条畅，胸脘胁痛等症可以解除。

3. 肝脾血瘀

症状：右胁肋胀闷不适，时有隐痛或刺痛，劳倦或情志不遂易诱发加重，面色晦暗鳌黑，或见赤丝红缕、蜘蛛痣，易倦，两胁下可扪及痞块。脉弦，舌紫暗或有瘀斑点，舌背青筋显露。

治法：疏肝解郁，柔肝活血，健脾，软坚散结消癥。

处方用药：四逆散加减。

鳖甲 20 克、土鳖虫 6～10 克、当归 15 克、白芍 20 克、柴胡 6 克、枳实 5 克、枳壳 5 克、郁金 10 克、丹参 20 克、鸡内金 10 克、太子参 30 克、白术 15 克、甘草 6 克、炮穿山甲 10 克。

用药论述：本证多见于早期肝硬化。四逆散是疏肝解郁、调和肝脾的祖方。方中取柴胡入肝、胆经，升发阳气，疏肝解郁，透邪外出，即柴胡既可疏解肝郁，又可升清阳以使郁热外透为君药。白芍敛阴养血柔肝为臣，与柴胡相配，一升一敛，使郁热透解而不伤阴，以补养肝血，条达肝气，可使柴胡升散而无耗伤阴血之弊，用作臣药；佐以枳实理气解郁，泄热破结，行气散结，以增强疏畅气机之效，与柴胡为伍，一升一降，加强舒畅气机之功，并奏升清降浊之效，与白芍相配，又能理气和血，使气血调和；使以甘草，缓急益脾和中，调和诸药，综合四药，共奏透邪解郁，疏肝理脾之效，使邪去郁解，气血调畅，清阳得伸，四逆自愈。加入土鳖虫、鳖甲直入血分，软坚消癥，对改善微循环，促进肝血流增加，减轻门静脉压力有帮助。炮穿山甲化瘀软坚镇痛之效较佳，很多顽固性肝病，使用此药后疼痛可获减轻。大多数患者用本方肝区痛胀等症减轻或消失，肝脏回缩，肝功能改善。若脾虚明显，如纳差、腹胀、便溏、苔腻者去丹参、郁金，酌减土鳖虫、炮穿山甲之量，以党参易太子参，加茯苓 15 克、薏苡仁 20 克、豆蔻 5 克、厚朴 6 克；若气滞明显者加青皮 6 克、大腹皮 10 克、炒莱菔子 10 克；若胁痛痞块明显者加鳖甲至 30 克，加水蛭粉 1.5 克（吞），三棱 6 克，莪术 6 克，牡蛎 30 克。苔浊腻，舌暗，属痰瘀互结者加芥子 6 克，半夏 6 克。注意运用活血化瘀时，须结合患者体质、症状和体征全面分析，辨证运用。若患者体虚，肝脾气血不足，宜佐益气养血。见便溏、苔腻、腹胀，滋柔之养血和血之品暂缓。有出血倾向，活血化瘀宜慎。

4. 肝郁湿阻

症状：腹胀，按之空空然不坚，食后胀甚，嗳气胁满，胁痛部位不定，胁有痞块，尿少或下肢浮肿。苔偏腻，脉弦。

治法：疏肝散结，运脾燥湿。

处方用药：四逆散合柴胡疏肝散合平胃散加减。

柴胡 6 克、枳实 5 克、芍药 20 克、甘草 6 克、枳壳 10 克、土鳖虫 6 克、陈皮 6 克、川芎 10 克、香附 10 克、苍术 10 克、厚朴 10 克、炒白术 10 克、郁金 10 克、青皮 6 克、茯苓 6 克、大腹皮 10 克、泽泻 10 克、车前子 10 克、肉桂 5 克、附子 6 克。

用药论述：若大便干结加全瓜蒌 20 克、槟榔 10 克、枳实 6 克；若便结而脾虚者，加白术 30 克；兼脾阳不振，便溏、舌淡，加附子 10 克；若湿从寒化，腹胀大，按之如囊裹水，腹皮不急，形寒喜热，面㿠白或萎黄，面肢浮肿，便溏，苔白腻，加草豆蔻 10 克，木香 10 克，肉桂 6 克，附子 10 克，砂仁 5 克。加配金匮肾气丸（炮附子、熟地黄、山茱萸、山药、牡丹皮、泽泻、茯苓、肉桂）以补肾气增加正气。

5. 肝阴不足

症状：右胁肋隐痛或刺痛，形寒面黧，头晕乏力，腰酸，尿黄少，或腹大膨满，里热皮灼，腹皮紧，口燥咽干，大便干结，或现低热颧红，或面、额、鼻准多见血缕红痣，盗汗，五心烦热，失眠心悸，时或鼻衄龈血。舌红或红绛少津，苔净或光剥，脉细或细弦数。

治法：育阴柔肝，活血软坚。

处方用药：四逆散合参麦地黄汤合一贯煎加减。

柴胡 6 克、赤芍 10 克、白芍 20 克、丹参 20 克、枳实 6 克、枳壳 6 克、太子参 30 克、生地黄 15 克、麦冬 20 克、北沙参 10 克、川楝子 10 克、枸杞子 15 克、牡丹皮 10 克、鸡内金 10 克、甘草 6 克、土鳖虫 6 克、楮实子 10 克、泽兰 10 克、黑料豆 10 克。

用药论述：取枸杞子、黑料豆柔养肝脏；泽兰、牡丹皮和络宁血，以防出血；楮实子性寒，味甘，入肝、脾、肾，滋阴清肝利水，用于腰膝酸软、虚劳骨蒸、头晕目昏、目生翳膜、水肿胀满。肝肾阴虚较甚症见眼睛干、涩、胀痒、视物模糊者加熟地黄、山茱萸、枸杞子、菊花等滋补肝肾；若衄血加墨旱莲 20 克、白茅根 30 克、仙鹤草 30 克、三七粉 3 克（分冲）、茜草 10 克、栀子 6 克；烦躁失眠，潮热盗汗，水亏火旺者加酸枣仁、女贞子、百合、墨旱莲各 15 克，知母 6 克，地骨皮 10 克，龟甲 10 克，五味子 6 克，首乌藤（夜交藤）30 克；若舌红苔腻，或有便溏脘痞，口干不欲饮属于阴虚湿重者加厚朴花 6 克，薏苡仁（20 克）、芦根 20 克、藿香 6 克等芳化和阴而不燥之品，再入桂枝 3 克以通阳化气，助膀胱气化，以阳行阴；若血瘀明显者，忌破瘀攻逐，而当养血滋柔，和营消瘀，可加当归、红花、桃仁各 10 克；便结者加火麻仁 15 克，郁李仁 15 克，生何首乌 10 克，玄参 20 克，必要时可暂加大黄 3~6 克；若低热不退加鳖甲 15 克，青蒿 15 克，知母 6 克，白薇 6 克，银柴胡 6 克；若湿热留恋，尿黄加黄柏、猪苓各 6 克，路路通 20 克，半边莲 10 克，茵陈 30 克，金钱草 30 克，白花蛇舌草 15 克，白茅根 15 克；若脾虚便溏者去生地黄、牡丹皮、川楝子，减丹参，加薏苡仁 30 克，山药 30 克，扁豆 20 克，党参 30 克，白术 20 克，谷芽 15 克。

应该注意，此证临床颇不少见，易反复，恶化较快，多伴有水、电解质失衡或腹水感染，正气消耗较多。利水则伤阴，滋阴则助湿碍脾，攻逐则易诱发感染、出血、昏迷，尤其阴虚伴内热血瘀者。治疗较棘手，故选方用药要极为小心，瞻前顾后。此时要重视运用扶正祛邪，扶正注重"先后天之本"的运用。此种情况下，先天之本注重运用香砂六君子汤，后天之本注重运用金匮肾气丸。对待阳虚、阴虚时注重运用"阴中求阳""阳中求阴"。对虚实兼夹者，此时祛实邪如湿热、血瘀、外感等，要注意标本和先后缓急的恰当运用。治疗过程中始终注意脾胃功能，必须注重胃气，不能一味养阴生津。夹湿应芳淡醒脾为主，勿过用香燥、苦化和渗利，以防更伤阴津。

6. 肝肾阴虚

症状：午后潮热，两颧微红，盗汗，手足心热，身体消瘦，倦怠无力，口燥咽干，常见齿、鼻出血，蜘蛛痣，肝掌，大便干，小便色黄。舌黄少苔。脉弦细而数。常见于代偿期有出血倾向者。

治法：滋补肝肾，清热凉血。

处方用药：六味地黄丸加味。

生地黄 30 克、熟地黄 30 克、山药 30 克、茯苓 12 克、山茱萸 15 克、牡丹皮 12 克、丹参 20 克、当归 15 克、沙参 10 克、白茅根 30 克、茜草根 15 克、甘草 6 克、枸杞子 15 克、菊花 10 克、地骨皮 10 克、知母 6 克、黄柏 6 克、白芍 20 克、枳壳 6 克、柴胡 3 克、鳖甲 20 克。

7. 瘀热结黄

症状：面色晦黄，身困目黄久不消退，烦躁失眠，鼻衄，两胁刺痛，胁下痞块，脘腹胀满，纳呆，腹胀或拒按，或腹水，腹皮绷急，烦热，口干口臭，不欲饮水，大便秘结或溏垢，小便短赤甚或灼热涩少。舌多暗红，苔黄腻，脉弦滑数。多见于代偿期急性发作者。

治法：清热利湿，凉血化瘀。

处方用药：犀角地黄汤合茵陈蒿汤合四逆散加减。

水牛角 20 克、生地黄 30 克、赤芍 15 克、牡丹皮 10 克、茵陈 60 克、栀子 6 克、大黄 10 克、白茅根 30 克、茜草根 30 克、金钱草 30 克、鳖甲 30 克、郁金 10 克、甘草 10 克、土鳖虫 6 克、枳壳 6 克、丹参 15 克、炮穿山甲 10 克、车前子 10 克。

用药论述：方取茵陈蒿汤清热利湿，与土鳖虫、炮穿山甲为伍，可入血分，化瘀结而利水道，使瘀热从二便泄出。其中大黄和赤芍、茵陈、鳖甲、炮穿山甲属于必用之品。大黄促进胆汁分泌，且与茵陈合用有很好的利胆、泄热、退黄的协同作用。赤芍在有血分瘀热明显，肝痛顽固或有心神症状时宜重用，为凉血泄热、清解瘀热之主药；茵陈、金钱草非量大不能退其久蕴不净之黄疸，但要注意利湿能伤阴，故可适当配用枸杞子、黑料豆、女贞子、墨旱莲等以纠其偏；若热性明显者：加生地黄 30 克、金银花 30 克；此证多属于顽固性黄疸，尤其伴肝内、外梗阻性黄疸，瘀胆型肝炎，胆汁郁积性肝硬化或伴腹水感染者，治疗非如一般黄疸腹水之易。

8. 脾肾阳虚

症状：肝脾肿大，肚腹膨满，朝宽暮急，水臌如囊裹水，状如蛙腹，按之濡软，下肢浮肿，面色萎滞淡黄或㿠白，形寒肢冷，神倦体乏，纳呆便溏或解不通爽，尿少色清，腰腿酸痛。舌胖大淡暗或淡润，边有齿痕，苔白滑腻，脉沉细。

治法：健脾补肾温阳以助气化，疏利水气。

处方用药：实脾饮、真武汤、附子理中汤、金匮肾气丸加减。

附子 10 克、炒白术 15 克、肉桂 5 克、茯苓 30 克、生姜皮 10 克、木香 10 克、大腹皮 10 克、干姜 6 克、党参 20 克、黄芪 30 克、半边莲 15 克、薏苡仁 30 克、椒目 6 克、熟地黄 30 克、山茱萸 15 克、山药 30 克、泽泻 10 克、车前子 10 克、枳实 5 克、枳壳 6 克、砂仁 3 克、甘草 6 克。

用药论述：本型患者全身状况较差，但运用中药反应较好，虽病程迁延经久，但变生血证、昏迷的概率较小，因此预后尚好。脾肾阳虚，气不化水，寒水内蓄，治疗以温补为主，适当加入化气行水药，不过于清利，所谓"离空当照，阴霾自散"。若偏脾阳虚，加党参、黄芪、山药、白扁豆各 20 克；偏肾阳虚者，加淫羊藿（仙灵脾）15 克，仙茅 10 克，鹿角片 10 克，菟丝子 15 克，巴戟天 15 克。本方扶正于先后天之本，临床应用效验平稳。

9. 血瘀水泛

症状：腹胀大（有腹水），腹壁青筋暴露，胁下有硬块，按之不移，形体消瘦，不欲饮食，面色晦黑，或见齿衄，大便溏而色黑，可见蜘蛛痣、肝掌，小便不利。舌质暗红，苔白腻。脉沉细弦涩。多见于失代偿期。

治法：化瘀行水。

处方用药：实脾饮加减。

黄芪 30 克、党参 20 克、白术 20 克、茯苓皮 30 克、大腹皮 30 克、三棱 10 克、赤芍 15 克、丹参 30 克、鳖甲 30 克、茜草根 15 克、泽泻 30 克、防己 10 克、木香 10 克、甘草 10 克。配合攻逐水饮之法，用十枣汤治疗：甘遂 10 克，大戟 10 克，芫花 10 克，三药共为细末，以大枣 10 枚煎水送服，每次 1 克，每日或隔日 1 次。用药时视体质状况，先从小量开始，逐渐加量以腹泻次数不过为度。

10. 阳虚水泛

症状：腹胀大，有水，或下肢浮肿，面色晦暗，畏寒肢冷，四肢倦怠，腰膝酸软，大便溏薄，小便短少，舌质淡，苔薄白，脉沉细。见于失代偿期。

治法：温阳行水。

处方用药：理中汤合五苓散、金匮肾气丸加减。

附子 10 克、干姜 5 克、肉桂 10 克、党参 20 克、白术 20 克、猪苓 15 克、泽泻 30 克、茯苓 15 克、车前子 15 克、白芍 20 克、木香 10 克、甘草 10 克、熟地黄 30 克、山茱萸 15 克、山药 15 克、牡丹皮 6 克、桂枝 6 克、陈皮 6 克、半夏 6 克、砂仁 5 克、菟丝子 15 克、巴戟天 10 克。

用药论述：金匮肾气丸温补肾阳，化气行水。用于肾虚水肿，腰膝酸软，小便不利，畏寒肢冷；理中汤补虚回阳，温中散寒。五苓散具有化气利水、健脾祛湿的功效。也可以配合针灸，取足三里、阴陵泉、太白、水分、三阴交，用灸法。

八、胆囊炎、胆石症

（一）概述

胆囊炎与胆结石，本来是含义有别的两个病症，胆囊炎又有急性与慢性之分，但由于急性胆囊炎中有胆结石者占 90% 以上，而慢性胆囊炎中，有的是急性胆囊炎的后遗症，除有的虽未发现结石外，大多与胆石症并存。反言之，凡胆石症者，几无例外的有胆囊炎存在，可见与其把这两个病因相关、临床上又很难截然分开的病症分而论之，还不如合并叙述为好。本篇叙述的重点主要是胆石症，胆囊炎的治疗可参照本篇的辨证论治。本病临床表现轻重不一，腹胀、右上腹不适或疼痛、进食油腻则加剧、嗳气、恶心呕吐等胃肠道症状最为常见，在这基础上有的会发热；有的胆囊区绞痛，并向右肩胛区放射；有的会出现黄疸。借此如进行相关的理化检查，则可以明辨胆囊炎胆石症的具体病种及合并为患等种种类型。本病大致归属于中医的腹痛、胁痛、胆胀、黄疸等病证范畴。病变在肝、胆。七情郁结，肝郁气滞，肝胆湿热，使脾失健运，气机阻塞为本病的主要病机病理；湿热熏蒸，可见黄疸；热盛化脓，伤精耗津，扰乱神明；久病之后，可见瘀血内生之候。

（二）病因病理

中医认为胆是"中清之腑"，位于胁下而附于肝，与肝相表里，输胆汁而不传化水谷与糟粕。它的功能以通降下行为顺。任何因素当影响到胆的"中清不浊"和"通降下行"时，即可发病。发病可因情志忧郁不畅，致使肝胆之气郁结，疏泄失常；或因饮食不节，过食油腻，致使脾胃运化失健，继而生湿蕴热，妨碍肝胆疏泄功能；或因蛔虫上扰，导致肝胆气血运行不畅及脾胃运化失司等而发病。肝胆之气郁结，继则血瘀化热，热与湿蕴结，则成肝胆湿热；若湿热久蕴不散，则胆液久瘀不畅，凝结而成砂石；如反复发作，则可迁延而致慢性。胆气不通则痛，胆汁逆溢肌肤则发黄。若热积不散，则血肉腐败，酝而成脓。病情再进一步发展，则热毒化火，火毒炽盛，深入营血，甚至邪盛正竭，出现"亡阴""亡阳"。

我国胆石症的特点为肝胆管结石多、胆色素结石多、多发结石多，并伴有胆系感染，手术治疗虽有一定效果，但不仅失去了器官且有很大困难。如高位多发性肝胆管结石以及术后残余及复发性结石，手术往往难以奏效。《黄帝内经》尊崇的"上工"有两个标准：一是"上工治未病不治已病"的最高标准；二是"上工救其萌芽"愈病"十全"的优秀医生标准。能够对疾病做到早期发现，早期诊断，早期治疗，使病邪尽可能少地对人体造成伤害，并能最大限度地提高治愈率，达到"上工"这一最高境界，绝非易事。故要想达到"救其萌芽"之"上工"的水准，而不至于成为"救其已成，救其已败"的"下工"，应精通医术。为了求本治疗，避免反复之患，目前以中医药辨证论治、针灸等形成的依现代科学的理化检查的临床诊断，不仅能反映病变的原因、性质和部位以及疾病的范围，又能反映机体正邪交争的消长过程（包括证与型），使对疾病的认识更加全面、明确和具体，有利于制订有效的治疗方案、特殊情况下的手术治疗，运用如此取长补短的方法治疗该病，既符合我国的病情特点，正是我国"现代新医学"的发展方向，又为广大患者所期盼。

（三）诊断要点

1. 临床症状

（1）病史 本病患者往往有饮食不节、过食油腻、情绪波动、寒温不适及虫扰等诱因，而发生上腹部绞痛、寒热、黄疸等，有些则可有胆道手术史，此后又有类似发作，对诊断本病有重要意义。

（2）体格检查 大多数患者可有剑突下或右上腹肋缘下压痛、肌紧张，有时可触及肿大压痛的胆囊，30％患者伴有黄疸，常有体温升高、脉象弦数或滑数、舌苔黄腻、舌质红绛等。

2. 实验室检查

血白细胞计数和中性粒细胞升高者，提示有急性感染。必要时应该做血胆固醇、甘油三酯定量，血液黏滞度及血小板凝集试验等，对辨证诊断有一定帮助。

3. 影像学检查

我国在胆道直接造影及影像医学诊断方面有了比较迅速的发展，使一些比较复杂的病例，得以显示清晰和完整的胆道影像，有助于得到正确的诊断。从而克服了治疗上的某些盲目性，为提高治疗效果提供了有力的帮助。常用方法如下。

（1）B型超声波检查 对胆囊结石诊断率达95％，能发现直径小至0.3厘米的结石。该检查对患者无损伤，可重复检查，简便易行，不受病情限制，一般都作为检查胆结石的首选方法。

（2）CT检查 是一种无损伤的检查方法，对含钙多的结石，诊断率可达90％，对含钙少的结石，其图像与肿瘤不易区别，加之设备昂贵，可作为辅助方法。

（四）胆囊炎胆石症证治枢要及临床特色探要

（1）胆石症的辨证就是依据诊断方法所得到的资料，按照中医理论进行"辨虚实""辨病邪""辨部位"，然后分析、归纳、辨认出疾病的证候，作为立法用药治疗或手术治疗的根据。

（2）胆石症从纵的方面看，发展演变过程中的每一个阶段，都有其病理改变，这是分期的根据；从横的方面看，其病变又有着程度、范围的差异和正邪斗争的整体反应特点，这是证候分型的根据。

（3）急性胆囊炎、胆石症或慢性胆囊炎急性发作，据其临床表现大体可分为三型（三期）：即气郁型（早期）、湿热型（中期）、热毒型（晚期），借以从原则上划分手术与非手术界限和作为立法处方的依据。在非手术中，主要是慢性胆囊炎、胆石症，可按病情分为肝气郁结、肝胆湿热、肝胃不和、脾胃虚弱、气阴两虚、肝郁血瘀等证型。

（4）在治疗胆囊炎胆石症时，运用现代科学理化检查诊断确诊为胆石症后，可采用中医药的方法进行辨证论治为主的治疗，或针灸治疗。特殊情况改用手术治疗。胆石症的病位按中医的认识以肝、胆为主，经常波及脾、胃，病邪为气郁、血瘀、湿热三者互为因果，转化发展。治疗应该以理气活血、清热燥湿、通里攻下为大法。凡气滞血瘀突出者，以理气活血为主；湿热明显者，以清热燥湿为主。而对气滞血瘀者还需要细辨，气滞与血瘀孰轻孰重，气滞偏重者当重用理气药，以促进胆道调节功能的改善，有利于恢复；血瘀偏重者当重用活血化瘀药，可改善胆道系统的通道，有利于结石排出。湿热明显者亦应该细查热与湿孰重孰轻。热重于湿者，宜重用清热解毒，通里攻下之品；湿重于热者，宜重用清热燥湿之剂。对虚寒型患者，则应该以"虚者助之使通、寒者温之使通"为原则，不宜多服苦寒药物。

（5）针灸疗法的配合即药、针并施，应用临床，功效独到。针灸治疗胆囊炎胆石症，具有解痉止痛、利胆排石、降热止呕的作用。处方取穴：胆俞、中脘、足三里、胆囊穴、阳陵泉、日月、梁门、太冲。若绞痛加合谷；高热加曲池；呕吐加内关。有黄疸，以目黄、肤黄、尿黄为主者：主要是脾湿胃热，蕴伏中焦，胆液不循常道而溢于肌肤所致。治疗可取太阴、阳明、少阴经穴为主，阳黄针刺用泻法，以清热化湿；阴黄针刺宜平补平泻，并用灸法，以温中利湿。处方取穴：阴陵泉（脾经）、足三里（胃经）、肝俞（膀胱经）、胆俞（膀胱经）、至阳（督脉）。随证配穴，阳黄者：取太冲（肝经）、阳陵泉（胆经）。阴黄者：灸脾俞（膀胱经）、阳纲（膀胱经）。治疗黄疸取阴陵泉、足三里以健脾利湿；肝俞、胆俞、至阳是治疗黄疸之要穴；湿热客于胆府，故取阳陵泉以泄其热，配太冲以疏肝胆经气；灸脾俞、阳纲可温寒湿而退黄。

（五）临床分型辨证论治

1. 肝气郁结

症状：右胁或上腹闷痛不畅、引肩背痛，口苦咽干，心烦易怒。厌油腻，恶心，低热。舌苔薄白，舌质微红，脉平或弦。

治法：理气散结为主。

处方用药：柴胡疏肝汤加减。

柴胡10克、郁金10克、香附10克、木香10克、枳壳10克、白芍15克、川楝子10克、黄芩6克、金钱草20克、大黄5克、甘草6克。

用药论述：疼痛较重者加延胡索（元胡）；纳食不思，食后脘胀者加陈皮、砂仁、焦三仙；大便干结者加大黄；溏泄者加薏苡仁、焦三楂、炒白术。

2. 肝胆湿热

症状：右上腹持续性胀痛，胁脘绞痛，向右肩背部放射，起病急，右上腹肌紧张，压痛拒按，兼见发热，寒热往来，恶心呕吐，不思饮食，口苦咽干、口渴，或可触及包块，巩膜可有黄染，尿少便结。舌红苔黄腻，脉弦数或滑数。

治法：清热祛湿，利胆通下。

处方用药：茵陈利胆汤加减。

茵陈 30 克、黄芩 6 克、栀子 6 克、大黄 10 克、芒硝 3 克、木香 10 克、厚朴 10 克、延胡索（元胡）10 克、金钱草 30 克、金银花 30 克、蒲公英 30 克、车前子 10 克、泽泻 6 克、茯苓 30 克、芦根 10 克、生地黄 15 克、麦冬 15 克、郁金 10 克、川楝子 10 克、枳壳 10 克、半夏 6 克、赤芍 10 克、当归 20 克、甘草 10 克。

3. 肝胃不和

症状：胸脘胁隐痛作胀，口苦舌干，恶心呕吐，食少腹胀，胁下压痛。舌质红，舌苔白腻，脉弦滑。

治法：疏肝理气，和胃散寒。

处方用药：疏肝和胃汤加减。

柴胡 10 克、川芎 10 克、赤芍 10 克、白芍 15 克、青皮 6 克、陈皮 6 克、香附 10 克、木香 10 克、枳壳 10 克、砂仁 5 克、半夏 6 克、竹茹 6 克、莱菔子 10 克、焦三仙各 6 克、黄芩 6 克、黄连 3 克、草豆蔻 10 克、川厚朴 6 克、当归 15 克。

4. 脾胃虚弱

症状：上腹闷痛，食少腹胀，口干无味，大便不调，面色萎黄，消瘦乏力，舌质淡，苔白，脉弱。

治法：健脾益胃。

处方用药：参苓白术散加减。

党参 20 克、白术 15 克、茯苓 10 克、白扁豆 10 克、山药 15 克、薏苡仁 15 克、莲子 10 克、砂仁 5 克、木香 6 克、厚朴 6 克、陈皮 6 克、郁金 10 克、延胡索（元胡）10 克、枳壳 10 克、茵陈 30 克、黄芩 6 克、泽泻 6 克、甘草 6 克、半夏 6 克。

5. 气阴两虚

症状：右胁痛胀隐隐，遇劳易发，面色萎黄，全身无力，食少脘闷，腹胀便溏，口干苦，头晕腰酸，舌淡有齿痕，苔白，脉弱无力。

治法：益气养阴利胆。

处方用药：生脉散合一贯煎加减。

党参 20 克、麦冬 15 克、五味子 6 克、生地黄 20 克、当归 15 克、枸杞子 10 克、石斛 15 克、黄芪 30 克、芦根 30 克、郁金 10 克、延胡索（元胡）10 克、沙参 10 克、白术 15 克、茯苓 10 克、甘草 6 克、熟地黄 20 克、山茱萸 15 克、山药 15 克、牡丹皮 6 克、泽泻 6 克、茵陈 30 克。

用药论述：若发热加连翘 10 克、蒲公英 20 克、金银花 30 克。

6. 肝郁血瘀

症状：脘胁疼痛有定处，多位于胁下，可触及包块，纳食不思。舌质红，苔微红，脉弦滑或弦。

治法：活血化瘀，疏肝利胆。

处方用药：膈下逐瘀汤加减。

柴胡6克、赤芍10克、青皮6克、红花10克、桃仁6克、当归20克、川芎10克、郁金10克、香附10克、延胡索（元胡）10克、三棱10克、莪术10克、白芍20克、黄芪30克。

用药论述：若肝脾大加丹参、鳖甲；胆管有狭窄者加穿山甲、皂角刺、干地龙、威灵仙。

7. 热毒积聚

症状：右胁或上腹疼痛，持续加剧，范围扩大，寒热往来或持续高热，神情淡漠或神昏谵语，手足厥冷，右上腹肌紧张拒按，脘胀腹满，尿黄少，大便干结。舌质红绛，苔黄燥或干，有芒刺，脉微或沉细数无力。

治法：清热解毒，凉营通腑。

处方用药：茵陈蒿汤、黄连解毒汤合清营汤、大承气汤加减。

茵陈60克、大黄10克、栀子10克、芒硝6克、黄芩6克、犀角（水牛角代）2克（分冲）、玄参30克、牡丹皮12克、生地黄30克、枳实10克、赤芍10克。若热毒深重，高热不退加金银花30克、蒲公英30克、紫花地丁30克；右胁疼痛明显加郁金10克、皂角刺10克、炙乳没各6克；邪热内陷，正气不支，见神情淡漠、息促汗多、舌红津少、血压下降，可取生脉散加减：高丽参10克（另煎）、麦冬30克、五味子10克、生龙牡各30克，煎之，药汤频饮。

用药论述：随中医药临床治疗的进展，有关胆道排石的汤方的组成不仅进一步变得更加丰富多彩，而且疗效也更加提高。各家方剂中常用的药味有柴胡、茵陈、金钱草、黄芩、木香、枳壳、郁金、大黄、芒硝等。这些药物组成的排石汤明显松弛奥迪括约肌并促进十二指肠蠕动，达到消炎、利胆、排石作用。临床实践表明，对肝胆管结石有明显的治疗作用。药物明显的利胆作用可使肝内胆管起到由上而下，不断"内冲洗"作用，对特殊手术治疗的患者，在胆道手术前后应用，有利于排出遗留小结石及预防结石再形成。同时还可以起到调节术后胆道功能，减少复发并改善后遗症等作用。

九、胰腺炎

（一）概述

急性胰腺炎是由于胰腺分泌的消化酶消化胰腺本身及其周围组织所产生的急性炎症。病因主要与胆道疾患（结石、炎症、蛔虫）、暴饮暴食、酗酒有关，次要因素有感染、创伤、高脂血症、动脉粥样硬化等。主要病理过程为胰腺自我消化的过程。当上述诸因素激活胰腺各种消化酶后，导致胰腺组织的自溶，使胰腺组织充血肿胀，严重者出现坏死、出血及血栓形成，引起微循环障碍。同时，消化酶及坏死组织可扩散至全身引起多脏器损害。临床上按病理损害程度分为水肿型与出血坏死型。水肿型病变程度较轻，主要病理变化为胰腺组织充血水肿，或仅有少量胰腺组织的坏死，易于完全恢复，占 90%；出血坏死型病理损害严重，胰腺组织出血坏死为其主要病理特征，重者可发生全胰腺坏死。病死率可高达 50%～100%。本病临床上以急性腹痛伴恶心呕吐，发热，血、尿淀粉酶升高为特征。重症患者可很快出现多脏器损伤及功能衰竭的各种表现。好发于中青年人，发病率约位于急腹症第四位。近些年来通过采用中西医结合治疗后，重症死亡率已有大幅度降低，最近的数值为 6.89%；慢性胰腺炎是指胰腺呈慢性复发的持续性的炎性病变，常伴有胰腺组织的钙化、假性囊肿（假性囊肿的囊壁由纤维组织构成，不覆有上皮组织，临床上胰腺囊肿以假性囊肿最多见）以及胰岛组织萎缩与消失。该病主要由胆道疾患、酗酒以及急性胰腺炎慢性化而成。临床表现主要有腹痛、脂肪泻、消瘦或发现糖尿病，急性发作时的表现与急性胰腺炎大致类同。本病轻症属于"胃脘痛""腹痛""胁痛""呕吐"范畴，重症属于"结胸""厥逆"范畴。

（二）病因病理

本病与肝、胆、脾、胃、大肠关系密切，起因于暴饮暴食、恣啖膏粱厚味、贪凉饮冷，或暴怒伤肝，情志不畅，或虫蛕扰窜，皆可引致发病。前者可损伤脾胃，脾胃运化失司，内生湿浊，湿蕴生热，湿热可与食积结滞于肠腑而形成腑实证；热邪与水饮相结可形成结胸重证；湿热之邪熏蒸于肝胆，肝胆疏泄失利，胆汁外溢而形成黄疸；因于情志不遂，暴怒伤肝，肝气横逆克伐脾土，致中焦气机升降失司，引起肝脾或肝胃气滞；气滞又可与湿热互结，影响肝胆脾胃的升降；气机不畅，久则血行不利，形成气滞血瘀；虫蛕上扰，阻滞胰管，使胰腺所泌之津汁排泄受阻等，皆可变生诸症。若热毒深重，热瘀互结，蕴结不散，可致血败肉腐，形成痈脓；严重者邪热伤正耗津，正不胜邪，可由内闭而致外脱，或内陷致厥。综上所述，诸病邪所导致的气机不畅，邪热积滞壅结，气机升降失司，气血郁闭，不通则痛，是为本病病机之中心环节。在轻症，表现为湿热壅阻，气机不畅，肠腑壅滞；重症则表现为血瘀痹阻，水热结胸。

（三）诊断要点

1. 水肿型急性胰腺炎的诊断要点

（1）临床症状

① 腹痛：均可见此症，多于饱餐或暴饮后 1～2 小时突然发作，疼痛剧烈，呈束带状向腰背放射，一般的解痉镇痛药较难控制。

② 恶心呕吐、腹胀：大多数伴有呕恶腹胀，部分呕吐剧烈而频繁，呕吐物中常混夹胆汁，多数便秘而无腹泻。

③ 发热：多为中度发热，体温在 39℃ 以下。

（2）体征　全部均有腹部压痛，位于中上腹或左上腹，少数在右上腹，无肌紧张，疼痛程度与体查所见常不成比例，若伴胆道疾患，则右上腹体征较明显。少数出现轻度黄疸。

（3）实验室理化检查

① X 线：少数胸片显示胸肋角变钝，腹部平片示轻度肠胀气。

② B 超：可显示胰腺呈均匀性增大，回声减低，胰腺界限不清，提示胰腺周围炎症，可显示胰管扩张。

③ CT：显示胰腺增厚，呈弥漫性肿大，胰腺周边不规则。

2. 出血坏死型急性胰腺炎的诊断要点

（1）临床症状　较水肿型急性胰腺炎症状表现显著加重，并可出现以下表现。

① 腹痛：程度更剧烈，部位更广泛，呈持续发作，可波及整个腹部，出现压痛、反跳痛等腹膜炎体征。可出现显著腹胀，肠鸣音减弱乃至消失，部分出现腹部移动性浊音，腹腔穿刺液血性，部分患者可扪及腹部包块。

② 高热：体温可达 40℃，呈弛张热。

③ 黄疸：可明显加重。

④ 出现休克体征，少数出现上消化道出血，出血量常不多。心率超过 120 次/分。

⑤ 部分有胸痛，呼吸急促，甚至发展成呼吸窘迫综合征。

（2）影像学检查

① 腹部平片：可显示肠麻痹征象，肠腔充气并出现液平，肠壁水肿。

② B 超：显示胰腺普遍增大，回声不均匀或仅有散在回声，胰腺表面不光滑，有渗液，并可清晰显示出胰腺假性囊肿及脓肿。

③ CT：显示胰腺弥漫性增大，CT 值低，亦可显示出胰腺囊肿与脓肿。

（四）胰腺炎的证治枢要及特色经验探要

（1）急性胰腺炎应该借助实验室高科技理化诊断，且尽早明确诊断。早中期正盛邪实，主要表现为气滞、腑实、湿热、血瘀诸证，晚期气血败乱，正虚邪陷。临床上若肝郁气滞者，宜疏肝行气，清热通里；若肝热脾湿者，宜疏肝健脾，清利湿热；若正虚邪陷者，宜回阳救脱，化瘀止痛；若气滞食积者，宜疏肝理气，消食导滞；若脾胃实热者，宜清热解毒，通里攻下；若肝胆湿热者，宜清热解毒利湿，以达清利肝胆，通腑泄热；若肝郁气滞化热者，宜行气止痛，通腑泄浊；若结胸坏死，宜通腑攻下，清热解毒，理气活血；若中虚湿阻者，宜行建中补虚、理气渗湿等治法。

（2）鉴于基本病机为"邪壅不通"，故通下泻实为本病治疗的主要大法。

（3）慢性胰腺炎重在调理脾胃，疏畅气血。

（4）关于大黄的运用　在本病以通下为大法的治疗中，大黄发挥了重要作用，这已为大量临床实践与实验室研究所证实。大黄具有强有力的通导泻下、清热解毒、活血化瘀等作用。药理研究表明，大黄可增强胃肠道推动功能，促进药物性胃肠减压，促进胆汁分泌而利胆，可全面抑制胰腺内多种消化酶分泌，抗菌解毒，抗凝血且又可止血，促进机体免疫功能等，此品使用安全，无明显毒副作用，在本病治疗中发挥着独特作用。使用大黄时须考虑患者的证情及体质状况，由于不同人的体质及不同证情的相对特殊性，对大黄药力的反应不尽相同，这就决定了同药剂量的个体差异。应该尽量使剂量用得合理，这是提高疗效，减轻不良反应的关键。具体药量：通常以 6～15 克为宜。一切应该以切中病情为准，重要的在于视患者用药后的反应，通常以大便通泄 2～3 次为度。具体通便次数需要视证情及体质状况而定。有一泄而症减，2～3 泄而症失者，有经过更多次通泄而症始减者，均与患者当时的病理状态及对药物的敏感性有关，不可以一概而论。正如有人指出："大黄的作用是基于微循环的改变，过量大黄使机体正常微环境失去稳态而致虚，而适量大黄则使这种不利环境逆转而恢复正常，使机体稳态得到平衡"。使用宜后下，入沸水中煎沸 10 分钟即可。治疗本病，欲得到较好疗效，则必须保证通畅的泻下，以达疏通腑气为要，是临床实践之验。

（五）临床分型辨证论治

1. 肝郁气滞化热

症状：突然发作脘腹疼痛，两胁胀满或胁满窜痛，恶心呕吐，身热，口干苦，便秘。舌红苔薄黄，脉弦数。

治法：行气止痛，通腑泄浊。

处方用药：大柴胡汤合清胰汤加减。

柴胡 15 克、胡黄连 10 克、木香 10 克、枳实 10 克、白芍 30 克、延胡索（元胡）10 克、半夏 10 克、大黄 10 克、芒硝 3～6 克、黄芩 10 克、蒲公英 30 克、炒莱菔子 10 克、金银花 30 克。

用药论述：此证多见于轻症水肿型胰腺炎，病理较单纯，无并发症。方取大柴胡汤和解疏肝通下，加炒莱菔子以助消积导滞理气，蒲公英、金银花加强清热解毒，消肿排脓。若腹痛甚者加香附 10 克；腹胀甚者加大腹皮 10 克、厚朴 10 克；若胁腹窜痛明显加川芎 10 克、姜黄 10 克；若药后便下不畅者加芒硝 3 克。配合针灸取穴：上脘、中脘、胃俞、脾俞、足三里、下巨虚、胆俞、内关、阳陵泉、胆囊穴。用泻法，留针 30 分钟。

2. 脾胃实热（阳明腑实证）

症状：脘腹胀满疼痛，发作剧烈，呈阵发性加剧，痛而拒按，口干渴，时有呕吐或呕吐频作，大便干燥，小便黄赤。身热烦躁，舌质红苔黄燥。脉弦滑数。

治法：通里攻下，清热解毒。

处方用药：大承气汤合大柴胡汤合黄连解毒汤加减。

大黄 10 克、芒硝 5 克、枳实 10 克、厚朴 10 克、黄连 10 克、黄芩 10 克、栀子 10 克、木香 10 克、半夏 10 克、白芍 30 克、延胡索（元胡）10 克、蒲公英

30克、紫花地丁10克、甘草10克、金银花30克。

用药论述：本证见于水肿型之重症或出血坏死型之较轻症，胃肠积热，邪热与积滞互结，气滞不畅，肠腑闭塞不通，病情较重。此时正气亦旺，处理上要果断有力，若不能迅速控制病情进展，可酿成结胸甚至阳脱厥逆等险症。本证为中医药治疗所擅长，经"通下祛邪"，多能迅速解除急症。故当务之急为通腑导滞，解除积滞，恢复胃肠肝胆的通降功能。经1～2剂药后泻下数次，往往可使痛随利减，毒随利去，热随利降，诸症得以迅速改善。若腹胀甚加槟榔10克、炒莱菔子10克；若呕吐甚者加姜竹茹10克；若热甚者加玄参30克。针灸处方取穴：中渚、支沟、足三里、阳陵泉、上巨虚、下巨虚、中脘、天枢、胆囊穴、内关、大椎、曲池。用泻法。

3. 肝胆湿热

症状：胁腹胀满、疼痛、拒按，口苦咽干，身热汗黏，目黄染，恶心呕吐，四肢倦怠，大便干结不畅，小便短赤。舌红苔黄腻，脉弦滑数。

治法：清热解毒利湿，清利肝胆，通腑泄热。

处方用药：茵陈蒿汤、清胰汤、龙胆泻肝汤加减。

茵陈50克、大黄10克、芒硝6克、木香10克、柴胡10克、黄芩10克、胡黄连6克、延胡索（元胡）10克、栀子10克、木通6克、龙胆10克、车前子10克、牡丹皮10克、甘草10克、泽泻10克、金银花30克。

用药论述：本证多合并有胆道疾患，如胆梗阻、胆道感染或胆道蛔虫继发梗阻、感染。湿热内阻肝、胆，气机不畅，肝、胆疏泄不利，故见胁腹痛、身热、黄染、恶心呕吐、便结尿赤、苔黄腻等。方取茵陈蒿汤清利肝胆，清胰汤、龙胆泻肝汤清热解毒、利湿、通腑泄浊，俾湿热毒邪自前后分消，药后可使热清湿去，较快稳定病情。若腹痛重加郁金10克；黄疸深加金钱草30克、海金沙15克；若腹胀重者加枳实10克、厚朴10克；若尿少赤涩不畅加赤小豆20克；呕吐重者加赭石20克、竹茹10克、姜半夏10克；若高热加青蒿10克；若蛔虫内扰，加使君子10克、苦楝皮15克、乌梅10克、槟榔15克以驱虫安蛔。针灸处方取穴：中渚、支沟、阳陵泉、太冲、足三里、曲池、三阴交。用泻法。

4. 结胸坏死

症状：腹痛剧烈，波及全腹，手不可近，肚腹板硬，难以缓解，烦躁不安，便秘尿短少，身热起伏，时则形寒或寒战。舌绛红，苔黄腻燥干，脉滑数或沉涩。

治法：通腑攻下，清热解毒，理气活血。

处方用药：大陷胸汤、五味消毒饮加减。

大黄10克、芒硝6克、枳实15克、厚朴10克、金银花50克、紫花地丁20克、天葵10克、牡丹皮10克、菊花15克、蒲公英30克、丹参20克、玄参30克、麦冬20克、白芍30克、甘草10克、生地黄20克。

用药论述：本证相当于出血坏死型之重症，已出现腹膜炎及肠麻痹。此时病至极期，热邪内燔，与水饮血气互结于心下至大腹，诸邪壅积，若不能及时控制其发展，必然变证蜂起。仍须加强通腑导下，釜底抽薪，攻邪安正。方取大陷胸汤清热散结，荡涤邪实，五味消毒饮解毒排毒，二丹（牡丹皮、丹参）凉血活血化瘀，增液承气汤滋阴增液，泄热通便；加枳实、厚朴以加强通降导滞之力。在得以通泄后，部分患者临床症状可望很快减轻，然后视情况考虑改投益气养阴、健脾和胃，兼以清热散结、疏理气机、活血化瘀之品，以求根治。针灸处方取穴：足三里、内关、脾俞、中脘、阿是穴、天枢、梁门。用泻法，深进针，强刺激，勿提插，有助于止痛消胀、止呕吐，以利缓解、改善病情。

5. 中虚湿阻

症状：胃脘胀闷隐痛不适，恶心纳呆，便溏，在进食油腻时便溏加重，面色萎滞，神疲乏力，口干不饮，或现低热，舌淡红，苔灰腻或白腻，脉缓。

治法：建中补虚，理气渗湿。

处方用药：参苓白术散加减。

党参 30 克、山药 30 克、薏苡仁 30 克、炒白术 20 克、茯苓 30 克、炒扁豆 15 克、桔梗 10 克、陈皮 6 克、豆蔻 6 克、木香 6 克、砂仁 3 克、半夏 6 克。

用药论述：本证乃急性期过后，部分患者气阴两伤，脾胃失和，或在慢性胰腺炎，由于腺体之分泌功能低下，中虚失运，湿浊内停，每现胃脘隐痛不适，脘胀饱闷，餐后为甚，纳食油腻则溏泄不化。此时唯有建补中气，强健运化职能，以待中气之来复。参苓白术散长于补益中气，健脾渗湿。若腹泻重加苍术 6 克、升麻 5 克以升清燥湿；腹胀明显少佐厚朴 6 克；腹痛明显加延胡索（元胡）10 克；低热起伏乃余热未清，加柴胡 6 克、胡黄连 6 克、白薇 6 克；若腹中痞块，加三棱 6 克、鳖甲 15 克、生牡蛎 30 克、皂角刺 15 克以化积软坚散结，同时若气虚加黄芪 30 克，纳差加焦三仙各 10 克。

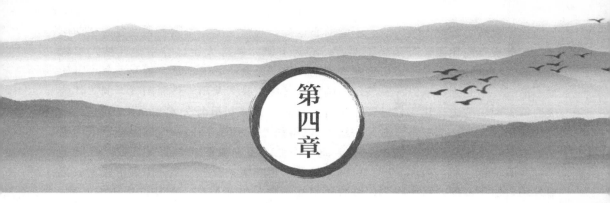

第四章

心血管疾病

一、充血性心力衰竭

(一) 概述

充血性心力衰竭，即心功能不全，是临床常见而危险严重的一种临床综合征。充血性心力衰竭表现为心肌收缩无力，心输出量减少，动脉供血不足。同时，心肌收缩无力，心脏血液排空不完全，使静脉回心血量减少，造成静脉瘀血。按发病过程，可分为急性和慢性两种，这里主要讨论后者。其临床特征为：心排出量不足，组织血流量减少，肺循环和（或）体循环瘀血。基本病因为：心肌收缩力降低、心脏前、后负荷过重和心室充盈受限。常见于冠心病、高血压病、心肌病、心肌炎、肺心病以及各种心瓣膜病、心包疾病和先天性心脏病等。诱因以感染、心律失常、心脏负担过重为主，药物因素、妊娠分娩、水电解质平衡失调等亦可诱发。病理方面主要与心肌收缩力改变、前后负荷改变、心率改变和心肌收缩协调性改变相关。根据本病临床表现及病程转归，隶属中医学"心悸""怔忡""心痹""痰饮""喘证""水肿""虚劳""癥积"等范畴，多因反复感邪，又加劳倦、思虑过度，以致心、脾、肺、肾俱伤，产生水湿、血瘀诸邪而为病。

(二) 病因病理

本病是多种疾患的后期转归。诸病迁延（如胸痹、眩晕、痹证、肺胀等）或禀赋异常，或外邪痹心，或劳伤六极，致使心体受损、心用受累、五脏乖违、气化失常、津液代谢紊乱、经脉血络瘀滞，是本病的发病基础，每因复感外邪、劳倦太过、情志刺激、妊娠分娩等而诱发加重。病变常首在心、肺。"心主"营运过劳，无力推动血脉，肺虚治节失职，不能助心运行，心肺气虚，血脉不利，多为初期病理；若气虚不能化阴，可致气阴两亏；心为五脏六腑之大主，心动则五脏六腑皆摇。心气亏虚，母病及子，可致脾气亏虚，气不摄血。心气不足，累及于肾，可使肾不纳气，如是则病向纵深发展；心肺脾肾气虚，日久及阳，进而阳气虚弱。其肺虚通调失职、脾虚运化无权、肾虚开合失司，可致气机升降失常，水液代谢紊乱，气化失司。再加心阳不足，血脉瘀滞，"血不利则为水"，因而水饮内停。水气内则上凌心肺，外则泛溢肌肤。又心主血而肝藏血，肝主疏泄，为调血之脏，心脉不利，肝脏疏调失职，血瘀于肝，可瘀结胁下；至晚期，五脏衰微，阳气欲脱，或阳虚及阴，阴阳衰竭，可致喘脱、厥脱而阴竭阳亡，生命危矣。此外，若正虚邪盛，外邪羁留，客于肺脏，致肺失宣降，痰浊内蕴，每致病情加重；部分病例，还可见精髓亏耗，亦使病势重笃，顽固难愈。

概言之，本病病位，初在心、肺，继则脾、肾，并涉及于肝，病理产物以水饮、血瘀为主，病理性质以阳气虚衰为本，水泛血瘀为标，阳气虚损可以及阴，甚而阴阳并损。外邪羁留、精髓亏耗、心神失宁为病情加重、难愈的兼夹和诱发因素。

（三）临床诊断要点

主要依据病史、症状和体征。实验室检查仅作为参考。但其早期可因无症状或症状轻微，缺乏特异性而被忽视，直至进一步发展，才产生循环瘀血症状。故早期诊断，体征有十分重要的意义，应该仔细检查。一般将开始发生在左侧心脏和以肺循环瘀血为主者，称为左侧心力衰竭，开始发生在右侧心脏并以体循环瘀血为主者，称为右侧心力衰竭，两者同时存在为全心衰竭。其中以左心衰开始较多见，以后继发肺动脉高压，导致右心衰。单独右心衰较少，仅限于肺或肺动脉疾病及肺动脉瓣狭窄。

1. 左心衰竭

（1）呼吸困难是左心衰最主要的症状。具体有：①劳力性气促和阵发性夜间呼吸困难，为左心衰早期表现，常易忽视；后者可伴阵咳，咳泡沫痰，严重时则出现哮喘，肺部有哮鸣音，称心源性哮喘；②端坐呼吸，即平卧休息时呼吸困难，被迫取半卧位或坐位，是左心衰的严重表现；③部分重症可发生急性肺水肿。

（2）左心奔马律即心尖区舒张期奔马律。在心率增快或左侧卧位并深呼气时明显是心衰最早的体征，也最具诊断价值。

（3）两肺底部湿啰音、心室增大、心率增快和交替脉有早期诊断价值。尤其是触诊心尖部有抬举性搏动，更具诊断意义。左心室显著增大，可闻及心尖区收缩期杂音。

（4）胸腔积液约占左心衰患者的 25%，为漏出液，但蛋白可在 20～30 克/升，比重有 40% 可 ＞1.018。

此外，发绀、嗜睡、烦躁、神志错乱，甚至潮式呼吸，可见于部分严重病例

（潮式呼吸属于睡眠呼吸紊乱的一种，是由于位于脑干的呼吸中枢对呼吸控制不稳定所致。它是一种周期性呼吸，呼吸由浅慢逐渐转为深快，出现过度通气，然后又转为浅慢，经过一段呼吸暂停或低通气又开始如上潮式循环。呼吸暂停终止时或过度通气达峰值时，患者会出现觉醒。潮式呼吸常出现于心衰晚期的患者白天觉醒状态时，但是它可能在出现此症状的数年前就发展于患者的睡眠状态中。大量医学研究表明，睡眠呼吸紊乱，特别是潮式呼吸，会极大加重心衰患者的心脏负荷，使其病情恶化）。

2. 右心衰竭

（1）多脏器慢性持续性充血而发生的功能改变症状：食欲不振、恶心呕吐、尿少、夜尿增多、肝区疼痛、甚至黄疸等。

（2）颈静脉充盈与肝颈反流征阳性，是右心衰早期表现。

（3）肝肿大和压痛，出现亦较早，多在皮下水肿前。肝肿大一般剑突下较肋缘下明显，在不伴气急和肋缘下不能触及时，极易漏诊。肿大的肝脏可在短期内随心衰的好转和恶化而减轻或增剧。长期右心衰可致心源性肝硬化，扪诊质硬，压痛不明显，常伴黄疸、肝功能损害。

（4）下垂性水肿。起床活动者以脚、踝内侧和胫前明显，仰卧者以骶部明显。是右心衰的重要体征。

（5）胸水和腹水。胸水以右侧多见，也可双侧，腹水多发生于晚期。

（6）心脏增大，以右心室增大为主者可伴有心前区抬举性搏动。

3. 全心衰竭

由左心衰竭或右心衰竭发展而来，左、右心衰的表现同时存在，但左心衰肺瘀血的表现往往有所减轻或不明显，但往往以右心衰竭表现更为明显。

（四）鉴别诊断及并发症

1. 鉴别诊断

（1）左心衰竭应该与慢性支气管炎、支气管哮喘等肺部疾患引起的呼吸困难鉴别。前者坐位时可减轻呼吸困难，如果发现心尖区抬举性搏动、奔马律、交替脉和心脏扩大，更支持心功能不全的诊断；如果哮喘而咳粉红色泡沫痰，则不难作出心源性哮喘诊断；支气管哮喘常有多年咳嗽、哮喘和呼吸困难史，坐起不能缓解。

（2）右心功能不全应该与肝硬化、肾炎等引起的水肿、腹水鉴别。

2. 并发症

（1）感染　特别是上呼吸道感染、支气管肺炎，极易发生，常使心衰加重或难愈。

（2）栓塞　血流迟缓和长期卧床可致下肢静脉血栓形成，继而发生肺栓塞或肺梗死，此时可有胸痛、咯血、黄疸，心衰加重甚至休克；其他还有肺动脉栓塞、脑、肾、脾、肠系膜梗死及上下肢坏死等。

（五）充血性心力衰竭证治枢要及特色经验探要

（1）心力衰竭的基本病理以阳气虚衰为本，水泛血瘀为标，故常以温阳益气、利水消瘀为治疗大法。临证应该注意本虚与标实的轻重缓急，以确定扶正与祛邪的主次搭配。

（2）本病正虚虽以阳气虚为主，但"阴阳互根"，气虚不能化阴，或阳虚及阴，可致阴阳两虚、阴阳并损。要注意滋阴配阳、补阳配阴法则的运用。

（3）本病病位主于心，但可涉及五脏，要权衡五脏相互关系。尤其心肾相关，前人有"欲养心阴，必滋肾阴""欲温心阳，必助肾阳"之说，这在心衰治疗中有指导意义。

（4）外邪羁留，非祛邪不足以安正。外邪是心衰中常兼有的病理因素之一，几乎各证型中都可合并，每每导致心衰加重和难愈。外邪羁留，多容于肺脏，使痰阻于肺，肺失宣肃，典型证候有发热恶寒，或但热不寒，咳嗽痰多色黄，多不难辨别。然有时重度心衰患者，因正气虚极，难与邪争，虽有外邪，而无明显寒热、咳嗽痰多等邪实征象，应该细心审证，如咳虽不甚而气逆憋闷，痰虽少而质黏色黄难咳，或听诊肺部湿啰音难以心衰本身解释者，均可作为外邪羁留之佐证。尤其在按一般辨证施治等治疗效果不显著时，都应该想到外邪羁留之可能。治疗应注意祛邪利肺，一般根据虚实主次。以虚为主，邪不甚者，可于扶正方中酌选宣肺或清肺化痰之品如金荞麦、鱼腥草、漏芦、金银花等；如正虽虚，外邪已成为病情难愈的主要矛盾，可以将扶正药如独参汤等仅用一两味另煎，送服葶苈子末3克，每日2～3次。同时另用处方汤剂迳以祛邪利肺为主。或者先祛其邪，后固其本。往往邪去而元气自复，心衰易于改善。此即《内经》"病发而不足，标而本之，先治其标，后治其本"之意。

（5）精髓亏耗，不填精髓则无以化生阳气。心衰之正虚，虽以阳气虚衰为多，但若阳损及阴，伤精耗髓，或本有阴精亏损，复加阳气虚衰，表现全身重度浮肿及腹水难消，小溲量少，腰脊背痛，舌淡红或光红无苔，脉沉细，经检查有低蛋白血症者，此时若单纯利水或益气养阴、滋阴配阳、活血化瘀等常收效亦不显。可配用填精补髓法，以左归丸为主，并选加紫河车、鹿角片或鹿角胶、阿胶、龟甲等血肉有情之品，辅以鲤鱼汤等食疗，有时能事半功倍，治疗后随低蛋白血症纠正而水肿得以消退，心衰随之改善。此种治法颇值得重视。使用时须注意：一是填精要适当配合温振药，如鹿角片、淫羊藿（仙灵脾）之属；二是要注意健运脾气，不可使中焦呆滞，常配伍枳术丸，特别是用大剂量白术，白术可健脾，前人认为还通利水道。现代研究认为其可升高白蛋白。

（6）中药具有多种抗心衰作用机制，毒副作用小，安全范围大。在目前用于心衰治疗的中药中，除一部分如福寿草、铃兰、夹竹桃、万年青、五加皮等具有强心苷作用外，相当多药物及中药汤剂如人参、黄芪、参附汤、生脉散、枳实、三七、延胡索（元胡）等具有非洋地黄样强心作用，有些中药同时兼有强心、利尿、扩血管作用，有些机制尚未完全被发现，特别是辨证基础上的复方运用包含了更多的作用机制。采用中药治疗，对机体内环境干扰甚少。这方面，中药具有一定优越性。如有些患者长期使用排钾利尿药而出现低血钾，表现为中医阴虚水停等证候，口服补钾消化道反应大，这时按中医辨证，采用中药滋阴利水、健脾利水等治疗，既可达到利尿目的，又不影响电解质。另外，本身有糖尿病、肾功能不全等患者，许多治疗心衰的药物尤其易使内环境进一步遭破坏，中医辨证论治可将其原发病与心衰的治疗有机统一起来，纲举目张地使周身病证得以治疗，确获临床效验。

(7) 临床抗心衰效验方　万年青 10 克、附子 10 克、葶苈子 30 克、丹参 15 克、枳实 10 克、人参 10 克、桂枝 10 克、川芎 10 克、黄芪 30 克、泽泻 10 克、红花 10 克、茯苓 15 克、车前子 10 克、胆南星 10 克、白术 30 克、大黄 3 克。

(六) 临床分型辨证论治

1. 气虚血滞

症状：心悸气短，每于劳累而作，肢体乏力，或夜来骤然心胸憋闷，呼吸不利，惊醒起坐，移时则安，面色暗滞。舌淡紫暗，脉细涩或强弱交替。

治法：补益心肺，行气活血。

处方用药：保元汤合参苏饮加减。

党参 20 克、炙黄芪 30 克、桂枝 6 克、炙甘草 6 克、苏木 6 克、丹参 30 克、赤芍 10 克、当归 30 克、益母草 30 克、茶树根 30 克。

用药论述：本证多见于心衰早期，病势相对较轻，治疗常可获效。参、芪能补益心气，推动血液运行，现代研究证实具有非洋地黄类强心作用，党参、苏木合之参苏饮，是治气虚血滞的良好方剂；参以丹参、赤芍、当归行血而不伤新血；茶树根、益母草强心利水，合用可增强心肌收缩力，降低心脏负荷。本证夜来骤然心胸憋闷、呼吸不利、惊醒起坐，移时则安，一般为心气亏虚，加桂枝、甘草温通心阳。若兼脘痞呕吐，为饮阻气滞，可参用橘枳姜汤，该方原治胸痹，临床经验认为，对部分心衰夜间阵发性呼吸困难属饮阻气滞者也颇有效，其枳实可重用至 30 克；本证如有痰浊痹阻，胸痛苔腻，可参用瓜蒌薤白半夏汤；兼阴伤，去桂枝、益母草，加玄参、麦冬、玉竹。

2. 气阴虚夹饮邪

症状：心悸气短，动则加重，甚而倚息不得卧，咳嗽吐白沫痰，或痰中带血，色红泡沫多，心烦不宁，汗多，口咽干燥，面颧暗红。舌红，脉细数，或至数不匀。

治法：益气敛阴，纳肾固摄，化瘀祛饮。

处方用药：生脉散合补络补管汤、葶苈大枣泻肺汤加减。

人参 10 克、麦冬 30 克、五味子 10 克、黄精 30 克、山萸肉 30 克、生龙骨 30 克、生牡蛎 30 克、三七粉 3 克（冲服）、丹参 30 克、葶苈子 20 克。

用药论述：本证为心之气阴两虚并夹痰所致，本虚标实，故以生脉散益气养阴立方，而咳嗽倚息不得卧，咳白沫痰责之于肺有饮邪，故用葶苈子泻肺化饮以舒心气。传统认为葶苈子药性峻烈，不可轻用，实际未必如此。近年研究此药是较有前途的强心药物，用量开始宜大，可 30 克，病情缓解后酌减至 10～15 克。补络补管汤乃张锡纯所制，其山茱萸可补肾固摄，敛正气而不敛邪气；生龙骨、生牡蛎根据张氏经验同用有化滞作用，与三七粉配伍，对心衰之咯血、咳粉红色泡沫痰有一定疗效，但龙骨牡蛎宜生用，煅用则不佳；咯血严重者，酌加阿胶、生地黄。脾虚食少便溏，去山茱萸、麦冬，加白术、木香；兼有阳虚，汗出怕冷、脉结代，可改用炙甘草汤。如复感外邪，痰热郁肺，可酌减山茱萸、生龙骨、生牡蛎，加鱼腥草、瓜蒌皮、海蛤粉、漏芦、金银花。

3. 阳虚水泛

症状：面肢浮肿，按之凹陷，或伴腹水，心悸气短，身体瞤动（瞤动就是肌肉不自觉的抽动，也是痰饮水湿影响到气血在肌肉的运行导致的情况），畏寒肢冷，小便量少，脘痞腹胀，颈脉青筋显露，唇甲紫暗。苔白腻或水滑，脉沉细或结代。

治法：温阳健脾利水。

处方用药：真武汤合香砂六君子汤加减。

炮附子 10 克、桂枝 10 克、白术 30 克、茯苓 30 克、泽泻 15 克、车前子 15 克、益母草 30 克、北五加皮 4 克、万年青根 10 克、党参 20 克、甘草 6 克、陈皮 6 克、半夏 10 克、木香 6 克、砂仁 3 克。

用药论述：真武汤温阳利水效捷，心衰中加益母草行血利水效果更好；北五加皮、万年青根均可强心利水，万年青根剂量宜从小开始，慎防洋地黄样中毒反应，在心率低于每分钟 60 次时不用；北五加皮用量应该根据体重大小酌定，一般成人每剂 4 克，服用两天后酌情增减，一般不宜与洋地黄类药同用，有报道会致严重心律失常，该药部分患者服后出现恶心呕吐，可佐制半夏；如气虚明显，可加人参；瘀血明显一般可加当归 30 克，川芎 10 克。水蛭有毒，且有破血逐瘀作用，入煎以 3～6 克为宜。如有湿热蕴滞，二便不利，苔黄腻，可暂用牡蛎泽泻散去商陆。本证温阳利水，要注意养护阴液，温燥渗利太过易耗阴，若有口咽干燥、舌红等，可酌加白芍、麦冬。治疗中为了照顾胃气，健运脾胃，故方中合用了香砂六君子汤以固后天之本。

4. 阳气欲脱

症状：心悸烦躁，喘促不宁，张口抬肩，不能平卧，大汗淋漓，四肢厥冷，小便量少，面色青灰，唇甲紫暗。舌苔胖而紫，脉沉细欲绝。

治法：回阳救逆，益气固脱。

处方用药：参附龙牡汤、参蛤散加减。

人参 10 克（另煎）、附子 15 克（先煎）、龙骨 30 克、牡蛎 30 克、蛤蚧 3 克（研冲）、蟾酥 4～8 毫克（另煎），每日三次。

用药论述：本证病情极为严重，慎防阴阳离决。用药须单刀直入，取力大效宏；有报道生附子较熟附子效佳，但确实易中毒，须先煎 1 小时以上；熟附子用量若超过 10 克也须先煎 0.5～1 小时；如此须谨慎为要。如有阴竭者可合生脉散；蟾酥（辛、温、有毒，归心经。解毒、止痛、开窍醒神）口服吸收好，作用发生及消失均较快，血浆半衰期为 7.5 分钟（血浆半衰期：指血浆中药物浓度在原有的基础上，下降一半所需要的时间），用量应严格控制，大剂量可致惊厥、心律失常。此外，本证常须配合参附针、生脉针等注射剂使用及西医抗心衰处理。

二、心律失常

（一）概述

　　心律失常是指心跳起源部位、心搏频率与节律，以及冲动传导等任何一项异常。心律失常可发生在器质性心脏病基础上，可由于神经精神因素或生理因素影响而致。如情绪波动、吸烟过度、饮浓茶或酗酒等，也可由于单纯的功能失调影响而致。任何由于心脏内冲动的形成和传导不正常，使心脏的活动规律发生紊乱，就可能形成心律失常。引起心律失常的原因甚多，除心肌本身病变以外，亦常见于某些感染、某些药物（如洋地黄类药物，奎尼丁、锑剂等）的过量或毒性作用、电解质紊乱，尤其是高血钾或低血钾等情况下均可导致心律失常。本病隶属中医学"心悸""怔忡""眩晕"等范畴。多因感受外邪，情志刺激，饮食失节或外伤诸因，以致影响心主血脉的功能而为病。

（二）病因病理

　　主要病因有外感六淫、内伤七情、饮食不节、吸烟过度、多嗜烈酒或某些药物中毒、电解质紊乱等。以上诸因均可导致心脏受损或功能失调。病变部位主要在心，但与肝、脾、肾等脏亦密切相关，实证多为痰为瘀，虚证多为脏腑虚损。外感六淫之邪，由表入里，内犯于心，侵及血脉，气血运行阻滞，心脉闭塞，心肌受邪，而致心律失常；饮食不节，嗜食膏粱烟酒，内生湿热痰火，痰火扰心，或痰夹瘀阻络，引起心律失常；禀赋不足，房劳过度，或久病脏腑虚弱，而致生化不足，心失所养，或内脏阴阳失调，致使心阴不足，心阳不振，导致心律失常；痰饮内停心肺，阻遏心阳，或饮邪凌心而为心悸；忧思等伤及心脾，久之心血及化源不足，使心失所养，或心阴暗耗，心阳独亢，下及肾阴，心肾不交，水火不济。或七情暗耗阴血，在本虚基础上产生气滞血瘀，痰阻，寒凝，痹阻心脉，心脉受损，正虚邪实而发心律失常。随着病程久延，正气愈虚，由虚致邪，病势日深，甚则导致心气衰竭，心阳暴脱，阴阳离决，严重威胁生命。

（三）临床诊断要点

　　心律失常可能是严重心脏病的后果，也可能是单纯的功能失调。不同的心律失常，其病因、临床表现、预后可有很大的不同。其初步诊断可根据病史、心脏听诊、观察颈静脉搏动和运动时心率的变化等进行综合分析，确诊往往依赖心电图。

详细追问发作时心率、节律规律与否、发作起止与持续时间、频率和治疗经过，有助于判断心律失常的性质。发作时体检也应该着重于判断心律失常的性质和血流动力状态的影响。但心脏听诊对复杂的心律失常诊断却受到很大的限制。要了解心房与心室的活动及两者之间的关系，心电图具有特殊的诊断价值。不同的心律失常，固然可在某些方面有不同的心电图表现。但一般来说，各种不同的心律失常，总有其本身的独特之处，认识这些特点对心律失常的诊断无疑是极为重要的。

心律失常按其发生的机制，可分为冲动起源障碍和冲动传导失常，也就是说常见的心律失常不外乎规则及不规则的心动过速性心律失常，以及规则或不规则的心动过缓性心律失常两大类。临床上最常见的是过早搏动、阵发性心动过速、心房扑动、心房纤颤，以及不同程度的房室传导阻滞等。各种并行心律，尤其是房性并行心律，反复心律、预激综合征、超常期传导等则较少见。

1. 早搏

早搏是一种最常见的心律失常。可发生于正常人，更常见于心脏神经官能症与器质性心脏病者。如情绪激动、精神紧张、疲劳、过度吸烟、饮酒、喝浓茶咖啡等均可引起发作。某些药物如洋地黄、奎尼丁、肾上腺素类的毒性作用，以及某些器质性心脏病，如冠心病、风湿性心脏病、心肌炎和甲亢等也易发生早搏。根据异位激动起源的部位不同，早搏可分为窦性、房性、交界性和室性四种。早搏可从一个或多个异位起搏点发出，偶发或频发，可以不规则或规则地在每一个或数个正常搏动后发生，形成二联律或联律性早搏。

（1）房性早搏

① 症状：偶发者通常无自觉症，频发者感心悸、头晕、乏力、强有力的跳动感或心跳间歇感。如原有冠心病或心力衰竭者，可因早搏的出现而引起心绞痛，或加重心力衰竭，从而进一步发展为严重的房性心律失常。

② 体征：听诊可听到心搏突然提早出现，后随略为延长的代偿间歇。早搏的第一心音加强，第二心音减弱或消失。桡动脉搏动微弱或消失，形成脉搏短绌。早搏可呈二联律或三联律。

③ 心电图特点

Ⅰ. 在心动周期中有提前出现的P波，形态与窦性P波不同，称为P′波。其不同的程度取决于异位起搏点在心房内部位的高低，故形态可正可负。

Ⅱ. P-R间期（代表心房开始兴奋到心室开始兴奋其间所需要的时间）＞0.12秒。

Ⅲ. 典型的房性早搏，QRS波群基本与窦性搏动相似。

Ⅳ. 代偿间歇多不完全。

本病需与窦性早搏、窦性心律不齐、房室交界性早搏和室性早搏相鉴别。频繁的房性早搏可转化为房性心动过速，心房扑动，心房纤颤。

（2）室性期前收缩

① 症状：患者可无任何症状，或出现心悸，心前区不适，心跳间歇感。早搏

频发者可出现心悸、头晕、乏力等。

②体征：其特点为心搏突然提前出现，早搏的第一心音增强，第二心音减弱或消失。这些特点与房性期前收缩相同，但早搏后的代偿间歇较长（完全性代偿间歇），桡动脉能触及脉搏间歇或脉搏短绌体征。

③心电图特点

Ⅰ. QRS波群提前出现（QRS主波多与T波方向相反），其前没有和它相关的P波。

Ⅱ. QRS波群宽大畸形，时限＞0.12秒，并有继发性ST-T段改变。

Ⅲ. 代偿间歇完全是室早的主要特点。

本病易并发室性心动过速、室颤、心源性昏厥等严重并发症，并往往因此致死。

2. 阵发性室上性心动过速

包括阵发性房性心动过速及交界性心动过速，是阵发性快速而规则的异位心律。两者病因、症状、体征、治疗及预后均相同，且在心电图上常不易区别，故称为阵发性室上性心动过速。

（1）症状 突然发作心悸、胸闷、气短，严重者可伴有头晕，尚有恐惧、不安和多尿等症状。发作可持续数秒、数分至数小时，甚至数日而突然中止转为正常心律。

（2）体征 心脏听诊心率快而基本规则，每分钟可达160～220次，但也有慢至160次/分以下，或快达250次/分以上的。

（3）心电图特点

①为三次或三次以上连续而迅速出现的QRS综合波，频率大多在160～220次/分，R-R距离相等。

②QRS波群呈室上性波形。

③如每个QRS波群前均有P波，且P-R间期＞0.12秒，则属阵发性房性心动过速。

④如有逆行P波（由房室交界或其附近的心房异位起搏点发出的起搏信号，激动心房和心室，产生的倒置的P波或者出现在QRS波群后面的倒置P波叫做逆行P波），P-R间期＜0.12秒，或R-P′＜0.20秒，则为阵发性交界性心动过速。（如上述不能区别时，均统称为阵发性室上性心动过速）

本病一般不引起严重后果。但原有心脏病者发生室上速，则可诱发心衰，心绞痛严重时可并发心肌梗死、休克、昏厥甚至猝死。

3. 房扑与房颤

心房扑动与心房颤动是发生于心房的快速异位心律，其特点是心房异位起搏点的频率超过阵发性心动过速的范围，心房内产生每分钟250～350次的快而规则的心房异位心律时，则为心房扑动。当其频率进一步增快，心房内产生每分钟350～600次的不规则的冲动，则为心房颤动。两者均可有阵发性与持续性发作的特点。

临床房颤远较房扑多见，绝大多数发生于有器质性心脏病的患者。

（1）心房扑动

① 症状：主要取决于患者有无心脏病及其性质、程度，以及心室率的快慢、房扑的持续时间等。如属阵发型初发者，心室率多较快，心悸、胸闷症状明显，且可伴有头晕。心室率接近正常时上述症状较轻。

② 体征：心房扑动常按一定比例传入心室，形成规则的心室率，故可误诊为窦性心律，听诊心率在150次/分左右，但有时房室比例不固定，则引起不规则的心室率，听诊心率不均齐。房扑在体征上没有特异性，其明确诊断需靠心电图。其脉搏为疾脉。

③ 心电图特点

Ⅰ. P波消失，代之以间隔匀齐、形态相同、连续成锯齿状心房扑动波 f 波，250～350 次/分。

Ⅱ. QRS波群多呈室上性，心室率可匀齐或不匀齐。

本病由于心房本身丧失排血功能，而且心室率常较快，故势必会降低冠状动脉及重要器官的血流量，因而可诱发心绞痛、心衰及昏厥等。另如房扑长期存在，易在心房内形成血栓，可能发生肺、脑、肢体等栓塞。

（2）心房颤动

① 症状：心房颤动早期常为阵发性，逐渐愈发愈勤，终于发展成为持续性。临床主要症状为心悸、胸闷、头晕。如心室率较快者上述症状显著，如心室率较慢者症状较轻。

② 体征：心脏听诊时，心音强弱及快慢不一，心律绝对不齐。早期患者心室率较快，可达 160～180 次/分。病程较长或老年人，由于房室结传导功能减低，心室率可变慢，多在 60～90 次/分，排血量少不能引起桡动脉搏动，因此产生脉搏短绌。

③ 心电图特点

Ⅰ. P波消失，代之以大小形态不一且不整齐的颤动波 f 波，频率在 250～600 次/分。

Ⅱ. QRS波群间跳绝对不规则，其形态和振幅可略有不等。

由于房颤可引起心室排血量显著减少，易导致主要脏器的供血量不足，而诱发心绞痛、晕厥或心力衰竭、心源性休克等。另外房颤时，因心房缺乏有效的收缩，血流量在房内瘀滞，从而形成血栓。如果血栓脱落可导致动脉栓塞，患者可因脑栓死而突然死亡。

4. 房室传导阻滞

房室传导阻滞是指冲动在房室传导过程中发生障碍。根据其阻滞的程度，可分为三度。

一度：即全部激动均能下传，但房室传导时间延长。

二度：（莫氏Ⅰ型；莫氏Ⅱ型。）二度莫氏Ⅰ型房室传导阻滞患者可有心搏暂停感觉。二度莫氏Ⅱ型房室传导阻滞患者常疲乏、头昏、昏厥、抽搐和心功能不全，常在较短时间内发展为完全性房室传导阻滞，即部分激动不能传到心室。

三度：指全部激动均不能传到心室，故又称完全性房室传导阻滞。

（1）症状　一度房室传导阻滞一般不产生症状。二度房室传导阻滞时，由于心室脱漏可出现心悸、胸闷、头晕、乏力、活动后气促等症状。三度房室传导阻滞时，由于心动过缓症状明显，患者可有心搏停止感、头晕、乏力、胸闷、心悸气促，严重时可出现心力衰竭、昏厥和抽搐等，称为急性心源性脑缺血综合征，亦称阿-斯综合征。是房室传导阻滞最严重的并发症，常见于高度或完全性房室传导阻滞患者，死亡率较高。

（2）体征　一度房室传导阻滞时，临床多无体征，有时在听诊时仅可有第一心音减弱。二度房室传导阻滞时，听诊时心律可不规则，第一心音强弱不等，并可发现心音脱漏。三度房室传导阻滞时，听诊时可发现心率慢而规则，每分钟在20～40次，心尖部第一心音可有变异，当心房及心室同时收缩时，第一心音特别响亮，似"火炮音"。

（3）心电图特点

① 一度房室传导阻滞，P-R间期的绝对值≥0.21秒。

② 二度莫氏Ⅰ型房室传导阻滞，P-R间期逐个延长，终于使激动遇上绝对不应期，发生一次完全阻滞，使QRS波群脱落一次，随后P-R间期又行缩短，再逐渐延长，周而复始地进行。二度莫氏Ⅱ型下传激动的P-R间期一般是恒定的，其时限可正常或延长，有间断的心室脱漏，心室脱漏可规则或不规则。二度Ⅱ型中，房室呈3：1以上传导时，称为高度房室传导阻滞，大多数P波后无QRS波群。若心室由交接处或心室自主心律控制时，其性质与完全性房室传导阻滞相近。

③ 三度房室传导阻滞，心房激动完全被阻，不能传至心室，心房和心室各自激动，彼此没有关系，称为房室分离，心房率较心室率快，心室率在20～40次/分，QRS波群时间正常或>0.12秒。

（四）心律失常证治枢要及特色经验探要

（1）心律失常常反映出脉象的异常，故应该特别重视脉诊。常见促、结、代等不整齐脉。本病的基本病理为心气心阴不足，痰浊或瘀血阻滞，故益气养阴、化痰行瘀为本病治疗的重要内容。应该视具体病情有所侧重。

（2）脉数为主者，以阴血不足为多，或兼热性。脉迟为主者，以气虚阳亏为多，常兼寒性。尚须根据全身状况和舌象等进行综合分析，重在辨清气血阴阳，寒热虚实。

（3）从严重心悸到昏晕、厥脱，为心律失常常见的危急变证和转归，有危及生命之虞，预后不良，治疗亦难奏效。病变累及多个脏腑，常见虚多实少。痰浊、瘀血等病理产物，对包括心脏在内的诸脏腑产生相当有害的影响。因此重在治心而又不专于治心，应该以益心气、补心阳为主，有痰浊、瘀血时适当兼顾之，尽可能做到稳中求效，待心阳挽回，厥脱消失后，再调理受累诸脏腑，并祛痰瘀。

（4）关于炙甘草汤的临床应用　炙甘草汤是治疗"心动悸、脉结代"的传统主方，长于滋阴养血、益气通脉，在此方基础上，加入活血化瘀之品，治疗心律失常早、中期，有较好的疗效。本方对心律失常属于虚证的效果较好，对发生于无明显器质性心脏病，仅有自主神经功能紊乱所致者疗效显著。但对于严重的器质性心脏病患者的疗效仍欠理想。在临床运用时，应该根据患者的临床表现和心律失常的成因，视气血阴阳之偏衰，对原方予以增减。"心动悸、脉结代"大多系气血虚弱所致，必须峻补气血，使元气恢复，脉象才可望恢复。方中炙甘草、生地黄、大枣用量宜大，必要时炙甘草可用至 15～30 克，生地黄可用至 30～60 克，大枣可用至30 个，以增加益气养阴复脉之力。如果偏于气虚者，加重人参、党参用量；偏于阴虚者可加重生地黄、麦冬用量；偏于阳虚者加重桂枝用量；偏重血虚者加重阿胶用量；如果兼有失眠等症，可加用磁石、远志、酸枣仁；瘀血明显者加丹参、赤芍、泽兰等活血化瘀药。另外，龙骨、牡蛎等为治心动悸之要药，可适当配合使用以提高疗效。因高血压所致的心律失常，常伴有心衰者，服用炙甘草汤时，炙甘草用量宜小，以免水钠潴留，升高血压，加重心衰。

（5）关于快速性与缓慢性心律失常的治疗

① 快速性心律失常：多因痰火扰心，心肝气郁化火，或阴虚心火偏亢，或心之阴血不足，虚火或肝火上乘所致。临床多以数脉、结脉、促脉为主。心电图常显示心动过速，各类早搏及快速房颤。临床以心悸心慌、心烦急躁、胸闷、失眠多梦、易惊惕、盗汗、舌红苔少等为主要表现。处理原则：首先应该明确辨证，属实证还是实中有虚，虚中兼实。但快速性心律失常，虚一般为心阴虚或心血虚或心肾阴虚，实邪多为痰火、邪火、血瘀。心阴虚多选用麦冬、玉竹、五味子等；心血虚多选当归、丹参、熟地黄等；心肾阴虚则选生地黄、熟地黄、天冬、麦冬、女贞子、白芍等。

实邪如属痰火，常选青礞石、天竺黄、胆南星、全瓜蒌、枳实、黄芩等。如果心肝火旺，则选栀子、川黄连、连翘心、黄芩、夏枯草、竹叶心等。血瘀则选丹参、川芎、赤芍、桃仁、红花、降香、三七粉、琥珀粉等。必须权衡虚实性质及多寡，确定选方用药。此外，快速性心律失常要加强重镇安神宁心药的使用，如生龙齿（先煎）、紫贝齿、灵磁石、生铁落等。与此同时，配伍必要的养心安神药如酸枣仁、远志、茯神等，并根据证型的寒热虚实和药物的四气五味，适当配伍一些经临床和实验证实具有抗心律失常作用的药物，如苦参、延胡索（玄胡）、当归、郁金、菖蒲、南星、夹竹桃、万年青、蚤休、葛根、北五加皮等，以加强辨证论治的作用。现代药理研究证实，以上抗心律失常的中药均具有降低心肌异位节律点的自律性、延缓房室间传导、减慢心率、对抗心律失常等作用。成药一般可选用天王补心丹、杞菊地黄丸、二至丸、朱砂安神丸、归脾丸、生脉饮等。如果辨证用药掌握得当，对减慢心率，纠正部分心律不齐，能起到良好的作用。

从中医理论探讨，对于来自窦房结以外的异位搏动，有学者提出能否理解为

"风胜则动"。心悸可由于肝阴肝血不足，虚风内动，干扰心神所致，此所谓"风为百病之长"及"善行而数变"。因此提出用心肝同治法，在益气养血、宁心安神方药中，配伍息风镇肝通络之品，如全蝎、蜈蚣、地龙、白蒺藜、石决明等，这些见解具有一定的参考价值。

② 缓慢性心律失常：多因阳气虚损，精血不足所致，临床多以迟脉、缓脉、结脉及涩脉为主。心电图多显示窦缓、窦停，慢性房颤及二、三度房室传导阻滞，本类型多因久病体弱，少阴心肾功能不足，阳气虚衰，气血运行迟缓、受阻所致。临床大多表现为虚寒的证候。治疗多采用温补法，重用益气温阳之品，大剂量辛温之品可使心率提高。基本方可选择四逆汤、当归四逆汤、人参养荣汤、右归丸、炙甘草汤、参附汤、瓜蒌薤白桂枝汤加减、麻黄附子细辛汤等。

温阳药多选附子、干姜、细辛、麻黄、淫羊藿（仙灵脾）、桂枝、肉桂、紫河车、鹿角胶、枸杞子、杜仲、菟丝子等。益气药重用参类药和黄芪等。如人参可选东北人参或高丽参、红参，量在 10 克左右为宜。固脱时可用至 15～30 克，浓煎频服。少量则无固脱作用，用之得当，可起沉疴危证。据现代药理研究，大剂量人参制剂，对改善房室传导阻滞，稳定起搏点，改善心功能有良好的作用，特别是对于急性心肌梗死引起心力衰竭的疗效更好。此外，还可选用赤芍、泽兰、红花、川芎、郁金、丹参等活血化瘀药。另可少佐养阴之品，适当选用当归、生地黄、麦冬、黄精、阿胶、墨旱莲（旱莲草）、女贞子等。使"阳得阴助，则生化无穷"，并达到纠偏制衡的作用。

心律失常的证情比较复杂，临床上多虚实夹杂，治疗时应该注意虚实的错杂及转化，需要灵活机动，适证以变，不能机械地固守一方。

（五）临床分型辨证论治

1. 心气虚

症状：心悸或怔忡，乏力气短明显，少气懒言，常伴自汗，健忘，面色无华。舌淡苔白，脉细弱或结代。

治法：补益心气，宁心安神。

处方用药：养心汤加减。

党参 30 克（或用高丽参或红参 6～10 克，另煎兑入）、炙黄芪 30 克、桂枝 6 克、炙甘草 6 克、酸枣仁 15 克、柏子仁 10 克、茯神 10 克、五味子 10 克、大枣 7 枚、当归 15 克。

用药论述：本证属心律失常病势较缓，病情较轻的，临床常见。因心主血藏神，心气得补，还需振奋心阳，故在补心气方药外，加用桂枝、当归等。若气虚及阳，症见形寒肢冷唇绀者，酌加熟附片 10 克、淫羊藿（仙灵脾）20 克、细辛 3 克；若气虚夹瘀，症见胸闷憋痛，舌暗紫，口唇发绀者加丹参 20 克、降香 6 克。若兼见脘闷欲吐，喉间痰鸣，苔腻，为痰阻胸阳，痰浊犯胃，加半夏 10 克、砂仁 5 克、陈皮 6 克；若纳呆，腹胀，大便溏泄者去当归、五味子等滋腻药，加白术

20 克、白扁豆 20 克、炒薏苡仁 30 克、陈皮 6 克、砂仁 6 克。心悸不寐较重者，加炙远志 6 克、龙眼肉 10 克、灵磁石 30 克（先煎）。心气不足之心悸患者，易受不安静环境的影响和精神因素的刺激，故务必使情绪安定，环境稳静，避免外界的不良刺激。

2. 气阴两虚

症状：心悸怔忡，胸闷气短，乏力身倦，多汗、口干，虚烦不寐，眩晕。舌红或嫩红，或舌上少津，脉细或结代。

治法：益气养阴，养血复脉。

处方用药：炙甘草汤合甘麦大枣汤加减。

炙甘草 20 克、桂枝 6 克、党参 20 克、生地黄 20 克、阿胶 10 克、麦冬 20 克、大枣 10 个、淮小麦 30 克、黄精 30 克、五味子 10 克、丹参 20 克。

用药论述：心动悸，脉结代多见于心律失常之快率，为炙甘草汤的主要适应证，易表现出一派气阴两伤之象。方中重用炙甘草，配党参、大枣，重在补益心气，并能宁心复脉，桂枝温振心阳，生地黄、阿胶、麦冬、黄精养心阴，有利于充脉，甘麦大枣汤养心安神。若心悸怔忡甚者，可适当加入重镇宁心之品，可选加灵磁石、生铁落、生龙齿各 20 克。若胸闷痛明显，舌暗有瘀斑，此为瘀滞重症，加三七粉 3 克（分冲）、川芎 10 克、郁金 10 克；阴虚明显，当去参、桂，取吴鞠通的加减复脉汤意，加玉竹、麦冬、北沙参等养阴宁心之品。并可配合生脉饮口服。

3. 心脾两虚

症状：心悸气短，失眠健忘，头晕目眩，纳呆腹胀，身倦乏力，或有便溏，面色萎黄，舌淡苔薄，脉细弱而结。

治法：调补心肾，宁心复脉。

处方用药：归脾汤加减。

党参 20 克、黄芪 30 克、当归 20 克、白术 20 克、茯神 10 克、酸枣仁 15 克、远志 10 克、肉桂 3 克、木香 6 克、大枣 3 枚、龙眼肉 10 克、甘草 6 克、生姜三片。

用药论述：本证多属心律失常的慢性，多见于房颤、房室传导阻滞及早搏。心律失常和心、脾关系密切。气血互根，心脾互为赞助，病则互相影响，常同时受累，心脾气血同亏。本方重在补益心脾，健旺气血，从而使心脉得养，且补而不滞，温而不燥。故方中以参、芪、术、草大队甘温之品补脾益气以生血，使气旺而血生；当归、肉桂、龙眼肉甘温补血养心；茯苓（多用茯神）、酸枣仁、远志宁心安神；木香辛香而散，理气醒脾，与大量益气健脾药配伍，复中焦运化之功，又能防大量益气补血药滋腻碍胃，使补而不滞，滋而不腻；用法中姜、枣调和脾胃，以资化源。全方共奏益气补血，健脾养心之功，为治疗思虑过度，劳伤心脾，气血两虚之良方。本方的配伍特点：一是心脾同治，重点在脾，使脾旺则气血生化有源，方名归脾，意在于此；二是气血并补，但重在补气，意即气为血之帅，气旺血自生，血足则心有所养；三是补气养血药中佐以木香理气醒脾，补而不滞。故《古今名医方论》张璐说："此方滋养心脾，鼓动少火，妙以木香调畅诸气。世以木香性燥不用，服之多致痞闷，或泄泻，减食者，以其纯阴无阳，不能输化药力故耳。"

若食少便溏，脾气虚甚，水谷不运，去当归加炒薏苡仁20克、砂仁5克、煨肉豆蔻10克；若心悸，夜梦易惊，加丹参10克、五味子6克、珍珠母30克；若舌暗有瘀斑，加丹参20克、郁金10克、红花10克、琥珀粉3～6克（分冲）；若苔白而腻，痰浊较甚，加半夏10克、陈皮6克、茯苓10克、厚朴6克。心脾两虚证，以虚证为主，如兼有痰瘀之象，祛痰不宜用峻剂，宜和脾化痰；祛瘀又不宜用猛剂，只宜益气行瘀。如果标本处置颠倒，往往标邪不去而正气愈损，适得其反。

4. 痰浊闭结

症状：心悸气短，胸闷憋气明显，阴雨天或进食油腻食物后加重，可伴头晕、痰多、食少、腹胀、恶心、乏力。舌质淡，苔白厚腻，脉弦滑或沉缓、结代。

治法：通阳散结，豁痰宽胸。

处方用药：导痰汤合瓜蒌薤白半夏汤加减。

半夏10克、陈皮6克、茯苓10克、制南星6克、枳实10克、甘草6克、瓜蒌20克、薤白10克、桂枝6克、厚朴10克、酸枣仁10克、菖蒲6克。

用药论述：本证多见于慢性房颤及各类早搏，而呈慢性心率者。除导痰汤、瓜蒌薤白半夏汤外，并常用《金匮要略》枳实薤白桂枝汤，重在除痰降逆，通阳散结，使阴霾得散，胸中清阳得展，宗气能布气血。若痰浊郁久化热，痰热扰心，症见心悸失眠、烦躁、口干苦、苔黄，或脉滑数者，则宜清热豁痰、宁心安神，可用黄连温胆汤加味代之，宜选用黄连、枳实、竹茹、陈皮、茯苓、半夏、黄芩、酸枣仁、胆南星、瓜蒌、远志等。若痰瘀交阻，则宜化瘀祛痰，加郁金、丹参、红花等。若兼腹胀满，大便不通，舌苔黄者可用泻心汤加味，可加大黄10克、黄芩10克、黄连6克、知母10克、瓜蒌子30克，以通腑泄热。若兼口渴欲饮，唇燥干裂，痰热火盛伤阴者，可加生地黄30克、麦冬10克、石斛15克、生石膏20克，以清热生津。

5. 心血瘀阻

症状：心悸怔忡、胸闷、心痛时作，牵引肩背，或心暴痛暴厥，面色紫暗，唇甲青紫，舌质暗淡，或有瘀斑，脉涩或结代。

治法：活血化瘀，行气止痛。

处方用药：桃红四物汤合瓜蒌薤白桂枝汤加减。

桃仁10克、红花10克、当归15克、川芎10克、赤芍10克、丹参30克、薤白10克、桂枝6克、郁金10克、泽兰10克、降香6克、三七粉3克（分冲）。

用药论述：本病多为器质性心脏病所致的心律失常。由于久病耗气伤血，营卫循行涩滞，血瘀心脉，或由于心气虚运血无力，心阳不振，不能营运血液，而致血瘀，因而使心失所养，不通则痛，引起心悸、心痛等血瘀征象或气虚血瘀征象。方中桃红四物汤以养血活血，去地黄乃因其为阴柔之品；不利于胸阳之振奋，瓜蒌薤白桂枝汤则利于祛痰浊等阴邪。重用丹参及其他化瘀药，以增活血通脉之力。若兼气虚者，加党参 20 克、黄芪 30 克；兼血虚者，可加熟地黄、何首乌；兼阴虚者，加麦冬、玉竹、女贞子、白芍；有明显阳虚者，加附子 10 克、肉桂 5 克、淫羊藿（仙灵脾）15 克、赤石脂 20 克。心脉瘀阻征象明显而伴有脉结代者，在治疗上以通为主，并且要处理好通与补的关系。通是治疗本证的基本法则，但须辨清虚实、标本、轻重、缓急，把握住通的方式和补的比重。

6. 心肾阳虚

症状：心悸气短，动则加剧，失眠多梦，形寒肢冷，腰膝酸冷，肢面浮肿，气促难以平卧，面色㿠白，舌淡胖，苔白，脉细沉迟或结代。

治法：调补心肾，温阳利水。

处方用药：四逆加人参汤合真武汤加减。

熟附子 15 克、干姜 6 克、党参 30 克、茯苓 30 克、白术 20 克、桂枝 10 克、白芍 15 克、车前子 30 克、紫石英 20 克。

用药论述：本证多见于缓慢型房颤，房室传导阻滞或伴有心衰者。病程迁延。多因久病心肾阳气亏耗，阳不化气，气不行水，致使水湿内停，水气凌心射肺。治疗应该以温补为主，兼以化气利水，佐以宁心。以参附温阳益气强心复脉，干姜与熟附子相配，其温阳作用更为显著；茯苓、白术健脾利水，干姜温散水气；用白芍既可制姜附之燥烈，又能酸收敛阴，使刚柔相济；重用车前子、茯苓，利尿消肿以改善心衰，且无丢钾之弊；桂枝温阳通脉，化气利水；紫石英镇心安神，兼能纳气平喘。真武汤温阳利水效果较著，当视具体情况，重用附子和茯苓。少数患者，纯用温阳之品不易取效，或见燥热伤阴之象者，可加当归、熟地、玉竹、芦根等养阴药，使阴阳相济，或冀阴中求阳。

若心悸严重，加灵磁石（先煎）、龙齿（先煎）；伴心胸疼痛加三七粉、郁金、延胡索（元胡）；胸闷甚者，去白芍，加川厚朴、薤白、枳壳、降香；浮肿难消，心衰不易改善者，可加冬瓜皮 30 克、葶苈子 15 克、生麻黄 5 克、防己 15 克、黄芪 30 克、北五加皮 6 克。若水湿内停中焦，胃气失于和降，而兼呕吐者，可重加半夏 15～20 克、陈皮 6 克，以降逆和胃；若喘促不得卧，汗出肢冷，脉微欲绝，此为心阳衰弱，有暴脱之虞，宜急用参附汤以回阳救脱，吉林红参 10～20 克、制附子 15～30 克煎汤频服，或加黑锡丹内服。若上述症状兼见面色浮红，脉象虚数或浮大无力，无根者，此为阴阳即将离绝，气血暴脱在即之危重急症，治疗应该以参附龙牡汤敛汗、潜阳、扶正固脱。如果临床症见心悸怔忡，汗出肢冷，面赤颧红，或唇舌四肢发绀、口干口苦，口渴欲饮，小便短赤，舌红绛少津，舌苔黄，脉细数或微细数，或微而欲绝，此为阴虚阳越，虚火浮动。治宜益气养阴固脱，方用生脉散加味。用人参宜选用生晒参或西洋参 10～20 克煎水兑服，或另研末吞服，每天 3 次。

由于心肾阳虚所致的心律缓慢、不齐，是一种病程较长的难治性心律失常，治疗必须持之以恒，并善于变通方意，善于在主要症状控制后调理得当。附子、生麻黄、细辛等温阳药，对加速心率有一定效果。

三、病态窦房结综合征

（一）概述

　　病态窦房结综合征，简称病窦，又称窦房结功能不全。病变大多累及窦房结及其邻近组织。由于窦房结及其周围组织的器质病变，使窦性冲动的形成和传导功能发生障碍，引起一系列的心律失常和临床表现，如严重的窦性心动过缓、窦性静止、窦房阻滞、快-慢综合征等。本病病因主要由冠心病、高血压病、风心病、心肌病、二尖瓣脱垂、代谢病、肿瘤破坏浸润、家族遗传性及外科手术损伤等引起窦房结供血不足所致，部分病例病因不明。病理为窦房结发生退行性改变，窦房结动脉不同程度的闭塞。病变亦可波及心房、房室传导组织及心室，主要改变为纤维增生、心肌变性。临床主要表现以严重心动过缓所致的心、脑、肾等脏器供血不足，尤其是脑供血不足症状为主，严重者可引起阿-斯综合征（Adams-Stokes综合征），即心源性脑缺血综合征，是指突然发作的严重的、致命性的缓慢性和快速性心律失常，引起心排出量在短时间内锐减，产生严重脑缺血、神志丧失和晕厥等症状。是一组由心率突然变化而引起急性脑缺血发作的临床综合征。该综合征与体位变化无关，常由于心率突然严重过速或过缓引起晕厥。病因是病窦综合征、房室传导阻滞等致心室率缓慢或停顿，室速、室颤等快速性心律失常以及左房黏液瘤等所致的排血受阻，均可引起心排血量一过性减少而使脑缺血、缺氧、反复发作，甚至猝死。根据临床特点，本病多属于中医的"胸痹""眩晕""晕厥""心悸""怔忡""迟脉证"等病证范围。

（二）病因病理

　　本病主要病因有感受外邪、情志刺激、饮食不节、多嗜烈酒或年老体衰等。病的本质为心气不足、阳虚血瘀，病变主要涉及心、脾、肾诸脏。阳气虚衰是本病的根本原因。

　　（1）外感六淫　素体心气不足或心阳不振，复因寒邪侵袭。寒为阴邪，其性收引，寒凝胸中，胸阳失展，或损伤心、脾之阳，阳虚则无力运血，心脉痹阻，而致胸痹、脉缓。

　　（2）内伤七情　心为君主之官而主神明，精神情志过度刺激，神明之府受邪不静，影响心脏气血运行。清·沈金鳌《杂病源流犀烛·心病源流》认为七情除"喜之气能散外，余皆令心气郁结"。

　　（3）饮食不节　恣食膏粱厚味，或饥饱失常，日久损伤脾胃，运化失司，饮食不能化生气血，致使心失所养，心气不足或心脾两亏，或脾虚聚湿生痰，上犯心胸，痹阻胸阳，致使清阳不展，气机不畅，心脉痹阻。

　　（4）年老体弱　年老脏气衰弱，或禀赋薄弱，或久病体弱，均可引起体内阳气虚衰，气滞血瘀，功能失调。

(三) 诊断要点

病窦综合征的诊断，主要根据临床表现及基于窦房结功能障碍的心电图表现，应该排除能引起迷走神经功能亢进的药物影响。24 小时动态心电图对诊断很有帮助，但确诊往往颇费斟酌。需进行窦房结起搏功能及窦房结传导时间测定，有助于对本病的诊断。

1. 症状及特征

（1）症状　当病情很轻，脑灌注血量减少不明显时，患者可无症状。当窦性心动过缓比较严重，患者可表现为头晕、乏力、胸闷憋气、气短、心悸、心绞痛、记忆力减退或失眠、易激动等，严重者（心脑缺血严重），可反复晕厥，表现为阿-斯综合征，出现意识丧失、抽搐，甚则呼吸、心跳停止。

（2）体征　心率过缓，心率每分钟在 50 次以内。也可出现心动过速，但在心动过速停止后的心率过缓时期，心率可慢至 25～35 次/分。此种窦房结超速性抑制，表示窦房结恢复时间延长，称为"快-慢综合征"，此证的出现，对窦房结功能不全诊断有重要的参考价值。

2. 心电图特征

（1）严重的窦性心动过缓（心率＜50 次/分）。

（2）窦性停搏，窦房阻滞。

（3）心动过缓与心动过速交替出现，心动过速可为阵发性室上性心动过速、阵发性房颤或房扑。

（4）慢性房颤在心脏电复律后不能恢复窦性心律。

（5）持久的缓慢的房室交界性逸搏心律（所谓逸搏是指当窦房结兴奋性降低或停搏时，隐性起搏点的舒张期除极有机会达到阈电位，从而发生激动，带动整个心脏，称为逸搏。被动异位心律为生理性保护机制，其本身不需要治疗，如果心室率太慢而产生症状或低血压者，需提高心室率，给予治疗。当上级节律点激动形成发生障碍或传导延迟时，低位节律点被动地发放激动，形成逸搏。逸搏连续发放 3 次以上，称为逸搏性心律。逸搏或逸搏性心律是一种生理性保护机制），部分患者可合并传导阻滞。

3. 窦房结功能激发试验

窦房结受交感、副交感神经支配，兴奋迷走神经及应用 β 受体阻滞药均可抑制窦房结功能，而引起窦性心动过缓及窦房阻滞。对该类患者进行窦房结功能激发试验，如阿托品试验以区分是病理性还是迷走神经功能亢进所致。

（1）阿托品试验：对心率＜50 次/分的该类患者进行阿托品试验，以阿托品 1～2 毫克静推，注射后于 3 分钟、5 分钟、10 分钟、20 分钟及 30 分钟时复查心电图，如果窦性心律不能增快到 90 次/分，即心率提高＜90 次/分为阳性，说明窦房结功能不全。如果窦性心律增快＞90 次/分者为阴性，多为迷走神经功能亢进引起，非窦房结功能不全所致。有青光眼或明显前列腺肥大患者慎用。

（2）异丙基肾上腺素试验：异丙基肾上腺素 0.2 毫克，溶于 200 毫升 5% 葡萄糖内静脉滴注，速度为每分钟 1～2 毫克（即 1～2 毫升），观察 30 分钟，如果用药后心率＜90 次/分为阳性，提示窦房结功能低下。

4. 动态心电图监测

记录分析日常 24 小时心电图，可检查出平时被忽略的异常心律及病窦。如果窦率低于 55 次/分，就应该考虑本病的可能性。

需要说明的是：中医更重视以预防为主，重视辨证论治，提倡对疾病的早发现及早治疗，将问题消除在萌芽状态，以达患者早日康复。故以上足可用于诊断了。

（四）并发症

长期的病窦，常可引起间歇性心脏停搏和充血性心力衰竭，故预后较差，有时还可以发生阿-斯综合征而致命。暂时性昏厥可引起脑外伤。过缓心率常可诱发或加重心绞痛或心力衰竭。

（五）病态窦房结综合征之证治枢要及特色经验探要

（1）鉴于病窦综合征的基本病理为心气不足，心阳不振，心肾阳虚，气滞血瘀，故温阳、益气、活血化瘀为本病之基本治疗大法。

（2）脉象与舌质对本症的辨证施治有一定意义。本病以迟脉为特点，并常与沉细、结代、促结交替等相兼。迟脉为阳不胜阴，阴盛阳衰，此为虚寒证。如出现快-慢综合征、脉来乍疏乍数，这是阴阳之气失调，"阴极则阳""阳极则阴"的严重表现，此时虽有数脉也绝对不能误为阳热证而误用寒凉。本病的舌象多以舌淡暗或紫暗瘀斑为主，苔多薄白或白腻，此属于气虚或阳虚；阳气不能振奋鼓动，血脉瘀阻之象应根据舌脉结合全身状况进行综合分析，重在调补或平衡气血阴阳，佐以活血化瘀。

（3）温阳益气为本病治疗的一个重要方面，并几乎贯穿治程始终。本病后期之严重证候为心肾阳衰，水气凌心，心阳暴脱，病情险恶，预后不良，治宜温通心肾、补益心气为主，祛邪为辅。温补药物属辛温燥烈之品，易耗伤津液，故要随时注意阴阳消长的情况加以纠正。

（4）麻黄附子细辛汤是近年来治疗病态窦房结综合征较为理想有效的经验方，功能温经祛寒，回阳救逆，振奋心肾之阳，对纠正心动过缓能起到一定作用。

（5）本病早期，尤其是轻中型患者，应用中药治疗后，缓慢性心律失常有所增快，阿-斯综合征得以减少发作或停止。这是因为中医通过温补心、肾等脏气，使机体内的气血阴阳得到补充和平衡。提高其内在的适应性和代偿功能，对改善和稳定病情具有良好作用。药理研究表明，如附子、黄芪等能改善心脏功能和增加重要组织器官的血流灌注。配合应用活血化瘀药，则可以进一步改善心肌的血供和功能。研究表明，附子有提高窦房结与房室结的自律性，加快窦房及房室传导的作用。黄芪为补气要药，能增加心脏的收缩力，并且能显著降低冠状动脉的血管阻力，使冠状动脉扩张，改善微循环，黄芪和附子配伍益气助阳，使缓慢之脉率得到提高。川芎能直接兴奋血管运动中枢，扩张血管，增加冠状动脉血流量。改善心脑循环，同时具有抗凝作用。丹参为活血养血要药，可改善微循环，增加冠状动脉血流量，改善心肌收缩力，并且能提高心率。以上说明，治疗病窦综合征，温阳、益气、活血、散寒诸法并用，通过多种机制，使心脏功能获得改善，从而有效提高心脏的窦率。

（6）关于阳虚型缓慢性心律失常及其兼证的治疗：阳虚之证多因久病体弱，年高脏气虚衰，或禀赋不足，或心阴亏耗日久，阴损及阳所致，临床多以迟脉、涩脉或缓脉、结脉为主，表现为一派以虚寒和气虚为主的证候。由于阳虚不能鼓动血脉，气化不及，必然导致瘀血、痰饮等病理产物，从而出现虚实夹杂的复杂证候。在治疗上，要始终注意治本为主，治本顾标，标本兼顾，或先后主治掌握得法。例如，阳虚气弱可突出表现为乏力、胸闷，此时不应该见胸闷而过用行气宽胸或化瘀豁痰散结，而应着重补气，量宜大，药宜峻，气足心血才能畅行，切勿以为补气可以滞气而致胸憋，这一点乃为经验所得。

运用温补方药治疗病窦综合征，对提高心率确有一定作用，以其温热之性和补益扶正的性能，助阳益气，以纠虚寒之偏，使心肾阳气振奋，鼓动脉率，则阴霾自散。

可选附子、肉桂、麻黄、细辛、鹿茸、桂枝、干姜、仙茅、淫羊藿（仙灵脾）、巴戟天、枸杞子等。适当加入活血化瘀理气药，如当归、丹参、川芎、桃仁、红花、赤芍、三七、鸡血藤、郁金、枳壳、降香、香附等。阳虚产生的水饮，虽温阳可以宣散，但如果水聚较重，影响心脏功能，则仍需配伍大剂量利水药，温阳宣散水气药主用附子、生姜；温阳利水药作用较好的有桂枝、白术。利水药除麻黄外，如茯苓、猪苓、泽泻、车前子、冬瓜皮、牛膝等每剂用15～30克，方能起到明显利尿作用。当脉率恢复到较满意水平时，要注意适当选配入心、肾的阴柔调补剂，如枸杞子、白芍、玉竹、黄精、熟地黄、天冬等，这对稳定心律，防止香燥性烈药的副作用有一定作用。对快-慢综合征更应该时时注意阴阳之间的协调关系。

心肾阳虚可因气化不足，不能宣化水湿，此时可根据水与瘀互结征象，使用一些既利水又行瘀的药物，如泽兰、牛膝、桂枝、益母草等。

温阳药有温燥和温润两类。温燥类药已如上述，温润类药则有当归、肉苁蓉、补骨脂、巴戟天、淫羊藿（仙灵脾）等。对于久用温阳药者，一般原则是能用温润类的就尽量不用温燥类药物，避免过燥暗耗心阴。

阳虚可致血瘀，活血化瘀药对提高心率也能起一定作用，但一般只适宜阳虚夹有瘀血者，心血瘀阻改善，心肌本身的功能从而得到恢复，使心率随之增快，可能是其主要机制。

（7）关于快-慢综合征的辨证治疗：快-慢综合征无论中医西医，处理均感棘手，甚至有时束手无策，温之则虑心动过速，清之则虑心动过缓，前者甚者可导致室速、房颤，后者甚者可致心动过缓，以致昏厥、昏迷、抽搐，这是气血阴阳严重失调的表现。当脉象乍疏乍速或忽强忽弱时，必须引起严重关注。治疗总的原则是平衡气血阴阳，取法宜平，切忌猛浪和操之过急。主以平补气阴、养心宁心等调补法为主，适当佐以养血和血，务使正气得到恢复，心气心阴得到充养，机体阴阳之偏得到纠正。每选用太子参、生晒参、西洋参、麦冬、五味子、酸枣仁、茯苓、远志、丹参、当归、炙甘草、红枣等平补之品，守方坚持，耐心调理。当出现阳虚时，只宜人参、当归、肉苁蓉等温润剂。当出现阴虚时，只宜枸杞子、熟地黄、黄精、玉竹、丹参、五味子等平剂，尽量勿用辛香燥烈走窜的温阳药和寒凉滋腻的生地黄、玄参等。选方常以生脉散、天王补心丹、加减复脉汤、人参养荣丸、杞菊地黄丸、左归丸等为主。如果同时出现大肠津涸，便燥难解时，要注意生津润肠药的适当使用，务使大便保持通畅，防止便结用力过猛造成猝死，或过用阴柔药引起频泻。如果阳虚血虚便结，加用当归、肉苁蓉、黑芝麻；阴虚便结者，用生何首乌、玄参；力不足者，加炒决明子15～30克、火麻仁15克、郁李仁10克、桃仁10克。或以炒决明子30克、西洋参5克、蜂蜜30克冲茶频饮，亦能起到一定的防治作用。

（六）临床分型辨证论治

1. 心阳不足

症状：心悸气短，心痛胸闷，四肢欠温，自汗乏力，面色㿠白，脉细弱或沉迟，或结代。

治法：温补心阳，佐以活血。

处方用药：麻黄附子细辛汤合保元汤加减。

麻黄10克、熟附子10～30克（先煎）、细辛3～5克、淫羊藿（仙灵脾）15～30克、肉桂6克、黄芪30克、党参20克、炙甘草10克、当归15克、川芎10克、丹参20克、郁金10克。

用药论述：本病是病窦综合征的常见证候。由于素体阳气不足或心气不足发展而为阳气亏虚罹致本证。按治病必求其本的原则，当以振奋心阳，益气养血。心阳鼓动，气血充足则得以畅流，心得其养。熟附子回阳救逆，为散寒温阳止痛之要药，非量大不能温振其阳，超过10克须先煎，内含钙离子丰富，久煎易于释出，有利于衰弱心肌的恢复，而温阳之力不减。党参、黄芪、炙甘草益气以助阳，三者发挥协同作用，加强了温阳益气的功能，为本方的主要组成部分，佐以郁金、丹参、当归、川芎活血行气，使气血流畅，则心得其养，心痛自除。

若兼胸闷甚者加沉香、檀香、香附；兼心胸疼痛剧烈加延胡索（元胡）、三七；心悸不寐较重者，加炙远志10克、灵磁石30克（先煎）、龙眼肉10克；若阳虚水泛，肢体浮肿尿少者加泽泻10克、连皮茯苓30克、猪苓15克、桂枝6克、车前子30克（包煎）。

麻黄附子细辛为温燥峻剂，如连续用药，有可能出现伤阴化火之候，若须长期温补，一定要注意"补阳配阴"法则的运用，佐以麦冬、玉竹、黄精等，只要没有明显阴伤征象，温补之剂可放胆用之。

2. 气阴两虚

症状：心悸气短无力，头晕眼花，心烦失眠，口干咽燥，自汗出，烦劳则加重，时有胸痛。舌红少苔或光剥无苔，或舌质嫩红少苔，脉迟细涩或结代。

治法：益气养阴，佐以活血化瘀。

处方用药：生脉散合炙甘草汤加减。

太子参 30 克、麦冬 20 克、五味子 10 克、炙甘草 10 克、生黄芪 30 克、桂枝 6 克、生地黄 20 克、熟地黄 30 克、黄精 30 克、酸枣仁 15 克、丹参 20 克、当归 15 克、川芎 10 克。

用药论述：本证常见于病窦综合征早中期及快-慢综合征，多由心气不足，心阴耗损，或禀赋不足，素体衰弱所致。注意平补、清补法则的合理应用，要将补气、养阴两者间处理得恰到好处。

若兼心火偏旺，口舌生疮可加黄连 5 克、栀子 6 克、生地黄 10 克、莲子心 3 克；兼口干咽燥、舌红苔光剥或无苔，可加天冬、北沙参、玉竹、天花粉、石斛等；兼胸闷、胸痛甚者加郁金 10 克、三七 5 克（分冲）；兼心悸、心烦失眠重者，加入灵磁石 15~30 克（先煎）、生龙齿 15~30 克（先煎）、生酸枣仁 15~30 克等养心重镇安神之品；兼见肾阴不足、腰膝酸软、目眩耳鸣者，加何首乌 12 克、枸杞子 15 克、熟地黄 15~30 克、龟甲 20 克。

3. 心脾气虚

症状：心悸气短，眩晕，健忘，夜寐不安，面色萎黄，食少倦怠，纳呆便溏。舌淡胖而暗，苔白或白腻，脉沉弱或结代。

治法：补益心脾，宁心复脉。

处方用药：归脾汤合人参养荣丸加减。

红参 10 克（另煎兑入）、党参 20 克、黄芪 30 克、炒白术 20 克、当归 15 克、茯苓、茯神各 10 克、远志 10 克、酸枣仁 15 克、肉桂 6 克、制附子 10 克、木香 6 克、甘草 6 克、大枣 6 枚。

用药论述：本证临床较多见。心主血脉，脾为气血生化之源，两者互为资助，病则相互影响，常见脾气血同时受累。

若脾虚甚，食少便溏甚者加熟薏苡仁 30 克、炒白扁豆 15 克、炮姜炭 5 克、煨肉豆蔻 10 克；兼苔白而腻有痰，加半夏 10 克、厚朴 6 克、陈皮 6 克、茯苓 10 克；心悸不宁、夜梦多加珍珠母 30 克、琥珀末 6 克；心胸疼痛，舌暗有瘀斑加丹参 30 克、赤芍 10 克、郁金 10 克、红花 10 克以活血化瘀止痛。兼气短、自汗加浮小麦 30 克、煅牡蛎 30 克；如气虚及阴，致心脾气阴两虚，症见心悸、神疲乏力、口干咽燥、手足心热等可加莲子肉 12 克、白芍 20 克、山药 20 克。

4. 心肾阳虚

症状：心悸气短，胸闷气憋，或有胸痛，眩晕耳鸣，畏寒肢冷、腰膝酸软，时有浮肿，尿清长。舌淡暗，苔薄白或白腻，脉沉细而迟或结代。

治法：温补心肾，宣阳利水，佐以养血活血。

处方用药：右归丸、麻黄附子细辛汤、真武汤加减。

制附子 10~30 克、桂枝 10 克、焦白术 10 克、熟地黄 20 克、枸杞子 15 克、杜仲 10 克、当归 15 克、麻黄 6~10 克、细辛 3~5 克、茯苓 30 克、车前子 30 克（包煎）、生姜 10 克。

用药论述：本证有持久性的迟脉症，系少阴心肾功能不足，阳气衰微，气化不及，阴寒之邪凝聚不解所致。治疗以温补为主，适当加入化气利水和养血活血之品。以麻黄附子细辛温阳强心复脉，桂枝温通心脉，化气利水，上述药物对提高心率有一定效果。若兼有高血压、冠心病者，应该去麻黄或减少剂量。

胸闷甚者加薤白、枳壳、降香宣痹理气；浮肿明显者加冬瓜皮30克，葶苈子、猪苓、防己、大腹皮各10克，利水消肿；心衰心音低弱，加万年青根10克、北五加6克、茶树根30克；如突然出现昏倒，不省人事，四肢抽搐，脉微欲绝，此为病窦出现阿-斯综合征，在西医急救处理的同时，急煎参附龙牡汤。用附子10～30克、高丽参（别直参）10～15克、生龙牡各30克，浓煎，待抽止后鼻饲。

四、冠状动脉粥样硬化性心脏病

（一）概述

由冠状动脉粥样硬化引起冠状动脉腔阻塞，使心脏射血功能减弱，心肌缺血缺氧所引起的心脏病，称为冠状动脉粥样硬化性心脏病，它与冠状动脉痉挛一起统称为冠状动脉性心脏病，简称"冠心病"，又称"缺血性心脏病"。临床上因心肌缺血缺氧的程度与速度不同，临床表现有很大差别。以心胸部憋闷、胸骨后疼痛为突出表现。本病主要发生于40～50岁以上的中老年人，以脑力劳动者为多见。近年来发病率在我国呈上升趋势，目前在心血管病构成比中已跃居首位。

本病系由多种因素作用于不同环节引起的，主要与年龄、职业、不良饮食习惯、遗传以及体内微量元素失调有关，高血压病、高脂血症、糖尿病和吸烟为本病的易患因素。基本病理生理改变为心肌需氧与供氧的矛盾，当由于动脉粥样硬化，冠状动脉由多量粥样斑块所阻塞，使冠状动脉腔发生严重狭窄（超过管腔直径的50%～70%），甚至完全堵塞不通，即使是冠状动脉痉挛，绝大多数亦发生在冠状动脉已有狭窄的基础上，从而导致心肌组织血供障碍，缺血缺氧乃至坏死，是产生严重心律失常、猝死的主要原因。本病在中医属"胸痹、怔忡"范畴，出现心绞痛属"厥心痛、卒心痛"范畴，心梗之剧烈心痛，则属"真心痛"范畴。

（二）病因病理

基本病机为上焦阳气虚弱，阴寒之邪乘虚上乘，血行不畅，心脉痹阻，病位在心。患者素有阴阳气血之失调，而常以外感风冷寒邪、伤于劳倦饮食，或郁于情志、年老体虚等为诱因。若寒邪入侵，损伤心阳，气血瘀而不行，凝闭心脉。说明了气血有喜温恶寒的特性。一般来说，人体之气血有得热则行，得寒则凝的特性，所以，在正常情况下，气血运行依赖于阳气的温煦和鼓动，才能周流全身，畅通无阻。如果外感阴寒之邪，致阳气被遏；或内因阳虚，温煦失职，寒从内生，寒之收引、凝滞之性，就可致气血运行迟滞，甚则阻隔不通，从而导致气血运行失常而发病。气血喜温恶寒的这一特性，对于痹证的临床治疗有着十分重要的指导作用；若情志不调，气机失畅，气滞则血瘀，或久郁生热，热邪煎熬血脉；若饮食不节，恣啖肥甘，或伏案少动，损伤脾胃之气，致使脾胃运化失司，渐而湿浊内蕴，聚而成痰，内滞气血，痰瘀互结，遏阻心脉胸阳；若年老体弱，心肾气阴已亏，致心脉失养，阴寒得以乘其阳位。诸多病因，皆为致病之源。可见本病，与五脏密切相关，尤与心脾肾三脏关系密切。综观其病机，总以正虚（阳气虚、阴血虚）为本，邪实（气滞、血瘀、痰浊、寒凝）为标，本虚标实最为常见，常贯穿于病程之始终。

（三）分型与诊断

根据冠状动脉粥样硬化性心脏病的冠状动脉受累程度、侧支循环建立的状况、心肌缺血的程度及临床表现，一般将本病分为下述几种类型。

① 隐匿型冠心病　多由于患者心肌缺血的程度较轻，或已建立较好的侧支循环，或患者痛阈较高而无疼痛症状。多见于中年以上，无临床症状，多有冠心病的易患因素，尤以持续高胆固醇血症较有价值；

② 心绞痛型冠心病；

③ 心肌梗死型冠心病；

④ 心力衰竭与心律失常型冠心病　心肌因长期缺血导致心肌发生广泛或局部纤维化，从而引起心衰或心律失常。具体可参考有关章节。

⑤ 猝死型冠心病　多由于心肌缺血导致局部心肌发生电生理紊乱，引起严重心律失常而导致心跳骤停，猝发死亡。

这里主要论述心绞痛型冠心病、心肌梗死型冠心病的诊断、医治要点。

［心绞痛型冠心病］

（一）诊断要点

1. 症状

胸骨后突然发作压榨痛、闷胀、紧缩、窒息样疼痛，常放射至左侧肩臂内侧直达小指、无名指，部分患者出现咽喉部堵塞感或胸廓被捆绑的感觉，伴汗出气短，或有濒死感，历时1～5分钟，少数可达15分钟。发作时多自行停止活动，经休息并含硝酸甘油片后，疼痛多在1～2分钟消失，伴发症状亦随之消失。常有明确的诱因如劳累、情绪激动、饱食、受寒或吸烟等。部分非典型发作者，胸闷痛的范围往往扩大，在胸骨附近、心前区或横贯前胸，可放射至左肩胛区、咽颈或下颌部、上腹部等部位，还有以上腹部压痛为主诉者，部分甚至可无胸痛，而仅有胸部紧闷不适感，常以整个拳头来指示不适部位或无明确部位可指示。

2. 体征

神志清楚，焦虑紧张，面色苍白，心率增速，血压升高，心尖区可闻及收缩期杂音或奔马律，极少数可出现一过性晕厥。

3. 心电图

心绞痛发作时心电图出现缺血型 ST-T 段波形改变，显示在以 R 波为主的导联中 ST 段呈缺血型下降 0.05 毫伏以上，使 T 波低平或倒置。[依正常心电图及各波形的意义，ST 段：即 QRS 波群终点至 T 波起点之间的线段。由于此时心室全部除极，呈相对的零电位，故此线段基本上与基线（即等电位线）平齐。若 ST 段偏离基线，且超过一定范围，常表示有心肌损伤、缺血或心肌梗死等疾患。所以在临床心电图诊断中，ST 段偏移常有重要参考价值。T 波：代表心室复极过程的电位变化。T 波在 R 波直立的各导联中均应直立，其高度一般不低于 R 波的 1/10，T 波过低或在 R 波直立的导联中呈负向则为异常，可见于冠心病、心室肥厚以及束支传导阻滞等。正常生理状态下：波幅 0.1～0.8 毫伏，历时 0.05～0.25 秒]

4. 心绞痛分型

（1）劳力型心绞痛　临床最为常见，其特点是胸痛的发作与心肌耗氧量的增加有固定关系。劳力或其他任何可引起心肌耗氧增加的诱因（如情绪激动、甚至饱餐）均可引发心绞痛，经休息并含服硝酸酯类制剂后胸痛可迅速消失。包括：

① 初发劳力型心绞痛　即劳力型心绞痛病史少于一个月，有逐渐加重的倾向；

② 稳定劳力型心绞痛　较常见，劳力型心绞痛发作的性质和特点稳定在一个月以上，症情不变；

③ 恶化劳力型心绞痛　原为稳定劳力型心绞痛，在 3 个月内经相同活动量时胸痛的频度、严重程度和持续时间突然加重，呈进行性恶化。

（2）自发型心绞痛　心绞痛发作于静息状态时，与心肌耗氧量增加无关，系冠状动脉可逆性痉挛造成的一过性心肌供血骤降所致。包括以下几种。

① 变异性心绞痛　于休息时发作，发作时，采用 ECG（静息、动态或负荷试验）出现 ST-T 段波形缺血性改变，即发作时 ECG 出现短暂之 ST 段抬高，部分出现短暂性心律失常，常为心梗先兆。

② 卧位心绞痛　休息或熟睡时发作，可导致心肌梗死及猝死。

③ 中间综合征　在休息时发作，历时长达 30 分钟以上，无心肌梗死证据。又称为冠状动脉功能不全，为心肌梗死前兆。

④ 梗死后心绞痛　为在急性心肌梗死发生后再次出现的心绞痛，在休息时发生，有随时再发梗死之可能。

（3）混合型心绞痛　指在心肌耗氧增加或在休息时耗氧量不增加均可发生的心绞痛。本型既有心肌需氧量的增加，又有心肌供氧量的减少。

一般广义上认为，初发劳力型心绞痛、恶化劳力型心绞痛和自发型心绞痛概属于"不稳定型心绞痛"范畴，较易发展成为急性心肌梗死或导致猝死。

（二）鉴别诊断

需与不典型之心绞痛相鉴别的疾病主要有以下几种。

（1）心肌梗死 胸痛更加剧烈、持续时间长，无诱因亦可发作，服用硝酸酯类制剂无效，常有休克、心律失常等危重合并症，有特异性血清酶学改变，特异性ECG（静息、动态或负荷试验）改变可助确诊。

（2）心脏神经官能症 胸痛常为瞬间之刺痛或呈持续数小时之久的隐痛不适，疼痛范围较广而不固定，喜叹息，含服硝酸酯类制剂无效或在10分钟后方"生效"，有神经官能症的其他表现。

（3）胸部骨骼肌肉病变 包括肋软骨炎及肋间神经痛等，胸痛均为非发作性，持续时间长，有明显之胸肋局部压痛并可见红肿，胸肋之X线摄影可助诊断。

（4）尚需与胆道疾患、消化性溃疡、二尖瓣脱垂等病鉴别，依病史与临床表现各不相同，不难鉴别。

（三）心绞痛型冠心病证治枢要及临床特色经验探要

（1）心绞痛一旦发作，即须紧急处理，以迅速解除冠状动脉痉挛，扩张冠状动脉，恢复心脏血液供应。通常情况下，西药取用便利，起效迅速，常用者仍以硝酸酯类制剂为主。可以多种方式给药（口服、吸入、舌下含化、静脉滴注、搽、贴膜等），在用药1～3分钟可起到明显止痛效果。中医对心绞痛的认识和治疗已有两千多年，治疗方法极为丰富，汤丸膏散综合运用，多有相当疗效。尤在当代，针对本病发病突然，需即时用药的特点，以中医药结合现代科技，研究出多种便捷速效剂型，大大方便了临床抢救，包括雾吸剂、含化片、冲剂、滴丸、膜贴剂、乳剂等，采用的有麝香救心丸、速效救心丸、心痛丸、冠心苏合丸、解心痛、麝香保心微丸、保心胶囊、苏冰滴丸、宽胸气雾剂等。这些制剂均可随身携带，取用便利，止痛迅速。如宽胸气雾剂在发病时喷入口中后大部分患者5分钟内止痛，将救心油搽于人中穴吸入，92％患者可即时止痛，或以苏心丸1～2粒含化，可于30秒至5分钟内起效。含服2粒麝香保心丸，多于1～5分钟止痛并维持疗效7小时。众多中药速效制剂的出现拓宽了中医药治疗本病的途径，为用中医药治疗心绞痛开辟了广阔的前景。总地看，中药制剂对中、轻度心绞痛即刻镇痛疗效与硝酸酯类药物大致相同，而中药制剂副作用较少，通常不产生"冠脉窃流"等弊端。

近年来的研究表明，中医药（含中西医结合）在冠心病治疗中发挥了独特作用。心绞痛通过运用益气温阳、祛痰泄浊、活血化瘀以及宣痹通阳等法治疗，特别是益气活血法，寓通于补，通补结合，对冠心病的近期疗效肯定，对远期疗效亦较满意。通过辨证论治，可改善冠心病患者的病理状况，降低血黏度，降低红细胞的聚集和黏附性，扩张冠脉，改善左心功能，增加冠脉血流从而增加心肌血液供应，降低心肌耗氧量，提高心脏血管系统的顺应性。与此同时，更可改善整个机体的功能状态，提高免疫功能，提高机体与心脏的耐缺氧能力及对外界劣性刺激的应激能力等，从而提高了患者的生活质量，延长了寿命。可见中西医结合治疗，缓解期宜选择中医药为主。另外，中医的其他疗法亦可起到良好的互补作用。通过运用中医针灸、气功、太极拳、推拿、按摩等治疗方法，有助于改善心血管系统与机体的一般状态，提高抗病力，巩固疗效。

（2）心绞痛与行气活血药　大量实验与临床资料表明，气滞血瘀为冠心病的主要病理因素之一。通过行气活血化瘀，使气血流通畅利，对缓解心绞痛急症、减轻及消除病理损害有着非常重要的作用。动物实验与药理表明，行气活血药物可以扩张冠状动脉、脑动脉和肢体血管，提高冠状动脉血流量和增加心肌营养，降低心肌耗氧量，并可提高机体耐缺氧能力和耐力等。这里要强调注意冠心病的基本病机，即上焦阳气虚弱，阴寒之邪乘虚上乘，心脉痹阻，病位在心，总以正虚（阳气虚、阴血虚）为本，邪实（气滞、血瘀、痰浊、寒凝）为标，本虚标实最为常见，常贯穿于病程之始终。故临床用药过程中要注重整体观念和辨证论治原则。因为行气化瘀药多属挞伐（迅速攻伐）之类，多用、久用、重用必伤正气。因此，对破气破血之品如土鳖虫、虻虫、三棱、莪术、水蛭、枳实、皂角刺等只能适可而止，十去其七，少用暂用，或与扶正药黄芪等配伍，掌握好"寓通于补"的原则，方能祛痛痹而不伤正，邪去而正安。而在心痛胸痹证候较为缓和时，则主要选用养血和血之品如丹参、桃仁、红花、当归、三七、川芎、泽兰、益母草、鸡血藤、赤芍、蒲黄、延胡索（玄胡）、五灵脂、香附、牛膝、郁金、降香、山楂等。

当使用活血化瘀药对缓解心痛胸憋等症效果不显时，此时依据气血阴阳之偏衰，协调其阴阳，益气以活血，往往短时间内即见效机。

（3）心绞痛与肾虚　心绞痛之病位在心脏，但其发病与肾气亏虚关系亦非常明显，明确这一点对本病的治疗至关重要。心肾同属少阴，生理上水火互济，阴阳互根。心的诸般功能皆有赖于肾气之温煦与滋养。肾气肾精不足，心少滋荣，功能低下。冠心病好发于50～60岁以上之中老年，此期正属肾气渐衰之时，如张景岳所谓"年四十而阴气自半也，起居衰矣""五脏之阴气，非此不能滋，五脏之阳气，非此不能发"。肾精亏耗，心脉失养；命火虚衰，心阳失其温煦。上焦阳虚，导致阴寒之邪乘袭阳位，为心绞痛之重要发病原因。近年不少研究表明，肾气不足时，可出现核酸代谢紊乱，导致合成具有免疫功能的蛋白失调，造成免疫功能低下，冠心病患者的发病与自身免疫功能低下密切相关。可以认为，肾虚为冠心病的发病基础之一。因此，凡具气虚阳衰或阴精亏乏的患者，不忘从肾调治，以固根本。特别在心绞痛缓解期更须顾及于此。这对于巩固疗效，减少复发，有重要价值。肾为水火之宅，阴阳之根，治疗时尚需遵张景岳"阴中求阳，阳中求阴"之旨，方可做到阴平阳秘，水火相济，心肾归一。常用的心肾两调治法有：补肾气缓心痛、摄肾气平心喘、补肾阳化心水、滋肾水降心火、填肾精益心神等。常用的温补肾阳的方药有：参附汤、人参胡桃汤、右归丸、右归饮、参蛤散、肾气丸、四逆汤、鹿茸、附片、肉桂、锁阳、肉苁蓉、紫石英、菟丝子、补骨脂、淫羊藿（仙灵脾）、仙茅、巴戟天等。常用的滋补肾阴的方药有：六味地黄丸及其类方、大补元煎、左归丸、左归饮、二阴煎、熟地黄、何首乌、桑寄生、山茱萸、天冬、麦冬、女贞子、沙苑子、阿胶、龟甲、玄参等。

（四）临床辨证论治

1. 心阳不足，阴寒内盛

症状：胸痛、胸部紧束感，胸闷气促，喘息咳唾，面色苍白或紫暗灰滞，爪甲青紫，四肢不温。舌淡紫、苔白薄腻或苔白润，脉沉迟细涩、结代或虚。

治法：温通心阳，开痹宣络。

处方用药：瓜蒌薤白桂枝汤、当归四逆汤加减。

制附子 10～30 克（先煎 60 分钟）、桂枝 10 克、党参 20 克、全瓜蒌 20 克、薤白 15 克、当归 20 克、香附 10 克、细辛 3 克、炙甘草 10 克。

用药论述：本证为心绞痛中最常见的证型。阳气不足，阴寒太盛，必待大辛大热之品，方能温阳驱散阴霾，气血始得流通。故以大温之制附子、桂枝、细辛温振心阳，逐寒止痛，党参、炙甘草益气，全瓜蒌、薤白通阳开结，当归、香附行气活络定痛。

若胸痛极剧，去制附子易川、草乌各 15 克，另血竭、肉桂末各 2 克（冲兑）并以开水送服苏合香丸 1 丸；痛引肩背加姜黄 10 克；胸闷显著加厚朴 10 克、檀香 6 克；肢凉难温加鹿角片 30 克以通行督脉；心率显著减慢重用制附片 20～30 克。朱良春老中医用桂枝甘草汤治疗冠心病心阳不足所引起之心动过缓颇有探究，主张桂枝用大量方能取效，常用 10 克，可增至 30 克，用至心率正常或接近正常，或出现口干舌燥时则减药量，可供参考。

2. 气滞血瘀，心脉痹阻

症状：胸痛较剧如针刺，痛点多固定并涉肩背，止发无常，面色晦滞，唇甲青紫。舌质紫暗，多现瘀斑，脉沉涩或弦，或结代。

治法：理气活血，开痹定痛。

处方用药：桃红四物汤、血府逐瘀汤、丹参汤加减。

当归 15 克、桃仁 10 克、赤芍 10 克、红花 10 克、柴胡 6 克、桔梗 10 克、降香 6 克、郁金 10 克、枳壳 6 克、川牛膝 20 克、川芎 10 克、甘草 6 克。

用药论述：本证血瘀气滞，经隧不通，心脉痹阻，不通则痛，故发作常剧，以邪实为主，治疗重在宣通，调畅气血，通则不痛。方选王清任血府逐瘀汤气血两调，桃红四物汤、丹参饮活血化瘀止痛。不用生地黄乃虑阴柔之品碍其气血。若症无明显热象，可配入略温之品，如乳香、没药、檀香等，因温药易于宣散走窜，有助于宣布药力，行气止痛。胸痛显著，酌入失笑散 3 克（冲兑）、制乳香 6 克、血竭 3 克、青葱管 3 克；仍痛甚，以田七粉 1.5 克（冲兑），或加水蛭粉 2 克（冲兑）；见气虚乏力，加人参粉 3～5 克（冲服）；憋气闷窒，多为胸阳不足，浊阴壅滞，合用瓜蒌薤白桂枝汤；心悸重，加琥珀末 2 克（吞服）、酸枣仁 15 克、红枣 6 枚。

3. 气阴两虚

症状：左胸痛或有灼热感，头目眩晕，寐差多梦，倦怠乏力，肢麻明显，短气，动则气促，心悸，怔忡，口干不欲饮，耳鸣阵作。舌质淡紫暗，舌津少，舌苔薄净，脉细或细数。

治法：益气养阴，通脉开痹。

处方用药：炙甘草汤、天王补心丹加减。

太子参 30 克或西洋参 6 克（另煎）、生地黄 30 克、黄芪 30 克、红枣 10 枚、阿胶 10 克（烊化）、麦冬 30 克、鸡血藤 30 克、炙甘草 10 克、丹参 30 克、三七末 3 克（分吞）、桂枝 6 克。

用药论述：本型多见于慢性冠状动脉供血不足，或急性发作恢复期以及伴有高血压者，病程较长，气虚阴血不足。气虚则行血无力，血少则脉管枯涩，心失所养，故不耐疲劳，劳则胸痛、心悸怔忡、少气易倦。治疗重在益气养阴，取法平补，忌过温、过燥、过腻。少量桂枝，作为反佐，温振心阳，兼以通脉。若心气虚明显，以人参代替太子参；心阴虚明显可合用天王补心丹；心悸甚者加五味子 10 克、青龙齿 20 克（先煎）；失眠加首乌藤（夜交藤）30 克、龙眼肉 10 克、远志 10 克；眩晕心烦不宁，乃虚阳偏亢，去桂枝、太子参或西洋参、黄芪，加茺蔚子 15 克、女贞子 20 克、石决明 20 克；胸闷加郁金 10 克；汗多加山茱萸 15 克、五味子 10 克、煅牡蛎 30 克；如动则气促，乃心肾之气已虚，加五味子 10 克、蛤蚧 3 克（研末分冲）、紫石英 15 克。本证使用人参机会较多，取效较好，最好将人参焙干研末，日服 3～5 克冲服，既充分利用药材，又便于长时间使用。

4. 痰浊壅痹

症状：胸痛常呈窒塞感，胸满憋闷气短，心悸喘促，腹胀纳差，呕恶痰涎。舌体胖大，舌苔白腻或浊厚腻，脉沉滑或濡缓。

治法：通阳豁痰，宽胸开痹。

处方用药：导痰汤、枳实薤白桂枝汤、瓜蒌薤白半夏汤加减。

胆南星 10 克、半夏 10 克、茯苓 20 克、枳实 10 克、瓜蒌 20 克、薤白 15 克、桂枝 6 克、川芎 10 克、陈皮 6 克、土鳖虫 6 克。

用药论述：本型多见于形体肥盛之人，常有高脂血症。患者多因于阳气不足，水湿运化不利，痰饮浊阴之邪结滞于胸中，阻遏气血之流通，导致心络闭塞。因此治疗重心在通阳豁痰，适当结合通利气血和宣化之品。并注重调理中焦脾胃功能，脾健则痰湿自祛，是为治本之法。方取导痰汤燥湿祛痰、瓜蒌薤白桂枝汤通阳宽胸豁痰。土鳖虫、川芎行气活血通痹。本方以开痹治标为主，症缓则以香砂六君子汤为主调治。

若胸痛重加石菖蒲 6 克、郁金 10 克；腹胀加厚朴 10 克、炒莱菔子 20 克；痰湿重者，加苍术 10 克、白术 15 克、车前子 15 克；心悸不宁加琥珀末 4 克（分吞），生牡蛎 25 克；若因饮食诱发者，合用橘枳姜汤；喘促痰多加用三子养亲汤。若痰浊化热，症见舌红苔黄腻、口干苦等症，应去桂枝，合用黄连温胆汤加黄芩。

在祛痰化湿中，应该注意气机之流畅，这对本证型之治疗甚为重要。痰浊凝聚，阻碍气机，气机不畅又促使痰凝加重，气机调畅有助于宣化痰浊之邪，如枳实（壳）、青皮、陈皮、合欢皮、莱菔子、薤白、厚朴、香附等皆属常用之品。

5. 心绞痛型冠心病综合抢救

（1）即刻原地休息。

（2）立刻选用下述喷雾剂之一喷洒舌下黏膜或喷喉数次。

① 心痛气雾剂　根据寒证或热证分别选用寒证气雾剂（肉桂、川芎）或热证喷雾剂（丹参、川芎）喷1～3次，多于喷药后3分钟内止痛。

② 麝香酮气雾剂（麝香提取物）：止痛起效时间——即刻至10分钟，维持药效30分钟。

③ 宽胸气雾剂（细辛、高良姜、檀香、荜茇、冰片）：多于喷药后5分钟内起效。

（3）选用下列口服/或含化剂之一或两种。

① 苏合香丸1粒，开水化服。

② 苏冰滴丸（苏合香酯、冰片）2粒口服，对气滞明显者效佳。

③ 苏心丸1～2粒口服，多于30秒至5分钟内止痛，药效可维持8小时。

④ 环心丹，1粒口服。

⑤ 麝香保心丸2～4粒吞服，多于1～10分钟止痛，可维持7小时。

⑥ 心痛乳剂3～5毫升口服，起效迅速。

⑦ 救心油（麝香、沉香、檀香、苏合香、龙脑香提炼成精油制成），将其揉搓于人中并吸入，可以止痛。

以上药物均可扩张冠状动脉，改善冠状动脉血流量，降低心肌耗氧量，提高心肌与全身耐缺氧能力，抑制血小板黏附，并具一定的抗心律失常作用，对剧烈胸痛止痛效果偏差，适用于中轻度心绞痛发作。

（4）针刺

主穴：心俞、厥阴俞、内关、合谷、膻中、足三里

配穴：心阳虚加关元、气海、通里；气滞血瘀加郄门、少海；心阴不足加神门、三阴交、太溪；痰瘀痹阻加丰隆、肺俞。

方法：采用强刺激手法，得气后止痛效佳，留针30分钟，每隔3～5分钟行针一次，以加强巩固止痛效果，针感强烈疗效最佳。若临时无针具，亦可以手指楔压至阳3～5分钟，可取较好的即时疗效，并可起预防作用。

[心肌梗死型冠心病]

（一）概述

心肌梗死型冠心病，是在冠状动脉粥样硬化基础上，血管内血栓形成，或冠状动脉持续性痉挛，造成冠状动脉血管内急性闭塞，引起相应心肌发生严重缺血性坏死，临床表现为剧烈而持久的胸骨后疼痛，血清心肌损伤标志物增高，以及心电图特征衍变，常并发心律失常、心力衰竭或休克。是冠心病的一种严重类型。

（二）发病机制

绝大多数是在冠状动脉粥样硬化基础上，斑块溃破，血栓形成，导致冠状动脉完全性闭塞；少数是在冠状动脉粥样硬化基础上或正常冠状动脉发生较持久的闭塞性痉挛。促使斑块溃破、出血、血栓形成的因素如下。

（1）休克、脱水、出血、外科手术或严重心律失常致心排血量骤降，可使冠脉血流锐减。

（2）重体力活动，情绪激动，用力或血压剧升使心肌需氧量猛增，而冠脉供血量明显相对不足。

（3）饱餐，特别是进食大量脂肪可使血黏度增加，血小板黏附，骤积增强致使血栓形成。

（4）偶尔可由于冠状动脉栓塞、炎症、冠状动脉口阻塞、先天畸形所致。因此，以上原因使心肌血供急剧减少或中断，持续 1 小时以上，即可发生心肌梗死，形成急性心肌梗死型冠心病。

（三）诊断要点

1. 先兆症状

约 1/3 患者突然发病，无先兆症状。2/3 患者发病前数日至数周可有胸部不适、活动时气急、烦躁、心绞痛等前驱症状。其中以初发心绞痛或原有心绞痛恶化，即不稳定型心绞痛患者多见。如果在此阶段能得到及时诊断和积极治疗，将会有部分患者避免发生心肌梗死。

2. 症状

（1）缺血性胸痛　最常见，性质可与过去曾经发作的心绞痛相似，但程度较前严重，难以忍受，有濒死感；疼痛持续时间长，一般大于 30 分钟，甚至数小时或更长；休息或口含硝酸甘油不能缓解。少数不典型者可表现为上腹痛，易误认为急腹症；部分患者疼痛可放射至下颌、咽部、牙龈、颈部，常被误诊为相应的其他疾病。

（2）胃肠道症状　约 1/2 患者伴有恶心、呕吐、上腹胀痛、呃逆，多见于下壁心肌梗死，可能与迷走神经张力增高有关。

（3）心律失常　发生于 75%～95% 的急性心肌梗死患者中，多发生于起病 1～2 周，以 24 小时内最多见，是急性心肌梗死早期死亡的重要原因。室性心律失常最多见，尤易发生于前壁心梗患者。室上性心律失常，如房性期前收缩、房颤等常是左心功能不全的表现之一。缓慢性心律失常，如窦性心动过缓、窦房阻滞、房室传导阻滞等，最常发生于急性下壁心肌梗死患者。如前壁心肌梗死发生房室传导阻滞或束支传导阻滞则提示梗死范围广泛，预后不良。

（4）心力衰竭　主要为急性左心衰竭，常见于前壁心肌梗死患者发病的最初几日内，临床表现轻者为呼吸频率增快，肺内可闻及少许湿啰音，心率增快，心尖区可闻及奔马律；重者出现呼吸困难，咳嗽、烦躁，严重时发生肺水肿。

（5）心源性休克　是急性心肌梗死合并心力衰竭最严重的表现形式。当左室心肌功能丧失面积≥40%时，左室收缩与舒张功能严重受损，则表现为心源性休克。临床表现为收缩压≤80毫米汞柱；脉搏细、快，皮肤及四肢末端湿冷、烦躁不安，神态冷漠，甚至昏厥；呼吸困难，心率快呈奔马律，双肺可闻及湿啰音；少尿（<20毫升/小时）。

（6）低心排血综合征　常由于迷走神经张力过高，低血容量或右心室梗死所致，临床出现低血压状态，但与真正的心源性休克预后明显不同，应该及早识别，适当处理。

（7）全身症状　可有发热，体温38℃左右，持续1周，白细胞增高，血沉增快。一般在发病24～48小时出现。

3. 体征

体格检查可完全正常，也可出现心率增快、心尖部第一心音 S_1 减弱（注：第一心音代表心室收缩开始，产生机制：二尖瓣关闭及三尖瓣关闭是第一心音的主要组成成分。如果第一心音减弱，说明心室舒张期过度充盈，心肌收缩力减弱。临床常见于二尖瓣关闭不全、主动脉瓣关闭不全、心肌梗死、心肌炎、心力衰竭等），可闻及第四心音 S_4（注：第四心音出现在心室舒张末期，产生机制：心房收缩使房室瓣及其相关结构突然紧张振动。其特点是低频低振幅，正常不能被人耳听到。舒张晚期奔马律：出现病理性第四心音 S_4，即收缩期前奔马律。是由于心室舒张末压增高，顺应性减低所致，见于阻力负荷过重的心脏病，如高血压病、肥厚型心肌病、冠心病、主动脉瓣狭窄等），早期可因焦虑、疼痛而使血压增高。如合并有心律失常、心力衰竭、休克或乳头肌缺血、断裂等并发症时即有相应体征。

4. 心电图改变

心电图出现进行性动态衍变，是诊断急性心肌梗死的关键，且对于梗死的范围、定位、估计病情程度和预后均有帮助。

（1）急性ST段抬高型心肌梗死　心电图改变包括ST段抬高、异常Q波出现、T波倒置。

① ST段抬高　梗死区ST段单向曲线弓背向上抬高，持续数日至2周，逐渐回降至基线水平。背向梗死区ST段出现相反改变。

② 病理性异常Q波　发病数小时至2天内出现，同时R波降低，70%～80%患者Q波永存。

③ T波倒置　随ST段回降等电位，T波倒置呈冠状T，后渐变浅。T波倒置可永存或在数月至数年内逐渐恢复。

（2）急性非ST段抬高型心肌梗死　心电图中不出现Q波，但有关导联R波电压进行性降低（R波渐进性不良），ST段压低，且有典型T波衍变。普遍导联ST段下降，唯aVR导联ST段抬高，ST段下降持续>24小时。此外，心电图尚可做心肌梗死的定位和范围诊断。

5. 血清心肌损伤标志物检查

心肌细胞损伤坏死后，血清心肌坏死标记物可增高。由于这些血清标记物在心肌坏死后增高的时间不一、持续时间的长短不同，因此对心肌坏死标记物的测定应该进行综合评价。常用的心肌坏死标记物如下。

（1）肌红蛋白　起病 1.5～4 小时升高，2～6 小时达高峰，24～48 小时恢复，对急性心肌梗死早期诊断更具有优越性，但特异性差。

（2）肌酸激酶同工酶（CK-MB）　起病 4 小时内升高，16～24 小时达高峰，3～4 日恢复正常，其诊断特异性高。此外，CK-MB 高峰出现时间是否提前有助于判断溶栓治疗是否成功。

（3）肌钙蛋白 T(cTnT)和肌钙蛋白 I(cTnI)　在起病 2～4 小时升高，峰值在 12～24 小时，cTnT 可持续 10～14 天，cTnI 可持续 7～10 天。对急性心肌梗死诊断的敏感性和特异性都很高，被认为是目前最肯定的诊断指标。

6. 确定诊断

严重而持续的缺血性胸痛；特征性心电图改变；血清心肌坏死标志物的动态改变；三项中具备两项诊断即可成立。对突发、原因不明的严重心律失常、心力衰竭、休克，均应考虑本病的可能性，需进一步依心电图、血清心肌坏死标志物测定等的动态观察以确定诊断。对急性非 ST 段抬高型心肌梗死患者，血清心肌坏死标志物的诊断价值更大。

（四）心肌梗死型冠心病证治枢要及特色经验探要

（1）本病以正虚为本，因虚致实，虚实夹杂。本虚为气、阳、阴虚，标实有血瘀、气滞、痰浊与寒滞，以气虚血瘀证型较为多见，病重者每有阳脱阴竭之变，属极危症。舌与脉象对本病之诊治与预后判断有着特殊价值。

（2）鉴于基本病机为本虚标实，心脉痹阻，治疗大法为扶正祛邪，疏通心脉，补攻兼施。具体须视证情而有所侧重。勿因补虚而忽视邪浊之存在，亦勿专事疏通驱邪而更伤正气。辨证准确，随证应变，据证用药，掌握好补与通的尺度，是提高疗效的关键。

（3）注重补益心气，温运心肾之阳。能否有效地鼓舞心肾阳气，对挽救垂危起重要作用。阳回则生，阳脱则亡。在病初即注重补益心气，可降低致命的并发症的发生率与死亡率。

（4）在缓解期应平调阴阳气血，强心复脉。用药做到温而不过燥，养阴补血而不滋腻，补气勿滞气，扶正勿碍邪。

（5）痰湿浊瘀、高脂血症与心肌梗死：冠心病患者 90% 以上系因于冠状动脉粥样硬化所致，脂质代谢紊乱与冠心病发病亦密切相关，高脂血症是冠状动脉粥样硬化的主要致病因素，大量临床与实验资料表明：中医学"痰湿浊瘀"的病因病理范畴，属于心肌梗死病机病理的发病机制。临床上可见到部分心肌梗死患者在急性期与急性期过后出现痰浊、痰热及痰瘀互结等征象，每使病情加重，影响预后。此类患者平素常嗜食肥甘厚腻，性喜咸食重味，且多喜坐卧，形肥少动，呈现一派"肥人多痰"之象。因此在本病防治中须注意对痰湿浊瘀的调理治疗。在平时，针对蕴生痰湿浊瘀的诸多因素，需长期科学调摄饮食。调节精神情志，保持身心愉快。有资料显示，精神过于紧张可使体内脂类代谢紊乱，升高血脂。故坚持适度体育锻炼，降脂减肥，对消除湿浊痰瘀，改变痰湿素质均是有利的。张景岳谓"善治痰者，惟能使之不生，方是补天之手。"若痰浊既成，则须标本同治，益气健脾，调理肝肾，疏理气机，使三焦通利，津液得以布化，痰湿之邪自无蕴留之缘。临证时可在辨证选药基础上适当配伍经临床与实验证实有降脂效果的中药，有助于提高疗效。如临床降血脂药：何首乌、山楂、泽泻、茵陈、海藻、桑寄生、灵芝、明矾、草决明、仙茅根、红花、蒲黄、丹参、黄精、生大黄、葛根、黄芩、枸杞子、菟丝子、杜仲、檀香、降香、昆布、大蒜、郁金、金银花、没药、黄连、绿豆、金樱子、槐角、洋葱、菊花、香菇、荷叶、三七、人参、甘草、虎杖、决明子、蜂王浆、姜黄等。抗凝血（降血黏度）药：水蛭、丹参、赤芍、川芎、鸡血藤、当归、三棱、莪术、益母草等。抗血栓形成药：丹参、赤芍、川芎、红花、当归、栀子、莪术、泽兰、血竭、水蛭等。改善微循环药：红花、五灵脂、延胡索（元胡）、莪术、刘寄奴、川芎、栀子、蒲黄、苏木、丹参、益母草、当归、乳香、赤芍、牡丹皮等。

（6）通便与心肌梗死　急性心肌梗死患者由于长期卧床，活动量减少，加以进食不多，多用解痉与麻醉类药物，使胃肠功能受到抑制，再加本病之气虚阴亏、气滞湿浊、痰瘀等因素，大便常常秘结或不畅，以至临厕努责。大便用力过多，势必增加心脏负荷，常可引发再次心肌梗死，甚至有因此而致突然死亡者。因此，保持大便通畅实为治疗的重要环节。又由于心肌梗死患者正气已亏，若擅用大黄、芒硝等攻伐之品多难胜任，不能见便秘就通，必须辨证施治，并且配合针灸以促使胃肠功能恢复。如对气虚便秘者，可予黄芪30～60克、火麻仁15克、白蜜15～50克（冲兑）。对阴虚血燥之便秘，给予当归身20克、生何首乌20克、肉苁蓉20克，药量需大，少则效差。若阳虚冷秘，给予肉苁蓉30克、红参10克、当归身30克、半夏6克、生姜6克。若气结便秘，又称"气秘"，可短期给予四磨汤加味：红参6克、沉香3克（后下）、槟榔10克、乌药6克、炒莱菔子15克。若因肺气壅闭而便结或不畅者，必待畅宣肺气而大便始行，给予杏仁15克、紫菀15～30克、瓜蒌子20～30克、枳实10克。若因于湿浊内滞，给予宣清导浊汤：猪苓15克、茯苓15克、寒水石18克、晚蚕沙12克、皂荚子9克，加全瓜蒌30克、生白术30克、枳壳6克、枳实6克。对阴虚便秘及气秘，可以配合针灸，针刺足三里、天枢、气海，用补法。对阳虚冷秘，针肾俞、支沟，行补法，并艾灸关元。对普通便秘结，可以全当归30克、肉苁蓉30克煎液兑服长期饮用，对较顽固者，可加入黑芝麻、胡桃肉或郁李仁各10～15克。每日一剂或每周2～3剂，通常可获满意效果。

临床应用中，对虚性便秘若忽视通便，对正气恢复不利。阴虚者便秘结可更伤阴，阳虚者便秘结可进而窒塞阳气。对阳虚便秘结，只要大黄与温阳药同用并无不妥，可供参考。当然应注意大黄的用量及使用方法。

（五）临床分型辨证论治

1. 气虚血瘀

症状：胸痛持续不止，呈闷或刺痛，部位固定，气促，大汗淋漓，头晕心慌，精神疲惫，怔忡不宁，动则加剧。脉细涩，舌质淡暗映紫，或有瘀斑点。

治法：补益心气，活血定痛。

处方用药：参芪汤、桃红四物汤加减。

黄芪30～60克、红参10～15克（另煎）、当归15克、川芎10克、赤芍10克、桃仁10克、红花10克、地龙12克、檀香6～10克、丹参15～30克、葛根30克、甘草10克。

用药论述：本证为心肌梗死之基本证型，于病初多见。心气大虚，行血障碍则血瘀壅闭心脉，故心痛不已。治疗亟需大补心气，化瘀通脉。气旺瘀血可行，更加化瘀之品，可望瘀去血活，其痛自止。需要注意的是益气之品必须重用，化瘀的同时适当加行气药，使气行则血行，当归、川芎属血中之气药、气中之血药尤需首选。

若胸痛剧烈加服保险子1～2粒，以黄酒冲服，另以血竭粉1克、田七粉3克分两次以黄酒冲服；胸闷憋甚加全瓜蒌15～30克、郁金10克；怔忡明显加琥珀3克、酸枣仁15克；大便秘结难下，加酒大黄（酒军）6～10克，必要时另用芒硝5克（分冲）；对因受寒而诱发者，加制附子10克、细辛3克、白芷10克、紫苏梗10克以温阳逐寒、行气止痛。

2. 痰浊内滞

症状：胸痛持续，憋气胸闷，胁腹胀满，或呕恶痰涎，便秘不畅。舌质暗红、苔厚腻，或厚腻而浊，脉弦滑或结代。

治法：通阳泄浊，宽胸定痛。

处方用药：瓜蒌薤白半夏汤、温胆汤加减。

全瓜蒌15～30克、薤白15克、半夏10克、陈皮6克、茯苓30克、枳实10克、竹茹6克、桂枝6克、桃仁10克、桔梗10克、郁金10克。

用药论述：本证以胸憋闷、苔厚腻为主要辨证依据。治疗重在豁痰宽胸。用桂枝通阳以泄浊行瘀。桔梗、枳实升降气机，兼化痰浊。郁金既行气活血止痛，又能泄浊醒窍。全瓜蒌、枳实、桃仁均能润肠通腑泄浊，使大便保持通畅，对改善心痛胸闷，防止再发梗死甚有必要。薤白与桂枝同用，加强宣通之力。由于浊阴壅闭，阴柔之活血化瘀药一般宜暂缓。即使心电图呈心肌缺血之征，也仍以宽胸行气泄浊为治疗大法。

胸满憋甚加香附10克、青皮10克以加强行气开闭之力；痰阻日久，多致血瘀不畅，应适当配入化瘀之品如丹参、檀香、红花、土鳖虫等药；喉中痰鸣，目不识人，苔浊腻，为痰浊上蒙心窍，急添菖蒲6～10克，水剂化服苏合香丸1粒以芳香醒神开窍；身热口苦黏腻，苔黄腻，脉数，为痰浊化热，宜合用小陷胸汤。临床用生天南星10克左右入煎剂饮服，对清化痰浊效力较强，且安全，而天南星制用后药效差，可供参考。痰湿胶结难化，可佐以淡渗利水之品，如车前草、通草、猪苓等。若大便仍然不畅，应引起重视，可适当加用酒大黄（酒军）、郁李仁等，务使大便通畅。

3. 气阴两虚

症状：胸痛隐隐，神疲乏力，心悸怔忡，烦躁少寐，头目眩晕，气短汗出，纳差。舌暗红或红绛，苔少乏津或光苔，脉细弱或结代。

治法：气阴两补，养阴复脉。

处方用药：生脉散、炙甘草汤加减。

太子参30克、麦冬15克、五味子10克、玉竹12克、黄芪30克、生地黄30克、炙甘草10～30克、黄精15克、红枣10枚。

用药论述：本病多先自气虚、阳虚，久病消耗，气虚及阴，或素体阴虚体瘦者，病至中后期或稳定期，每见此证。重在补虚扶正，益气养阴以强心复脉。方以参芪益气，生地黄、麦冬、玉竹、黄精养阴，大量炙甘草对益气复脉有卓效，五味子敛阴。

胸痛隐隐不止，加三七粉3克（分冲）；汗多不敛加浮小麦15克、煅牡蛎30克；大便干结加火麻仁15克、柏子仁15克、玄参20克；口干喜凉饮加天花粉10克、乌梅10克；如腹胀纳呆，加枳壳10克、槟榔6克、山楂15克；心慌怔忡，加琥珀末4克（分吞）、青龙齿20克（先煎），严重者可加用茶树根30～60克，有较好的强心复脉功用；低热盗汗，五心烦热，腰酸颧红，苔光红，乃心肾阴亏，改用六味地黄丸合天王补心丹。

4. 阳虚水泛

症状：喘促不得卧，咳唾涎沫，面㿠虚浮，心悸怔忡，下肢肿胀，腹大膨隆，二便不利。脉沉细或结代，唇舌青紫，舌胖淡苔腻。

治法：温阳益气，强心利水。

处方用药：真武汤、葶苈大枣泻肺汤、五苓散加减。

制附片10～30克（先煎）、炒白术15克、生姜片10～15克、茯苓30克、桂枝6～10克、白芍10克、葶苈子15～30克、泽泻10克、猪苓15克。

用药论述：本证多见于急性心肌梗死伴发左心衰或全心衰竭，证多危重。心肾阳衰，气不化水，阳虚寒水凌心射肺，而现以上诸症。主以真武汤温补心肾之阳气，葶苈子强心开肺利水，五苓散通阳利水消肿。

浮肿明显者可加重利水行水之品，如大腹皮、车前子、泽兰、桑白皮等；方中制附片首量宜稍大，阳虚水寒，小量难以奏效。北五加皮具有强心利水作用，常用量3～6克，心衰重可用至10克，用后多有消化道反应，如果注意药物配伍，一般不致妨碍用药。

5. 心阳欲脱

症状：面色苍白，神萎息促，冷汗淋漓，四肢厥逆，烦躁不安，或神志模糊，反应迟钝或昏不识人。脉微细欲绝或促、结、代，舌淡紫，苔薄。

治法：回阳救逆，以固其脱。

处方用药：参附汤、桂枝甘草龙骨牡蛎汤、四味回阳饮、四逆汤化裁。

高丽参（别直参）30克（另煎兑入）、制附子10～30克、上肉桂4克（后下）、甘草20克、煅龙骨、锻牡蛎各30克、黄芪30～60克、炮干姜6～10克。

用药论述：本证一般发生于病初24小时以内及病初第一周内，见于心源性休克，死亡率可达80％以上。此危象系心阳暴脱，阴阳濒临离绝，一旦出现，应即以大剂参附益气固脱，回阳救逆，佐以肉桂、干姜温阳，黄芪益气固脱，龙牡敛汗，收敛津气。如不能口服者，可将药液自胃管注入。同时须结合采用各种急救措施，如经静脉给予四逆针、生脉散、人参针等，针刺及重灸法等手段以及合并使用西医药积极抢救。

6. 对心肌梗死综合抢救

（1）心肌梗死致剧烈胸痛，依情况可选治法如下。

①宽胸气雾剂喷射口腔数次（药物组成：细辛、高良姜、荜茇、檀香、冰片。功效：理气止痛。用于缓解心绞痛。心绞痛发作时，将瓶倒置，喷口对准口腔，喷2～3次）。

②云南白药保险子1～2粒口服（具有化瘀止血、活血止痛、解毒消肿之功效）。

③麝香保心丸2～4粒舌下含化（主要成分：麝香、人参提取物、牛黄、肉桂、苏合香、蟾酥、冰片。麝香保心丸长期以来作为一种治疗冠心病的有效药物，临床上已得到广泛应用。该药对缓解心绞痛症状、改善缺血性心电图表现、治疗心肌缺血效果显著，并能提高冠心病患者的生活质量、减少心血管危险事件发生）。

④苏心丸2粒口服（药物组成：人参、麝香、冰片、肉桂、蟾酥、苏合香脂、牛黄）。

⑤田竭粉（药物组成：参三七、血竭各等分，研末）1～2克（冲服）。

⑥针灸：内关透外关、乳根、足三里、膻中、神门、厥阴俞，选用三穴，均用强刺激，留针1～2小时，每隔3～5分钟行针一次，针感强烈者效佳。

（2）对怔忡明显，心动过速或过慢，迅速针刺内关、足三里，可起双向调节作用。

（3）对肢厥、血压降低甚至昏不识人者：迅速针刺人中、素髎（素髎出自《针灸甲乙经》，常用于鼻渊、鼻衄、喘息、昏迷、惊厥、新生儿窒息，有清热消肿、通利鼻窍的功效）、足三里、上巨虚、天枢，取泻法，留针，间歇捻针。同时用艾条温灸百会、关元、神阙，重用灸法，灸至阳回肢温，血压上升，神志清醒为度。

五、高血压病

（一）概述

高血压病是以体循环动脉压升高、周围小动脉阻力增高，同时伴有不同程度的心排血量和血容量增加为主要表现的临床综合征。可分为原发性及继发性两大类。95％以上的高血压病原因不明，称之为原发性高血压；1％～5％的患者血压升高仅为某些疾病的一种表现，称之为继发性高血压。继发性高血压是继发于肾、内分泌和神经系统疾病的高血压，多为暂时的，在原发疾病治愈后，高血压就会慢慢消失。原发性高血压又称为高血压病，是常见的心脑血管疾病，长期高血压可成为多种心脑血管疾病的重要危险因素，并可影响靶器官（如心、肾、脑）的结构和功能，最终导致心衰、肾衰和脑卒中等严重后果。高血压影响到靶器官的损害方面：高血压早期表现为心排血量的增加和全身小动脉张力的增加。随着高血压的进展，引起全身小动脉病变，表现为小动脉玻璃样变，中层平滑肌细胞增殖、管壁增厚、管腔狭窄，使高血压维持和发展，并导致重要靶器官心、脑、肾缺血损害和促进大、中型动脉的粥样硬化的形成。在临床上可表现为：①心脏疾病，如心绞痛、心肌梗死、心力衰竭、猝死；②脑血管疾病，如缺血性脑卒中、脑出血、短暂性脑缺血发作；③肾脏疾病，蛋白尿、肾功能损害（轻度血肌酐升高）、肾衰竭；④血管病变，主动脉夹层；⑤视网膜病变，如视网膜血管痉挛、视网膜水肿、出血、渗血。

近年来，我国高血压病的发病率不如西方国家高，但却呈升高趋势。发病率与年龄增高成正比，年发病率平均为 4.42％，城市高于农村。我国成人高血压患病率约为 18.8％，我国 60 岁以上的老年人中，罹高血压者约达 44％。主要并发症为脑卒中、冠心病、肾功能衰竭等。高血压病是世界最常见的心脑血管疾病之一，也是患病人数最多的疾病之一。又与人类死亡的主要疾病如冠心病、脑血管疾病等密切相关，如全国每年死亡于脑血管病者，超过 100 万，存活的患者在 500 万～600 万，其中 75％以上留有不同程度的残疾，给个人、家庭和社会造成了沉重的负担。而脑卒中的主要危险因素是高血压。同时，血压升高还是多种疾病的导火索，会使冠心病、心力衰竭及肾脏疾患等疾病的发病风险增高。因此，世界各国均十分重视高血压病从发病机制至临床防治的研究。由于部分高血压病患者并无明显的临床症状，高血压病又被称为人类健康的"无形杀手"。因此提高对高血压病的认识，对早期预防、及时治疗有极其重要的意义。本病在中医属肝火、肝阳、头痛、头晕范畴，若因阳升风动导致昏仆痉搐诸症，则归于肝风、厥脱范畴。

（二）病因病机

1. 病因

（1）从最常见的肥胖者高血压说起，太胖脂肪过多，对血管造成一定的挤压，当管道被挤压以后，动力源需要加大动力才可能使原来的循环达到流通，动力源动力加大，管道压力也会随之加大，就形成了高压。

（2）内部血液及其他疾病引起的血栓造成的，血液的新陈代谢，排出不够彻底，在管道内部形成污垢，对管道造成一定的堵塞，会使压力升高。

（3）老年性管道硬化及疾病性硬化，会造成高压。

（4）疾病性毛细血管堵塞和外伤性毛细血管堵塞，也是其中的因素之一。

（5）机体病变性引起的，例如，一部分高血糖患者，是因为消化系统太过亢奋，在肠胃方面有病变，在肠胃机体方面就会形成一定的血液循环堵塞，也会造成高压。

（6）心脏方面的先天及后天的缺失。

（7）脑血管疾病引起的。

（8）血液干涸造成的高压。

2. 血液调控机制

多种因素都可以引起血压升高。心脏泵血能力加强（如心脏收缩力增加等），使每秒钟泵出血量增加。另一种因素是大动脉失去了正常弹性，变得僵硬，当心脏泵出血液时，不能有效扩张，因此，每次心搏泵出的血流通过比正常狭小的空间，导致压力升高。这就是高血压多发生在动脉粥样硬化导致动脉壁增厚和变得僵硬的老年人的原因。由于神经和血液中激素的刺激，全身小动脉可暂时性收缩同样也引起血压的增高。可能导致血压升高的第三个因素是循环中液体容量增加。这常见于肾脏疾病，肾脏不能充分从体内排出钠盐和水分，体内血容量增加，导致血压增高。相反，如果心脏泵血能力受限、血管扩张或过多的体液丢失，都可导致血压下降。这些因素主要是通过肾脏功能和自主神经系统（神经系统中自动地调节身体许多功能的部分）的变化来调控。

3. 中医认为高血压疾病的病因病理

中医学认为，高血压病是由于机体阴阳平衡失调产生的结果。阴虚为本，阳亢为标，病变与五脏有关，最主要涉及心、肝、肾，在标为肝，在本为肾，故高血压病病位主要在肝、肾，肝与肾的阴阳失调是引致本病发生与发展的基本因素。病因较为复杂。临床以肝肾阴虚或肝阳上亢为主要症状，以阴损于前，阳亢于后为主要特点，到了病程后期，发展为阴阳两虚。早期病位主要在肝，肝郁失疏，或肝用偏旺，肝气横逆，"气有余便是火"，肝火上升，或火夹风阳，上窜巅顶，火邪伤津耗阴，损及肝体，形成本虚标实之阴虚阳亢证候。此即所谓"诸风掉眩，皆属于肝"。若禀赋不足，或久病引起肝肾虚衰，髓海失充，或老人精血衰少，虚阳上越，即成张景岳所谓的"无虚不作眩"；或因于恣食肥甘厚腻，劳逸失当，损及脾胃，聚浊生痰，痰浊中阻，或痰郁化火上扰巅顶，蔽遏清阳，诚如朱丹溪"无痰不作眩"。此外，肝气又挟痰浊上扰，清空不宁。肝阳若升动无制，阳化为风，肝火上扰，风火相煽，气血逆乱上冲，可致脑卒中昏仆；或气脱精竭，形成内闭外脱、阴阳离决之候，此为高血压最为严重的并病。高血压病多本虚标实，本在肝肾精血亏虚，标在阳亢、火升、风动或兼痰浊。正是由于高血压病病变与五脏有关，最主要涉及心、肝、肾，且在标为肝，在本为肾。故调理脏腑功能，恢复阴阳平衡，是中医中药治疗高血压病的基本原则。

（三）诊断要点

高血压病初病，起病缓慢隐袭，在我国，大约80％属轻型患者，多数并无明显的临床表现。因病程漫长，相当一部分患者因症状轻微而不重视，然而它却潜藏着对心、脑、肾等重要脏器进行持续损害，故定期体检、随诊观察极为重要。

1. 临床表现

（1）症状　起病缓慢，早期常无症状，往往在体检时发现血压升高。

① 头痛　部位多在后脑，常见症状有头晕痛或头颈部沉重板紧感，并伴有恶心、呕吐等症状。若经常感到头痛，而且很剧烈，同时又恶心作呕，就可能是向恶性高血压转化的信号。

② 眩晕　女性患者出现较多，可能会在突然蹲下或起立时有所感觉。

③ 耳鸣　双耳耳鸣，持续时间较长。

④ 心悸心慌、气急气短、疲劳　高血压会导致心肌肥厚、心脏扩大、心肌梗死、心功能不全。这些都会导致心悸气短。

⑤ 失眠、烦躁　多为入睡困难、早醒、睡眠不踏实、易做噩梦、易惊醒。这与大脑皮质功能紊乱及自主神经功能失调有关。

⑥ 肢体麻木　常见手指、脚趾麻木或皮肤如蚁行感，手指不灵活。身体其他部位也可能出现麻木，还可能感觉异常，甚至半身不遂。

注意部分患者可无任何症状。症状与血压水平并不一定相关。随着病程的延长，血压升高逐渐趋于明显而持久，但1天之内，白昼与夜间血压仍有明显的差异。体检时在主动脉区可听到第二心音亢进、收缩期杂音或收缩早期喀喇音。若伴左心室肥厚时在心尖部可闻及第四心音。

（2）血压　按照世界卫生组织（WHO）建议使用的血压标准是：凡正常成人收缩压应小于或等于140毫米汞柱（18.7千帕），舒张压小于或等于90毫米汞柱（12千帕）。亦即收缩压在141～159毫米汞柱（18.8～21.2千帕），舒张压在91～94毫米汞柱（12.1～12.5千帕），为临界高血压。诊断高血压病时，必须多次测量血压，至少有连续两次舒张压的平均值在90毫米汞柱（12.0千帕）或以上才能确诊为高血压。仅一次血压升高者尚不能确诊，但需随访观察。

（3）急进性（恶性）高血压　占高血压病的1％～5％，多见于年轻人，须引起注意。主要临床特征为：首先，病情急骤发展，舒张压常持续在17.3千帕（130毫米汞柱）以上；其次，头痛、视物模糊、眼底出血、渗出或视乳头水肿；再次，可于短时间内（数月至1～2年）出现心、脑、肾的严重损害，危及生命。尤以肾脏损害突出，表现为持续蛋白尿、血尿、管型尿，可伴有肾功能不全；如不给予及时治疗，预后不佳，可死于肾衰竭、脑卒中或心力衰竭。

（4）除外继发性高血压。

2. 实验室检查

（1）尿常规　随着肾功能的逐渐减退，尿中出现不同程度的蛋白和红细胞，尿比重下降。

（2）血生化　血肌酐、尿素氮升高，内生肌酐清除率低于正常。内生肌酐清除率测定实验是测定肾小球功能的有效方法。内生肌酐清除率降低的程度与肾小球损害的程度成正比，清除率愈低，表示肾小球功能受损愈重。长期受高血压病的影响使肾脏损害，故清除率降低见于急性及慢性肾小球肾炎、慢性肾功能不全患者，若清除率低于 20 毫升/分钟，提示预后不良。

（3）胸部 X 线　主动脉迂曲延伸，高血压性心脏病时，左室增大，心衰时心脏明显增大，出现肺瘀血征。

（4）心电图　高血压累及心脏时，出现左室电压增高，左室肥厚及劳损，可出现各类型心律失常。

（5）超声心动图　高血压累及心脏时，可见左室壁肥厚，心腔扩大。

（6）眼底　随高血压病病程进展，出现眼底改变。一般可分四级。

Ⅰ级：视网膜动脉痉挛。

Ⅱ级：视网膜动脉轻度硬化；视网膜动脉显著硬化。

Ⅲ级：在Ⅱ级基础上出现视网膜出血或渗出。

Ⅳ级：在Ⅲ级基础上出现视神经乳头水肿。

注：研究表明，对高血压性心脏病的诊断，眼底改变常较心电图（ECG）改变早而明显，故检查动脉情况对早期诊断高血压性心脏病有重要价值。

（四）鉴别诊断及并发症

（1）鉴别诊断　部分疾病可引起血压升高，有时甚至以血压高为主要临床表现，称为继发性（症状性）高血压。故对年龄小于 40 岁的年轻患者尤须仔细鉴别。此类继发性高血压约占高血压总数的 10%。主要对以下疾病进行鉴别。

① 肾实质性高血压　多见于肾小球肾炎、慢性肾盂肾炎、多囊肾等。通常发病年龄较轻，尿的改变出现在高血压之前，多有肾功能损害且较严重，肾盂造影、中段尿培养、B 超肾均有助诊断。

② 肾动脉病变　包括肾动脉炎、肾动脉瘤、肾动脉畸形等。高血压病起病迅速，常急骤恶化，多于 30 岁以内发病。尿常规与肾功能常无明显异常，舒张压升高常特别明显，降压药效果不佳，约 50% 在脊肋角及上腹部两侧闻及血管杂音。同位素肾图、静脉肾盂造影可示异常，肾动脉造影可确诊。

（2）并发症

① 高血压危象　系在高血压病过程中，周围小动脉发生暂时性强烈痉挛所引起的一系列血管加压性危急征象。多见于血压达到确诊高血压水平，且兼有经体检、X 线、心电图或超声心动图检查见有左心室肥大、眼底检查见有眼底动脉普遍

或局部变窄、蛋白尿或（和）血肌酐轻度升高等异常现象其中之一者。每因过度紧张、寒冷等诱因，血压突然急骤升高，以收缩压升高更为明显，脉压差增大，脉搏快速，患者烦躁，常剧烈头晕头痛，恶心呕吐，视物模糊，甚至引发心绞痛、肺水肿等。一般历时短暂，但易于复发。

② 高血压脑病　系脑部小动脉在发生强烈痉挛后出现扩张，引起脑部循环急性障碍而发生脑水肿，颅内压升高。患者血压突然显著升高，随即出现剧烈头痛、呕吐、视物模糊、意识状态改变甚至抽搐、昏迷、暂时性偏瘫等表现，脑脊液压力增高，视乳头水肿。其病理生理改变与高血压危象类似，而脑部危象本病更为严重。多数发作短暂者仅数分钟，但长者可历时数小时乃至数日，多见于严重高血压及急进性高血压患者。

③ 脑卒中　包括脑出血、脑梗死、脑血栓形成及蛛网膜下腔出血。脑卒中是高血压病的严重转归，在我国有很高的发病率。血压越高，脑卒中率亦越高。

④ 心衰　本病血压达到确诊高血压水平，且兼有脑出血或高血压脑病、左心衰竭、肾功能衰竭、眼底出血或渗出、视乳头水肿或有或无等异常病理现象其中之一者。左心室显著扩大，至失代偿期可出现充血性心衰，初为左心衰，后期出现全心衰竭。

⑤ 慢性肾功能不全　血压长期升高，导致肾小动脉硬化，逐渐影响并损害肾功能，晚期导致尿毒症。

（五）高血压病证治枢要及特色经验探要

（1）治疗本病，必须遵循辨证论治的原则，以调整阴阳为宗旨。早期病位主要在肝，多见肝郁化火、肝火上炎或肝阳上亢证，属实证，以清降多用。中期病涉肝、肾，每伤及肝、肾之阴，形成阴虚阳亢之候，宜肝肾兼顾，滋阴潜阳并施。病变后期常见阴损及阳，致阴阳皆虚，治以补益为主，兼以镇潜。

（2）肝肾阴虚、阴虚阳亢为本病最常见证型和基本病理，故滋阴潜阳为基本治法，然不可一以概之。临证时切勿纯着眼于"降压"，堆砌镇潜寒泄之品而不细加辨证分析，是部分患者降压效果不好的重要原因。一定要根据具体证情，审症求因，辨证施治，如此则不降压而血压自降。

（3）火旺、阳亢、风动是本病的主要标证，其间有先后因果关系，且每多并见，治疗往往抓住主症，顾及其余，如清肝潜阳、潜阳息风或清火、平肝、息风同用。

（4）病程后期，多有心、脑、肾等脏器合并症，在辨证的同时，应结合辨证选药。如同为瘀血，心血瘀阻常用丹参、桃仁、红花、赤芍，脑络不畅每选用川芎、牛膝，肾络不畅每选用泽兰、益母草等。

（5）通便在治疗高血压病中的作用：保持大便通畅，对降压治疗与稳定血压具有积极作用。尤其在常有便秘的患者，更须保持经常性的大便通畅，有助于维持正常的气机升降，维持机体内环境的恒定，对于预防脑卒中，亦属必要。通便药物中，使用大黄的机会较多。大黄通便作用显著，安全易用，适用于实热证。在高血压急症时，常现一派肝阳鸱张，气血上冲之危象，此时可用较大剂量的大黄粉6～8克，以开水冲化顿服，2～3小时后可重用一次，药后4～6小时即可泻下大量稀便，通常情况下，在大便通泄之后血压得以缓缓下降。如果同时使用应证汤剂，对迅速消除症状，解除危象则更有效。若因阳气不足所致的便秘，宜选用温润之品如当归、黄芪、生白术、肉苁蓉等，用量宜大，必要时可寒温并用，取大黄附子汤或温脾汤加减。若阴血亏虚者，则润其腑大便即通，每取当归身、玄参、火麻仁、郁李仁、瓜蒌子、决明子等。尤其决明子，既清肝平肝降脂，又能润肠，每重用之。需要注意的是，通便不可过猛，否则血压下降太速，易导致中风偏瘫。用量的恰当掌握，要根据便秘程度与体质状况，详细了解有无脾胃虚寒史亦很重要。如素有脾胃虚寒，通泻药往往只需一般用量的一半或几分之一，即能达到目的。如猛浪用药，不辨体质与病史，易招祸患。

（6）中西医结合　中医药的降压效果肯定。诸多研究表明，中医药通过调整气血阴阳，祛除痰、瘀、湿浊等病理产物，使机体病态得以改善而产生降压效果。由于病态得到消除，机体内诸脏腑功能得以协调故降压效果多持久而稳定。由于中医药以治本为主，基本无副作用，易于被患者所接受。随着中西医结合的深入发展，目前在我国治疗高血压病逐渐在形成这样一种格局：即中西药并用，中医药加上少量单一的降压西药，以中医药调燮阴阳，改善机体一般状态，使血压下降，加用少量西药以强化降压效果，往往能取得较显著的降压效果，疗效亦较能持久，症状消除也比单用西药完全，副作用小，经长程治疗，血压稳定后反跳现象比单用西药好。尤其对Ⅲ期患者，症状常相当顽固，特别舒张压升高，单纯用西药或中药往往难以满意降压，同时常出现多种合并症，令人棘手。此时以中西医联合应用，对降压，改善顽固的自觉症和治疗多种并发症，多能取得较满意效果。在运用中西药的同时，结合使用针灸、按摩等更有利于本病的治疗与巩固，研究表明，针灸、按摩可以调节高级神经活动，降低周围血管阻力，降低并稳定血压，有利于心血管功能的恢复。该方法无需用药，设备简单，花费少，无明显副作用，适合我国广大城乡推广。临床中须注意：对合并冠心病者，舒张压不能降得过低，一般舒张压在11.3千帕（85毫米汞柱）左右为宜，过高或过低，均可使发作心肌梗死者增加。

对极少数顽固性高血压者，其血压水平本已极高且已经历时较久，患者已能耐受和适应，若突然降至正常血压水平，患者可有明显不适，亦可导致心、脑、肾等脏器血液供应突然减少而引发急性脑血管意外以及冠状动脉血栓形成等严重并发症。故对此类患者，不应使其血压下降过多过猛，宜维持在正常偏高或略高于正常水平。

（六）临床分型辨证论治

1. 肝火上炎

症状：头目胀痛，眩晕，面红目赤，急躁易怒，耳鸣耳聋，口苦咽干喜凉饮，尿赤便秘。脉弦数或弦劲有力，舌红苔黄或黄糙。

治法：清泻肝火，佐以柔肝。

处方用药：龙胆泻肝汤加减。

龙胆10克、白菊花10克、冬桑叶10克、黄芩10克、栀子10克、夏枯草20克、白芍20克、生地黄20克、牡丹皮10克、钩藤20克（后下）、苦丁茶10克、柴胡6克。

用药论述：本型见于病变早期，多源于肝郁化火所致，表现一派肝火上腾之象。故以黄芩、栀子、龙胆、牡丹皮、夏枯草、苦丁茶苦寒清泻肝火为主，冬桑叶、白菊花清利头目，柴胡乃取"火郁发之"之义，但量宜少，多用则升阳。火邪极易伤阴，故用生地黄、白芍滋阴护阴，兼能清热。

若惊悸烦躁不安，乃肝火扰心，酌入黄连5克、莲子心5克、茯神10克；若头眩晕，胀痛如劈，为肝阳上冲，扰动清空，入珍珠母30克、石决明24克、川牛膝15克、玄参30克以镇肝潜阳；若痛甚加全蝎6克或加蜈蚣2条以加强止痛；若大便燥结，入生大黄（生军）10克（后下）、玄参30克泻火通便。若高血压并发鼻衄，来势凶猛，乃木火刑金，肝火上迫血分，急宜通腑泄热，导热下行，投入生大黄（生军）可发挥重要作用。高血压病患者保持大便通畅十分重要，不少患者在便畅后，血压平稳下降，临证时应予以重视。

2. 阴虚阳亢

症状：头痛眩晕，双目糊涩，耳鸣心烦，不寐，头重足轻，心悸少寐，咽干口燥，便秘。舌红干燥，苔少或薄黄苔，脉弦细数。

治法：滋水涵木，育阴潜阳。

处方用药：天麻钩藤饮、杞菊地黄丸、耳聋左慈丸加减。

天麻10克、钩藤10～30克（后下）、川牛膝15克、桑寄生15～30克、茯神15～30克、牡蛎30克（先煎）、生地黄30克、白菊花12克、山茱萸15克、石决明30克（先煎）、穞豆衣20克、山药15克、白芍20克、何首乌15克、麦冬20克、酸枣仁15克、大黄10克、桃仁6克、丹参15克、柴胡3克、枸杞子10克、杜仲10克、益母草10克。

用药论述：本型在高血压病中最多见，在中后期患者中出现率高，多以舒张压升高为主。肝肾阴虚，阴不制阳，阴虚为本，阳亢为标。标实如头痛眩晕、面赤躁动、头目胀重等症，本虚如腰膝酸软、目糊干涩、苔少脉细等症，通常谓之上实下虚，治疗中根据标本虚实主次轻重的不同，斟酌用药。尚须分清肝肾之阴亏，以何脏虚为主，使选药治疗更具针对性。

在本证中，若肢体麻可加豨莶草、络石藤各20克；头晕甚加女贞子15克、墨旱莲（旱莲草）15克、冬桑叶10克；双胫软乏加杜仲、熟地黄；大便燥结结合增液汤加炒决明子30克；胸闷痛加丹参15克、川芎10克、红花6克；颈项紧僵不适加葛根9克。待血压下降，证情稳定后，宜间断用药以巩固疗效。

3. 痰热内盛

症状：头重而胀痛，眩晕或昏蒙，耳鸣，胸闷，泛恶，多痰，纳差腹胀，心烦不寐，口苦，尿短赤，舌红苔腻且厚，黄色或黄白相间，脉弦滑数。

治法：涤痰清热平肝。

处方用药：黄连温胆汤、清气化痰丸加减。

黄连 5 克、半夏 10 克、茯苓 10 克、陈皮 6 克、枳实 10 克、白菊花 10 克、全瓜蒌 15 克、青礞石 10 克、胆南星 6 克、黄芩 10 克、车前子 15 克。

用药论述：此型患者多数形体肥盛，血脂常偏高，多源于家族脾湿之体或素嗜炙煿肥甘，蕴湿积热，酿成痰热之邪，上扰清空。治以黄芩、黄连、全瓜蒌、南胆星、青礞石、枳实化痰泄热，二陈汤化痰燥湿，白菊花清肝潜阳，车前子利湿祛痰。若心悸胸闷显著加郁金 10 克、青龙齿 15 克（先煎）；腹胀重加厚朴 10 克、大黄 10 克；若痰火证明显，加生大黄（生军）10 克、天竺黄 6 克、黛蛤散 10 克（先煎）。若热象重可以当归龙荟丸 10 克，日服 2 次，通腑泄浊导热。若头目晕沉，肢体困重，呕恶脘痞，苔白腻，脉濡滑，治宜涤痰化湿平肝，改用半夏白术天麻汤加减。若肢体浮肿加玉米须 30 克、汉防己 10 克、牛膝 15 克。

4. 阴阳两虚

症状：头目眩晕，身疲腰酸腿软，耳鸣耳聋，心悸健忘，脑空虚感，动则气促，肢凉，夜尿频数，或见阴冷阳痿。舌淡苔净，脉细弱或沉。

治法：益阴助阳，兼以平肝。

处方用药：二仙汤、金匮肾气丸、地黄饮子加减。

仙茅 10 克、淫羊藿（仙灵脾）10 克、巴戟天 10 克、当归 15 克、黄柏 6 克、知母 6 克、山茱萸 15 克、熟地黄 30 克、山药 12 克、牡丹皮 12 克、泽泻 12 克、茯苓 12 克、肉桂 3 克、附子 3 克、牛膝 10 克、车前子 6 克、肉苁蓉 10 克、石斛 10 克、麦冬 15 克、石菖蒲 3 克、远志 10 克、薄荷 5 克、枸杞子 10 克、五味子 10 克、生牡蛎 30 克。

用药论述：本型多见于高血压晚期和年老体弱患者，多因长期肝肾阴虚，渐而阴损及阳。此时多已伴有脑动脉硬化和肾小动脉硬化，肾功能减退。高血压病常较顽固，西药降压往往效果不佳。年老之病，气血虚少，阴阳俱不足。治宜阴阳两补，气血双调。二仙汤集寒温补泻于一方，温而不燥，凉而不寒，双调阴阳，用于本证最为合拍。方取仙茅、淫羊藿（仙灵脾）、巴戟天温肾阳，补肾精；黄柏、知母泻肾火、滋肾阴以清虚热；当归温润养血，调理冲任。全方配伍特点是壮阳药与滋阴泻火药同用，以适应阴阳俱虚于下，而又有虚火上炎的复杂证候。金匮肾气丸温补肾阳，化气行水。用于肾虚水肿，腰膝酸软，小便不利，畏寒肢冷。其中熟地黄能滋肾填精，山茱萸养阴涩精，山药补脾固精。以上三药配合能滋肾阴、养肝血、益脾阴而涩精止遗，泽泻能清泻肾火，并能防止熟地黄之滋腻作用，牡丹皮能清泻肝火，并能制止山茱萸的温燥性，茯苓淡渗脾湿，能助山药健脾之功效，牛膝补肝肾、强筋骨、活血通经、引火（血）下行，车前子清热利尿、渗湿止泻、明目、祛痰。地黄饮子滋肾阴,补肾阳,开窍化痰。

本证加五味子、生牡蛎益肾敛肝,知母、黄柏以清虚热。若气虚明显,加黄芪30克,黄芪升补,但对气虚阳亏所致高血压用后不仅不升,反有较好的降压作用,且量宜大。阳虚显著者,附子加至6克。夜尿频数加益智、补骨脂各10克;总之本证在二仙汤、金匮肾气丸、地黄饮子之加减用药作用下,益阴助阳,兼以平肝、滋肾阴、温补肾阳、开窍化痰、化气行水,调畅气机之升降,通达经络,流走四肢百骸,以交阴阳,肝气平潜,血压方可望改善。

5. 肝风内动

症状:眩晕甚,如坐舟车,行走漂浮,肢体麻木或震颤,或偏侧肢体无力,脉弦劲而数,或浮滑重按无力,舌红或嫩红,苔薄黄。或现肢麻肉瞤,视物模糊,舌红少苔,脉弦细数。

治法:实风——清热凉肝,平肝息风。虚风:滋阴平肝,潜阳息风。

处方用药:实风——羚角钩藤汤、镇肝熄风汤加减。

羚羊角粉1.5克(分冲)、钩藤30克(后下)、桑叶10克、菊花10克、白芍10克、川贝母6克、茯神15克、生地黄30克、赭石30～60克、生牡蛎30～60克、黄芩10克、蜈蚣2条。

虚风:大定风珠合左归饮加减。

生地黄30克、麦冬30克、白芍30克、炙甘草10克、生龟甲20克、生牡蛎20克、鳖甲20克、火麻仁15克、五味子10克、阿胶珠10克、山茱萸15克、枸杞子10克。

用药论述:肝为风木之脏,内寄相火,体阴而用阳,其性主动主升。若肝用过强,升动无制,化火生风,形成阳实之候,是为实风;若水不涵木,肝肾阴虚,阴不制阳,导致肝阳过亢,阳亢动风,是为虚风。可见,实风多由火化阳亢而成,虚风乃由阴亏精少而来。内风既动,勿论虚实,极易夹引气血痰浊上逆,扰乱神明,或横窜脉络,以致发为中风。在高血压急症,脑卒中之先兆时,此候多见。故无论虚风、实风,必须尽快平息,以防蕴成卒中危候,要注意滋肝肾、补精血的治疗,兼顾其阳,方能做到防患于未然。常选羚角钩藤汤、镇肝熄风汤、大定风珠、左归饮等为主治。此外,熟地黄、丹参、当归身、何首乌、牡丹皮等养血和血之品亦常选用,此即"血行风自灭"之意。若以肢麻为重,可重用豨莶草、桑枝各30克;头眩振摇为主者,重用生石决明、羚羊角配合杞菊地黄丸。实风每多挟肝火,或兼痰热。挟肝火者必用桑叶、菊花、牡丹皮、夏枯草,甚者加牛黄清心丸1丸,日两次;便干结加生大黄(生军)10克、芒硝3克;挟痰热者,除平肝镇潜外,需配大黄、枳实、竹茹、青礞石、黄芩、胆南星之类。肢体抽搐频繁,可取犀角粉2克(分冲)、羚羊角粉1克(分冲)、夏枯草15克、钩藤30克(后下)、全蝎5克、天麻10克、石决明60～120克、生地黄30克、白芍30克,水煎服,日1～2剂,另以紫雪丹2克化服,2次/日。实风虽证见标实之象,但多寓下元阴精亏虚,切勿为动风之象所惑而忽视图本之法。至于虚证,则纯由肾之精血不足所致,其风象只是虚阳上越所致的虚风，填其下则风自息。

以上各证型皆可配以针灸治疗。主穴：合谷、足三里、内关、曲池。若肝火上炎，加太冲、风池，用泻法；阴虚阳亢，加太溪、肾俞、三阴交，用补法或平补平泻法；肝热挟滞痰浊，加解溪、丰隆，用泻法；阴阳两虚，选用肾俞，灸关元；兼瘀血阻络，加太阳；欲作中风，头痛胀剧烈，急以针点刺十六、少商、商阳出血，以清泄肝热。

六、肺源性心脏病

（一）概述

慢性肺源性心脏病，是由于肺、胸廓或肺动脉的慢性病变引起的肺循环阻力增加而导致肺动脉高压，进而右心肥大，甚至右心衰竭的心脏病。本病是我国常见病、多发病之一，平均患病率为 0.46％，患者 40 岁以上多见，病因 80％～90％为慢性支气管炎并发阻塞性肺气肿。此外，还有支气管哮喘、支气管扩张、肺结核等其他支气管、肺疾病；少见的有胸廓运动障碍性疾病（如胸廓畸形）和肺血管疾病。基本病理为小气道炎变、肺泡壁纤维化、肺气肿、肺小血管增厚、狭窄或闭塞、右心室肥大、扩张、肺动脉圆锥膨隆，少数可见左室肥厚。临床表现除肺、胸疾病的各种症状和体征外，主要是逐步出现肺、心功能不全及其他器官损害的征象。本病与中医"肺胀"类似，与"咳喘""痰饮""水肿""心悸"相关联，可并发神昏、厥脱等危重证候。

（二）病因病机

1. 病因

依原发疾病不同，病因可分以下三类。

（1）肺、支气管疾病　以慢性支气管炎所致阻塞性肺气肿最常见，占 80％～90％；次为支气管哮喘、支气管扩张、重症肺结核及先天性肺囊肿。

（2）胸廓运动障碍性疾病　较少见，如严重的脊柱后、侧凸，胸膜广泛粘连及胸廓改形术后等造成的严重胸廓或脊柱畸形。

（3）肺血管疾病　很少见，如原发性肺动脉高压、肺栓塞、肺血管内寄生虫病、结节性肺动脉炎等。

2. 发病机制

肺心病的病因虽有所不同，但其病变的结果却都可引起肺动脉高压、右心负荷增加、右心室肥大，并可发生右心衰竭。仅以常见的病因慢性支气管炎为例，当其形成阻塞性肺气肿时，即可逐渐发生肺动脉高压和心脏病变。

（1）肺动脉高压的形成因素

① 肺细小动脉痉挛是引起肺动脉高压的最主要因素。由于阻塞性肺气肿及其

他病因使肺的呼吸功能发生障碍，从而引起缺氧和呼吸性酸中毒。而缺氧和呼吸性酸中毒刺激机体分泌增加，促使交感神经兴奋，或由于干扰了血管平滑肌细胞膜钾、钠离子的交换，使肌电活动增强，引起肺细小动脉痉挛，肺循环阻力增加，肺动脉压升高。缺氧所引起的肺细小动脉痉挛，常随酸中毒的存在而加重。酸性氢离子浓度增加，可使肺动脉对缺氧的敏感性增大。因此，在酸中毒时即使轻度缺氧也可致肺动脉压明显增高。此外，缺氧可引起代偿性红细胞增多，使血液黏稠度增加，对引起肺动脉高压也有一定作用。

② 肺血管病理改变　在严重的肺气肿等病变时，肺泡胀大，使多数肺泡的间壁破裂融合而成大泡，肺泡壁毛细血管床因而减少。肺血管床减少对肺动脉压力升高虽有一定的作用，但当减少的程度轻微，范围不广，则肺动脉压力升高不显著，只有当毛细血管床总横断面积减少达到70%以上，肺动脉压力才明显升高。

③ 血容量增加　一般认为主要是由于缺氧使红细胞增多，呼吸性酸中毒导致钠与水潴留，都可引起血容量增加。但肺心病并不一定有红细胞增多，这是因为血浆也相应增多，致使红细胞计数和血细胞内容无明显改变。

（2）右心室肥大和右心衰竭　肺动脉压力升高后，右心室负荷加重，早期尚能发挥其代偿功能，以克服肺循环的阻力，因而右心室处于肥厚、扩大状态。当右心室在收缩末期时存留残余血量过多，则使右心室舒张末期压增高，发生右心衰竭。

（3）左心受累　近年来，从尸检发现肺心病患者约有61%有不同程度的左心室肥厚，提示肺心病是右心受损为主的全心病。

（三）肺源性心脏病中医病因病理

本病以多种慢性肺系病证，如久咳、喘、支饮、肺痨等反复迁延为主要病因，外感六淫及劳倦常是其发作的诱因。本病主要病变脏器在肺、心，而与脾、肾密切相关，并可涉及肝。久病肺虚，痰浊潴留，肺胀满，肺之治节失职，心脉血行瘀滞，构成其病理基础。因肺气亏虚，痰瘀内伏，卫外不固，每易复感外邪，辄发加重。随感邪寒热性质不同，禀赋、体质之异，内伏之痰瘀可以寒化，而为寒痰血瘀，或以热化而为痰热瘀阻。亦可见表寒里饮、外寒包热、正虚邪实等复杂病理演变。若痰浊壅盛，痰瘀阻遏清阳，可蒙蔽心脑神机；若肺虚及肾，肾不纳气，可呈肺肾气虚，或气阴两虚；肺虚子盗母气，可致脾气亏损，肺脾亏虚，久则更致肾虚，及至肺脾肾交亏，阳气虚衰，通调、运化、开合失司，水饮内聚，同时心阳不足，无力推动血脉，可血瘀诸经，或郁结肝脏。"血不利则为水"，水饮更甚，上而凌心射肺，外而泛溢肌肤，最终可致肺脏吸清呼浊无能，心肾阳气垂绝，而致喘脱，阴阳离绝。

（四）诊断要点

本病发展缓慢，慢性肺、胸疾病史为诊断的前提条件，但常经历漫长的病程。有统计由慢性肺、胸疾患发展到肺心病，如慢性支气管炎发展至肺心病90%的患者病程平均须在 6～10 年以上，在较长的病程中，常于寒冷季节，因呼吸道感染而使病情加重。早期肺心病呼吸和循环功能即肺心功能尚能代偿，临床症状往往缺乏特异性，与阻塞性肺气肿无明确界限，要重视通过体检、辅助检查，发现肺动脉高压和轻度右心扩大。晚期特别是并发急性呼吸道感染时，肺心功能失代偿，可出现呼吸衰竭和心力衰竭，诊断则不难确立。

1. 肺心功能代偿期

（1）长期慢性咳嗽、咳痰、气喘，逐步出现乏力、劳动时耐力下降，随肺功能逐渐减退而呼吸困难逐年加重，并出现桶状胸、肺部叩诊过清音、语颤和呼吸音减弱等肺气肿征，两肺干湿啰音，是其一般表现。部分可因肺气肿胸内压高而颈静脉充盈，但静脉压并不明显增高，不可误为右心衰。

（2）肺动脉瓣区第二心音亢进（因为第二心音主要是心室舒张开始时肺动脉瓣和主动脉瓣关闭的震动所产生的。肺动脉瓣第二心音增强，是由于肺动脉高压所致，可见于二尖瓣狭窄、左心功能不全、肺气肿等）、剑突下心脏搏动、三尖瓣区心音较心尖部明显增强或出现收缩期杂音是早期肺心病的重要体征，有一定诊断意义。

（3）X 线　除胸肺原发病灶外，右肺下动脉横径≥15 毫米，或动态观察较原增宽 2 毫米以上，或与气管横径之比≥1.07，肺门部动脉扩张以及右前斜位肺动脉圆锥突出等肺动脉高压表现和轻度右室大表现是关键，其中肺动脉圆锥突出较敏感，检出率高，故 X 摄片尤其要注意右前斜位，早期右室常无明显增大，俟中、重度增大，则往往已至中、晚期。

2. 肺心功能失代偿期

随病程进展，逐步出现心悸、气急加重和发绀，常因急性呼吸道感染诱使通气障碍加剧引起缺氧、二氧化碳潴留，并导致呼衰、心衰。有以呼衰为主，也有以心衰为主，或可二者并重。

3. 影像检查

（1）X 线检查　主要是慢性肺、胸疾患，肺动脉高压和右心室增大的表现。

（2）超声心动图检查　能直接探测右心室流出道和右心室、右肺动脉内经，故较 X 线检查和心电图检查敏感。或者说，超声心动图诊断敏感性与正确性较高。

总之，肺源性心脏病诊断，主要根据慢性肺、胸疾患的病史和体征，肺动脉高压，右心室肥大，以及 X 线检查、心电图检查、超声心动图检查而确立；倘伴有右心衰竭，则更易确诊。如有较长慢性支气管炎疾病史，显著肺气肿的表现，体检发现剑突下收缩期搏动、肺动脉瓣区第二心音亢进、三尖瓣区心音较心尖部明显增强或有收缩期杂音，均提示肺动脉高压和（或）右心室肥大，可作出早期肺心病的临床诊断。

（五）鉴别诊断及并发症

1. 鉴别诊断

（1）风湿性二尖瓣狭窄　其可引起肺动脉高压、右心受累，且又常合并肺部感染，易与肺心病混淆。一般根据：

① 发病年龄多在 40 岁以前；

② 常有风湿性心肌炎或关节炎的病史；

③ 心尖部有舒张中、晚期隆隆样杂音，心衰控制后杂音持续存在或更清楚；

④ X 线检查除右心室增大外，以左心房扩大为主等可助鉴别。

（2）缺血性心脏病　此病与肺心病一样多见于中年以上的病者，均可出现心脏肥大，杂音不明显，尤其同时有老年性肺气肿体征者，使诊断更加困难。两者的鉴别要点是：

① 此病多有心绞痛或心肌梗死史；

② 此病多与高血压病、高脂血症和糖尿病并存；

③ 体检、X 线及心电图检查呈左心室肥大为主的征象。但肺心病中，20% 左右可伴发缺血性心脏病，何者为主，需通过详细询问病史、体检和心肺功能检查予以明确。

2. 并发症

最常见的并发症为酸碱平衡失调和电解质紊乱。如急性加重期，治疗前常为失代偿性呼吸性酸中毒，可发生高钾血症和低氯血症；治疗后，尤其补充碱性药物过量，使用排钾性利尿药、糖皮质激素和葡萄糖输液等又可造成低钾低氯血症，导致代谢性碱中毒。失代偿性呼吸性酸中毒和呼吸性酸中毒合并代谢性碱中毒，两者均可引起精神神经症状，但处理上则有明显差异，必须注意区别，以便分别进行治疗。

（六）肺源性心脏病证治枢要及特色经验探要

（1）本病总属本虚标实，化痰祛邪、扶正固本为基本治法。一般感邪发作加重时，标实为主，应根据痰热瘀阻和寒痰血瘀的不同，分别清化和温化，临床以清化多见，故清热、化痰、祛瘀更为常用。但初时常伴表邪，及时解表可缩短发作期病程；重者痰瘀蒙窍，水饮泛溢，甚或动风、出血，则须开窍、利水、蠲饮、息风、止血；危者肺气虚耗、心肾垂绝致喘脱，应救逆固脱，缓解期正虚为主，要根据气虚、阳虚与阴虚的不同，肺脾肾虚损的主次，扶正固本。

（2）虚实常常错杂，急性期虽以标实为主，但祛邪勿忘补虚，临床在急性期反复祛邪而邪不去时，配合扶正可增强祛邪之力；缓解期虽以固本为要，然而扶正需兼治实，因痰瘀之基本病理往往深伏于内，固本而兼祛瘀化痰则有助于减少发作，拔除病根。

（3）和解、祛湿法在肺心病继发急性呼吸道感染中的运用　肺心病继发急性呼吸道感染较一般呼吸道感染难治，中医控制感染，应根据辨证进行治疗。一般来说，除化痰须贯穿始终外，最常用的治法是清热解毒。可分别情况，参以活血化瘀和扶正。和解、祛湿法似乎较少被问津。但临床部分急性发作期患者，症见咳喘痰多黏腻，色白或砖红胶冻状，寒热往来，胸胁苦满，心烦喜呕，脘痞纳差，肢体乏力，舌苔厚腻，脉弦细。多属顽固的革兰阴性菌感染，多种治法往往乏效，而和解少阳、祛湿和胃用之得当，可事半功倍。用小柴胡汤以和解表里，平胃散以健脾制湿，二方合而为一，故名曰柴平。方取柴平汤加减：柴胡 6～10 克、黄芩 10 克、半夏 10 克、陈皮 6 克、竹茹 5 克、当归 15 克、赤芍 10 克、虎杖 6 克、川芎 6 克、草果 6 克、赤茯苓 6 克、芥子 10 克、人参 10 克、苍术 10 克、厚朴 10 克、石韦 15 克、甘草 6 克、白术 15 克、薏苡仁 20 克、败酱草 30 克、金银花 30 克、生姜 5 片。

　　该法的特点是攻补兼施、寒热并用。但祛邪不在清，而在"化"，通过化湿、化痰而消除病因；扶正不在补，而在于"调"，调养正气，调整脏腑功能，调和少阳枢机，提高抗病能力。寒而无冰伏之弊，热而无化火之虞，属和法。是控制肺心感染的又一途径。若痰湿较甚时，注意健脾，如方中加用了白术、薏苡仁等酌参使用，脾运健则痰湿除，枢机和；若有邪热加用败酱草、金银花疏通腑气、清热解毒。若见痰热适当加竹茹、黛蛤散（包）；一般痰瘀为患，注意预防血瘀，故加用虎杖、当归、赤芍等活血祛瘀。

　　（4）关于阴虚痰阻的治疗　肺心病痰阻于肺，可因素体阴虚，或因痰饮内生、津不正化而阴亏，或痰热伤阴，或长时间并用肾上腺皮质激素致医源性阴伤，出现阴虚痰阻证。此时养阴易生痰，化痰易伤阴，治疗颇为棘手，依临床经验以下几法可参考运用。其一，祛痰护阴，适用于痰热盛而肺阴伤不甚明显者，可化痰为先，注意适当配伍芦根、天花粉等清热生津之品，必要时加玉竹、南沙参等养阴而不碍邪。其二，不同时间给药：叶天士治阴虚肺热将养阴药朝服，清肃上焦药暮进，即在不同时间分别给养阴和化痰剂。其三，养阴与化痰通过不同剂型、途径给药：如痰盛（包括痰湿、痰热）而肾阴亏，将化痰剂煎汤，送服六味地黄丸。尤其对激素致医源性阴伤者，此法可较长时间运用；也可用浊药轻投之法，将熟地黄 30 克先以沸水浸泡半小时，倾其汤代水，煎服化痰剂；或静脉予增液注射液（中药增液汤之静脉制剂），口服化痰剂；如心肺气阴亏虚时，则静脉用参麦针，配合化痰剂口服。其四，化痰养阴并投，如张景岳所创金水六君煎，即二陈汤加当归、熟地黄，对年迈肺肾阴虚、湿痰内盛，特别是咳喘痰多味咸者有较好疗效，临床有时以阿胶 15 克（烊化）易熟地黄，亦可取得良效。杨士瀛云："凡治喘咳，无论肺虚肺实，可下可温，须用阿胶以安肺润肺，其性和平，为肺经要药"。

　　（5）关于缓解期的治疗及注意点　肺心病缓解期治疗应以扶正固本为主，通过补肺固卫、补脾健运、补肾纳气，兼以化痰、活血，而提高机体免疫力，维持和改善心肺功能，减少急性发作，防止疾病发展。为便于较长时间维持治疗，用药多取膏、散、丸、片剂和口服液。如肺脾气虚，可用玉屏风散或口服液合六君丸。

　　缓解期的治疗临床还可用以下经验方煎服，三天用药一剂。

　　经验方 1：人参 10 克、蛤蚧一对、冬虫夏草 3 克、三七粉 3 克（冲服）、川贝母 6 克、北沙参 15 克、玄参 30 克、麦冬 15 克、五味子 10 克、陈皮 5 克、紫河车（研细末）20 克（冲服）、麻黄 3 克、杏仁 6 克、炙甘草 6 克、白果 10 克、黄芪 30

克、益母草 30 克、玉竹 10 克、补骨脂 10 克、附子 3 克、肉桂 3 克、淫羊藿（仙灵脾）20 克、丹参 20 克、赤芍 10 克、红花 6 克、虎杖 6 克、熟地黄 30 克、山茱萸 15 克、山药 12 克、牡丹皮 12 克、泽泻 10 克、茯苓 12 克、白术 30 克、半夏 6 克、木香 6 克、砂仁 3 克、防风 15 克、生姜 3 片、金银花 30 克。

经验方 2：沙参 10 克、麦冬 15 克、生地黄 15 克、玄参 30 克、知母 6 克、五味子 10 克、枸杞子 10 克、何首乌 10 克、熟地黄 30 克、补骨脂 10 克、菟丝子 15 克、川芎 10 克、当归 15 克、黄柏 6 克、赤芍 6 克、丹参 10 克、肉桂 3 克、附子 3 克、黄芪 30 克、太子参 15 克、桃仁 6 克、红花 6 克、桂枝 5 克、杏仁 6 克、款冬花 6 克、紫菀 6 克、百部 6 克、白前 6 克、紫苏子 6 克、紫石英 10 克、紫河车（研细末）10 克（冲服）、胡桃仁 10 克、沉香 5 克、白术 15 克、茯苓 12 克、甘草 6 克、木香 6 克、砂仁 3 克、陈皮 6 克、半夏 6 克、山茱萸 12 克、山药 12 克、防风 6 克、牡丹皮 6 克、泽泻 6 克、金银花 30 克。

缓解期治疗注意点：一是肺脾肾三脏相互关联，故遣方用药要有机结合又有所侧重；二是注意阴阳互根，滋阴配阳，补阳配阴，特别是阴虚者，纯用阴柔之品则阴液难复；三是要注意治疗时机和疗程，要根据肺部基础疾病的不同，选择适当的治疗时机，如慢性支气管炎所致肺心病多冬季受寒发作，故秋末即应开始固本治疗；支气管哮喘所致肺心病，春秋季节易发，故夏、冬季开始用药，可减少发作。在疗程上，一般宜长，每年缓解期治疗不少于 2 个月。此外，还有传统的"冬病夏治"等，亦值得重视。

（6）中医对肺源性心脏病医治之优、弱点及中西医结合治疗的优越性

① 中医对肺心病治疗的优势

a. 缓解期采用扶正固本、化痰活血等法治疗，可以调节机体内环境，激发机体自卫功能，增强机体自稳状态，从而减少急性发作，减缓病情发展，降低病死率，因而可占主导地位。

b. 通过清热化痰、润燥化痰、温化寒痰、燥湿化痰等多种手段，可使痰液变稀，或黏稠性下降，或改善、增强气道纤毛运动，从而有效地祛除痰液，减轻症状，改善肺的通气功能；通过祛痰利肺，还有利于呼吸道感染的控制。

c. 中医的活血化瘀等治疗可以改变肺心病血液流变性异常，部分还可降低肺动脉高压、改善微循环，从而改善心肺功能，促使某些病理因素逆转。

d. 肺心病患者常有营养障碍，近些年国内外对其有不少研究，但西医主要是通过静脉法补充必要的营养物质，而计算入量繁琐费时，故难持久，且不能从根本上解决患者的胃肠功能和能量代谢等一系列问题，而中医可通过健脾助运等整体辨证论治措施，改善全身状况和脾胃运化功能，可从根本上改善营养状况，提高免疫力。

② 中医对肺心病治疗的弱点

a. 单纯中药对肺心病急性感染往往有效率不高，特别是对一些严重感染和伴有明显心肺功能不全的患者，以及种种原因无法给进中药的个别患者，单用中药往

往难以控制。

b. 严重支气管痉挛或呼吸衰竭，明显缺氧、二氧化碳潴留时，中医缺少有效的抢救手段，西医解痉、呼吸兴奋剂、吸氧、气管插管与切开、机械呼吸等有明显优势。

c. 对肺性脑病、重度心衰或并发上消化道出血、酸碱水电平衡失调、休克时，虽中药可发挥一定作用，但一般来说，不如西医治疗效果迅速、有力。

③ 本病中西医结合治疗较单用西医或中医治疗优越。

a. 肺心急性感染时，中药清热解毒、利肺化痰活血、扶正达邪等配合西药抗感染，可增强疗效。因肺心继发感染，西药抗生素等虽有一定作用，但随病情进展，机体抗病能力低下和病原菌耐药性增长以及痰液潴留不出等，后期则常效果不佳，且长时间大量用抗生素，部分可致白细胞减少、听力减退、肾功能不全、二重感染。中药虽多数直接抑菌作用不强，但可增强细胞免疫和其他非特异性免疫功能，使免疫紊乱得到纠正，减少抗菌药物用量，减少和避免西药副作用，特别是祛痰利肺中药的使用，痰瘀的清除为抗菌药物更好的发挥作用创造了条件。

b. 肺心心衰时，中西医针对不同环节，配合运用，可取长补短。肺心心衰与一般心衰治疗上有所区别。原则上，一是控制感染，二是改善通气功能，三是强心、利尿、扩血管等直接纠正心衰。而控制感染优先选用清热解毒中药及抗生素，同时在有效给进药情况下，中药清热解毒、祛痰利肺优于西药，有利于改善通气功能和缺氧状态，从而减轻心脏负担；在强心方面，由于剂量受到限制，往往量小则无效，稍大则过量中毒，不易控制，如果配合中药温阳利水、活血化瘀等，有时能达到较好的强心利尿、减轻心脏负荷的效果。如此，既可避免西药的某些副作用并补其不足，又可避免中医在危重病下抢救的被动性及寒热虚实并见证候上用药的矛盾性。

c. 在一些并发症的处理上，如肺性脑病，中药豁痰开窍，配合西医改善通气、氧疗，可更快更好地使意识恢复正常；急性上消化道出血时，中医化瘀止血可避免某些西药加重血液黏稠性增高等副作用。

d. 在西药使用激素配合治疗本病时，有时会产生明显副作用，尤其可致阴虚内热，如用中药知柏地黄丸等，可使副作用得以减轻，治疗作用加强，对长期依赖激素者，还有利于逐步撤停。

（七）临床分型辨证论治

1. 寒痰血瘀

症状：咳喘，胸闷不得卧，痰多白色泡沫，恶寒发热无汗，面颧可见蟹爪纹。舌下瘀筋，苔白滑或白腻，脉浮紧或弦紧。

治法：温化寒痰，活血化瘀。

处方用药：小青龙汤合益母丸加减。

麻黄 6 克、桂枝 6 克、法半夏 10 克、细辛 3 克、五味子 6 克、干姜 6 克、吴茱萸 6 克、当归 10 克、川芎 10 克、全蝎 3 克（研末，冲服）、赤芍 10～15 克、益母草 30 克、木香 6 克、炙甘草 6 克。

用药论述：本证多见于肺心病急性发作之初。乃内有痰饮血滞，外感风寒。以咳喘、咳稀薄白沫痰、恶寒无汗、舌下瘀筋为辨证要点，如痰虽白但质已黏稠难咳则不宜用。方取小青龙汤解表散寒、温肺化饮，主治外感风寒，寒饮内停之证。方中麻黄、桂枝相须为君，发汗散寒以解表邪，且麻黄又能宣发肺气而平喘咳，桂枝化气行水以利里饮之化。干姜、细辛为臣，温肺化饮，兼助麻、桂解表祛邪。然而素有痰饮，脾肺本虚，若纯用辛温发散，恐耗伤肺气，故佐以五味子敛肺止咳、赤芍和养营血，二药与辛散之品相配，一散一收，既可增强止咳平喘之功，又可制约诸药辛散温燥太过之弊；法半夏燥湿化痰，和胃降逆，亦为佐药。炙甘草兼为佐使之药，既可益气和中，又能调和辛散酸收之品。药虽八味，配伍严谨，散中有收，开中有合，使风寒解，水饮去，宣降复，则诸症自平。益母丸活血化瘀。吴茱萸一般用于温中下气，临床以之治大量白沫痰壅盛，有殊效。川芎、全蝎可解痉活络平喘，经验用药，证诸临床，确有一定疗效，尤其对支气管哮喘更佳；川芎合桂枝、赤芍、益母草可活血化瘀，赤芍、益母草据现代研究有降低肺动脉高压作用，剂量宜大，血瘀明显者，还可用复方丹参注射液 16 毫升加入 5％葡萄糖溶液 500 毫升中静滴，每日一次，10～14 天为一疗程。血瘀为肺心病基本病理因素，肺心病在有明确瘀血征象时自当化瘀，即使在外无舌紫暗、唇甲青紫、胁下瘀块等可见，在内仍有痰滞气机、阳虚失于鼓动、气虚血行无力等，一般加用活血比单用化痰等效果更佳。实际上，肺心病真正无任何血瘀外象者少见，蟹爪纹、舌下瘀筋均是血瘀表现之一，前者常在肺心病早期即可见，而舌下静脉增粗者，有统计在肺心病患者占 90.63％，而肺气肿只占 47.5％，健康人仅 13％。

本证如果饮郁化热、烦躁，可加石膏 30 克（先煎）；如果无恶寒发热之表现，可以苓甘五味姜辛汤易小青龙汤。若形寒怯冷，面目虚浮或下肢浮肿，舌淡，属阳虚痰饮，可用"阳和汤"，临床经验认为阳和汤治疗顽固的痰饮咳喘效果胜于小青龙汤，因小青龙汤是治风寒引起的痰饮咳喘，阳和汤却与痰饮的发病原因和病理相吻合，且能结合到痰多的症状，诚为经验之谈。此外，若上实下虚，夜咳为甚，可改用苏子降气汤。若脾虚痰湿，痰多易咳，纳少便溏，可用六君子汤。

2. 痰热瘀阻

症状：咳喘气粗，胸满烦躁，痰质黏稠，色黄或白，口干而苦，身热汗出，颈脉充盈，口唇青紫。舌暗红，苔黄腻，脉弦滑或滑数。

治法：清肺化痰，祛瘀平喘。

处方用药：越婢加半夏汤、千金苇茎汤加减。

炙麻黄 6 克、生石膏 30 克（先煎）、炒黄芩 10 克、半夏 10 克、生姜 6 克、鲜苇茎 60～120 克、薏苡仁 30 克、桃仁 10 克、冬瓜子 15～30 克、虎杖 15 克、平地木 15～30 克、金荞麦 30 克、甘草 6 克、鱼腥草 30 克、金银花 30 克。

用药论述：本证系痰热郁肺、瘀血内滞，用越婢加半夏汤宣肺泄热。如兼有表邪，麻黄可生用；千金苇茎汤本为肺痈而设，然其清肺化痰、活血之功与本证颇合。鲜苇茎清热又养胃生津，以鲜者去节为佳，剂量宜大，一般 60 克，乃至120～150 克，先煎汤取水，再入它药；虎杖、平地木化痰止咳效著，合桃仁可活血祛瘀；合金荞麦、鱼腥草、金银花可清热解毒，对控制感染尤其是金葡菌感染有一定作用。肺心病急性发作期常痰热内盛，但未必有壮热、面赤等症状可见，亦须配合清热豁痰解毒法，因邪毒不去，是致神昏、厥脱等危候的重要原因。除上述用药外，根据情况，还可酌选白花蛇舌草、蒲公英、败酱草等，对一些顽固感染，加用漏芦有时有一定疗效。若反复清化效果不著，应该注意是否正虚不能达邪，根据气阴不足与阳气亏虚的不同，分别加用参麦注射液，每日 20～50 毫升，或参附注射液，每日 20～40 毫升，静滴，以冀正胜邪祛。如气喘不能平卧，颈脉动甚，可加葶苈子 3 克（研粉，吞服），每日 2～3 次（葶苈子用于泻肺降气，祛痰平喘，利水消肿。主治痰涎壅肺之喘咳痰多、肺痈、水肿、胸腹积水，小便不利、慢性肺源性心脏病、心力衰竭之喘肿、瘰疬等）。若痰胶黏难咳，可加黛蛤散 15 克（包煎）、风化硝 10 克、浙贝母 10 克；若大便干，可加全瓜蒌、鲜竹沥；痰鸣，加射干。另外，有时痰热虽去，但咳嗽不除，系肺动脉高压所致咳嗽，可减清热解毒、化痰之品，主以桃红四物汤，并重用赤芍 30 克，同时静滴复方丹参，以活血之法来肃降肺气，不专镇咳而咳自平。

3. 痰瘀蒙窍

症状：喘促短气、咳痰诸症未解，渐次神志恍惚，烦躁谵妄，或白昼静卧淡漠而夜间语无伦次，或撮空理线、嗜睡，甚则昏迷，或伴抽搐。苔白腻或淡黄腻，舌暗红或淡紫，脉细滑。

治法：涤痰泄浊，化瘀开窍。

处方用药：涤痰汤加减。

人参 10 克、半夏 10 克、生姜 6 克、陈皮 6 克、胆南星 10 克、竹茹 10 克、茯苓 10 克、菖蒲 10 克、枳实 10 克、郁金 10 克、炙远志 6 克、地龙 10～15 克、全蝎 5 克、土鳖虫 9 克、桃仁 10 克、甘草 6 克。

用药论述：肺心病见窍闭，涤痰至关重要。不仅因为无形之痰上蒙是窍闭的直接病理，更因有形之痰阻肺，令肺吸清呼浊之能失司，清气不入，浊气不出，神失所养，浊邪害清，是致闭之原因。故痰浊去，气道畅，肺之吸清呼浊得以复常，则窍自开。因而用涤痰汤豁痰开窍为主，人参、茯苓、甘草补心益脾而泻火。陈皮、胆南星、半夏清利热燥而祛痰。竹茹清燥开郁。枳实破痰利膈。菖蒲、炙远志开窍通心。使痰消火降，则经通而舌柔矣。加地龙、全蝎既可化痰平喘，又可息风止痉。清窍被蒙，还与血行不畅，瘀滞窍络相关，故用土鳖虫、桃仁、郁金化瘀以开窍。若气阴受损，可酌加太子参 15 克、麦冬 15 克；抽搐较甚，另服羚羊角粉0.3～0.6 克，每日 2 次；若痰热郁肺，加鲜竹沥水 20～30 毫升，每日 2～3 次；喉中痰涎壅盛，加猴枣散（功效：活血祛痰）0.6 克。本证临床虽亦可参用至宝丹、苏合香丸等，但一般不以之为主，此与温病、中风所致窍闭有所区别。

4. 肺肾虚衰

症状：呼吸浅短难续，声低气怯，甚则呼吸时点头、倚息不能平卧，喉中痰鸣有声，无力咳出。舌淡紫暗，脉沉细无力。

治法：补肺纳肾，祛痰利气。

处方用药：平喘固本汤加减。

人参10克（另煎）、冬虫夏草10克、五味子10克、灵磁石30克（先煎）、胡桃仁12克、沉香15克、坎脐（脐带）15克、紫苏子15克、款冬花12克、法半夏12克、橘红6克。

用药论述：本证多见于肺心病呼吸功能不全、呼吸衰竭。肺肾气衰，兼有痰阻，故用平喘固本汤补肺纳肾，降气化痰。若兼痰热，加鱼腥草30克、浙贝母10克、黛蛤散25克（包）、金银花30克；见血瘀、口唇发绀、颈脉动甚，加当归、益母草，并静脉滴注复方丹参注射液；如肾阳虚衰，寒痰阻肺，可加附子、干姜、鹿角片、细辛；若肺肾气阴亏虚，可改用参蛤散合麦味地黄丸；若病情发展，呼吸微弱，时停时续，四肢厥冷，脉微欲绝，乃元气败脱，心肾垂绝，急用参附龙牡汤、生脉饮送服蛤蚧粉或黑锡丹，或参附针、参麦针静注。并进行抗休克、纠呼衰等综合疗法。

5. 阳虚水泛

症状：咳喘心悸，不能平卧，咳痰清稀，下肢浮肿，甚则一身尽肿，腹胀，尿少，颈脉动甚，胁下可有癥块。面唇青紫，苔白滑，舌淡胖紫暗，脉沉细。

治法：温阳祛饮，化气利水。

处方用药：附子理苓汤、葶苈大枣泻肺汤、真武汤加减。

红参10克（另煎）、炮附子10～15克（先煎半小时）、桂枝10克、白术20克、生姜5克、茯苓30克、白芍10克、甘草6克、猪苓10克、泽泻10克、车前子10克、桔梗10克、厚朴6克、大腹皮10克、桑白皮10克、葶苈子10克（包）、万年青根15克、益母草30克、泽兰15克、肉桂5克、牛膝10克、大枣6枚。

用药论述：本证是心肺脾肾交亏，阳气虚衰，水停血瘀，饮溢肌肤，上凌心肺。方取附子理苓汤温阳化气利水；葶苈大枣泻肺汤泻肺平喘；真武汤温阳利水。主治脾肾阳虚，水气内停证。证见：小便不利，四肢沉重疼痛，腹痛下利，或肢体浮肿，苔白不渴，脉沉；太阳病发汗过多，阳虚水泛。汗出不解，其人仍发热，心下悸，头眩，身瞤动，振振欲擗地。合桑白皮、葶苈子泻肺祛饮；佐牛膝、泽兰、益母草活血利水。一般认为，葶苈子辛苦大寒，泻水力峻，只宜用于实证。实际上，对阳虚饮停颇有效，临床未见不良反应，现代研究显示葶苈子与万年青根共用有强心作用。方中加用厚朴、大腹皮、桔梗理气，桔梗宣肺利膈，可利胸膈间的滞气以治痞闷，且肺为水之上源，肺的宣降功能正常，则能通调水道，桔梗与大腹皮配伍可行气利水，使湿邪从小便而走。厚朴、大腹皮宽胸除满，二药偏于行气，可除胸中胀满。生姜、大枣调胃和中，生姜温阳散寒，生姜属温散之品，温助附子温阳散寒，散助茯苓、白术宣散水湿。脾主运化水湿，肾主气化行水，肾阳虚气化不行致小便不利，脾主四肢，脾阳虚水湿内停，泛溢肌肤致肢重、浮肿。故用茯苓、白术健脾渗湿，又用附子加上了温阳之功。白芍一则柔肝以止腹痛；一则敛阴护液，敛阴缓急，以治身瞤动；一则防姜、术、附等温燥之品伤阴之弊；一则《本经》载芍药"能利小便"，使湿从小便而走。牛膝活血通络，补肝肾，强筋骨，利水通淋，利尿消肿。肉桂补火助阳，引火归原，散寒止痛，活血通经。诸药配伍温阳祛饮，化气利水。

本证虽重，若见典型表现，疗效显著。若投之再三而不效，须注意是否肺经伏有痰热，可另化服《局方》牛黄清心丸，并配合金荞麦片、穿心莲片等；若阳虚水停而又咳喘痰黄黏稠较甚，可改用乌梅丸加减：乌梅 10 克、细辛 3 克、干姜 5 克、黄芩 6 克、黄连 6 克、当归 15 克、附子 6 克、桂枝 6 克、人参 6 克、黄柏 6 克、椒目 6 克、茯苓 15 克、石韦 30 克、鱼腥草 30 克、葶苈子 15 克（包）。乌梅丸原治蛔厥，但化裁后对肺心病寒热虚实错杂证有效。石韦，据《本草从新》载，有"清肺金以滋化源，通膀胱而利水道"作用，与水停而痰热郁肺者颇合。

七、病毒性心肌炎

（一）概述

病毒性心肌炎是指由于各种病毒感染所致的心肌急性或慢性炎症性病变，它可呈局限性或弥漫性的急性、亚急性或慢性炎症性病变。致病因子为多种病毒，其中以柯萨奇 B（简称 CB）病毒感染最多见。近年发现除病毒直接作用于心肌外，并存在有细胞（主要为 T 细胞）介导免疫的致病作用，加重了对心肌的损害。主要病理变化为心肌纤维间有炎性细胞浸润，心肌纤维变性，细胞发生溶解或坏死，病变常涉及心肌起搏及传导系统。临床表现取决于病变之广泛程度，轻者可几无症状，重者可突发猝死。近些年来，本病有逐渐增多趋势，已成为内科心血管临床较为常见的疾病之一。本病多见于儿童及青壮年，一般以 20～30 岁为最多，但老年人亦不少见。男多于女，男性约为女性的 2 倍。本病在中医属"心痹""心悸""怔忡""水肿""喘证"范畴，多因感受温热毒邪、邪热内陷心包，累及肺、脾、肾，以致产生气滞、血瘀、水湿而为患。危重者可归之于"心水""厥脱"范畴。

（二）病因与发病机制

病因而言，几乎各组病毒都可引起心肌炎，最常见的病毒是柯萨奇 B 组病毒、埃可（ECHO）病毒、流感病毒、脊髓灰质炎病毒和 HIV 病毒，约占病毒性心肌炎的 50%。其次可见于肝炎病毒、麻疹病毒、腮腺炎病毒、狂犬病病毒、水痘病毒、传染性单核细胞增多症病毒等。本病的发病机制尚在探索阶段。多数认为病毒可直接侵犯心肌，在心肌内繁殖，其依据为：从尸检发现病毒存在于心肌中，以心肌分离所得病毒接种动物可引起发病，血清中同型病毒的中和抗体滴定度高。病毒可直接或通过毒素作用，造成心肌代谢紊乱，或侵犯血管影响心肌血供，引起心肌损害。也有人认为病毒性心肌炎时，有免疫反应存在，免疫反应在发病中起重要作用，免疫反应的发生，可能源于病毒本身，也可能由于病毒与心肌形成抗原抗体复合体所致。故从现有的认识来看，可认为病毒性心肌炎的急性期以病毒直接侵犯心肌为主，以后则以免疫反应的可能性较大。病毒性心肌炎的病理改变为炎症，可呈局灶性或弥漫性。局灶性者可能心脏外观无发现，显微镜下见心肌间质性炎症；较重者可有不同程度的心肌细胞水肿、溶解及坏死。这种间质性心肌炎伴有心肌坏死，虽非特异，但却是病毒性心肌炎的主要病理所见。病理损害可单独侵犯心肌，也可侵及心包呈现炎症性渗出或粘连等改变。如果累及心脏起搏传导系统，可引起心律失常。慢性心肌炎可致心脏扩大。病程较长者，可有心肌纤维化或瘢痕形成。

（三）中医论述病毒性心肌炎病因病机病理

中医认为本病是内因和外因相互作用的结果。病变部位主要在心，常涉及肺、脾、肾等脏腑。内因：素体正气亏虚。与现代医学强调病毒感染是导致病毒性心肌炎的根本原因不同，中医认为，除了外邪，正气虚弱是本病发生重要的甚至是主要的方面，即在正虚的基础上再感受外邪而发病。正气虚弱或因禀赋不足，或因过于劳累，耗伤正气所致。《黄帝内经》中有"正气存内，邪不可干""邪之所凑，其气必虚""脉痹不已，复感外邪，内舍于心"等论述，均说明正虚之体易被邪气所侵袭，邪毒内舍于心则可发为本病。外因：温热毒邪侵袭。素体正气亏虚者卫外不固，易于感受风热、湿热邪毒。邪毒多先从皮毛、口鼻而入，继则由表入里，留而不去，内舍于心。从临床证候来看，本病急性期常先出现发热、身痛、倦怠等感冒样症状或恶心、呕吐、腹胀等消化道表现，说明其发病确与外感有关。从该病的发病途径来看，多数先有肺及脾胃的损伤，继则出现心经症状。从中医理论分析，肺主气，心主血，心肺同居上焦，无论在生理和病理情况下，心肺二脏都具有密切的关系。正如温病大师叶天士所说："温邪上受，首先犯肺，逆传心包。"心与胃之间亦存在着内在的密切联系。《素问·经脉别论》曰："食气入胃，浊气归心，淫精于脉。"在生理情况下，胃居中焦，主受纳腐熟水谷，为气机升降出入之枢纽，脾胃运化的水谷精微是心肌功能活动的物质基础。病理情况下，邪毒侵袭胃肠，浸淫营血，心神被扰，则见心悸、胸闷、胸痛、气短等症。

由于本病虚实夹杂，病机复杂，许多医家还常常借用现代医学对本病的分期（急性期、恢复期和慢性期）来对病机分别加以分析。

急性期（以毒为主）：邪毒侵袭，内舍于心。温热毒邪从皮毛、口鼻而入，侵袭肺表，因此初期多表现出肺卫表证，如咽红、咽痛、咽中不适、咳嗽、鼻塞流涕等，继则出现心悸、气短、胸闷等症，此因邪毒由肺逆犯心脏所致。外感湿热毒邪易从口而入，毒邪蕴阻脾胃，脾失健运，症见腹泻、头身困重、恶寒发热、恶心呕吐、腹痛等症。若湿热毒邪郁久不解，进一步侵及心脉则出现心悸、胸闷、气短等症。

恢复期（以虚为主）：气阴两虚，余毒未尽。经过急性期的病理演变进入恢复期，余留热毒之邪继续灼损营阴，可致心之气阴两伤。心气受损，阳失振奋，气化失职，可致怔忡不安。心阴耗伤，心脉失养，阴不制阳，可致心悸不宁。症见心悸气短，胸闷胸痛，口干，乏力，舌红少苔，脉细数。

慢性期（以瘀为主）：气虚阳损，痰瘀阻络。病久伤及肺脾，肺失宣肃，脾虚水停，或热毒灼津，可导致痰浊内生。热毒壅遏，耗灼阴血，血热搏结成瘀血或日久阴损及阳，心阳受损，推动无力，血行滞涩，可导致瘀血内停。痰浊、瘀血既是本病常见的病理产物，又是导致病情加重、迁延难愈的主要原因。临床多表现为胸闷憋胀、心前区疼痛、乏力倦怠、痰多纳差、舌质紫黯、苔白厚腻等痰瘀互结证候。

正气不足，温热邪毒乘虚侵心为本病发病主因，瘀血、痰浊为病变过程中的病理产物，耗气伤阴，血脉阻滞为主要病理变化。病初以邪实正虚，虚实夹杂为主，后期则以正气亏虚，心之气阴不足，痰瘀阻滞为主。现代医学认为，病毒对心肌组织的直接损害、细胞介导的细胞毒作用和随后继发产生的自体免疫过程是本病的主要发病机制，但迄今为止仍缺乏控制本病的有效治疗方法。而中医学根据其整体观念的特色，从正邪两方面探讨其病因病机，辨证论治，更强调正气在本病发生及其预后转归的重要地位，此认识亦为病毒性心肌炎的治疗开拓了思路，即心病治心而不专于心，还要调整其他脏腑功能以利于心，抓住"虚、毒、瘀"三个临床分期的病机关键，从祛除病邪与调节机体阴阳气血、扶助正气入手进行治疗，取得了较好的疗效。

综上所述，本病因于素体正虚不足，加上七情劳倦、饮食不节、环境气候等不利因素为诱因，尤其是心肺气虚，导致腠理不固，邪毒乘虚侵心而产生一系列病变。病变早期为温热邪毒侵袭肺卫，肺气宣降失司，随即邪毒由肺及心，染及心脉。诚如叶天士所谓"温邪上受，首先犯肺，逆传心包。"邪毒侵心后，损伤心之气血，使心之气阴（血）两虚，心失所养，心用失常。病变后期余邪留伏，心之气阴亏虚一时难复，正虚邪恋；少数由气阴虚，阴损及阳，引起心阳耗损，阳气内亏。导致心之气血阴阳不足，并可累及脾、肾、肝等脏腑。肾虚真阴内亏，心火独亢，引起心肾不交；心阳不振，不能温振血脉，导致心脉痹阻，瘀血内滞；心阳虚衰，肾水过寒，可致阳虚饮聚；心肾阳虚，水湿泛溢而射肺凌心，泛溢肌肤；脾虚水湿内停，变生痰浊，痰浊久滞，可蕴生痰热，凌心蒙窍等，最终形成本虚标实，虚实夹杂诸症，每使变证丛生，迁延难愈，甚至出现正气不支，阴竭阳脱之险象，危及生命。

（四）诊断要点

1. 临床表现

（1）症状　约半数以上患者在发病前1～3周有明显的上呼吸道或消化道病毒

感染症状，患者多有发热（轻度或中度）、咽痛、咳嗽或恶心、呕吐、腹泻和全身倦怠感等不适。临床认为胸痛是最重要的症状，可为钝痛，也可似心绞痛。产生胸痛的原因可由于心包炎、胸肌痛，也可由于心肌炎本身所致。有的患者可有肌肉疼痛，可能由于病毒侵犯了骨骼肌的缘故。

一般多在上述非特异性感染症状1～3周后，然后继之出现心血管系统症状，如心悸、气短、胸闷、胸痛、呼吸困难，严重者出现心律失常、心力衰竭、心源性休克，甚至出现阿-斯综合征晕厥、猝死。阿-斯综合征即心源性脑缺血综合征，是指突然发作的严重的、致命性的缓慢性和快速性心律失常，引起心排出量在短时间内锐减，产生严重脑缺血、神志丧失和晕厥等症状。是一组由心率突然变化而引起急性脑缺血发作的临床综合征。该综合征与体位变化无关，常由于心率突然严重过速或过缓引起晕厥。

（2）体征　体征比症状更具有诊断意义。持续性心动过速与体温升高不成比例，少数患者可呈心动过缓，多数患者有各种心律失常，其中以早搏或房室传导阻滞最常见，常成为引起注意的首见临床表现。第一心音多减弱，常可听到第四心音和（或）第三心音，心音低钝，即房性和（或）室性奔马律。约有半数的病例心脏扩大，有的可在胸骨左缘触及到心脏搏动。心尖部有收缩期杂音，常可在心尖部或三尖瓣区听到2～3级收缩期吹风样杂音，性质比较柔和。若同时波及心包则可闻及心包摩擦音。其他则为心力衰竭和休克所致的表现体征。

2. 实验室检查

（1）血常规　白细胞轻度升高，血沉加快。

（2）血清心肌损伤标志物：

①肌酸激酶（CK）增高；

②肌酸激酶同工酶（CK-MB）增高；

③肌钙蛋白T（cTnT）或肌钙蛋白I（cTnI）增高。

（3）相隔两周血清柯萨奇B病毒中和抗体（CVB）滴度呈4倍以上增高或一次＞1：640则为阳性标准，即考虑其病毒感染与心肌炎相关。

（4）病毒性心肌炎心电图　几乎全部病例都有心电图改变，主要为ST-T段改变，各种心律失常（以房性、室性期前收缩，房室传导阻滞最常见），其中以室性早搏最为常见，尤其是频发、多源的室性早搏并行心律及短阵性室性心动过速的病理意义较大。房室传导阻滞亦属常见，有时可见窦房阻滞、房内阻滞以及各种束支传导阻滞。束支传导阻滞中，特别是左束支传导阻滞多提示病变部位广泛，如治疗不及时可造成猝死。重症急性心肌炎可出现类似急性心肌梗死的异常Q波及ST段抬高，系严重心肌损害所致，应与急性心肌梗死作鉴别。

（5）病毒性心肌炎X线检查　正常或不同程度心脏扩大，心衰时有肺瘀血、肺水肿征象。

（6）病毒性心肌炎超声心动图　轻症患者可正常，重症患者可见心脏扩大，室壁节段性或弥漫性运动减弱。若伴有心包炎，可见心包积液征、心室收缩功能降低。

总之，对病毒性心肌炎诊断依据，病毒感染 1～3 周后出现心脏临床表现，心电图改变和心肌损伤标志物异常，病毒抗体阳性或分离出病毒。需除外甲亢、β受体功能亢进（病因未完全明确，一般认为主要是由于中枢神经系统功能失调，导致自主神经的失衡在过劳、高度紧张、精神创伤等应激情况下诱发起病）、冠心病及其他结缔组织病等。

（五）鉴别诊断及并发症

1. 鉴别诊断

（1）风湿性心肌炎　除具备心肌炎表现外，尚有游走性关节炎、多发性关节炎、皮下结节、环形红斑等表现。血沉多显著增快，抗链球菌溶血素 O 增高，二尖瓣或主动脉瓣可闻及病变引起的特异性杂音，可资鉴别。

（2）冠心病　发病年龄较大，多在 50 岁以上，有动脉粥样硬化的易患因素如高血压病、糖尿病、高脂血症等，常有家族史，发病缓慢，病程为进行性，无合并症时不发热。心脏以左心室增大为主，可资鉴别。

2. 并发症

（1）心律失常　超过 50% 的患者可并发心律失常，部分相当顽固，极少数严重者为高度房室传导阻滞（AVB）、室性心动过速，可危及生命。

（2）心力衰竭　部分进入慢性期后，心脏进行性扩大，心功能减退，形成慢性充血性心衰。少数重症患者在急性期内可突发急性左心衰，出现急性肺水肿，救治不及时可致死亡。

（3）心源性休克　重症患者心脏泵血功能衰竭，使心排血量急骤降低而导致全身脏器组织血流灌注不良，周围循环衰竭，救治不及时可迅速致死。

（六）病毒性心肌炎证治枢要及特色经验探要

（1）本病多虚实夹杂，病初以邪实为主要矛盾，实中夹虚。治疗重在祛邪，兼以补虚，时时顾护心之气阴。病变中后期以正虚为主要矛盾，基本病理特征为气阴两虚，兼余邪留恋。治疗重在扶正，调补心之气血阴阳，兼清余邪。

（2）本病后期，病变累及多个脏腑，包括心、肺、肾、肝、脾等，同时病变中产生的痰浊瘀血等病理产物，反过来对包括心脏在内诸脏腑产生有害影响。因此，对本病重在治心而不专于心，调理受累之脏腑，清除病理产物，有助于促进心脏功能恢复。

（3）由于心主血脉之功能失常，病程中常出现心胸瘀阻征象，故活血化瘀方药在本病治疗中有一定价值，尤其在病变中后期依据病证配用，可提高疗效。但须注意，因于气血不足，气不运血，血不营络，心失所养，可致虚痹，出现胸闷、心痛隐隐等症，此时应以补益心之气血为主，不可过于峻逐，原则上宜养血和血、行瘀通脉。

（4）本病源于正虚之本，卫外功能低下，极易因反复外感而复发。并且每复发一次，病变加重一次，正气愈伤。故在病愈后，当继续扶正为要，如常服玉屏风散、生脉散，有助于提高正气。俾正气旺盛，卫外充实，以绝复发之由。

（5）关于心律失常的治疗　心律失常每为相当部分患者前来就诊之主诉。在发病初期，经及时治疗，心律失常常随一般情况的好转而渐次消失。而在慢性期遗留下的心律失常则往往较为顽固而不易根治，心电图（EKG）显示各类期前收缩、心动过速、房颤及房室传导阻滞等。其原因多由于心之气血阴阳失调，并累及心、肾等脏腑，或夹痰饮瘀血等，多属虚实夹杂而以虚证为主。应把握好寒热虚实和标本缓急，对证属气虚血少、阴阳失和、心动悸、脉结代明显者，宜选用仲景炙甘草汤益气养血，滋阴复脉，气血双补，组成：炙甘草 12 克、生姜 9 克、桂枝 9 克、人参 6 克、生地黄 30 克、阿胶 6 克、麦冬 10 克、火麻仁 10 克、大枣 10 枚。本方常用于功能性心律不齐、期外收缩、冠心病、风湿性心脏病、病毒性心肌炎、甲状腺功能亢进等而有心悸气短、脉结代等属阴血不足，阳气虚弱者。该方寒热并调，临证时视气血阴阳之偏衰略作加减，方中炙甘草、生地黄、大枣皆宜大量，少则效果不显。方中可加酸枣仁、柏子仁以增强养心安神定悸之力，或加龙齿（先煎）、磁石重镇安神；偏于心气不足者，重用炙甘草、人参；偏于阴血虚者重用生地黄、麦冬；心阳偏虚者，易桂枝为肉桂，加附子以增强温心阳之力；阴虚而内热较盛者，易人参为南沙参，并减去桂、姜、枣、酒，酌加知母、黄柏，则滋阴液降虚火之力更强。若对证属于痰浊痹阻胸阳者，宜涤痰宽胸，选用瓜蒌薤白白酒汤合温胆汤，适当配入苦参、胆南星、龙齿（先煎）等加强燥湿祛痰、镇惊宁神。对痰瘀交阻，宜化瘀祛痰，旋覆花、郁金、丹参、桂枝等为常用药物。

临床上，在方药中适当配伍经现代药理证实具有降低心肌异位节律点的自律性，调整房室间传导和不应期，以对抗心律失常作用的中药，也属必要。如对快速性心律失常，适当选择苦参、万年青、功劳叶、蚤休、琥珀和生脉饮口服；对缓慢性心律失常适当选择红参、甘松、附子、桂枝、北五加皮、细辛、远志等；对热毒偏盛者选择苦寒之大青叶、蚤休、苦参、万年青；对心阳不振选用温阳之附子、淫羊藿、北五加皮等；有学者根据心律失常的机制为心肌异位兴奋灶的兴奋性增加，认为与"风胜则动"有一定联系，重视标本兼顾，心肝同治，在补养心脏方药中加入息风镇肝药全蝎、白蒺藜、石决明、青龙齿息等，经临床验证取得了一定的疗效。总之，病、证结合，多法多方多药齐下，通过对机体脏腑气血阴阳之整体调节，扶正祛邪、通滞化瘀，可消除导致产生心律失常的病理基础，提高心肌之应激阈值，皆有利于心律失常的治疗。

（6）关于人参的选择使用　本病以虚为本，心气大亏，心液耗伤。人参味甘微苦，大补元气，益阴生液，于本病甚为对证，常用为主药，用之得当可起危痾。心阴虚或气阴两虚，宜用甘凉，通常可用人参须 10～15 克。病情较重，宜选生晒参 10～15 克或皮尾参 10 克，或以西洋参 5～8 克炖服。或以其研末，每次 2 克，日服 1～2 次，用药量少，可以常服维持药效。证属气虚或阳虚，宜用甘温，益气温阳，选用红参较为合适，如选用吉林红参 9～15 克，或选用高丽参，又称朝鲜参、别直参，甘温力大，振阳力较胜，选用其抗虚脱、抗休克效果常佳，一般用量 3～6 克，益气固脱时须重用至 15～25 克，若用吉林红参则须 15～30 克，浓煎频饮，量少则无固脱之力。野山参成于天然，气阴两补，力大功胜而无温燥之性，唯药源较少，故不常用。

（7）在提高机体免疫功能和抗病毒方面，中医药有着肯定的疗效。笔者多年的临床经验认为，对身体健康而言，不论什么病，当然也包含病毒性心肌炎，都必须以预防为先，采用中医药调理，把问题消除在萌芽状态，如果诊断检查发现了问题，必须依中医辨证论治理论揭示个体患者之康复规律，依其规律调治属有效治疗，在有效辨证论治之下，必须认真科学对待规律疗程用药治疗至全愈。对病毒性心肌炎的预防及治疗主张从温毒着眼，以卫气营血辨证，突出清心凉血解毒。在具体临床施治上，必须重视整体观，重视整体与局部的关系，故整体治疗是提高疗效的关键，注重心病与其他脏腑尤其心肾、心肺、心脾的关系，不能只着眼于心。由于病毒性心肌炎好发于儿童及青壮年，病邪袭肺侵心，日久正气不足，极易反复外感，对于小儿，小儿心常有余，肺肾常不足，病邪易心肺相传，病位虽在心，实责之于肺卫，反复外感，损害了心脏，形成恶性循环。主张重在从肺卫入手，扶正益气固表，切断病邪入侵途径。

中医药对本病治疗的长处主要有：①有效的抗病毒作用并可截断病毒对心肌的持续损害；②通过调补脏气，使机体内气血阴阳达到新的平衡，从而提高了包括机体免疫功能在内的整体抵抗力，有利于心肌细胞的修复及其功能之恢复，有利于对抗病毒等致病因素的再次入侵，防止复发；③对心衰、休克等危重并发症，有辅助治疗作用。可提高抢救的成功率；④对顽固性心律失常，对体质因素为主要诱因者能从根本上起到良好的治本作用，对心律失常引起的自觉症的改善较为理想。

（七）临床分型辨证论治

1. 外邪扰心

症状：微恶风寒，咽干痛、肌肉酸痛常较明显，心悸心慌，胸闷，心前区隐痛，乏力，汗出心烦，或咳嗽。舌尖红，苔薄白或薄黄，脉浮数或数。

治法：辛凉透表，清热解毒，通络宁心。

处方用药：银翘散加减。

金银花 50 克、连翘 15 克、牛蒡子 10 克、竹叶 10 克、芦根 15 克、桔梗 10 克、荆芥穗 10 克、淡豆豉 10 克、生地黄 30 克、丹参 15 克、板蓝根 15 克、玉竹 15 克、薄荷 6 克、甘草 6 克。

用药论述：外感患者若周身肌肉酸痛显著，须警惕邪毒有内舍于心的可能。若同时或稍后出现胸闷、心慌心悸等心经症状，即应疑及心脉已有损害。此时外邪束表，须透表以驱邪外出，以防病邪深入。主张在病变初期即治其血分，对临床有一定参考价值。本期治疗重在辛凉清解以透表，兼以益阴通络以助心。首选银翘散辛凉透表，清热解毒，方中重用金银花甘寒芳香，清热解毒，辟秽祛浊，连翘苦寒，清热解毒，轻宣透表，共为君药；薄荷辛凉，发汗解肌，除风热而清头目，荆芥、淡豆豉虽属辛温之品，但温而不燥，与薄荷相配，辛散表邪，共为臣药；牛蒡子、桔梗、甘草宣肺祛痰，解毒利咽，竹叶、芦根甘寒轻清，透热生津，均为佐药；甘草并能调和诸药，以为使。合而用之，共成疏散风热，清热解毒之剂。玉竹、生地黄、丹参护阴宁心，养血和血。板蓝根清热解毒。若胸膈闷者，加藿香 12 克，郁金 3 克，护膻中；渴甚者，加天花粉清热生津；项肿咽痛者，加马勃、玄参清热凉血，滋阴，解毒，散结利咽；衄者，去荆芥穗、淡豆豉（因其辛温发散而动血），加白茅根 9 克，侧柏炭 9 克，栀子炭 9 克，清热凉血以止衄；咳者，加杏仁，利肺气。

病毒性心肌炎初期与一般外感病有所不同，患者常有心之气阴不足，故在清解透表中配入益心通络之品，有助于扶持正气，防范热毒邪气伤及气阴，深入心脏，此系"务在先安未受邪之地，恐其陷入"之意。但不可使用滋腻之药，否则碍邪外透，甚至有引邪深入之虞。用药亦不可过于寒凉抑遏，有碍邪之外透，应以轻清透邪为要。此期治疗得当，病邪可很快出表。随表邪疏解，逐渐增加甘平益心之品。如太子参、麦冬、酸枣仁、山药等。如果表邪深入气分，热毒炽盛，加石膏 30 克、蚤休 15 克、蒲公英 30 克、麦冬 15 克，或入牛黄 0.3 克（研冲）（2 次/日）；胸闷明显加柴胡 6 克、郁金 10 克；心悸严重加苦参 15 克、党参 20 克、万年青根 15 克、珍珠粉 0.5 克（冲服）（2 次/日）；肌肉酸痛明显加羌活 10 克；若汗出热不解，身困重，为夹湿之象，宜注意湿热内阻，骤清必伤正，遽补则留邪，唯轻清化气利湿为先，平补气阴，与清利相伍。取董氏石膏滑石汤（石膏、滑石、青蒿、竹叶、金银花、连翘、知母、白薇、大豆黄卷、桂枝），务在热清湿化后，方可补益气阴。

2. 余邪伤阴

症状：心悸心烦不安，胸闷而痛，发热或低热，全身不适，肌肤疼痛。舌红少苔，脉数。

治法：滋阴清热，养心安神。

处方用药：自拟宁神舒心汤。

玄参 30 克、沙参 15 克、天花粉 15 克、忍冬藤 30 克、莲子心 3 克、连翘 15克、栀子 6 克、生地黄 20 克、远志 10 克、茯神 10 克、柏子仁 10 克、酸枣仁 15克、熟地黄 30 克、山茱萸 15 克、山药 12 克、黄连 3 克、板蓝根 15 克、当归 15克、白芍 15 克、羌活 6 克、苦参 10 克、丹参 10 克、麦冬 15 克、牡丹皮 10 克、太子参 20 克、金银花 30 克。

3. 气阴两虚

症状：心悸心慌，胸闷气短，活动后加重，乏力汗出，心烦不寐，手足心热，或有午后低热，舌红苔少，脉细数。

治法：益气养阴，宁心安神，佐以清热。

处方用药：（1）生脉散合天王补心丹加减。

太子参 30 克、麦冬 20 克、五味子 10 克、北沙参 15 克、丹参 15 克、生地黄 20 克、远志 10 克、酸枣仁 20 克、茯苓 15 克、连翘 10 克、金银花 30 克、甘草 6 克。

（2）生脉注射液 10～20 毫升加入葡萄糖液内静滴，1 次/日。

（3）丹参注射液 16～20 毫升加入葡萄糖液内静滴，1 次/日。

用药论述：表证稽留不解，或入里伤及心之气阴，多见于病程中后期，营阴亏损，心气耗伤，余热留恋，表现出一派气阴两伤之象。此时，正气已虚，病邪亦不盛，正虚邪留，亟宜加强扶正，少佐祛邪，俾正气未复，病邪易退，心脉可安。故以调补心之气阴为主，宁心复脉，兼清余邪。方中生脉散气阴两补，为治本病之主方，以本方稍事增补，取效常佳。方中太子参也可易以生晒参 10 克，补益力更强。生地黄、北沙参、丹参养阴和血以调心神，佐以茯苓、远志、酸枣仁养心安神，连翘、金银花、甘草清解余邪。据药理试验证实，丹参注射液与生脉注射液有明显增强心肌营养、强心、扩张冠状动脉以及抗病毒等作用，配入静脉滴注，有助于提高疗效。

动则心悸，怔忡时作，多汗，神倦不振，脉象虚细，为气虚重证，以高丽参 6～10 克易太子参，另煎兑服，并用黄芪 30～60 克加强益气，同时配入重镇宁心之品，如灵磁石 30 克（先煎）、紫贝齿 10～15 克、青龙齿 15～24 克（先煎）、琥珀末 2 克（2 次/日）等，选入 1～2 味即可。心动悸、脉结代，证属气虚血弱明显者，可换用炙甘草汤；有热象则取加减复脉汤，重用炙甘草 20～30 克、生地黄 30～60 克、大枣 30 枚，益气养血宁心复脉，据临床运用，凡属此一证型者每取良效，可同时以万年青注射液 10～20 毫升加入葡萄糖注射液中静滴，有助于控制早搏。对久热不退，入青蒿 10 克、白薇 10 克、鳖甲 15 克、牡丹皮 10 克；若兼手足抽搐者，加生牡蛎 30 克（先煎）、龟甲 10 克、鳖甲 10 克；胸闷痛显著，舌暗多瘀点，乃瘀滞重症，加凌霄花 10 克（凌霄花具有行血祛瘀、凉血祛风之功能，味辛、酸，性微寒，归肝、心包经。功能活血散瘀，凉血祛风）、藏红花 3～5 克、参三七末 1.0 克（冲兑）（3 次/日），或用失笑散 2 克（兑服）（3 次/日）；若夹痰热内阻，合用小陷胸汤、温胆汤加减，以清化痰热。若热毒较显，可入白花蛇舌草 15～30 克、珠黄散 1/2 支（兑服）（2 次/日），解毒护心。

4. 心阳虚损

症状：心悸，怔忡，动则气短，心胸憋闷疼痛，形寒肢肿，面色虚浮㿠白无华。舌淡胖，苔白，脉细沉迟，或结或代。

治法：温阳益气，活血利水。

处方用药：（1）真武汤合五苓散加减。

制附片 10 克、党参 30 克、茯苓 30 克、白术 20 克、白芍 10 克、桂枝 6 克、泽泻 12 克、生姜片 10 克、薤白 10 克、益母草 20 克、炙甘草 6 克。

（2）参附注射液 1 支，肌注，2 次/日，再以 40～80 毫升加入葡萄糖液中静滴，1次/日。

用药论述：此为本病重症，或病变后期，迁延不愈，多脏腑受损。心脾肾阳气亏虚，阳不化气，气不行水，水湿内停，寒水上逆凌心。病情较重，顽固而不易根治。治宜温振心肾阳气，通阳化气，活血利水。主以参、附、桂枝温阳散寒，益气强心，茯苓、白术、泽泻健脾利水，薤白通阳宽胸，白芍敛阴，阳虚血滞，血不利则为水，取桂枝、益母草活血以利水。

若浮肿严重加车前子30克（布包）、玉米须10～20克；心胸疼痛加降香10克、七厘散（2次/日）；若喘甚不得卧加苦葶苈20～30克，必要时给予控涎丹5～10粒，姜汤送服；心悸怔忡严重加紫贝齿10～15克、炒酸枣仁10～30克；若证属胸阳被遏，痰瘀互阻，可易以瓜蒌薤白白酒汤加丹参、桂枝、郁金、半夏、枳实、红花、芥子。若出现颜面苍白，喘促不宁，冷汗淋漓，四肢厥逆，脉微欲绝，为正气不支，心阳暴脱，亟宜回阳救逆，改用参附龙牡汤：吉林红参15～30克（若为高丽参则用10～20克）、制附片15～30克（先煎30分钟）、干姜6克、炙甘草10克、生龙牡各30克；若烦躁不宁加茯苓15～30克；汗多不止加炙黄芪30～60克、浮小麦15～30克。同时给予枳实注射液20～60毫升，加入葡萄糖液中静滴，以助升压强心，四逆注射液2毫升，3～4次/日，或加用10％人参针10～20毫升加入点滴，有助于回阳固脱，久病之阳虚患者，证候中即便无阴伤之象，亦须考虑到阴阳互损之变，此时仅以纯阳之剂往往难以取效，须阴阳并调方能取得较好疗效，确系经验之要。此种症情，临床并非少见。其法亦宗张景岳阴中求阳之说。

5. 阳虚水泛

症状：心悸，胸闷痛，自汗，形寒肢冷。神疲，尿少，下肢浮肿，或伴有胸水，腹水，甚者气喘。苔薄白或薄腻。脉沉细。

治法：温阳利水。

（1）处方用药：真武汤加减。

制附片10克、茯苓15克、白芍15克、白术20克、生姜6克、桂枝10克、补骨脂10克、黄芪30克、泽泻10克、肉桂3克、丹参15克、赤芍10克、檀香5克、红花10克、当归15克、桃仁6克。

（2）针灸取穴：三焦俞、气海、水分、足三里、三阴交、脾俞、肾俞。用补法，适当加灸。

（3）中成药：金匮肾气丸与参苓白术丸同服。

用药论述：本证是由肾阳虚导致脾阳虚，水湿不运内聚而生；肾阳虚是本，脾阳虚水湿内停是标。君药制附片大辛大热，使肾阳得复、气化得行。水为阴邪，"阴得阳助则化"；此即"壮元阳以消阴翳"。臣药白术、茯苓。白术甘苦而温，燥湿健脾，颇合"脾喜燥恶湿"之性，制附子振肾阳于先，姜、术复脾阳于后。茯苓甘淡平，入脾、肾诸经。助姜、术之健脾强运。可淡渗水湿，使阴邪从小便而行。佐药生姜、白芍。生姜：辛而微温，走而不守，宣肺温胃，助附子行散溢于肌表之湿。白芍一则柔肝以止腹痛。二则敛阴护液，敛阴缓急，以治身眴动。三则防姜、术、附等温燥之品伤阴之弊。四则《本经》载芍药"能利小便"。加肉桂补火助阳，引火归原，散寒止痛，活血通经。

6. 阳虚欲脱

症状：心悸气急，不能平卧，大汗淋漓，手足厥冷。苔薄，舌淡。脉微欲绝。

治法：回阳固脱。

（1）处方用药　参附龙牡汤加减。

小红参6克、制附片10克（先煎一小时）、煅龙骨30克、煅牡蛎30克。久煎服。

（2）针灸取穴　急灸气海、关元、神阙，针刺百合，足三里用补法。

（3）中成药　参附注射液，可以口服，亦可静脉给药。

八、血栓闭塞性脉管炎

（一）概述

血栓闭塞性脉管炎是一种周围血管的慢性闭塞性、炎症性疾病。主要见于四肢中、小动脉和静脉，尤以下肢为多见。临床表现为患肢缺血发凉，局部疼痛，间歇性跛行，受累动脉搏动微弱或消失，常伴有游走性血栓性浅表静脉炎，发黑发青，甚则肢端溃烂、坏死脱落。本病男性多于女性，北方多于南方，病程多长，发展缓慢，常缓解与发作交替出现。中医学称之为"脉痹""脱骨疽"者，大多属于此病。

（二）病因病理

本病的致病因素较多，而以寒邪侵袭最为常见。寒邪每乘正气亏虚、卫外失固之机，由肌腠袭入经隧络脉营血，遇寒则瘀滞不行，寒凝血瘀，气血运行失畅，则络脉痹阻；若闭阻日久，邪毒瘀血搏结化热，则转化为热毒，热毒不仅劫伤阴津，且会炼液酿生痰浊。痰热瘀毒交阻蓄积，脉道由此闭塞不通，气血由此越耗越虚，筋骨肌肤失劫滋养，终至败烂脱却，这是病由寒转热，由实致虚的一般规律。

（三）诊断要点

本病病程漫长而反复，好发于寒冷季节，90%以上发生于20～40岁的青壮年男性，常有感受寒凉潮湿史及长期嗜烟史。病变以四肢血管损害为主，偶可有身体其他部位的广泛性损害。发病常从下肢趾端开始，以后逐渐侵及足部和小腿。

（1）临床症状　根据病理损害与病变过程，临床上可分为以下阶段。

① 浅静脉损害　40%～60%病例有四肢非曲张性浅静脉血栓形成，尤其大隐静脉。患者皮肤出现小段游走性红色索条，常为5～25厘米长，有结节，轻度疼痛，为游走性血栓性浅静脉炎，发作持续2～3周，消退后可多次重现。

② 动脉早期损害　动脉部分阻塞引起局部缺血，下肢间歇性跛行为最常见初

发症状。出现足趾麻木，腿腹肌疼痛，足底胀硬感，足部发凉，外周动脉脉搏轻度减弱。

③ 动脉的进行性损害　有明显动脉功能不全的症状和体征。间歇性跛行加重，患肢动脉搏动减弱或消失。指、趾皮肤温度降低，并有随位置改变的患肢皮肤颜色变化。

④ 动脉的中期损害　疾病进一步发展，休息静止时，患肢亦痛，尤其于晚间，此系缺血性神经炎引起，间歇性跛行更为明显。损害多呈双侧性，常一侧肢体较为严重，动脉的搏动显著减弱或消失，示波器显示脉搏振幅明显减低。下肢抬高下垂试验阳性（将患肢抬高 3 分钟，足部皮肤迅速变为苍白色，水平位时为紫绀红色；下垂时呈紫绀色，并有静脉充盈时间延迟）。患肢更凉，皮肤干燥呈潮红、紫红或苍白色，趾甲生长缓慢、增厚变形，汗毛脱落，小腿肌肉萎缩。

⑤ 动脉的晚期损害　患肢血供严重缺乏，严重的间歇性跛行，剧烈静止痛，并逐渐出现溃疡、坏疽，多局限于足部或脚趾，初为干性坏疽，继发感染则变为液性坏疽，患肢溃烂后创面可经久不愈，伴有全身性营养不良状态，夜间因剧痛而不能睡眠，极其痛苦。发展过程为局部缺血期、营养障碍期及坏死期。

（2）血栓闭塞性脉管炎的实验室检查

① 血液理化特性　全血黏稠度和血浆黏稠度增高，红细胞电泳时间延长，血细胞比容增加。

② 血管造影　本病最早的血管造影征象多见于足部动脉。阶段性特征表现为血管阴影的突然对称性变细，阻塞正侧支循环周围可出现多数小动脉，产生"蜘蛛脚"或"树根"图样。

③ 多普勒超声血管检查（方向性血流超声多普勒测定）　可发现肢体受累动脉的搏动幅度减低，血流减弱或消失。

④ 肢体血流容积描记（小腿血流图描记）　患肢的血流减少，血流容积描记图波幅减低。

⑤ 皮肤温度测定　皮肤温度减低，室温 15～25℃时，患肢皮肤温度较正常低 2℃，提示供血不足。

（四）鉴别诊断及并发症

1. 鉴别诊断

（1）闭塞性动脉硬化　发病年龄在 45～70 岁，有高血压病、冠心病和糖尿病病史的男性老年人尤多。两下肢发病的同时，两上肢也有发凉、麻木、疼痛等感觉。病程短、发展快，坏疽发生较早而且广泛，可累及小腿及大腿，但疼痛比较轻。四肢动脉和颞浅动脉多有强硬和扭曲现象。眼底检查有视网膜动脉硬化，血脂增高。

（2）肢端动脉痉挛病（雷诺病）　最多见于青壮年女性，男性较为少见，两手对称性发病，下肢少见。常因寒冷、精神刺激或情绪波动而阵发性发作，两手苍白、发绀、潮红发作过后恢复正常，患肢动脉搏动无变化。

（3）大动脉炎　患者多为青少年女性。主要侵犯降主动脉及其大分支、腹主动脉、头臂动脉，在上肢常见桡动脉搏动消失（无脉症），相应部位可闻及局限性血管杂音，动脉造影与各种血流图可助诊断。

（4）动脉栓塞性坏疽　患者有严重心脏病病史，常见下肢股动脉栓塞，发病急骤，肢体突然剧烈疼痛，厥冷，麻木，感觉过敏，活动障碍，皮肤呈苍白色和出现紫斑，栓塞平面以下的动脉搏动消失。肢体坏疽范围比较广泛，可累及足部、小腿和股部。

（5）糖尿病坏疽　有糖尿病病史，常伴有动脉硬化。肢体发凉、麻木、疼痛、间歇性跛行，可并发下肢坏疽。发展迅速，可蔓延至足部和小腿，多呈湿性坏疽。

2. 并发症

营养障碍严重者，可伴见缺血性神经炎，有触电样或针刺样疼痛，以及感觉障碍。当受累之动脉被血栓堵塞后，其所支配的远端肢体发生溃烂、坏死乃至脱落。

（五）血栓闭塞性脉管炎证治枢要及特色经验探要

1. 对血栓闭塞性脉管炎的认识

应从整体辨证入手，该病是本虚标实、绝大部分是虚寒型，湿热型者多由寒湿之邪郁久化热所致，有许多患者湿热去则又出现虚寒之本象。以虚为本，正气虚弱，气血不能畅达四肢，筋脉失养，气滞血瘀所致。因此用补气养血、活血通络之法以调畅气血，达到"脉道以通，气血以行"的目的。因此扶正益气在治疗中非常重要，尤其久病不愈，气血两虚之候，或稳定阶段而创口经久不愈合者，必须补气养血，或补益肝肾，或补益脾肾，并佐以活血化瘀，可增强抗病能力，促其转愈。

2. 祛邪治标

祛邪即祛寒湿、祛痰瘀之邪，寒湿为外邪，痰瘀为内邪，所用活血化瘀治法又为中医所独具。若感寒湿者即散寒湿佐以活血化瘀以通络；痰瘀内阻，即祛痰化瘀以通导脉络；若正虚邪盛者则祛邪扶正并用。从而对改善症状，控制病情，防止复发，均具良好的治疗效果。

3. 活血化瘀

活血化瘀是治疗脱疽贯穿于始终的基本法则，气滞血瘀，经脉瘀阻为本病基本病机。活血化瘀疗法能增加血流量，改善微循环，促进血流加速，改善局部组织营养。但在具体应用时需根据病程长短，证型虚实，有机地与其他方法配合使用，如急性期活血祛瘀法需与清热解毒法配合，剂量宜大。稳定期以活血化瘀为主，取中等量，以改善血液循环；恢复期与补气养血结合使用，小剂量即可，以巩固治疗效果。同时根据病情的轻重不同，使用活血化瘀药应有所区别，轻者用丹参、赤芍、当归、川芎、鸡血藤、川牛膝、桃仁、红花、姜黄、延胡索（元胡）、王不留行、苏木。重者可用破血祛瘀药，三棱、莪术、水蛭、土鳖虫、炮穿山甲、三七等，但用重剂量时必须重用黄芪补气，以防破血药用量较重伤其正气。如逐瘀过猛，易于伤血，久用逐瘀亦易伤正，必要时可配以补血益气之品，使消瘀而不伤正；常以活血祛瘀药如川芎、桃仁、红花、赤芍、丹参等，应用时适当配以理气药，因为气为血之帅，气行则血行；如初起寒凝血瘀者，与温经散寒法同用，为温通活血法，继则寒瘀化热，而热毒炽盛者，应与清热解毒相合，而成清凉活血法，如湿热血瘀者，当与清热化浊法并施，日久气阴两伤者，还需与益气养阴法相伍。

4. 关于疼痛的治疗

血栓闭塞性脉管炎的肢体疼痛是最突出的症状，尤其发生在溃烂或坏死时，可出现剧烈疼痛，治疗也较棘手。必须采取有效措施以控制疼痛。中医通常采用对因治疗。

（1）缺血性疼痛，患肢血运障碍，局部组织缺血缺氧所致，其症状休息时疼痛减轻，行动时加重；下垂时减轻，抬高时加重；得暖时减轻，遇冷时加重，伴见患肢发白，皮肤温度降低甚至发凉，这类疼痛持续时间长，但一般比较轻些。治疗一般以活血化瘀为主。

（2）根据不同证候辨证止痛

① 阴寒盛者，温经通络，采用活血化瘀如阳和汤加减。血瘀盛者，活血行气、化瘀止痛如四妙勇安汤、当归四逆汤，并加延胡索、炮穿山甲、三七末等，同时可配合针灸、推拿、按摩、电磁波神灯热烤患处等治疗。

② 坏死性疼痛，局部严重缺血，代偿失调，进而组织坏死，多为渐发疼痛，疼痛性质呈搏动性或刀割性，当出现疼痛3～4天后，局部肤色由紫变黑，如坏死已局限时疼痛可自行缓解，如不继发感染疼痛持续时间不长，如进行性坏死则疼痛难以缓解。治疗方法与缺血性疼痛相同，但若足趾或手指远端坏死有向近端发展趋势，可在活血通脉基础上加以考虑。

③ 感染性疼痛，患肢发生溃疡或坏疽后继发感染时，由于患肢本身缺血，比一般正常肢体感染性疼痛剧烈，如感染未能有效控制，疼痛不易缓解。

④ 治疗方法除以上治法外，还有泻火解毒、凉血之剂：如四妙勇安汤加味可使炎症控制，疼痛自解。另外配合外用解毒泡洗剂：蒲公英30克、苦参15克、黄柏15克、连翘15克、木鳖子15克、金银花30克、白芷10克、赤芍10克、牡丹皮10克、甘草10克。水煎，外泡洗。

⑤ 对症治疗这里不再多谈，但为了经济实用，在煎内服中药时，一般一煎、二煎混同在一起内服，第三煎煎出后经过滤后外洗，尤其对患处认真泡洗，定可见效。

5. 有效配合外治，内外结合

外洗保持伤口清洁，预防感染，或清除腐肉，促使伤口早日愈合。可用内服中药渣水煎之且过滤后，中药泡脚，每晚烫洗患足，平日注意保暖，或用电磁波理疗器照射，以温通血脉，流通气血。

6. 其他

整个治疗全过程中，再次强调顾胃气，因"有胃气则生"，重视先天之本肾，故治病从肾论，以及后天之本脾胃的调理，对疾病的顺利治愈十分重要。多吃容易消化的饭菜，忌食生冷、辛辣等刺激性食物；严格戒烟，因烟草中尼古丁能引起周围血管痉挛，加重病情；加强肢体功能锻炼，由于长期卧床，可使膝、踝关节挛缩僵硬，发生关节功能障碍，以及肢体肌肉萎缩。因此加强肢体功能锻炼，有助于促进肢体侧支循环，防止关节挛缩和肌肉萎缩，预防褥疮，因为严重患者长期卧床容易生褥疮。也须防寒保暖，因为受寒冻是发生血栓闭塞性脉管炎的重要因素之一，并可加重病情，因此保持肢体温度是护理的重要环节。

（六）临床分型辨证论治

1. 阴寒证型（阳虚寒凝脉痹之阴寒）

症状：营血本虚，寒凝痰滞，痹阻于肌肉、筋骨、血脉、关节而致阴脱疽。患处面肿无头，疼痛无热，皮色不变，患肢怕冷，触之欠温，局部皮肤苍白或潮红，麻木酸胀，间歇性跛行，趺阳、太溪或太渊、神门脉明显减弱，面色欠华，口中不渴，舌苔淡白，脉沉细。

治法：温阳补血，活血通络，温经散寒通滞。

处方用药：阳和汤加味。

熟地黄30克、肉桂3克、麻黄3克、鹿角胶9克、芥子10克、姜炭2克、生甘草10克、炙黄芪30克、鸡血藤30克、当归30克、川芎15克、丹参15克、桂枝6克、熟附子10克、地龙6克。

用药论述：本方主治阴寒证之脱疽，其病机是由营血本虚，寒凝痰滞，痹阻于肌肉、筋骨、血脉、关节所致。常见于病之初起阶段，系由寒邪凝滞，阳气失于温运成瘀，络脉被阻而成。重用熟地黄温补营血。鹿角胶填精补髓，强壮筋骨，藉血肉有情之品助熟地黄以养血。寒凝痰滞，非温通经脉不足以解散寒凝，故以姜炭、肉桂温中有通；麻黄开腠理以达表；芥子祛皮里膜外之痰；与温补药共用，可使补而不腻；生甘草有化毒之功；鹿角胶、肉桂、炮姜、熟附子、麻黄温经散寒力专；丹参、川芎、当归、鸡血藤养血通络；炙黄芪补气以冀气行则血行；地龙通络解痉以缓急，配芥子又意在疏导被阻之络脉。全方组成，一以温补营血不足；一以解散阴凝寒痰；一以活血行气通脉络，使其阴破阳回，寒消痰化。若寒邪甚者可加桂枝10克、细辛3克；血瘀甚者可加水蛭6～10克、赤芍10克、三棱6克、莪术6克，同时炙黄芪用量为60克；若脾胃虚寒不胜受药者需加炒麦芽30克、鸡内金6克、生山楂30克、炒白术30克。

2. 瘀血凝滞型

症状：患者持续固定性疼痛，肢端皮肤有瘀点、瘀斑，肢体肤色呈紫红色、暗红色或青紫色，肌肉消瘦萎缩，间歇性跛行加重，有静止痛，夜间剧痛，趺阳、太溪脉消失。面色多灰滞无华，舌质紫绛或有瘀斑，舌苔薄白，脉沉细涩或缓。

治法：补气，活血化瘀，通脉和络。

处方用药：补阳还五汤合失笑散加减。

黄芪 60～120 克、当归 30 克、赤芍 10 克、地龙 6 克、川芎 15 克、红花 6 克、桃仁 6 克、五灵脂 6 克、蒲黄 6 克、丹参 20 克、怀牛膝 15 克、桂枝 5 克、丝瓜络 10 克、三棱 6 克、莪术 6 克、水蛭 6 克。

用药论述：瘀血凝滞脉络，瘀血内停，脉道阻滞，血行不畅，气机不利，出现一派血瘀气滞、血气不通、"不通则痛"之象，正气亏虚，瘀血阻络，补气为主，兼以活血祛瘀止痛通络。重用生黄芪取其大补脾胃之元气，使气旺以促血行，祛瘀而不伤正，并助诸药之力。桃仁、红花、三棱、莪术、赤芍、川芎、怀牛膝、水蛭活血化瘀，和络止痛；五灵脂、蒲黄相须为用通利血脉，祛瘀止痛；当归、丹参养血活血；桂枝温，地龙寒，丝瓜络通，三药平调寒热以通脉道，祛除痰瘀则脉络通、气血行。视脾胃功能斟酌使用熟地黄、鸡血藤养血活血以防血虚。

3. 湿热下注型

症状：脱疽，热毒炽盛，患肢暗红或紫红、微肿、灼热、潮红，溃烂腐臭，疼痛剧烈，或麻木痠痛，或见发热口渴，间歇性跛行，趺阳、太溪或太渊、神门脉细弱或不能触及，出现游走性血栓性浅静脉炎，肢端轻度溃疡或坏疽。舌苔黄，舌质红，脉弦数。

治法：清热解毒祛湿，益气养阴活血止痛。

处方用药：四妙勇安汤合四妙丸加味。

金银花 90 克、玄参 90 克、当归 60 克、白芍 60 克、甘草 15 克、牛膝 15 克、石斛 10 克、黄芪 60 克、天花粉 10 克、熟地黄 30 克、生地黄 15 克、丹参 10 克、连翘 10 克、红花 6 克、蒲公英 30 克、赤芍 10 克、麦冬 10 克、川芎 10 克、三棱 6 克、莪术 6 克、水蛭 6 克、黄柏 6 克、苍术 6 克、薏苡仁 30 克。

用药论述：本方所治脱疽是由热毒化火内郁而成。火毒内阻，血行不畅，瘀滞筋脉，所以患处红肿灼热且痛，溃烂腐臭。重用金银花清热解毒为主；玄参泻火解毒；当归活血散瘀；甘草配金银花加强清热解毒作用。"黄柏、苍术、牛膝、薏苡仁"为四妙丸，利湿清热，主治湿热下注的两足麻、痿、肿、痛作用尤佳。其中牛膝能活血祛风湿，补肝肾，且引药下行。白芍柔肝止痛痒，石斛、麦冬配玄参滋阴泻火解毒，生黄芪取其大补脾胃之元气，使气旺以促血行，祛瘀而不伤正，并助诸药之力，熟地黄、白芍、川芎、当归补血调血。生地黄凉血，连翘、蒲公英配金银花清热解毒。天花粉清热泻火，生津止渴，排脓消肿，丹参、赤芍、红花、三棱、莪术、水蛭配当归活血散瘀。全方清热解毒、益气养阴、化湿通络、养血活血通脉，使其毒解、血行、肿消痛止，颇合病机，可为治疗湿热下注毒瘀互结型血栓闭塞性脉管炎之专方。需要说明的四妙勇安汤的药剂量一般不宜减少。

4. 气血亏虚型

症状：患者皮肤干燥、脱屑，趾（指）甲干燥、增厚，生长缓慢，肌肉萎缩。创口久不愈合，肉芽灰淡、暗红，脓液稀薄。或见面色憔悴，精神疲惫，舌淡苔薄，脉象沉细无力。

治法：大补气血，清热解毒，活血祛瘀止痛。

处方用药：傅山《顾步汤》加味。

牛膝 30 克、黄芪 60 克、石斛 30 克、当归 30 克、金银花 90 克、人参 9 克、鸡血藤 30 克、丹参 15 克、赤芍 10 克、白术 30 克、甘草 15 克、玄参 15 克、红花 6 克。

用药论述：此方用金银花解毒，非用牛膝、石斛，则不能直达于脚趾；非用人参、当归、黄芪，亦不能使气血流通以散毒。全方大补气血且养血，佐以活血之品，益气养阴，活血养血，气血流通以散毒。

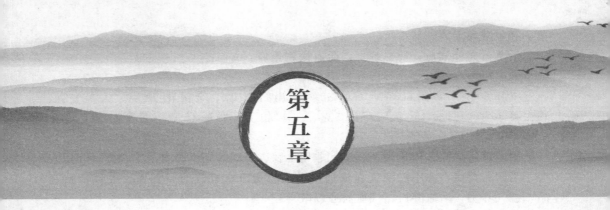

第五章

泌尿系疾病

一、慢性肾功能衰竭

(一) 概述

慢性肾功能衰竭是多种慢性疾病造成的肾单位严重毁损，基本功能丧失，使机体在排泄代谢产物和调节水、电解质、酸碱平衡等方面出现紊乱的临床综合征，愈后较差。临床上以慢性肾衰、肾盂肾炎、肾小动脉硬化、肾结核引起者最为常见。根据肾功能受损程度，临床可分为四期：①肾功能不全代偿期；②肾功能不全失代偿期；③肾功能衰竭期；④尿毒症期。

临床表现轻重不一，前几期除原发病症状外，多无特异见症，只有当进入尿毒症期时，患者才有贫血、胃肠道、呼吸道以及神经精神系统等明显的酸中毒症状，但为时已晚，因此对本病要特别重视早期发现，及时治疗。根据慢性肾衰临床表现，中医常于"关格""癃闭""溺毒"等病证的记载中进行辨证论治。

(二) 病因病理

本病系在其他慢性病，特别是慢性肾病的基础上发展而成的。病位在肾，且常累及心、肝、脾、胃等脏器。脾肾亏虚，湿毒内停是其发病的基础病理。外感六淫、饮食失节、劳倦、房事等则是常见的诱发因素。其病机演变不外虚实交错变化。初期多为脾肾气虚或气阴两虚，水湿不化，证情尚轻；继则气伤及阳，阴伤及血，导致阴阳气血俱虚，湿浊益甚，气滞血瘀，气机逆乱，升降失常，最后湿浊酿毒，挟瘀堵塞三焦，挟痰蒙蔽心窍，化火伤阴劫液，深入营血；或引动肝风，或上凌心肺，阴竭阳亡，危象毕至。

（三）诊断要点

由于慢性肾功能衰竭病情进展十分缓慢，加之肾脏具有较强的代偿能力，故早期不易确诊，易于忽略。对有慢性肾炎病史者，应提高警惕，争取早日诊断。本病临床表现较为复杂，涉及各系统。如疲乏无力、食欲缺乏、恶心呕吐、表情淡漠、头晕头痛以及常见的高血压、贫血等。晚期可出现广泛性出血倾向、谵妄、抽搐、严重电解质紊乱、少尿甚至无尿等危险征象。根据肾功能受损程度，临床上将本病从轻到重分为以下几个阶段。

1. 肾功能不全代偿期

当肾单位受损未超过正常的50％（肌酐清除率50～80毫升/分钟），有贮备的肾功能代偿而不出现血尿素氮等代谢产物增高，血肌酐维持在正常水平，除有夜尿增多外，无任何临床症状。

2. 肾功能不全失代偿期

肾单位受损超过50％（肌酐清除率50～20毫升/分钟）。血肌酐达到133～442微摩尔/升（2～5毫克/分升），血尿素氮超过7.1毫摩尔/升（20毫克/分升）。患者可有无力、食欲缺乏、轻度贫血等临床表现。

3. 肾功能衰竭期

血肌酐升到442～707微摩尔/升（5～8毫克/分升），肌酐清除率降低到20～10毫升/分钟，血尿素氮上升达17.9～28.6毫摩尔/升（50～80毫克/分升），患者出现贫血、水、电解质、酸碱平衡紊乱等各系统的多种临床表现。

4. 尿毒症期

血肌酐达到707微摩尔/升（8毫克/分升）以上，肌酐清除率降低到10毫升/分钟以下，血尿素氮超过28.6毫摩尔/升（80毫克/分升），患者有明显的酸中毒、贫血及严重的全身各系统症状。

5. 其他

此外，对慢性肾衰还必须作出病因诊断，主要依据病史、体检及必要的实验室检查以查明病因。确定病因对于治疗和预后的判断颇为重要，故诊断时注意以下几点。

（1）某些患者的慢性肾脏病呈隐匿经过，当这种患者因急性应激状态（如外伤、感染等）致原处于氮质血症期或代偿期的肾功能迅速恶化，显示出尿毒症表现时，这时尿毒症易为上述诱发疾病所掩盖而被漏诊，有时还会认为是突然发生的急性肾功能衰竭，应注意区别。

（2）当慢性肾衰患者以厌食、恶心、贫血、乏力、精神神经症状为主诉时，如果不仔细询问病史，未想到慢性肾衰的可能则往往误诊或漏诊，以致得不到及时治疗。

（3）肾脏疾病患者，短期内出现症状加重，肾功能急剧恶化，应寻求其原因和可逆因素。不能单凭肾功能测定结果，草率诊断为终末期尿毒症。

（4）当诊断有可疑时，应做肾脏B超检查，了解肾脏体积大小，如果坏肾已萎缩，支持终末期的诊断；如果双肾大小正常，甚至增大，除多囊肾外，应及时做肾穿刺活检，了解肾脏病理改变及其损害程度，以便采取积极的治疗措施。

（四）鉴别诊断及并发症

1. 鉴别诊断

（1）高血压脑病，亦有呕吐、昏迷、抽搐等表现，但发生迅速，血压剧增，可伴有暂时性瘫痪、失语及失明等，而血尿素氮、肌酐、二氧化碳结合力等检查多正常。

（2）糖尿病酮症酸中毒：可有食欲不振、恶心、嗜睡及昏迷等现象，可是根据糖尿病史，血糖增高、尿酮体、尿糖阳性等与本病鉴别。

（3）再生障碍性贫血：患者以贫血、鼻衄、皮肤瘀斑为主要表现者易与本病混淆。但慢性肾衰多有肾脏病史，血压高、血细胞多不减少，进一步查尿及血液化学检查易鉴别。

2. 常见并发症

（1）感染　慢性肾衰患者全身抵抗力下降，容易并发上感、肺炎、胸膜炎、腹膜炎等多种感染，但其感染症状不典型，往往容易漏诊。

（2）心血管系统疾病　慢性肾衰时，常并发心血管系统病变，其中以心包炎及心衰最常见。心功能不全及心律不齐是慢性肾衰的第二位致死原因。

① 高血压　高血压的发生使肾功能进一步恶化。

② 心包炎　发生率为40％～45％，多为纤维素性心包炎，心包积液含蛋白且白细胞增多，患者可能有低热、胸痛，常可闻及心包摩擦音，胸片及超声心动图显示心包积液征象。

③ 心衰　水、钠潴留引起心力衰竭、肺水肿、高血压、贫血、动脉粥样硬化及血管钙化使心衰加重。早期可无明显症状，仅有体重增加、浮肿、血压升高等水钠潴留症状，进而肝脏肿大、压痛、颈静脉充盈、肝颈静脉反流征阳性，继而发展至明显的心衰、气促，不能平卧、肺水肿表现。

（3）消化系统疾病　由于氨和其他代谢产物的化学刺激，消化系统疾病出现较早而且普遍，患者常以恶心、呕吐、食欲缺乏等消化系统症状来就诊，经仔细询问检查始发现为慢性肾衰。常见消化系统疾病有：口腔炎、胃及十二指肠溃疡、消化道出血。

（4）血液系统疾病　贫血与出血较常见。贫血的严重程度与肾功能的损害程度基本一致。出血表现多为皮下瘀斑、鼻衄、牙龈出血、黑便等。这是因为尿毒症时，血小板功能较差，容易破坏，加上酸中毒时毛细血管脆性增加等原因所致。

（5）神经系统疾病　神经系统常受累，约占65％。起病表现为周围神经传导速度减慢的症状，如双下肢不适感、麻木、烧灼、蚁行感、胀感等。后期可发生尿毒症脑病、不安、思维不集中、记忆力下降、易激动或抑郁，常失眠，重者嗜睡或呈木僵状态，晚期可出现惊厥、癫痫、扑翼样震颤或痉挛。

（6）肾性骨病　主要有肾性佝偻病、肾性软骨病、骨质疏松、纤维素性骨炎以及骨硬化症等。其原因主要有活性维生素 D_3 合成减少、继发性甲状腺功能亢进、酸碱平衡失调等。

（五）慢性肾功能衰竭证治枢要及特色经验探要

1. 标本兼顾，扶正祛邪

慢性肾衰的基本病理为脾肾衰败，水湿、湿热、瘀血内蕴是病机的关键，其演变过程是因实致虚，继而在虚的基础上产生实邪。治疗时应标本兼顾，因此扶正祛邪法则应是治疗肾衰的根本法则。具体应用时可根据具体情况，急则治其标，缓则治其本，或标本兼重，扶正祛邪兼施。一般单纯地扶正或祛邪均不利于本病的治疗。慢性肾衰由久病迁延而来，往往正气衰败，其正虚以脾肾为主，后期涉及五脏俱虚。因此，扶助正气在本病治疗过程中必须贯彻始终。强调治疗时应维护肾气和其他内脏功能以求增一分之阳，多一分真阴。至于其正虚一般初期多为气阴两虚，继则气伤及阳，阴伤及血，导致阴阳两虚，营血亏虚。在具体治疗时须根据不同情况选用益气养阴、温补脾肾、补气养血等法。重视调理脾胃。疾病发展到慢性肾衰阶段，临床脾胃虚弱症状如食欲缺乏、恶心呕吐等出现的早而且普遍，况且脾胃为后天之本，气血生化之源，脾胃虚弱，更导致了肾气不足。因此，调理脾胃为治疗本病的重要环节，所谓有胃气则生，无胃气则死，慢性肾衰也不例外。由于脏腑虚损，导致水湿、湿热、瘀血的产生，而这些病理产物又耗损正气，伤害脏腑，只有阻断这一恶性循环，才可防止疾病的进一步发展及恶化。因而在治疗慢性肾衰时，必须在扶正的同时注意祛邪。祛邪正始能安，祛湿泄浊、清热利湿解毒、活血化瘀之法最为常用。当表现为邪毒内盛，出现呕恶、尿闭、嗜睡、昏迷、痉挛、出血等危急证候时，又当急则治标，采用泄浊开窍、息风止血等法，待病情缓解后再扶正祛邪兼顾。在应用祛邪时要注意衰其大半而止，不可一味攻伐，导致正气更衰。

2. 关于贫血的治疗，须注重先天之本肾气及后天之本脾胃

慢性肾衰的各个阶段都伴有不同程度的贫血，其临床表现为面色无华、皮肤憔悴、头晕目涩等。贫血的程度与肾功能受损程度相一致，关于贫血的治疗，中医认为其病机主要为久病脾肾衰败，气血耗伤。治疗单纯用养血之剂收效甚微，必须从中焦脾胃着手，以恢复其运化功能为首务，而且必须辅以补肾。也还是固先天之本肾气及后天之本脾胃之大法。处方可选归芍六君子汤加减：红参、白术、云苓、当归、白芍、半夏、陈皮、菟丝子、枸杞子等。方中红参一味不可用党参代替，用党参则效果欠佳。在纠正贫血时应注意选用清滋之中药，渐滋慢补，不可为图一时之功，而用滋腻厚重之品，反致助湿困中。一般临床采用清补之品如当归、熟地黄、枸杞子、白芍、菟丝子等。

3. 关于降肌酐、尿素氮

血肌酐和尿素氮的测定为临床上常用的反映肾功能的指标。尿素氮受饮食等的

影响较大，而肌酐则很少受其他因素干扰，故较为准确可靠。从中医而论，过盛之肌酐和尿素氮都属于痰浊之类，常用以下措施来降低肌酐及尿素氮在机体内的潴留。

（1）调理脾胃法　在慢性肾衰过程中，脾胃症状出现较早而普遍。由于脾胃虚弱，纳运失司，升降紊乱，水湿壅滞，导致恶心呕吐、纳呆腹胀等症状。这些症状的轻重与肾功能受损的程度及血尿素氮数值的高低基本一致，因此，采用调理脾胃、斡旋中州之法能有效地改善脾胃功能状况、改善全身症状。从而达到降低血肌酐、尿素氮，恢复肾功能的目的。临床上常选用归芍六君子汤。

（2）降浊法　慢性肾衰时，肾脏的排泄与调节功能严重障碍，致使氮质等代谢产物潴留体内，从而出现一系列临床症状。中医认为这些毒素源于脾肾衰败，湿浊壅滞所致，应用降浊法可以有效地促进有毒物质的排出，保护残存的肾功能。常用的降浊法如下。

① 燥湿和胃化浊法，方用平胃散和越鞠丸加减。

② 解毒活血降浊法，方用解毒活血汤加减。

4. 关于尿毒症脑部症状的治疗

尿毒症晚期常出现脑部症状，表现为头痛、嗜睡、昏迷、抽搐。若遵循内科常法，按肝风内动施治，一般不易取效。此乃肾病及肝，浊邪上壅，清窍被蒙所致。邪实是本病的关键，治疗必须立足于解毒降浊、补肾养肝息风，配合应用，或可挽救。

（六）临床分型辨证论治

1. 脾肾气（阳）虚

症状：面色㿠白，倦怠乏力，气短，纳少，腹胀，腰酸痛，畏寒肢冷，便溏溲少，夜尿多。舌质淡，边有齿痕，苔薄白或腻，脉沉细。

治法：益气健脾补肾。

处方用药：香砂六君子汤合仙茅、淫羊藿（仙灵脾）加减。

生黄芪 30 克、党参 20 克、云苓 15 克、白术 15 克、木香 10 克、陈皮 10 克、仙茅 10 克、淫羊藿（仙灵脾）10 克、半夏 10 克、补骨脂 15 克、菟丝子 15 克。

用药论述：此型常见于慢性肾衰早期，临床上以正虚为主，邪实之象不明显。治疗用药注重扶持正气。然而补气不可壅中留邪，温肾亦不可过用温燥，以免伤阴血，更不可早投寒凉以攻下，损伤阳气，加重病情。若阳虚水气不化出现周身浮肿，腰以下肿甚，按之没指，当参以金匮肾气丸意，加入车前子、牛膝、大腹皮；水气势甚，凌心射肺出现喘咳、心悸、端坐、胸闷痛者，可加入葶苈子、紫苏子、芥子以泻肺逐饮；食少纳呆者加入山楂、焦三仙以消食化滞；易感冒者，可合用玉屏风散益气固表；合并外感时，宜先治外感，可用参苏饮加减治疗，然后再顾其根本。

2. 脾肾气阴两虚

症状：面色少华，气短乏力，腰膝痠软，手足心热，口干唇燥，大便稀或干，尿少色黄，夜尿清长，舌淡有齿痕，脉象沉细。

治法：益气养阴。

处方用药：参芪地黄汤加减。

党参 15 克、生黄芪 30 克、熟地黄 20 克、山药 15 克、枸杞子 15 克、山茱萸 15 克、云苓 15 克、泽泻 10 克、白芍 15 克、当归 15 克、金银花 20 克、佛手 10 克、白花蛇舌草 30 克。

用药论述：此型在慢性肾衰中较为常见，虽以气阴两虚为本，但多易招致风热外袭，故治疗用药时，除以益气养阴为主外，必须合用清热解毒之品，防其热化，否则病邪更为缠绵。另外，党参、黄芪、熟地黄等滋腻壅中之品用量不宜太大。方中可适当佐以行气宽中之品。方中参芪地黄汤益气养阴，有阳生阴长之妙。当归、白芍、枸杞子助阴血；白花蛇舌草、金银花清热解毒利湿，防止热化；加入佛手一味，既可杜绝大队滋阴之壅滞，又可助脾胃以健运，使之发挥升清降浊之能。若是脾虚为主者，见面色少华、纳呆腹满、大便溏等可配香砂六君子丸口服以益气健脾；以肾虚为主，症见腰痠膝软、小便清长者，配服金匮肾气丸；若系肾阴不足、五心烦热或盗汗、小便黄赤者，合用知柏地黄丸以滋阴清热；外感风寒者，见咽喉肿痛或发热，加入连翘、玄参等清热解毒之品；气阴不足，心慌气短者，合用生脉散益心气养心阴。

3. 肝肾阴虚

症状：手足心热，头晕耳鸣，目涩咽干，腰膝痠软，便干尿少色黄，舌质红苔少，脉细数。

治法：滋补肝肾。

处方用药：一贯煎加减。

北沙参 15 克、麦冬 15 克、生地黄 20 克、当归 15 克、白芍 15 克、枸杞子 15 克、女贞子 15 克、墨旱莲（旱莲草）15 克、牡丹皮 10 克、丹参 10 克、柴胡 10 克、生牡蛎 20 克。

用药论述：此型患者常伴有高血压，治疗时必须及时控制高血压的发展，减轻高血压对肾脏的损伤。方中用北沙参、麦冬、生地黄、枸杞子、女贞子、墨旱莲（旱莲草）滋补肝肾之阴液；当归、丹参、白芍养血以柔肝；柴胡、牡丹皮清肝火；生牡蛎以潜阳。诸药合用，补中有泻，泻中寓补，相辅相成，补虚而不碍邪。临床若以头晕胀痛，心烦易怒，肝阳上亢为主症者，可换用天麻钩藤饮加减。若以肝血不足为主者，则须用四物汤合逍遥散加减治疗。

4. 阴阳两虚

症状：神疲乏力，畏寒肢冷，腰膝痠软，手足心热，小便黄赤，舌质淡、体胖大、有齿痕，脉象沉细。

治法：阴阳并补。

处方用药：金匮肾气丸加减。

熟地黄 20 克、山药 15 克、山茱萸 10 克、云苓 10 克、泽泻 10 克、牡丹皮 10 克、附子 10 克、桂枝 10 克、菟丝子 15 克、淫羊藿 15 克。

用药论述：此型患者，阴阳俱伤，病情较重，变化多端，治疗用药必须慎重，防止过用峻猛及苦寒败胃之剂，且已有浊邪内生，变证蜂起，辛散燥烈之品易劫阴伤阳，犯之则阴阳离决，生命危殆，当慎之。方中六味地黄丸补肾之阴，桂附、淫羊藿、菟丝子温补肾之阳，诸药合力，虽温不燥，补而不腻，阳生阴长，平衡相济。

5. 脾胃虚弱，湿浊阻滞

症状：面色淡黄，体倦乏力，形体消瘦，腹胀纳差，泛恶呕吐，便秘或溏。舌质淡，苔薄腻，或厚腻，脉沉细无力。

治法：健脾养血，化浊和胃。

处方用药：归芍六君子汤合厚朴温中汤加减。

当归 15 克、白芍 15 克、党参 20 克、白术 15 克、云苓 15 克、陈皮 10 克、砂仁 6 克、厚朴 15 克、草果 10 克、大黄（川军）6 克、冬瓜皮 20 克、槟榔 15 克。

用药论述：此症常见于慢性肾衰的氮质血症期。此时本虚标实，虚实夹杂，治疗必须虚实兼顾，应恰当地处理好正虚与邪实的关系。方中大黄攻积导滞，通腑泄浊。根据现代药理研究大黄对降低肌酐、尿素氮有良效。此时虽正不足，但用之无妨。尚且有四君子为之扶持正气。方中以四君子汤益气健脾，资其气血生化之源，归芍养营血，陈皮、砂仁、厚朴、草果化浊和胃理气，大黄（川军）、槟榔泄浊通腑，有降尿素氮之功，冬瓜皮利水，使湿浊之邪从小便而去。全方补泻兼施，补不碍邪，攻不伤正，共奏健脾养血、化浊和胃之功。若气血不足明显，表现为头晕体倦、心慌气短等，应去大黄（川军）、槟榔、草果、冬瓜皮，加熟地黄、枸杞子、菟丝子补益精血。

6. 秽浊中阻，化热上逆

症状：头昏，胃脘胀满，纳呆腹胀，口干恶心呕吐，心烦失眠，便秘，口臭，口有氨味，小便清白。舌胖色淡，少津，苔厚腻，脉弦数或弦滑。

治法：燥湿化浊，佐以苦寒泄热。

处方用药：燥湿化浊汤加减。

草果 12 克、醋制大黄 10 克、半夏 10 克、藿香 15 克、槟榔 12 克、茵陈 20 克、黄芩 10 克、陈皮 10 克、紫苏梗 10 克。

用药论述：本方以草果、半夏、藿香燥湿化浊；醋制大黄、槟榔通腑降浊；黄芩、茵陈苦寒泄热。若湿重于热，症见周身困重乏力，面色淡黄，纳呆腹满，恶心呕吐，可用三仁汤加减，宣畅气机，利湿清热。尿毒症出现精神症状、意识呈半昏迷状态、牙龈溃破、舌淡等，可于本方加清热解毒之剂，用药后诸症可随之改善。若湿热痰浊，蒙蔽心包，症见神昏谵语，语无伦次，烦躁不安，或喉中痰鸣，大便不爽，小便短少黄赤，舌红苔黄厚腻少津，脉弦滑者，可用菖蒲郁金汤加僵蚕，清热解毒，豁痰开窍。

7. 邪热入血，血瘀络阻

症状：面色晦滞，精神萎靡，皮肤瘙痒，恶心呕吐，头痛心烦口干，尿少或清长，便秘，甚则烦躁不宁，舌质紫有瘀斑，唇紫，脉弦滑。

治法：清热解毒，活血化瘀。

处方用药：解毒活血汤加减。

葛根 30 克、桃仁 15 克、红花 15 克、连翘 20 克、柴胡 3 克、当归 20 克、赤芍 15 克、丹参 15 克、牡丹皮 15 克、生地黄 30 克、大黄 10 克、川黄连 10 克、枳壳 15 克、佛手 10 克、甘草 6 克、金银花 30 克。

用药论述：本型常见于慢性肾衰的后期，邪浊壅盛，正气匮乏，若不急挫其势，危证立至。治疗用药更须小心，最好采用中西合治。

二、急性肾小球肾炎

（一）概述

急性肾小球肾炎（简称急性肾炎）是一种起病急骤，临床以血尿、蛋白尿、水肿、高血压为主要表现的原发性肾小球疾病。病程大多为 4～6 周，少数成人患者可长达半年至一年。发病前 1～4 周多有上呼吸道感染、皮肤感染为前驱病史，基本病理变化为肾小球弥漫性增生性改变，与免疫复合物的沉积关系最为密切。预后大多良好，约有 30％的成年患者迁延不愈，转为慢性肾炎，极少部分重症患者可导致急性心力衰竭、高血压脑病、尿毒症而危及生命。本病属于中医的"水肿""尿血"范畴。

（二）病因病理

急性肾小球肾炎，主要是由于感受风、湿、毒邪，而致肺脾肾功能失司。风邪外袭，内舍于肺，若为风寒则肺气郁闭；若为风热则肺失清肃。均使水之上源受阻，肺失宣降，上不能宣发水津，下不能通调水道，输于膀胱，以致风遏水阻，风水相搏，风鼓水溢，内犯脏腑经络，外浸肌肤四肢，出现水肿等症。水湿内侵致脾为湿困，肾为湿遏，失其温煦、开合、固摄之能，水谷精微暗渗于下，水湿之邪泛溢肌肤，而致面肢浮肿，尿含蛋白等精微物质。肌肤疮疡，湿毒浸淫，未能及时清解消散，由皮毛内归脾、肺，水液代谢受阻，亦可发生上述病理变化。风湿毒邪内郁，皆可酿热化火，若损伤肾府络脉，致使血溢沿尿路下渗而见尿血；若携湿毒上攻凌心，潴留脾、肾，耗气伤阴，乃至涸竭，则可呈现神昏、衰竭等危重状态。总之，诸多病因既可单独致病，但大多兼夹为患，且相互转化，使其病机复杂化。证情虽有轻重的不同表现，但终不越风、湿、毒三因，和肺、脾、肾三脏，临床诸证皆缘于此。

（三）诊断

凡具备水肿、血尿、高血压、蛋白尿的特点，症状出现前，有先驱感染史，都应想到本病的可能。

1. 临床表现

急性肾小球肾炎，初起少尿多见，多有程度不等的水肿，轻的仅面部、下肢水肿，或仅在早晨起床时见到眼睑浮肿，重者可为全身明显水肿，甚至出现腹水和胸腔积液。起病的头几天，血压呈轻中度升高，大部分收缩压在 24 千帕以下，且波动性大，持续时间较短。常有全身不适、乏力、腰痠、头痛、头晕、恶心、呕吐等症状，重者可有剧烈头痛、视力障碍、喘促气急等表现。

2. 实验室检查

（1）尿常规 多数为镜下血尿，亦有肉眼血尿者。蛋白尿程度不等，多数为（＋）～（＋＋＋），亦有微量者。多数有红细胞、白细胞和颗粒细胞、上皮细胞等各种管型。

（2）肾功能检查 少尿超过一周，即可出现肾功能不全表现，但多不严重，随尿量增加，程度可逐渐减轻。

（3）血常规 轻度血红蛋白降低，为水钠潴留、血液稀释的结果。白细胞一般不增多，或仅轻度增高，嗜酸粒细胞有时稍增多，血沉常增快。

（四）鉴别诊断及并发症

1. 鉴别诊断

（1）与发热性蛋白尿鉴别 在急性感染发热期间，出现蛋白尿、管型尿，有时为镜下血尿，易与不典型急性肾炎相混，但发热性蛋白尿绝无水肿及高血压，热退后尿异常消失。

（2）与急性肾盂肾炎鉴别 急性肾盂肾炎常有腰部不适，血尿、蛋白尿等类似肾炎的表现，而急性肾炎的少尿期也常有排尿不适感，但急性肾盂肾炎一般无少尿表现，而发热、尿频尿急明显，尿中白蛋白增多，有时可找到白细胞管型，尿细菌培养阳性，多数无水肿及高血压，抗感染治疗有效。

（3）与慢性肾炎急性发作鉴别 有肾炎史，每于上呼吸道感染后 3～5 天出现症状，潜伏期短，贫血、低蛋白血症及高脂血症往往较明显，尿少而尿比重低，肾功能呈持续性损害等有利于慢性肾炎急性发作的确立。

2. 并发症

在治疗不当或病后不注意休息的儿童，有时可发生急性充血性心力衰竭，少数发生高血压脑病、急性肾功能衰竭。

（五）急性肾小球肾炎证治枢要及特色经验探要

（1）急性肾小球肾炎是一种以标实为主的疾病，故疏解外邪，恢复失调的脏腑功能，是本病治疗的主要原则。针对病因多为风、湿、毒，常用疏风泄热、散寒宣肺、清热利湿等法。即《黄帝内经》指出的"开鬼门、洁净府、去菀陈莝"。也就是中医所说三通，是指大便通，小便通，微微汗出。

（2）掌握病机转归及治疗重点　初起邪气壅盛，肺卫失宣，水湿潴留，治肺为主。肺为水之上源，上源清则下流洁。嗣后水渐消而湿未净，困阻中焦，治当运脾为主，脾旺则能胜湿。后期湿渐化而肾气虚，以治肾为主，肾气复则病向愈。这些分段治疗方法，是指突出重点，把握某一阶段的主要病机而言。实际施用时并非截然分割，有时尚须相互配合，数法同用，只是有主有次而已。

（3）本病部分患者来中医就诊前，已经使用过利尿药，以致浮肿不著，症状隐匿，甚至无证可辨。在这种情况下，当参考实验室检查的异常变化，结合个人的临床经验，采用相应的方药予以治疗。一般来说，从病史、病程、初期症状、治疗经过以及就诊时的舌苔、脉象或取针对异常检查指标等，大多可以判断患者相应的证候类型，且依临床实际，立刻规律有效运用中医学辨证论治，决定从肺、脾、肾哪脏入手，及时有效予以医治，力争把疾病消除在萌芽状态，绝不可延误病情。如能在长期的临床实践中，逐步积累经验，探索出用药规律，对提高辨证论治的质量大有裨益。

（4）关于血尿　急性肾炎血尿病机并非单一，非见血止血所能概治。正本清源，则往往不止血而血自消。一般地说，热灼血络者，其血色多鲜红，排尿可有不适感，身热，病程短，治疗以清热凉血为法，于辨证处方中加用生地黄、玄参、益母草、白花蛇舌草等，知柏地黄汤亦常配合使用。脾不统血者：多表现为面色淡白，神疲乏力，病程较长，纳食差，尿色清而镜检见有大量红细胞。宜用归脾汤法，党参、黄芪、白术、当归等常可选用。气滞血瘀者：为病久不愈，小腹或有痛胀之感，面色发黯，或舌质黯紫，或舌下静脉青紫。选用丹参、泽兰、益母草、牛膝、川芎、当归尾或小剂量的制大黄、红花、土鳖虫等参入当用方中，旨在疏通血络，兼以利水。要灵活运用多种对因疗法，不可拘泥一法。

（5）关于高血压　急性肾炎时高血压多由于水钠潴留而引起，一般于水肿消退后会逐渐恢复正常。但有少部分人可因持续血压增高，甚至出现高血压脑病，因此控制血压甚为重要。一般认为热毒炽盛，肝经湿热，易致肝阳偏亢，而出现血压升高，所以治疗应重在清热解毒泻火，可予龙胆泻肝汤中加入钩藤（后下）、夏枯草、珍珠母。临床应想到此病血压升高乃其标象，有时不用平肝降压之剂，血压亦可随病证好转而下降。因此，处方用药在一般情况下还是以不为血压是否升高而左右为好。

（6）阴虚与湿热的关系　急性肾炎水肿消退后，或病情迁延反复，每可致类似阴虚津亏的证候，临床可出现口干、五心烦热、易汗、腰膝酸软等症，此实为湿热留恋而耗灼阴津。脏腑功能失司，水液代谢受阻，水湿留滞，渐而化热，湿热结合，可致各种变证，也形成了病情缠绵的基础。治疗应重在清利湿热，但因阴虚已现，故用药时，要注意化湿而不伤阴，清热不恋湿，运用清淡芳化之剂，以和为主，滋腻碍湿之品理当回避。

（六）临床分型辨证论治

1. 风寒束肺

症状：起病急骤，眼睑先肿，继则四肢及全身皆肿，微恶风寒，咳喘，骨关节痛，溲少便稠。舌质淡苔薄白，脉浮滑或紧。

治法：疏风散寒，宣肺利水。

处方用药：麻黄汤合五皮饮。

麻黄 10 克、杏仁 10 克、桂枝 10 克、甘草 6 克、生姜皮 15 克、桑白皮 15 克、陈皮 10 克、大腹皮 30 克、茯苓皮 15 克。

用药论述：方用麻黄汤解表散寒，开利肺之郁闭；五皮饮利水消肿，共奏祛风寒、复肺司、行水湿之效。兼呕恶欲吐者，加紫苏叶、藿香；尿中有白细胞者，加白花蛇舌草、半枝莲；红细胞多甚至肉眼血尿者，加小蓟、三七。若恶风有汗者加白芍，酌减麻黄之量。本证发于起病之初，临床并不少见。临床运用时，可于本方加入石膏，取越婢汤意，用麻黄、石膏相伍，一宣一清，使肺布散有度，水气自消。麻黄石膏用量比以 1∶（3～5）最佳。

2. 风热犯肺

症状：突然眼睑和面部浮肿，血尿明显，发热恶风，咽喉肿痛，口干而渴，小便短赤。舌边尖微红，苔薄而黄，脉浮数或沉数。

治法：疏风清热，宣肺利水。

处方用药：桑菊饮加味。

桑叶 12 克、菊花 9 克、桔梗 6 克、连翘 12 克、杏仁 9 克、甘草 3 克、薄荷 6 克、蒲公英 15 克、紫花地丁 15 克、金银花 12 克、益母草 20 克、桑白皮 30 克、茯苓皮 30 克。

用药论述：方以桑菊饮辛凉疏表，宣散肺热；又以蒲公英、紫花地丁清热解毒；金银花合连翘透邪清热，发表肃肺；桑白皮肃肺走表散表湿；茯苓皮入里行水气。佐益母草活血利水，取血行气畅而水去之义。诸药合用，共奏宣肺、清热、利水之效。肺热甚咳嗽重者加黄芩；咽喉痛甚加僵蚕、射干；尿疼加生地黄、瞿麦；血尿加鲜白茅根、地榆。

上述风邪外袭两个证候，均出现于急性肾炎初起，风激水涌，风水搏击，起病急骤，病情变化迅速，治疗用药同中有异，宜细察之。

3. 湿毒浸淫

症状：眼睑浮肿，延及全身，小便不利，身发疮痍，甚则溃烂。舌质红、苔薄黄腻，脉濡数或滑数。

治法：化湿消肿，清热解毒。

处方用药：麻黄连翘赤小豆汤合五味消毒饮。

麻黄 12 克、连翘 15 克、赤小豆 15 克、桑白皮 15 克、杏仁 10 克、生姜皮 12 克、金银花 15 克、菊花 12 克、蒲公英 15 克、紫花地丁 15 克、紫背天葵 15 克。

用药论述：此证气候炎热地区多见。多由于皮肤湿疹疮毒或外感表证已解湿郁化热而引起。方中麻黄、杏仁、生姜皮发表逐邪，宣降肺气，调畅水道；连翘、赤小豆、桑白皮苦寒性善下行，既清利肺热，又能清热解毒，行血排脓；金银花、蒲公英、菊花味苦性寒与紫花地丁、紫背天葵共为疗疮肿脓毒之良品；甘草、大枣和胃缓中。此方可发表利水、消肿解毒，为治本证的对证方剂。湿热盛皮肤糜烂者加苦参、土茯苓；风盛挟湿而瘙痒者加白鲜皮、地肤子疏风利湿止痒；血热红肿甚者，加牡丹皮、赤芍；肿势重者，加大腹皮、茯苓皮。

4. 水湿浸渍

症状：肢体浮肿，延及全身，按之没指，小便短少混浊，身重困倦，胸闷纳呆，泛恶。苔白腻，脉沉缓。

治法：渗湿利水，通阳消肿。

处方用药：中满分消丸加减。

厚朴 12 克、枳实 10 克、黄连 6 克、黄芩 9 克、知母 12 克、半夏 12 克、陈皮 9 克、茯苓 12 克、泽泻 12 克、猪苓 12 克、砂仁 6 克、干姜 6 克、党参 12 克、白术 9 克。

用药论述：本型出现在急性肾炎以肾病综合征表现为主的患者。水势弥漫，内外交困，外肿肌肤，内肿脏腑，极易并发多种并发症。故当以利水为第一要务。方中东垣的中满分消丸，集行气燥湿利水于一体，使脾气振奋，水湿得除。若上半身肿甚者，加麻黄、杏仁；下半身肿甚者，加防己、薏苡仁；若身寒肢冷、脉沉迟者，加附子、干姜。

5. 肾虚湿热

症状：血尿、蛋白尿迁延不愈，水肿时起时消，全身疲乏，口干口苦口腻，纳食不佳，夜有盗汗，五心烦热。舌质红、苔腻或厚，脉细弱或滑数。

治法：清热利湿，和阴益肾。

处方用药：八正散合二至丸加减。

车前子 12 克、黄柏 12 克、萹蓄 15 克、瞿麦 15 克、茯苓 12 克、蒲公英 15 克、紫花地丁 15 克、金银花 15 克、连翘 15 克、白花蛇舌草 15 克、墨旱莲（旱莲草）12 克、女贞子 12 克。

用药论述：此型为急性肾炎急性期过后，诸症已不显著，唯尿检仍未转阴，临床似乎是无证可辨。此不可早进温补，免致滋腻生湿留热之弊。方中车前子、茯苓利湿于下窍，配以萹蓄、瞿麦泄热利湿，蒲公英、紫花地丁、白花蛇舌草味微苦、性微凉，清热解毒，以肃清残余之余热。用二至丸益肾阴，扶助被邪耗伤之阴。总之此型属于正虚邪恋，中医最有用武之地。

6. 肾络瘀阻

症状：血尿、蛋白尿持续不愈，水肿大部消退，面色微苍，腰痠痛，或有肢体麻木，舌质现紫，脉细涩。

治法：活血化瘀，佐以清热。

处方用药：益肾汤加减。

当归 12 克、川芎 9 克、白芍 12 克、生地黄 12 克、益母草 30 克、白茅根 15 克、丹参 12 克、泽兰 12 克、红花 6 克。

用药论述：本型常见于急性肾小球肾炎的尾声阶段，有转化成慢性肾炎之趋势，为水湿潴留，三焦气滞，血行不畅与水湿相合而致，病难速愈。方以四物汤养血和血，益母草、丹参、泽兰活血利水，红花破瘀积，白茅根凉血止血，共成祛瘀活络之效。对此症实为有效。

三、肾病综合征

（一）概述

肾病综合征是由各种不同疾病引起的临床综合征。其临床表现为四大特点：即大量蛋白尿，低蛋白血症，高脂血症及不同程度的水肿。本病可分为原发性及继发性两大类。原发性主要是由原发性肾小球疾病所引起，继发性常见于系统性红斑狼疮、过敏性紫癜、糖尿病、多发性骨髓瘤等。其基本病理变化是肾小球滤过膜通透性增高，由此而致大量血浆蛋白从肾小球滤出，出现蛋白尿；由于尿中丢失蛋白量多，机体虽增加肝脏中蛋白的合成，仍不能补偿其损失，而导致低蛋白血症；低蛋白血症时胶体渗透压下降，水分潴留于组织间隙而产生不同程度的水肿；亦由于低蛋白血症，肝脏合成蛋白增加的同时，胆固醇和脂蛋白的合成也增加，从而引起高脂血症。肾病综合征属于中医水肿证，在水肿消退后则属虚劳、腰痛等症。在发病过程中常出现感染、血栓形成、循环衰竭、急性肾功能衰竭、冠状动脉硬化、肾小球功能异常等并发症，则应分别参考温热、瘀血、厥脱、关格（由于脾肾阴阳衰惫，气化不利，湿浊毒邪犯胃而致的以小便不通与呕吐并见为临床特征的一种危重病证）。

（二）中医病因病机

肾病综合征临床见症以水肿为主，故按中医水肿门而论，其发病总由外邪侵袭，内伤脾肾所致。其外因则以感受风寒湿邪为主。此外饮食劳倦、房事所伤，亦可诱发或加重本病。外因必须通过内因而起作用，故其内因当以内伤脏腑、脾肾虚损为主。《诸病源候论》曰："水病无不由脾肾虚所为"。张景岳云："凡水肿等证乃肺脾肾相干之病，盖水为至阴，故其本在肾；水化于气，故其标在肺；水惟畏土，故其制在脾"。可见水肿之病理主要责之于肺、脾、肾三脏功能失调。肺、脾、肾、三焦系人体气化系统，主水液代谢功能之调节，若风邪外袭，肺失宣降，肺气闭塞，不能通调水道。脾肾虚损，水液不得运行和蒸化而致水肿，脾虚不能升清，精微下注，肾虚封藏失职，精微外溢，而产生蛋白尿及低蛋白血症。水肿日久湿浊蕴结，阻滞气机，气滞不畅又可加重水肿，气滞亦可形成血瘀，瘀血又可加重气滞及水停，气血水三者交互搏击，互相转化，外邪也易乘虚而入，形成虚实夹杂交错的局面，以致病程缠绵迁延难愈。肾固摄泄浊之总汇也，若病久不愈，耗伤正气，肾之精气不足，气化不利，浊邪不泄，潴留体内，升降失司，三焦壅塞，外溢皮肤，内陷心包，动风迫血，变证蜂起，终致邪陷正虚，精气耗竭，内闭外脱，而生命垂危。

（三）诊断

临床上凡患者具有大量蛋白尿（≥3.5 克/24 小时）、低蛋白血症（<3 克/升）、水肿、高脂血症者，即可诊断为肾病综合征。

1. 蛋白尿

大量蛋白尿是诊断肾病综合征的最主要条件，一般 24 小时尿蛋白定量在 3.5 克以上，即为大量蛋白尿，严重者可达 10～20 克，亦有个别患者长期蛋白尿 3～5 克/24 小时以上，而不出现肾病综合征，故须根据患者的个体差异，进行一定时间的动态观察，方可做出正确之判断。

2. 低蛋白血症

主要为白蛋白下降，常低于 3 克/分升，甚至可下降到 1 克/分升。此时常有面色㿠白，神疲乏力，肢体疲重，伴贫血、纳呆、恶心呕吐、甲横嵴（即指甲上见两条平行白线），易感染等临床表现。

3. 水肿

肾病综合征常有严重的全身性水肿，皮肤肿胀而苍白，呈凹陷性，尤以下坠及组织疏松部位更显著，甚至出现胸水、腹水。水肿严重时可有呕吐、腹泻、昏厥、血压下降，甚至产生循环衰竭、休克等。但有不少患者在病程的某一阶段可无水肿，甚至少数患者在整个病程中从未出现过浮肿，此时如有大量蛋白尿及低蛋白血症，仍可诊断为肾病综合征。

（四）并发症

1. 感染

以肺炎球菌感染最多见，患者常并发肺炎及原发性腹膜炎，严重者可有败血症。在大量应用激素时，合并感染症状常被掩盖，尤应加以注意。

2. 血栓形成

常见肾静脉血栓、肺静脉或动脉血栓，以及血栓性静脉炎。多在水肿严重时静脉血流瘀滞，血脂及纤维蛋白含量过高，凝血因子增加，或应用激素血液易发生高凝状态，而有利于血栓形成。

3. 营养不良

蛋白质的大量丢失致低蛋白血症，营养不良造成维生素 D 的缺乏和钙磷代谢紊乱，常易继发甲状腺功能亢进症，营养不良亦可有贫血及铜、锌等微量元素的缺乏。

（五）肾病综合征证治枢要及特色经验探要

1. 治疗原则

肾病综合征乃正虚邪实之证，正虚者乃肺脾肾虚。而以脾肾虚损为主。邪实者乃风寒湿热侵袭及气血水互相搏结为患。故治疗大法总宜扶正祛邪。扶正宜益气健脾补肾之法，而阳虚宜温阳，阴虚当滋阴；祛邪宜利水、活血、疏气、祛风、利湿、清热诸法，当视其何者所偏而有所侧重。又因其病程绵长，虚实夹杂，则扶正祛邪之缓急轻重亟宜斟酌，大略补虚之中宜略佐祛邪，泻实之中毋忘补虚，益气之中宜少加疏导。

2. 关于肾病水肿的治疗

水肿当以利水。《内经》云："去菀陈莝……开鬼门，洁净府。"也就是攻邪逐水、宣肺发汗和渗湿利水为治疗水肿的主要方法，意在水湿有出路，总以祛邪为主。

（1）攻逐泻水法　是应用峻泻攻下的药物，使水从大便排出的方法。在肾病综合征高度水肿伴胸水、腹水，经其他利水方法无效而正虚不显者可用此法，常用方如舟车丸。常用药物如大戟、甘遂、芫花、商陆、葶苈子、牵牛子（黑丑）等，有时亦用大黄、枳实、槟榔等。初用时少少用之，渐渐加重用量，必审其元气与药相当，使攻逐而不伤正。药后常能迅速排除体内过多水分及部分尿素氮，降低血容量，减轻心脏负荷以解危急于一时。但攻泻之法并不能完全阻止水肿复发，且连续使用不仅克伐正气，又可造成电解质紊乱，加剧酸中毒，又因肠道营养吸取不良而加重低蛋白血症，使尿量进一步减少。因此目前攻逐泻水法仅做个别病例短期应用，很少作为常规疗法。

（2）宣肺发汗法　是用疏风宣肺达到发汗利尿以消除水肿的方法。肾病综合征因上呼吸道感染，引起急性发作之全身浮肿以头面为重者可用此法，常用药物如麻黄、桂枝、杏仁、浮萍、防风、紫苏、藿香等。麻黄本为解表发汗用，但用在风水时，即使用量较大，10～15 克，亦很少见到大汗出，却常常见到小便显著增加而浮肿迅速消除。还可降低血压，对防止心力衰竭及高血压脑病也有一定作用。

（3）渗湿利水法　是应用淡渗之药物通过利小便达到消肿的目的，常用五皮饮、五苓散等方，常用药物有：茯苓、泽泻、车前子、防己、滑石、通草等。渗湿利水法利水作用不如攻逐泻水法猛烈，也不如宣肺发汗法迅速，但其作用持久而疗效巩固，因而成为肾病水肿最常用最基本的方法。由于肾病水肿因脾肾虚损，三焦失司，气血失调，水湿泛滥所致，故应用渗湿利水法，需与温补脾肾、健脾益气、理气行气、活血化瘀法合用，才能取得较好疗效。

① 温肾利水法　即温肾助阳药与渗湿利水药结合而成，常用温阳药有附子、肉桂、仙茅、淫羊藿（仙灵脾）、巴戟天、胡芦巴等。临床观察与实验研究所见，温肾药如不加利水药则利尿作用不明显，单用利水药效果亦欠佳，而两者合用时则出现显著的利尿作用。一般服药三天开始利尿，一周后达到利尿高峰。其作用机制是：在利尿消肿的早期温肾利水法能降低肾小管回吸收率的90%，使水和氯化物的排出大大增加；接着肾小球滤过率及有效肾血流量明显增加，其中温肾药起了主导作用；而肾功能的改善则是在利尿消肿后期出现的结果。

② 健脾利水法　包括健脾益气利水和燥湿运脾利水法。其利水强度不如温肾利水法，而消除蛋白尿和升高血浆白蛋白之功效又不如温补脾肾方药，故在临床上适用于肾病综合征轻度或中度水肿。水肿消退后仍需给予健脾益气、温补脾肾等扶正培本之剂继续治疗，才能进一步恢复肾功能消除蛋白尿。

③ 行气利水法　即行气、理气药与渗湿利水药合用。肾病水肿，胸满腹胀，尿少，多有三焦气滞，应用行气利水法，令气滞水停祛除，三焦气化才能恢复，故也称通利三焦法。对肾病全身水肿明显，伴胸水、腹水，而无明显虚象者常有较好疗效。即使脾肾阳虚水肿，应用温阳利水，于方中少加木香、砂仁行气之品，也可加强利水之功效，而免壅滞之弊。

④ 活血利水法　肾病综合征常易合并肾静脉微血栓，是因为肾病综合征时血液多呈高凝状态，使机体血瘀水停产生水肿，治当活血化瘀与利水消肿法合用方可取效。有学者认为"去菀陈莝"中，菀陈二字代表瘀血阻滞之意。去菀陈莝乃活血化瘀以消除水肿，可见古人对治瘀利水法相当重视由来已久。近年来研究证实中药活血化瘀药，如桃红四物汤、丹参、益母草等能改善微循环，抑制血小板聚集，改善毛细血管的通透性，其药性平和无副作用，及时使用可防止血栓形成。但此类药物不足之处也在于它仅能防止血栓形成，对已经形成的血栓则只能溶解吸收其边缘成分，而对其核心部分则作用欠佳。此时临床常选用虫类药物。故结合辨证论治，在健脾补肾、利水消肿药中加入土鳖虫（䗪虫）10 克、穿山甲 15 克、水蛭 12 克，每使部分顽固病例蛋白尿减少或消失，尿量明显增加，但尿中红细胞较多时应慎用此药，用之不当可使血尿加重。也正是因为虫类活血、破血药，作用之猛，易伤正气，故应用时一般常配合大剂量黄芪为用。综合上述肾病水肿治疗，除攻逐泻水法暂用一时外，渗湿利水法最常应用，结合宣肺、健脾、温肾、养阴、行气、活血之法灵活运用，以达到消除水肿，恢复和调整肺、脾、肾、三焦气化功能的目的。

此外，渗湿利水药多数含有一定量的钾离子，故在尿量增多时低钾现象并不显著，或检查血钾正常。所以应用渗湿利水药一般情况下可不必按见尿补钾的常规盲目补充大量钾，而要根据血钾值来确定是否补钾。

3. 关于蛋白尿的治疗

大量蛋白尿和低蛋白血症是肾病综合征最重要的特征。故在水肿消退后或无水肿的患者，蛋白尿的治疗就显得十分重要了。产生蛋白尿主要因为肾小球滤过膜孔隙增大，负电荷损失过多，因而对蛋白质的通透性增强，以致原来较少滤过的白蛋白大量漏出。中医则认为系脾肾亏损，脾不升清，肾不固摄，精微下泄而致，湿热、热毒、瘀血之干扰可加重蛋白尿。故对蛋白尿的辨证治疗有健脾、补肾、固精、祛湿、清热、祛瘀六法，可简述如下。

(1) 健脾法 因脾虚气弱、精微下陷，见脾气虚证，或在肾病恢复期无明显症状，仅有轻中度蛋白尿。常用参苓白术散、补中益气汤等，党参、黄芪为必不可少之药。

(2) 补肾法 水肿退后肾阳虚或肾阴虚证仍在，温补肾阳常用金匮肾气丸、右归丸，滋补肾阴常用六味地黄丸、知柏地黄丸。临床上常脾肾虚损并见，结合气血阴阳之偏，兼顾脾肾，由此又化生出温补脾肾、气血双补、益气养阴、阴阳双补诸法，选用大补元煎、八珍汤、地黄饮子、龟鹿二仙胶等方。健脾补肾中药能促进和调整人体细胞免疫和体液免疫，阻断免疫复合物在肾小球滤过膜的沉积，提高血浆白蛋白，改善肾功能，从而减少和消除尿蛋白。

(3) 固精法 蛋白尿因脾肾虚损，精微下注外泄所致，故应用收涩固精法治疗蛋白尿有一定疗效。常用方剂有水陆二仙丹、桑螵蛸散、金锁固精丸等。常用药物有芡实、金樱子、沙苑子、桑螵蛸、补骨脂、白果、覆盆子、龙骨、牡蛎等。单纯收涩固精仍属治标之法，应用时须结合偏脾虚、偏肾虚而加用健脾或补肾药。上述三法偏重在扶正培本，是以往治疗蛋白尿的主要方法，近年来由于激素及细胞毒药物的应用，使肾病综合征的病机趋向复杂，单纯扶正固精已不能完全解决蛋白尿的治疗，其主要原因是由于湿邪、热毒和瘀血等病理产物的干扰，形成虚实夹杂、寒热交错之局面，因而在扶正固精的基础上，还需结合祛湿、清热和活血化瘀法。

(4) 祛湿法 湿邪是使肾病蛋白尿诱发和加重的因素之一。脾虚水液运化失常，肾虚水液蒸化失司，均为湿邪停蕴。脾精下注变为湿邪，郁而化热，清浊相混而使蛋白尿加重。故祛除湿邪是治疗蛋白尿的重要方法。若小便混浊，泡沫和沉积物较多，苔腻、脉濡滑，当用分清泌浊以祛湿，常用萆薢分清饮，或单用萆薢60克，常使蛋白尿很快减少。若湿邪久留，见身体沉重，纳少困倦，或轻度浮肿，或易受风邪，当以苦辛温燥、祛风胜湿治之，如羌活胜湿汤加减，服药后汗出并不显著，而外感明显减少，自觉周身温和而舒适，饮食增加，尿量增多，浮肿消退，蛋白尿及高脂血症也随之减轻。固风能胜湿，近年来有用雷公藤、昆明山海棠等治疗类风湿关节炎的药物治疗蛋白尿的，取得一定疗效。

(5) 清热法 临床上由于上呼吸道和其他部位感染的反复存在，使本来脾虚肾损之证转化为热证，热与湿合则为湿热蕴结，长期使用激素，使人之气机出入升降失调，亦可形成湿热或热毒而使蛋白尿加重，故宜用清热解毒法治疗，常用黄连解毒汤、五味消毒饮等方，常用药物有金银花、连翘、蒲公英、紫花地丁、白花蛇舌草、蚤休、鱼腥草、板蓝根、穿心莲等，清热解毒药能提高机体免疫功能，对局部炎症具有消炎和修复损伤组织的作用。临床上部分肾病综合征，长期应用激素或温补脾肾药，病情迁延不愈，蛋白尿持续存在，及时应用清热解毒、清热利湿配合活血化瘀法治疗，往往使病情缓解，尿蛋白减少或消失。

（6）化瘀法　肾病迁延日久，水病及血，久病入络而有面色晦暗、舌瘀脉涩等血瘀见证，蛋白尿持续不减，应用活血化瘀法治疗常能取效，因活血化瘀药既能改善瘀血障碍，又能调节免疫功能，故能治疗蛋白尿。若瘀血久留，津枯血燥隐伏深潜，或挟痰挟湿者，单用活血化瘀则难取效，攻之则伤正，补之则壅塞，唯软坚散结一法可缓缓图之，常用方剂如海藻玉壶汤、消瘰丸，常用药如蝉蜕、海藻、昆布、海带、夏枯草、牡蛎、海蛤粉、海螵蛸等。临床曾以益母草、蝉蜕、海藻、昆布四药为主治疗肾病蛋白尿疗效较佳，用药需三月至半年以上，一旦缓解，疗效较巩固。

上述六法在应用时不是固定不变的，由于肾病蛋白尿的病机比较复杂，以致治疗上常是数法合用，如滋肾汤是滋阴清热、活血利湿、固精法合用，清心莲子饮是益气、养阴、清热、利湿、活血法同用，常常取得良好疗效。

4. 关于低蛋白血症和高脂血症的治疗

肾病综合征的低蛋白血症和高脂血症，随着水肿消退和蛋白尿的减少和消失，而同时得到纠正。对于无肾功能障碍的患者，应摄入充足高质的蛋白质，以纠正低蛋白血症，但高蛋白饮食须在食欲改善后才能耐受，故当患者出现胃纳呆钝、气短神疲等脾胃虚弱或胃失和降证时，应予香砂六君子汤、二陈汤、温胆汤等调理脾胃。此外健脾益气之党参、黄芪、白术、山药、莲子、芡实；养血益精之当归、阿胶、龟甲胶、鹿角胶、紫河车等，均有升高血浆蛋白的功效。因此健脾和胃、益气健脾、养血益精三法是治疗低蛋白血症的主要方法。但须辨证施治才能有效。对高脂血症的治疗，中医责之于痰（或湿）瘀互结，故化痰、除湿、活血化瘀及消导之法合用，如玉楂冲剂（玉竹 30 克、山楂 30 克）、脉安冲剂（麦芽 30 克、山楂 30 克），白金丸（白矾、郁金）等，对肾性高脂血症患者有一定疗效。

（六）临床分型辨证论治

对肾病综合征辨证论治可分为水肿期与无水肿期两个阶段分别进行辨证论治，对症用药效验于临床。

1. 水肿期

（1）脾肾阳虚

症状：周身明显浮肿，甚则伴有胸水、腹水，胸闷气急、腹满而胀，不得平卧，小便不利而量少，面色苍白或黧黑，精神萎顿，形寒怯冷，身肢眴动或沉重疼痛，或腰痠腿软，纳少便溏。舌质淡、舌体胖大而有齿痕，舌苔薄白或白腻而滑，脉沉细或沉紧。

治法：温阳利水。

处方用药：真武汤合五苓散、济生肾气汤、肾水散化裁。

附子 12 克、白术 12 克、茯苓 30 克、生姜 10 克、泽泻 15 克、肉桂 10 克、猪苓 15 克、胡芦巴 10 克、仙茅 10 克。

用药论述：脾肾阳虚水湿泛滥为肾病水肿常见证型，温阳利水方药有较好疗效。方药组成分两部分：一部分为利水药，一般以茯苓、猪苓、泽泻为主，水肿严重可暂用逐水药，如葶苈子、川椒目、牵牛子（黑白丑）之类；另一部分为温阳药，以附子、肉桂为主，或加仙茅、胡芦巴之类。脾阳虚为主，面色多萎黄或苍白，纳少腹胀便溏，除白术健脾外，散水用生姜，温脾则易干姜，或加厚朴、大腹皮、草豆蔻行气之药，以达温而运之的目的。肾阳虚为主，面色多黧黑，腰膝酸软，可加淫羊藿（仙灵脾）、补骨脂、巴戟天之类；水肿渐消，肿势不重，可应用济生肾气汤或加龟甲胶、鹿角胶、紫河车等血肉有情之品。肾气不足在应用前方无效时，可采用自拟肾水散［猪肾一对（阴干）、附子、肉桂、泽泻共研细粉］每次10克，开水顿服，日三次有较好疗效，可供参考。

（2）脾虚湿困

症状：肌肤或全身浮肿或有轻度水肿，但持续不退，面色萎黄不泽，气短懒言，肢软无力，或胸闷腹胀泛恶，小便短少，大便溏软，舌淡红，苔薄白或白腻，脉濡软或沉缓。

治法：益气健脾，燥湿利水。

处方用药：防己茯苓汤合参苓白术散、胃苓汤加减。

防己15克、桂枝10克、生黄芪30克、茯苓30克、党参12克、白术12克、薏苡仁15克、扁豆10克、山药15克、甘草6克。

用药论述：脾虚湿困当分两端。一为脾虚气弱，健运失司，水湿逗留，其水肿较轻但持续不退，以气短乏力、面色萎黄之脾气虚证明显，治宜健脾益气以利水，以黄芪、党参、白术益气健脾，以防己、茯苓、泽泻利水，此类患者血浆白蛋白常较低，随着水肿缓慢消退，血浆白蛋白往往有所升高，蛋白尿亦有所减轻。二为湿盛困脾，脾运迟滞亦致水肿，其脾气虚证不著，而水肿、胀满、泛恶、口黏等湿困见证明显，治宜燥湿运脾以利水，方用胃苓汤：以苍术、厚朴、陈皮燥湿运脾，猪苓、茯苓、泽泻以利水消肿，或稍加木香、砂仁、大腹皮之引气以助脾运。在水肿消退后，蛋白尿及血浆白蛋白往往无明显变化。

（3）风邪犯肺

症状：全身浮肿，头、面、眼睑尤甚，恶寒发热，头痛身痛，咳嗽气急，胸满，小便不利，舌苔薄白，脉浮或弦滑。

治法：疏风宣肺利水。

处方用药：越婢加术汤合五皮饮、麻黄连翘赤小豆汤加减。

炙麻黄10克、生石膏30克、甘草10克、生姜三片、大枣4枚、白术12克、桑白皮10克、茯苓皮30克、陈皮10克、大腹皮15克。

用药论述：肾病综合征因感受风寒或风热之邪，突然引起周身浮肿或原有之浮肿骤然加重，以头面部为重，并伴外感风寒或风热表证，及肺气失宣之证。此时当急则治其标，宜疏风宣肺利水，用越婢加术汤，目的重在宣开肺气，服药后面观并不见汗出，小便增加，水肿迅速消除。五皮饮则可视症情选用一两味药即可。若咽喉疼痛或皮肤疮毒感染，而兼有风热表证，应用麻黄连翘赤小豆汤加黄芩、桔梗、金银花、蒲公英之类。此类患者常见反复感染性病灶存在，使用激素时往往被掩盖，因此应仔细检查搜寻，及时加以清除。

（4）气滞水停

症状：肢体或全身浮肿，反复发作，脘腹胀满，胸闷气短，喘气不舒，纳呆尿少，大便不畅，舌淡红、脉弦。

治法：行气利水。

处方用药：大橘皮汤、木香疏气饮加减。

橘皮10克、滑石12克、赤茯苓15克、猪苓15克、泽泻15克、肉桂5克、生姜2片、木香6克、槟榔10克、乌药12克、威灵仙10克、木瓜6克。

用药论述：三焦气塞水道不利致水肿，胸闷嗳气为上焦气壅，脘腹胀满为中焦气滞，泄便不利为下焦气塞，故用大橘皮汤加味。又三焦之决渎，气机之畅通，还赖肝气之疏泄，故每于方中稍加柴胡、白芍、香橼、佛手疏肝调气之品，既有利于三焦气机之调运，又有利于水液之运行。行气虽非肾病综合征之主要治法，但于宣肺、健脾、温肾之中稍佐疏气之品，则可增该方之条达，有利于湿之消散。

（5）瘀水交阻

症状：浮肿尿少日久不愈，面色晦暗不泽，两目黑环，肌肤粗糙不润，或有瘀点或色素沉着，舌质暗有瘀斑，舌下血脉青紫，苔薄白微腻，脉涩。

治法：活血化瘀利水。

处方用药：当归芍药散加减。

当归12克、赤芍15克、川芎10克、茯苓15克、白术12克、泽泻15克、丹参30克、桃仁10克、红花10克、益母草30克、车前子15克。

用药论述："血不利则为水"，瘀血内停，气机不利，水湿不运，故成水肿。水肿不退，湿阻气机，气滞血涩，亦成瘀血。故临床既有水肿尿少等水湿见证，又有晦暗瘀滞等瘀血见证。治疗当活血化瘀与利水消肿合用。当归芍药散中归、芍、芎为活血化瘀药，尚可加丹参、桃仁、红花、茯苓、白术、泽泻则为渗利水湿药，尚可加防己、车前子之类，还有泽兰、益母草既能化瘀又可利水。若瘀血较重水肿顽固不退，则可加土鳖虫（䗪虫）、水蛭散结破血之品，常能取效，不但水肿消退，蛋白尿常可明显减轻。

（6）湿热蕴结

症状：周身浮肿，面赤气粗，烦热汗出，胸脘痞闷，口苦口黏，咽痛，小便短涩，大便不畅，舌质红苔黄腻，脉弦滑而数。

治法：清热利湿。

处方用药：萆薢分清饮，五味消毒饮，阴虚挟湿热者用猪苓汤。

萆薢15克、菖蒲10克、白术10克、丹参15克、莲子心6克、茯苓15克、黄柏10克、车前子10克、金银花30克、连翘10克、蒲公英10克、紫花地丁10克。

用药论述：肾病水肿乃由肾之气化失常水湿泛滥而成，湿邪久郁化热则成湿热壅滞。或痤疮或疮疖，或上呼吸道感染，或久用激素治疗，致人之气机升降出入紊乱，气血痰湿郁滞经隧，也为湿热蕴结或热毒壅盛。故见烦满泄涩、咽痛口黏等湿热征象。若湿热之邪不能得到彻底清除，在继发感染下又易致肾之气化失常，以致肾病综合征反复发作而缠绵难愈。故清利湿热虽未必直接消除水肿，但仍为治疗中的重要一环。用萆薢分清饮重在清利湿热，分清泌浊，方以黄柏、车前子清热利水，白术、茯苓健脾祛湿，萆薢、菖蒲分清泌浊，丹参、莲子清心通络，一方之中清热利湿通络兼顾。如水肿较重可加萹蓄、泽泻、滑石或合八正散。五味消毒饮以五种清热解毒药并用，对于疮疖感染有较好疗效。若阴虚而挟湿热者，则既有尿频尿急下肢水肿，又伴口干欲饮，心烦不得眠等阴虚内热之症，应滋阴利水，方用猪苓汤，以猪苓、泽泻甘淡利水，滑石滑利水道，阿胶养阴清热，俾使水去热清阴津回复。

2. 无水肿期

水肿消退之后，或始终未见水肿者，常表现为面色无华、头晕目眩、腰膝痠软、疲乏无力等虚证，并常见蛋白尿、管型尿、血尿及肾功能减退，故应按中医虚劳进行辨证。

（1）脾肾气虚

症状：面色淡黄，神疲气短，纳差，腹满便溏，腰膝痠软，夜尿频多，小便清长，舌淡有齿痕，脉沉缓。

治法：健脾补肾。

处方用药：参苓白术散、五子衍宗丸化裁。

党参 15 克、茯苓 10 克、白术 12 克、山药 20 克、扁豆 12 克、桔梗 10 克、菟丝子 15 克、枸杞子 15 克、覆盆子 10 克、芡实 15 克、车前子 10 克。

用药论述：水肿退后或始终无水肿的肾病综合征，常见上述脾肾气虚症状，也有患者仅有蛋白尿而无明显自觉症状的，亦可采用健脾补肾法治疗。偏脾虚者可用参苓白术散加芡实、金樱子、菟丝子等固精补肾之品。偏肾虚者可用五子衍宗丸加党参、黄芪等健脾益气之药。若见脾肾阳虚者宜加仙茅、淫羊藿（仙灵脾）、补骨脂、巴戟天等温和的补阳药，因其水退之后，气阴耗伤，虽见阳虚而不宜姜、附、桂等刚燥之品。应用健脾益气、补肾固精之法治疗，不但能改善整体状况，而且能使蛋白尿减少或消失，肾功能恢复。

（2）肝肾阴虚

症状：面白颧赤，眩晕耳鸣，目涩肢颤，口干咽燥，渴欲饮水，五心烦热，溲赤便干，舌红少津，脉细数或细结。

治法：滋补肝肾。

处方用药：知柏地黄汤、建瓴汤加减。

生地黄 25 克、山茱萸 12 克、山药 12 克、牡丹皮 10 克、茯苓 10 克、泽泻 10 克、知母 10 克、黄柏 10 克、龟甲 20 克、白茅根 30 克、益母草 30 克。

用药论述：肝肾阴虚常因过用温热刚燥之品或长期大量应用激素而耗伤阴液，

使原有的脾肾阳虚或气虚转化为肾阴亏损和肝肾阴虚。亦可因素体阳盛阴亏发病即见肝肾阴虚。其证有二。一为阴虚内热，见五心烦热、口干便结等症，宜滋阴降火，常用知柏地黄丸、大补阴丸之类。如热伤血络而见镜下血尿，加小蓟、白茅根、生侧柏叶、血余炭、墨旱莲（旱莲草）等。二为阴虚阳亢，见眩晕耳鸣、头胀易怒等症，常伴血压升高，宜滋肾平肝，可用建瓴汤或六味地黄丸加天麻、钩藤（后下）、菊花、生石决明等。

（3）气阴两虚

症状：神疲气短，腹胀纳差，手足心热，口咽干燥，口渴喜饮，腰痠腰痛，头晕头痛，舌淡红有齿痕、苔薄，脉沉细或弦细。

治法：益气养阴。

处方用药：参芪地黄汤、大补元煎加减。

党参 15 克、生黄芪 30 克、熟地黄 25 克、山茱萸 12 克、山药 12 克、云苓 10 克、牡丹皮 10 克、泽泻 10 克。

用药论述：水肿退后阴液耗伤，过用滋腻反令脾虚，故既见脾气不足又有肾阴亏损之证，加之肾病综合征病程缠绵迁延不愈，气损及阴或阴损及气，故气阴两虚证近年来明显增多，而单纯地虚证较以前有所减少。气阴两虚涉及五脏，而以脾肾气阴两虚为多，故治疗一方面健脾益气，另一方面滋补肾阴。参芪地黄汤、大补元煎均有良效。应用时还须看气虚阴虚轻重而灵活加减。使用本法可使患者的免疫功能及血浆环核苷酸的双向调节趋向平衡，保护和促进肾功能恢复。

无水肿期上述各型亦涉及湿热、热毒、瘀血诸邪，可参考水肿期有关证型及慢性肾小球肾炎有关治法辨证施治。

四、慢性肾小球肾炎

（一）概述

慢性肾小球肾炎是指由多种原发性肾小球疾病所导致的一组长病程的疾病。临床上以蛋白尿、水肿、血尿、高血压或伴肾功能减退为特征。成年人常见，基本的病程变化是肾小球硬化、间质瘢痕形成及肾脏体积缩小。除小部分有急性肾炎病史外，多数起病缓慢，呈隐匿性经过。其发病机制多数学者认为与自身免疫有关。晚期可导致肾功能衰竭。根据其临床表现，本病可归于中医的"水肿""虚劳""尿血"等范畴。

（二）病因病机

慢性肾小球肾炎主要是由于外邪入侵、饮食不节、劳倦内伤、调摄失宜及素禀不足诸因素致脏腑内虚后，复受邪袭迁延日久而成。其病位与肺、脾、肾有关，并可累及于心、肝。致病之邪主要是外感六淫，也包括由于脏腑失调而产生的病理产物，如瘀血、湿浊、湿热等。其中正虚是发病的基础，邪实是发病的条件。肺失通调，脾失健运，肾失开合，可致三焦水道失畅，水液停聚，泛滥肌肤而成水肿；脾肾不固或邪浊停蓄，迫精外泄均可致精微不摄，而成蛋白尿；脾失统摄，肾络受损可出现血尿；水不涵木，肝肾不足，湿浊瘀血阻络均可致阳亢无制或清阳不升，而出现高血压。本病早期多出现水湿潴留之证，渐至脾肾渐亏，湿化为热，湿热耗伤气阴，使正气更虚，日久必致阴阳气血俱亏，邪浊更甚，终于脾肾愈衰，邪浊愈重，归于脾肾衰败，浊邪壅闭的重症。正气不复，易使邪气留恋，而邪气留恋，导致正气更难恢复，这就是本病邪正消长，标实本虚的病理特点，固而也构成了病变持续不愈和逐渐进展的病理基础。

（三）诊断

凡病史一年以上有肾病综合征表现（蛋白尿、血尿及高血压）者，均应想到本病的可能。临床表现如下。

（1）水肿 患者均有不同程度的水肿，轻者仅面部、眼睑和组织松弛部水肿，甚至可间歇出现，重者则全身普遍性水肿，并可有胸、腹水。

（2）高血压 一部分人有高血压症状，血压升高可为持续性，亦可呈间歇性，以舒张压升高高于 12 千帕（90 毫米汞柱）为特点。

（3）尿异常改变 此为必有症状，尿量变化与水肿及肾功能情况有关。水肿期尿量减少，无水肿者尿量多数正常，肾功能明显减退，浓缩功能障碍者常有夜尿、多尿，尿比重偏低（<1.020），尿蛋白含量不等，多在 1～3 克/24 小时，亦可呈大量蛋白尿（>3.5 克/24 小时），尿沉渣中可见颗粒管型、透明管型，伴有轻中度血尿，偶可见肉眼血尿。

（4）肾功能不全 主要指肾小球滤过率（GFR）降低，就诊时多数患者内生肌酐清除率尚未降到正常值 50％以下。

（四）鉴别诊断

（1）本病普通型与慢性肾盂肾炎鉴别，有泌尿系感染史，尿沉渣中白细胞经常反复出现，甚至有白细胞管型，尿细菌学检查阳性，均可提示慢性肾盂肾炎。其晚期亦有大量蛋白尿和高血压及肾功能损害，但肾小管功能损害先于氮质血症，且具有肾小管性蛋白尿的特征，一般无低蛋白血症，肾图示双侧肾损差异较大。多见于女性。有时慢性肾小球肾炎合并尿路感染，用抗生素治疗，其尿改变，氮质血症或可好转，但肾病综合征仍会存在。

（2）本病高血压与原发性高血压继发肾脏损害的鉴别诊断 后者多发生于 40 岁以后，常先有多年的高血压史，有全身各器官动脉硬化表现，尿蛋白多不严重，无低蛋白血症，无贫血，肾小管损害较肾小球损害明显。

（3）本病急性发作而既往史不明显者需与急性肾炎鉴别 较短的潜伏期，伴明显的贫血，低蛋白血症，眼底及心脏改变和 B 超检查双肾不增大，均可与急性肾炎鉴别。

（4）与继发于全身疾病的肾损害的鉴别　全身性疾病出现肾损害的有：过敏性紫癜、糖尿病、结缔组织病、高尿酸血症等，各系统的详细检查可助确诊。

（五）并发症

（1）心功能不全　由于高血压、贫血、水肿等所致，表现为心脏扩大，心律失常及心力衰竭。

（2）多种感染　因低蛋白血症，抗感染能力低，易发生呼吸道、泌尿道、皮肤等感染。此感染无明显的症状，治疗较困难，故必须注意。

（六）慢性肾小球肾炎证治枢要及特色经验探要

（1）慢性肾小球肾炎以脾肾损伤为根本，但急性发作时常可表现出标实为主的症状，如热毒、湿热、瘀血、外感。可在邪气壅盛之时，主以祛邪之法；在邪气较缓，正虚明显时，以扶正为法，兼以驱邪。扶正之法包括培补脾肾，滋补肝肾，补脾益气；祛邪之法包括清利湿热、活血化瘀、清热解毒、祛风胜湿等，在辨证基础上可灵活配合施用。水肿和蛋白尿是慢性肾小球肾炎的难治点，水肿不去蛋白尿难降。治水肿重在宣肺、健脾、温肾，以恢复失调的脏腑功能，可根据临床表现辨证运用。蛋白尿为脾肾不固，或邪实迫精外泄，因此可有益脾肾与祛邪浊单用或合用的不同。临床应注意水肿蛋白尿孰主孰从，从此制订合理的治疗方案。重视湿热与瘀血病理产物的作用，慢性肾小球肾炎的迁延过程中，均可不同程度表现出湿热与瘀血的证候，是病变不愈的重要环节。如常法治疗无效时，应从这方面多加考虑。要重视恢复脾胃功能，脾胃为后天之本，精微漏失，机体营养不良，抵抗力下降，都有赖脾胃健运而恢复，在用药上及治疗中都要时时保护脾胃的健运功能。

（2）关于消水肿　水肿是慢性肾小球肾炎突出的症状，常时轻时重，时起时伏，经年累月，缠绵不已。消肿之法，非一味利尿所能概其全。一般而言病之初起或急性发作者，兼有表证，此肺气不宣，水道不通，故治以宣肺利水，多选方越婢汤、麻附细辛汤合五皮、五苓等。如病程较长，体重肢沉，纳呆便溏，面㿠神倦，可主以健脾行水。肿势甚者，用大橘皮汤；肿势缓者，则以参苓白术散缓图。病程长，有脾肾阳虚表现者，如畏寒肢冷、舌淡嫩胖、腹胀便溏等，可用实脾饮、真武汤。本证为一本虚标实之候。脾肾不足，气化失调，而致水湿停留，由于其病程绵长，水湿可渐而化热，合成湿热，甚则为热毒；又由于水湿碍血正常循行，血脉不和而致瘀血形成，所以本证常出现虚实错杂的证候。这也就构成了本证反复不愈的特点。湿热瘀血等病理产物潴留人体，一方面伤及正气，使正气更虚；另一方面其本身又可成为水肿新的成因。故在慢性肾小球肾炎水肿的治疗上，多是祛邪扶正同施，内外标本兼顾。临床上，如标实明显者，治标为主，针对不同的病邪，可用清热解毒、清热利湿、活血化瘀，以冀邪去正复。即使表证不显者，亦应想到湿热、瘀血等病邪的存在，在扶正的同时配合使用。

（3）关于消除蛋白尿　中医认为蛋白尿是脾肾不固，精微下泄而引起的。但引起脾肾不固的原因多是由于邪浊留恋，固摄封藏失职而致，所以不可徒行固涩一法，而应治本澄源，辨证施治。如见有蛋白尿，尿感涩热，口干而黏，纳呆，手足心热，目胞微肿，苔白略腻，此兼有湿热；如蛋白尿、咽红久久不愈，劳则尤甚，伴见口干而渴，身热，此内有热毒；如兼有水肿、腹胀，此为水湿作祟；其他如外感者，亦可出现蛋白尿。尚有腰痛不移，舌质黯，舌下静脉青紫，脉涩，此多夹有瘀血。凡邪实症状明显者，治疗必须以祛邪为主，兼扶正气为治则。常用治法与方药如下。清利湿热类：车前、萹蓄、瞿麦、黄柏、萆薢、半枝莲、白花蛇舌草。活血化瘀类：当归、川芎、赤芍、丹参、益母草。清热解毒类：蒲公英、紫花地丁、金银花、连翘。利湿消肿类：茯苓、猪苓、泽泻、通草、冬瓜皮、大腹皮。如其主要表现为腰痠痛乏力时，则可补脾固肾缓图，但用药不可滋腻，以防它变，另外仍应适当加些祛邪之品。

（4）关于中药配合激素治疗的问题　激素类同于中药的纯阳之品，长期运用可致阳盛，进而耗伤阴液，可表现出阴虚内热之象。当撤退激素时，阳气相对转虚，可表现阳弱之象。所以运用激素，可造成人体阴阳失调。配合中药，可望调整此失衡状态，纠正激素的副作用，从而最大限度地发挥其治疗作用。一般分三个阶段。

① 早期大剂量阶段　表现为食欲亢进，面赤身热，心悸多汗，兴奋失眠，此脾肾阳旺，阴虚内热，宜滋补肾阴、清热利尿。方用知柏地黄汤加减。具体选药为：太子参、生地黄、麦冬、地骨皮、知母、黄柏、龟甲、女贞子、茯苓、芦根、白茅根。

② 撤减过程　食欲下降，或食后饱胀，大便不实，此阴耗气损，宜补肾益气，可用参苓白术散合二至丸。方药为：党参、白术、茯苓、甘草、扁豆、山药、女贞子、墨旱莲、薏苡仁、桔梗、陈皮。

③ 撤至维持量或停用　出现便溏而背恶寒等，此阳弱之象，宜阴阳并补，巩固疗效。用参芪麦味地黄汤加附子。

激素最大的弊端在于使人体阴阳失调，而阴阳失调、升降出入紊乱可致痰浊湿瘀毒的产生。常见有的患者在治疗过程中出现尿混浊，涩热，口舌生疮，局部感染，舌苔厚腻，此即为精微气血不化而变生之邪浊所致，一旦出现这种情况，就要急则治其标务使邪去。

（5）慢性肾小球肾炎过程中的湿热证治　慢性肾小球肾炎以脾肾不足为其发病基础，脾肾不足，水湿难化，而变生诸证。临床中发现慢性肾小球肾炎过程中都有不同程度的湿热表现，究其原因有四：①慢性肾小球肾炎病程长，湿郁日久，湿从热化，而成湿热。②久用激素，每有助湿化热之弊。③毒热侵袭与湿浊相搏，而成湿热。④过用温补，阳复太过，湿化为热。湿热相合，附着难解，使慢性肾小球肾炎病机更趋复杂。

若湿伤气，热伤阴，湿热日久则可损气耗阴，使正气更虚；湿热蕴蓄，亦可酿成热毒，可以说它构成了疾病迁延不愈和进展的基础。因此合理治疗湿热这一病理因素，是提高疗效重要的一环。临床上根据湿热所在部位，亦可分为上、中、下三焦湿热。上焦湿热表现为咽痛面赤，胸闷咳嗽；中焦湿热表现为胸痞纳呆，恶心呕吐，大便溏泄不爽；下焦湿热表现为尿赤涩热不适，色混浊不清。它们在不同阶段可表现得相对突出，但仍是相兼者多。根据临床所见，单纯一个部位湿热并不多见，甚至很不典型，而只要表现出舌苔厚腻有垢，尿混浊不清，脉濡滑者，即可认定其湿热蕴蓄。治疗上，湿热偏上者，主以宣气化湿，以三仁汤主之；湿热在中者，主以芳香燥湿，以黄连温胆汤主之；湿热在下者，主以淡渗利湿，以萆薢分清饮主之。

总之本证为一标实之候，其根源在于正虚，所以清利湿热之法一定要同扶正之法结合起来，分清不同时期不同表现而采取相应的治法。

（七）临床分型辨证论治

1. 风邪外束，三焦不利

症状：全身浮肿，来势迅速，多有恶寒、发热、肢节疲楚、小便不利等症。或伴咽喉红肿疼痛。舌苔薄白，脉浮数。

治法：散风清热，宣肺利水。

处方用药：越婢汤加味。

麻黄 10 克、生石膏 30 克（先煎）、甘草 6 克、车前子 15 克、冬瓜皮 15 克、苍术 12 克、杏仁 10 克、生姜 9 克、大枣 3 枚。

用药论述：本型多见于慢性肾小球肾炎急性发作者。在呼吸道感染、皮肤感染等之后 3～4 天出现。方中麻黄味辛开肺，宣散外邪，以复通调水道之功，生石膏性寒，直清肺之郁热。麻石相伍，一宣一清，使邪去肺之宣降自复。杏仁止咳，车前子、冬瓜皮利水，苍术祛其表湿，共成宣肺清热利水之功。如咽喉肿痛者，可加板蓝根、连翘；尿少者，加瞿麦、白茅根；咳嗽者，加桑白皮、鱼腥草。

2. 脾虚气滞，水湿内停

症状：下肢浮肿或全身浮肿，面色少华，神疲，四肢困倦，食欲下降，大便不实或溏泄，脘腹痞满，舌淡苔白腻，脉沉。

治法：健脾行气，化湿利水。

处方用药：香砂六君子汤加味。

党参 15 克、白术 12 克、茯苓 15 克、木香 10 克、砂仁 6 克、半夏 12 克、陈皮 9 克、冬瓜皮 20 克、大腹皮 15 克。

用药论述：本型多见于慢性肾小球肾炎肾病型，或长期蛋白流失者。大量蛋白丢失，血浆蛋白低下，故水肿较著，持续难消。方用香砂六君汤健脾行气，冬瓜皮、大腹皮祛湿行水，共奏实脾利水之功。水肿甚者，加泽泻、猪苓；肿胀甚，加枳壳、槟榔；呕吐者，加藿香、干姜；如面色㿠白，纳呆便溏，水肿相对不重者，可去冬瓜皮、大腹皮，加扁豆、山药、莲子；如水湿化热，用疏凿饮子。慢性肾小球肾炎过程中，经常出现脾胃不和的症状，如纳食不馨，脘痞腹满。调理脾胃，是缓解疾病重要的一环。临证时，一定要详审病情，随时运用健脾和胃之法。一则可使正气健旺，随时抵御外邪；二则可直接改善患者的营养状况。此正反映了中医的崇土制水，脾为后天之本的思想。

3. 肾阴不足，热毒内蕴

症状：腰痛，身热口渴，小便黄，咽干，稍有不慎即可引起血尿加重，甚则蛋白尿，眼睑浮肿或有或无。舌质红赤，苔微黄或净，脉细数。

治法：益肾滋阴，清热解毒。

处方用药：知柏地黄丸合二至丸加减。

生地黄 15 克、玄参 15 克、白芍 12 克、竹叶 6 克、牡丹皮 10 克、黄柏 10 克、知母 10 克、茯苓 15 克、金银花 15 克、连翘 10 克、墨旱莲 15 克、女贞子 15 克、益母草 20 克。

用药论述：此型多发生于慢性肾小球肾炎而兼有扁桃体炎、咽炎的患者。足少阴肾经循喉夹舌本，本型属外感热毒，迁延不愈，循经入肾，耗灼肾阴，标本同病之证，故用上方标本同治。如尿热不适，加半枝莲、白花蛇舌草；血尿明显者，可加大小蓟、地榆；舌苔腻者，加苍术、薏苡仁；潮热盗汗者，加青蒿、鳖甲。如扁桃体红肿日久，反复发作，可考虑有效、规律、长疗程用药，直至彻底康复。

4. 肝肾阴虚，血瘀络阻

症状：头昏目眩，甚则视物不清，耳鸣，腰背痠痛，午后颧红，血压升高明显。舌质可为瘦红，舌下青筋发紫，脉弦细。

治法：滋养肝肾，活血化瘀。

处方用药：杞菊地黄汤合桃红四物汤加减。

红花 6 克、当归 12 克、生地黄 15 克、白芍 12 克、川芎 10 克、茯苓 15 克、益母草 15 克、女贞子 15 克、枸杞子 15 克、杭菊花 15 克、山茱萸 10 克、丹参 15 克、钩藤 15～30 克（后下）、灵磁石 30 克（先煎）。

用药论述：慢性肾小球肾炎高血压型多见此型。当阴亏日久，肾络失和，积渐血滞成瘀所致。属本虚标实之证。若神疲乏力，面浮肢肿者，加黄芪；小便短涩不适，加半枝莲、白花蛇舌草；腰痠膝软甚者，加山茱萸。故用杞菊地黄汤调益肝肾之阴，并加川芎、红花、当归、丹参、益母草等活血祛瘀，钩藤、灵磁石等潜镇降压，余如臭梧桐、珍珠母等亦可选用。

5. 脾肾两虚

症状：形寒怕冷，面浮肢肿，面色淡白，少气乏力，腰膝痠软，足跟痛，口淡纳差，大便溏泄，尿多色清或微混，舌胖嫩苔水滑，脉沉细。

治法：温补脾肾。

处方用药：济生肾气丸加减。

党参 15 克、黄芪 30 克、熟地黄 30 克、山药 15 克、山茱萸 10 克、茯苓 15 克、泽泻 10 克、牡丹皮 10 克、肉桂 3～6 克、熟附片 6～10 克、车前子 10 克、牛膝 10 克。

用药论述：本型多见于慢性肾小球肾炎后期，血浆蛋白持续不升，病情处于相对的稳定期。故用济生肾气丸加减，脾肾双补，阴阳并调，振奋阳气，并能利湿，方中加党参、黄芪益气固脾，兼有脾胃湿浊者，症见恶心呕吐，腹胀有水鸣，大便溏，可加苍术、厚朴、藿香；兼有湿热者症见尿频或尿混浊不清，可加萹蓄、瞿麦、白花蛇舌草；兼有热毒者，症见咽红不适，白细胞总数高或淋巴细胞计数高，可加金银花、蒲公英、紫花地丁；兼瘀血者，症见舌质黯红，肢体麻木，可加丹参、赤芍、川芎。调整善后之剂，一般无需作过多的加减变化，若有成药，不妨守方常服。

6. 气阴两虚，湿热蕴蓄

症状：晨起眼睑浮肿，面㿠神疲，五心烦热，时有自汗，咽部暗红。舌质淡、尖红，苔白略腻，脉沉。

治法：益气养阴，清利湿热。

处方用药：清心莲子饮加味。

党参 15 克、生黄芪 30 克、车前子 15 克、茯苓 15 克、黄芩 15 克、地骨皮 15 克、麦冬 15 克、莲子 20 克。

用药论述：此型最常见，也是决定慢性肾小球肾炎转归的重要阶段。因慢性肾小球肾炎气化失司，水湿潴留，渐而化热，可形成湿热合邪，且湿伤气，热耗阴，久之气阴暗耗；气阴一耗，则水湿无以化，虚热更生，致气阴两虚，湿热蕴蓄之证。如任其发展，气损及阳，阴伤及血，湿热蔓延衍生瘀血、水湿、浊邪等，势必形成脾肾衰败、浊邪内闭的危证，故应积极治疗，阻止其进一步发展。方中以党参、生黄芪益气；地骨皮、黄芩、麦冬、莲子滋阴清热；茯苓、车前子利湿。如尿涩热，口腻加瞿麦、白花蛇舌草；咽痛者，加僵蚕、牛蒡子。

五、泌尿系感染

（一）概述

泌尿系感染又称尿路感染，是由病原菌侵犯尿路而引起的炎症性病变。分为下尿路感染（尿道炎、膀胱炎及前列腺炎）与上尿路感染（输尿管炎、肾盂肾炎）。下尿路感染可单独存在，而上尿路感染则常伴有下尿路感染。一般临床上统称为尿路感染。

本病的致病菌以大肠杆菌为最多，占 60%～80%，常见于初次尿路感染患者。其次为副大肠杆菌、变形杆菌、产碱杆菌、产气杆菌、铜绿假单胞菌及厌气杆菌等。变形杆菌、产气杆菌、铜绿假单胞菌常见于再感染患者。极少数可由真菌、原虫、病毒所引起。早期感染常为单一病菌。慢性期或有梗阻情况下可出现混合感染。细菌入侵途径有上行性感染、血行感染、淋巴道感染和直接感染四种。肾盂肾炎急性期若不控制可成为慢性，且易发展导致肾功能衰竭。本病主要属于中医"淋证"，在《金匮要略》中已有"淋之为病，小便如粟状，小腹弦急，痛引脐中"的记载。有时以腰痛为主症者，也可列为"腰痛"等范畴，慢性期可归于"水肿"范畴，晚期可出现"癃闭""关格"证候。本病发病率为人群的0.91%，好发于女性，男女之比为1：10，以农村妇女和育龄妇女发病率最高。

（二）病因病理

本病病位在肾与膀胱，如巢元方所谓"肾虚而膀胱热故也"，以肾虚为本，膀胱热为标。热邪常是本病起始致病因子，但热邪之为病，常以炎上为其特征，而本病之病位在于下焦，故热邪导致本病的条件必须是"热在下焦"，由此其常与湿邪相伴随，常见患者感受湿热疫毒之气，或多食辛热肥甘之品，或嗜酒太过之后，酿成湿热下注膀胱；或恼怒伤肝，气郁化火，肝郁不舒，火郁于下焦；或是它脏之热，下注膀胱。盖膀胱系州都之官，乃水聚之处，气化则能出。热邪注入下焦，膀胱气化不利，热与水结，酿致湿热内聚。所以本病早期证候以下焦湿热为主。若久病，湿热耗伤正气，或因年老体虚，素体孱弱，加之劳累过度，房事不节，均致脾肾亏虚，而衍成慢性过程。湿热又胶黏难清，故病情常反复，迁延不愈，历经多年乃致数十年，终致脾肾阳衰，浊邪弥漫三焦，而成癃闭、关格之证。

（三）诊断要点

泌尿系感染主要包括膀胱炎、肾盂肾炎，其诊断依据同中有异，兹分述之。

1. 临床症状

（1）膀胱炎（下尿路感染）

① 急性膀胱炎　多由上行感染所致，同时伴有急性尿道炎。患者有尿频、尿急、尿痛等膀胱刺激症状，系由于膀胱三角区及后尿道炎症刺激所致。膀胱区可有不适或疼痛感，尿液混浊，偶见肉眼血尿。

② 慢性膀胱炎　长期存在膀胱刺激症状，但不严重，时轻时重。

（2）肾盂肾炎（上尿路感染）　急性肾盂肾炎：典型者由三组临床症状组成。

① 膀胱刺激症状　膀胱刺激症状是指尿频、尿急、尿痛，也称尿道刺激征。正常人白天平均排尿4～6次，夜间0～2次，如果每日排尿次数＞8次称为尿频；尿急是指尿意一来就有要立即排尿的感觉；尿痛是指排尿时膀胱区及尿道口产生的疼痛，疼痛性质为烧灼感或刺痛。

② 全身症状　寒战、发热、腰痛、头痛、下腹或中上腹痛，可伴恶心呕吐，全身痠痛，食欲不振。

③ 体征　肋腰点压痛、肾区压痛、叩击痛。

慢性肾盂肾炎：大多数因急性肾盂肾炎治疗不彻底衍变而成，部分患者疼痛可隐匿或不典型，常有低热、乏力、腰痠、腰痛及尿频尿急等症状，菌尿可为持续性或间歇性。晚期患者肾功能损害明显，可有夜尿增多、水肿、贫血、电解质紊乱、酸中毒直至尿毒症。

2. 实验室检查

泌尿系感染虽有近半数无明显临床症状，但所有患者都有尿的改变，尿液检查对诊断有决定性意义。

（1）尿常规检查　白细胞尿，尿中白细胞数＞5个/HP（即每个高倍显微镜视野下白细胞数量，尿液中白细胞超过5个，称为白细胞尿，大量白细胞时，称为脓尿，它表示尿路感染，如肾盂肾炎、膀胱炎、尿道炎等）。常有少量蛋白尿，常可发现白细胞或红细胞管型，对诊断极有价值。偶可见到肉眼血尿。

（2）尿液细菌学检查　菌落计数＞10^5/毫升为阳性，＜10^4/毫升多属污染，若计数介于二者之间且为同种细菌，可以作出感染的诊断，尿培养菌药物敏感试验可作为抗菌药物的选择。

① 中段尿培养　耻骨上膀胱穿刺取尿做培养是最可靠的方法。

② 尿涂片细菌检查　操作方便，设备简单，容易找到细菌，一般用清晨第一次中段尿10毫升，离心后取沉渣涂片做镜检。

③ 免疫荧光技术　尿沉渣中抗体包裹细菌（ACB）阳性者为肾盂肾炎，阴性者多为膀胱炎。

（四）鉴别诊断

（1）尿路综合征（无菌性尿频，一字线排尿困难综合征）　患者有尿频、尿急、排尿困难等尿路刺激症状，与本病相似，但尿培养无细菌生长或菌落计数＜10^4/毫升，尿路综合征的病因仍未明确，可能是由尿道黏膜过敏或尿道周围腺体炎症，如结肠炎或阴道炎所引起。患者多数是中年妇女，常以尿频为主要表现，尿急和尿痛较不明显。

（2）尿路结核　起病缓慢，尿路刺激症状明显而持续存在，常有肉眼血尿，尿沉渣涂片可找到抗酸杆菌而无普通细菌，普通尿培养往往无菌生长，结核杆菌培养阳性，X线肾盂造影和膀胱镜检查有助于诊断。

（3）泌尿系结石　常有明显肾或输尿管的绞痛或血尿，X线腹部平片可见结石影，如不合并感染，尿细菌培养阴性，发病时以腹痛或尿痛为主症，可见到肉眼血尿，小便镜检以红细胞为主。

（4）高血压病　部分慢性肾盂肾炎，泌尿道症状很少，而以高血压为主要表现，易与原发性高血压病相混。需细心询问病史，注意泌尿系统的症状、体征，反复检查小便常规及尿培养可明确之。

（五）泌尿系感染的证治枢要及特色经验探要

（1）泌尿系感染隶属于中医"淋证"，在淋证中中医有"五淋"之分，其病理虽都是邪侵正虚之变，但具体病机则有所差异。因此在本病明确诊断后，尚须进行五淋之识别。在五淋中尤以热淋、气淋多见。热淋是以邪实为主，气淋则是气化功能障碍所致，其中又有气郁、气虚之分，故辨病与辨证相结合，从客观的诊断到微观的分辨，详察细审有助于具体治则的拟定与方药的择取，尤其是在急性期更应详察，可减少后遗症，贻成慢性迁延之疾。

（2）泌尿系感染在急性期，不论是初患之泌尿道感染，或是慢性泌尿道感染之急性发作，临床大都以下焦湿热为主要证候。治则以清化下焦湿热为主，邪去则正安，此时不必顾虑其是否有虚证的存在，即使是老年体弱者，只要体质允许，仍可宗"实则泻之"之法，以祛邪为主。然后在急性症状缓解之后，则应考虑到邪、正两方面。对邪毒而论，因其病在下焦，热与水结，湿热常缠绵难解，症状虽已消失，但湿热未必全清，尚有苔腻薄黄或黄白相间之见症，故清解之药尚须坚持服用月余，以免留有后患；对正气而言，若已见有正虚的征象，则应适当加用顾肾之药，以复其正气。若无正虚征象，则待症状全面消除后，也可用六味地黄丸调服，以巩固之。

（3）泌尿系感染虽以尿频、尿急为主要见证，但其病机主要是膀胱气化不利，在邪盛之期是湿热阻滞而使气机郁滞。在正虚之期是肾气蒸化失司，均是气机之故障，故在治疗时，不论正虚邪实，始终要把握利水通淋，助其气化的治则。以通利为治疗本病的基本原则，即使在肉眼血尿之际，也不可盲目采用固涩之法，因通利之法，对邪而论是一种祛邪外出之术；对正而言，则是益助气化之策，所以通利之法似有悖于"肾主封藏"的理论，但对本病而言则是驱邪扶正双方兼顾之法，也是本病治疗中的特色，不可不察。

（4）清热解毒法的运用：本病初起，热毒壅盛，湿热互结，清热解毒、利水通淋为急性期主要治疗法则，临床症状改善较快，但细菌阴转较慢，故用药应守"效不更方"之旨，在临床症状改善后仍持续用药月余，在此不必过多考虑清热伤阴之弊。即使在慢性病急性发作期亦应以本法为主，宗"急则治其标"的经旨，先祛邪而后扶正。

（5）扶正以达祛邪法的运用：本病中后期已现正气虚的征象，同时又见有下焦湿热未清的证候，此时虽需祛邪，以清湿热，但湿热之外泄尚须正气之气化，现脾肾气虚，则无以祛邪，故治法当运用扶正以祛邪之法，即扶正祛邪，在补益脾肾之际，当重在加强其气化通利之力，牛膝、桂枝等药常用。在肝气郁滞证中虽是气郁尚非明显正虚，但其疏泄之职受阻，故也以理气为主，均旨在加强正气气化之力，借此以驱邪外泄，但清利下焦湿热之药也需配伍，则可助其一臂之力，相辅相成，相得益彰。

（六）临床分型辨证论治

1. 下焦湿热

症状：小便短频，灼热刺痛，少腹拘急胀痛，或有寒热，口苦，呕恶，腰痛。舌苔黄腻，脉濡数或滑数。

治法：清热、利湿、通淋。

处方用药：八正散加减。

瞿麦、萹蓄、炒栀子、黄柏、木香、生大黄各 10 克，滑石 12 克、车前子 15 克、甘草 3 克。

用药论述：在泌尿系感染之疾病的急性发作期绝大多数表现为此证，予本方多能取效。方中大黄不可或缺，取其清热解毒泄浊，保持大便通畅，对取效至关重要。大便秘结，腹胀者用芒硝 3 克、枳实 10 克以助通腑泄热；发热重加金银花 30 克、鸭食草 30 克以加强清热解毒；恶寒发热、呕恶者，加柴胡 10 克、黄芩 10 克、半夏 10 克以和解降胃；血尿明显加白茅根 30 克、小蓟 10 克、生地黄 15～30 克以凉血止血；小便涩滞不畅加入青皮 6～10 克、琥珀粉 3 克（分冲）。

2. 肝气郁滞

症状：少腹满痛，尿意频急，排尿不畅，涩滞难尽，或淋漓短少，伴腰肋胀痛。苔薄白，脉沉弦。

治法：疏肝理气，利水通淋。

处方用药：沉香散加减。

沉香 3～6 克、石韦 10～30 克、滑石 15～30 克、陈皮 6 克、白芍 10～15 克、冬葵子 10 克、王不留行 15 克。

用药论述：肝气郁滞于下焦，与邪热互结，致膀胱壅塞不畅，每令少腹拘急，小便涩滞难出，故选沉香散疏利肝气，利尿通淋；少腹胀满者加延胡索（元胡）10 克、川楝子 10 克疏肝理气；日久气滞血瘀者加牛膝 15 克、丹参 15～30 克、琥珀粉 3～5 克（分冲），以活血化瘀；气郁日久化火而成肝胆郁热者可用龙胆泻肝汤。

3. 脾肾气虚

症状：小便频数，努责难出，淋漓不尽。面浮足肿，纳呆腹胀，神疲乏力，腰瘦腿软，头晕耳鸣，大便溏薄。舌淡苔白或白腻，脉沉细。

治法：健脾益肾，兼清湿热。

处方用药：（1）以脾虚为主者，用参苓白术散合二仙汤，或补中益气汤加减。

党参 10 克、白术 10 克、茯苓 10 克、薏苡仁（苡米）15 克、白扁豆 15 克、山药 15 克、黄柏 10 克、知母 10 克、仙茅 10 克、淫羊藿（仙灵脾）15 克。

处方用药：（2）以肾虚为主者，用无比山药丸加减。

熟地黄 15 克、山茱萸 6～10 克、巴戟天 15 克、菟丝子 15 克、杜仲 15 克、狗脊 10 克、肉苁蓉 10～15 克、牛膝 15 克、黄芪 15～30 克、山药 15 克、茯苓 10～15 克、泽泻 15～30 克、甘草 3 克。

用药论述：本证多见于慢性病者，以膀胱气化不利为主要病机，尤以肾气不足为主，但水湿为脾所制，脾虚水失运化也常是主要病机。临床以脾肾两虚者多见，故以温补脾肾为主，兼清湿热，治此以通利为主，故用药不能滋腻，可合五苓、八正之意，若阳虚明显者，可加附片 6～10 克，桂枝 6～8 克。

4. 肾阴不足

症状：头晕耳鸣，腰膝酸软，咽干口燥，尿频而短，小便涩痛，或伴有低热。舌质红，苔薄白，脉弦细而数。

治法：滋阴清热利湿。

处方用药：知柏地黄丸合猪苓汤加味。

知母 10 克、黄柏 10 克、牡丹皮 10 克、山茱萸 10 克、生地黄 15 克、山药 15 克、泽泻 10 克、茯苓 10 克、石斛 10 克、白茅根 15～30 克。

用药论述：本证在临床上主见于素体阴虚或久病热淋伤阴者，多见于女性，男性罕见。其临床以阴虚内热证为主，兼见尿路刺激症状，而得以明确诊断，尿液培养常不能觅得致病菌，或见革兰阴性杆菌。治此以滋阴与清下焦湿热并重，兼顾通利。当随临床阴虚证及下焦湿热证之轻重主次配伍，若阴虚内热证明显者，可重用生地黄 30 克，酌加青蒿 12 克；湿热明显者，可加野菊花 10 克，蒲公英 10 克，银花藤 12 克。

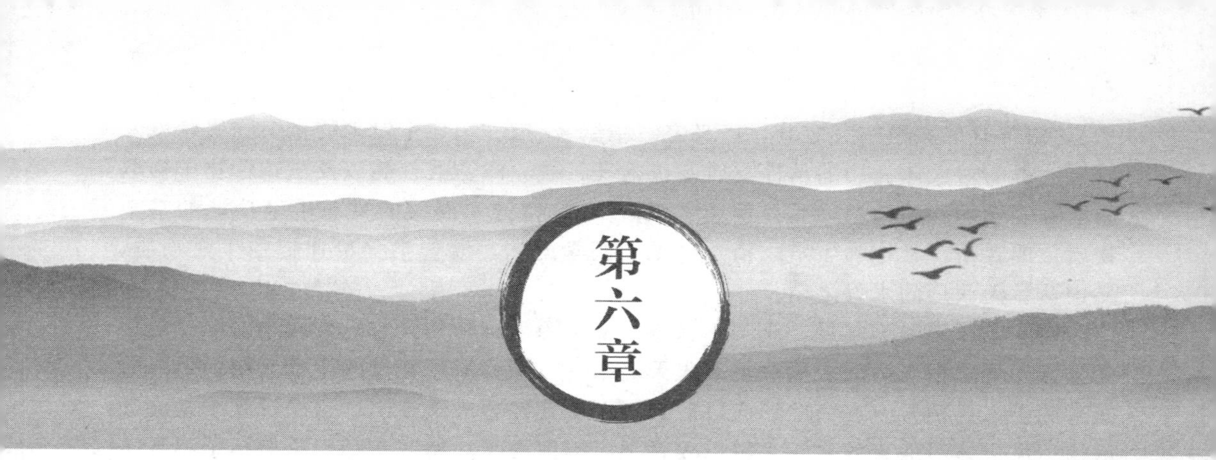

血液系统疾病

一、精、气、血、津液

由于人体的精、气、血、津液在性状、功能及分布上虽然各有不同的功能和特点，但四者均为构成人体和维持人体生命、生理活动的基本物质，其组成均赖脾、胃化生水谷精微的不断补充，在脏腑的功能活动和神的主导下，又存在着相互协调、相互制约、相互依存、相互促进、相互转化的密切而又复杂的关系，常反映在生理、病理、辨证论治等各个方面。为此，研究论述血液系统疾病的临床有效治疗，必须首先论述生命生理活动的基本物质：精、气、血、津液。

精、气、血、津液是人体内维持正常生命活动的基本物质，也是脏腑组织器官和经络进行生理活动的物质基础。精、气、血、津液和脏腑经络之间有着相互依存的关系，精、气血、津液与脏腑、经络学说相结合，共同构成了人体生理功能的理论基础。

1. 中医论精

精，又称精气。在中国古代哲学中，精是充斥宇宙，无形而运动不息的极细微物质，是构成宇宙万物的本源，也专指气中精粹的部分，是构成人类的本源。精的概念源于古代的“水地说”。认为自然界的水、地是万物赖以生长发育之根源，在此基础上引申出“精”的概念，并逐渐演变为“精为万物之源”的观点。人类自身的繁衍也不例外，是由“男女精气相合”而成。这种“精”为宇宙万物本源的古代哲学思想渗透到医学领域后形成的，对中医精气理论的形成起到了极重要的作用。

"精"有广义与狭义之分。广义之"精"，泛指一切与生俱来的生命物质，以及后天获得的对人体有用的精粹物质。包括气、血、津、液、髓以及从饮食物中摄取的营养物质等一切精微物质；狭义之"精"，是指肾中而藏的具有生殖功能的精微物质，即肾精，又称为生殖之精。可见中医学的精，既包括父母遗传的生命物质，又包括后天获得的水谷之精。

　　精的生成禀受于父母，充实于水谷。从来源而言有先天与后天两个方面，故精又分为先天之精与后天之精两类。先天之精一方面禀赋于父母的生殖之精；另一方面来源于水谷精气。在胚胎形成以后，直至胎儿发育成熟娩出，这一过程中又必须依赖于从母体吸取来的水谷之精以养育之。因此先天之精，实际上是概括了禀受于父母的构成各组织器官的原始生命物质，以及母体从饮食物中吸取的各种营养物质。这种先天之精主要藏于肾，即所谓肾中藏有先天之精；后天之精来源于水谷，又称"水谷之精"。人体生命的维持，不仅以肾中先天之精为基础，还需不断得到饮食水谷之精的充养。这种由水谷所化生的、输布于五脏六腑等组织器官、最后归藏于肾中的精就是肾中所藏的后天之精。由此可见，人体的精主要藏于肾，其来源以先天之精为本，并得以后天之精的不断充养，先、后天之精相互依存，相互为用。先天之精依赖后天之精的培育和充养，后天之精的化生又需得到先天之精活力的资助，从而始终保持肾中之精的充满状态。

　　人体的精是有多种功能的，归纳如下。

　　(1) 生殖繁衍　生殖之精是生命的原始物质，有繁衍后代的作用。精能形成胚胎，没有精就没有新的生命。这种生殖作用既体现于父母之精的结合，产生新生命而形成自身，又体现于自身发育成熟。肾精充盛而生成天癸，具有生殖能力而产生新生命，可见精是繁衍后代的物质基础。精不仅产生了生命个体，而且是维系生命与健康活动的原动力。因此肾精充足与否，对生殖功能及体质的强弱起着重要作用。

　　(2) 促进生长发育　人生各个时期的生长发育过程，都是以精为其主要物质基础的。在胚胎至胎儿生长成熟时期，精既是构成形体各组织器官的主要物质基础，又是促进胎儿生长发育的重要物质。在出生后的婴儿至青年生长成熟时期，精是促进其生长发育的主要物质，如果肾精不足，人体的生长发育就会迟缓或出现障碍。

　　(3) 生髓、充脑、养骨、化血　髓，有骨髓、脊髓和脑髓之分，三者均由肾精而化。精足则脑得髓养，元神的生理功能得以正常发挥。骨骼的生长发育，有赖于骨髓的充盈及其所提供的营养，精能生髓，所以说精能养骨。精充则骨骼健壮，牙齿坚固。精也是生成血液的主要物质。一方面水谷之精通过心肺的气化作用而化生为血液；另一方面肾藏精在肝的配合下化生骨髓后而生成血液。因此精可以转化为血，是血液生成的来源之一，精充则血旺。

　　(4) 滋养濡润　精是人体脏腑组织赖以滋润濡养的精华。饮食入胃，经脾胃消化吸收转化为精，不断地供给周身各组织器官，其富余部分则归藏于肾，后者以备用。肾中之精，一方面不断储藏，另一方面又不断地向全身输泄，如此生生不息。

而只有先天之精与后天之精充盛，才能使脏腑组织得到充养，从而发挥正常的生理作用。

（5）防御卫外　精具有保卫机体，防御外邪入侵的作用。"夫精者，身之本也，故藏于精者，春不病瘟"。可见精足则正气旺盛，抗病力强，不易受外邪侵袭。

精失常的病机：主要包括精亏和精瘀两个方面。

（1）精亏　肾精禀受于先天父母，充实于水谷精气，宜藏不宜耗。因此若先天禀赋不足，或后天脾胃虚弱，水谷不充或房劳过度，耗损肾精；或久病虚弱，脏气不足，累及于肾，均可致肾精不足，失于充养，而出现精亏病变。肾精亏损的病变，其表现是多方面的。如小儿生长发育异常，成年人体弱多病、抗病能力低下，早衰，女子不孕，男子精少不育，眩晕，耳鸣，精神萎顿，足膝痿软，健忘。

（2）精瘀　精瘀是指男子精滞精道排精障碍而言。"肾者主水，受五脏六腑之精而藏之，故五脏盛乃能泻"，指出肾中精气充盛，青春期后即有精气外泄。但如果房事不节，或忍精不泄，或年少手淫，或旷久不交，或惊恐伤肾或忧郁气滞，或瘀血、败精阻滞，或外伤等均可致肾气亏损，鼓动无力；或肝气不畅，疏泄不利；或邪阻精道、排泄不畅等致精泄不畅而瘀滞。精瘀的主要表现是排精不畅，可伴精道疼痛、睾丸胀痛、小腹坠胀等，若精瘀日久，可因败精瘀积而为它病，如男子不育、排尿异常等。

2. 中医论气

古代唯物自然观认为：气是构成世界的最基本物质。宇宙间的一切事物都是由气的运动变化产生的。这种气为万物之本的朴素唯物观渗透到医学领域后，逐渐形成了中医学中的基本概念。中医学理论中的气，是指构成人体和维持人体生命活动的具有很强活力的精微物质。气既是人体的重要组成部分，又是激发和调控人体生命活动的动力源泉，同时还是感受和传递各种生命信息的载体。气是构成人体的最基本物质。人的形质躯体是以气为最基本的物质聚合而形成的。人是"天地之气"的产物。气又是维持人生命活动最基本的物质。人体诸多生命活动的正常进行均以气为物质基础。诸如肺所吸入的自然界清气，脾胃运化的水谷精气，都是对生命活动至关重要的基本物质。故进一步结论：气是存在于人体内的至精至微的生命物质，是生命活动的重要物质基础。人生所赖，惟气而已。气聚则生，气散则死。所以气是构成人体和维持人体生命活动的最基本物质。并以气的运动变化来说明人的生命活动。

（1）人体气的生成及分类　由于人体气的来源不同，功能不同，分布的部位不同，因而有不同的名称，概计有元气、宗气、营气、卫气。其中又根据其来源的不同而归纳为先天之气与后天之气。元气由先天之精所化生，禀受于父母故称先天之气；宗气、营气、卫气均来自后天水谷精微之气，故称为后天之气。先天之气与后天之气相互滋生、相互为用。元气能激发和推动周身脏腑组织的功能活动，通过脏腑组织的功能活动而产生后天之气，从而为后天之气的产生奠定了物质基础；反之，后天之气又不断地滋养和补充先天之气，也就是先天促后天，而后天养先天。

另外气还包括脏腑经络的功能活动，分别称为心气、肝气、肺气、脾气、胃气、肾气、经气、络气等，本节主要论述元气、宗气、营气、卫气。

现代中医理论进一步系统论述了人体之气的生成：人体的气，来源于禀受父母的先天之精、饮食物中的营养物质（水谷之精微）和存在于自然界的清气，通过肺、脾、胃和肾等脏腑的综合作用，将三者结合而成之。先天之精气，先身而生，来源于父母生殖之精，是构成生命形体的物质基础，是人体气的重要组成部分，依赖于肾藏精气的生理功能才能充分发挥其生理效应。水谷之精又称谷气，是人赖以生存的基础物质。胃为水谷之海，人摄取饮食物之后，经过胃的腐熟、脾的运化，将饮食物中的营养成分化生为能被人体利用的水谷精微，输布于全身，滋养脏腑，化生气血，成为人体生命活动的主要物质。存在于自然界的清气又称天气，依赖肺的呼吸功能而进入人体，并同体内之气在肺内不断地交换，吐故纳新，参与人体气的生成。因此，气的生成与先天禀赋、后天饮食营养以及自然环境等因素有关，是肾、脾、胃、肺等脏腑综合作用的结果。

肺能生成宗气，是由于自然界的清气通过肺的呼吸运动而进入人体，与脾胃所运化的水谷精气，在肺的气化作用下而生成宗气，聚积于胸中的气海（膻中）。在气的生成过程中，脾胃的运化功能是不可忽视的。人在出生后，依赖脾胃的受纳和运化功能，对饮食物进行消化、吸收，把其中营养物质化为水谷精气，维持生命活动；另外先天之精气必须依赖于后天水谷精气的充养才能发挥其生理效应。故"平人不食饮七日而死者，水谷精气津液皆尽故也"。肾主藏先天之精气和后天之精气。先天之精气是构成人体的原始物质，为生命的基础。后天之精气，主要来源于自然界的清气和谷气，化生于肺和脾胃，灌溉五脏六腑，供给脏腑代谢之消耗；"剩余部分"藏于肾，与先天之精共称为"肾中精气"。总之，人体之气生成的基本条件有二：一是物质来源丰富，即先天精气、水谷精气和自然界清气供应充足；二是肺、脾胃、肾等脏腑的生理功能正常。关于人体气的分类，主要对元气、宗气、营气和卫气加以论述。

元气：元气又称"原气""真气"，是人体最基本、最重要的气，是生命活动的原动力。主要由先天之精化生而来，出生之后，又需水谷精微之气的滋养和补充。元气根于肾，并经三焦而敷布周身，激发和推进人体各个脏腑组织的功能活动。因此，元气越充沛，脏腑组织功能越健旺，使身体健康少病；反之，如果先天禀赋不足，或因久病损伤，就会出现由元气衰惫而产生的种种病变。总之，元气是由肾所藏的先天精气化生，依赖脾胃运化水谷精气的充养和培育。就是说元气的盛衰，既取决于父母先天禀赋，又与后天脾胃运化水谷精气的功能密切相关。进一步强调元气根源于肾且通过三焦而布散全身，内而五脏六腑，外而肌肤腠理，无处不到，以发挥其生理功能。元气的主要功能，一是促进人体的生长发育和生殖，二是激发和推动各脏腑、经络等组织器官的生理活动。所以说元气为人体生命活动的原动力，是维持生命活动的最基本物质。元气充沛，则各脏腑、经络等组织器官的功能旺盛，身体强健而少病。若因先天禀赋不足，或后天失调，或久病损耗，导致元气的生成不足，或者耗损太过时，就会导致元气虚衰而产生种种虚性的病变。

宗气：宗气是由肺吸入自然界的清气与脾胃将饮食物运化而来的水谷精气，在肺的气化作用下生成的积聚于胸中之气。因此肺和脾胃的功能正常与否直接影响着宗气的盛衰。宗气积聚于胸中，贯注于心、肺。其向上出于肺，循喉咙而走息道；向下注于丹田（下气海），并注入足阳明之气街而下行于足。其贯入心者，经心脏入脉，在脉中推动血气的运行。宗气主要有三个方面的功能：一是走息道促进肺以司呼吸的功能，呼吸的强弱与宗气的盛衰有关；二是贯心脉促进心主血脉之功能，凡气血的运行、心搏的强弱及其节律等皆与宗气的盛衰有关；三是与人的视、听、言、动等密切相关。故凡语言、声音、呼吸的强弱，气血的运行、肢体的寒温与活动能力都与宗气有关。

营气：营气是由脾胃运化的水谷精微之气所化生，循行于脉中，主要功能是化生血液，与血同行，发挥其营养作用。由于营气与血液二者关系极为密切，可分而不可离，故常"营血"并称。或者也可说，营气是与血共行于脉中具有营养作用和化血功能的气。营气富有营养，故又称"荣气"。营气与卫气相对而言，内外之别，脉内属性为阴，故又称营阴。营气主要来自脾胃运化的水谷精气，由水谷精气中的精华部分所化生。营气分布于血脉之中，作为血液的组成部分而循脉上下，贯五脏络六腑，营养于全身。营气的主要生理功能有两个方面：一是营养全身；二是化生血液。即水谷精微中最富有营养的部分是营气的主要成分，是脏腑、经络等生理活动所必需的营养物质，同时又是血液的组成部分。

卫气：卫气也是由水谷精微之气所化生的，它运行散布于脉外，主要功能是护卫肌表，抗御外邪侵入，主司汗孔开合、润泽皮毛、调节体温、温煦脏腑等。因其主要作用是防御外邪，所以叫作卫气。或者较进一步论述：卫气是运行于脉外具有保护机体功能之气。卫气与营气相对而言，属性为阳，故又称"卫阳"。卫气与营气都来自于脾胃化生的水谷精气，是水谷精气中性质剽悍，运行滑利，反应迅速的部分。卫气产生于中焦，借助肺气的宣发作用而行于脉外，散布于全身。卫气在全身的循行有三种方式：一是在脉外与营气同步相谐运动，协调平衡，"营卫和调"即是指此；二是白昼散布于阳分、肌表，夜间入于内脏、阴分；三是根据机体生理需要而散行于全身。卫气的生理功能主要体现在四个方面。一是护卫肌表，防御外邪。肌肤腠理是机体抗御外邪的屏障，卫气温养肌肤腠理，司汗孔之开合，使皮肤柔润，肌肉壮实，腠理致密，构成抵抗外邪入侵的防线，使外邪不能侵入机体。二是温养脏腑、肌肉、皮毛等。在正常状态下，体温相对恒定，是维持机体正常生命活动的重要条件之一，卫气是产生热量的主要来源，体温的维持有赖于卫气的温煦作用。三是开合汗孔，调节体温。卫气司汗孔之开合，调节汗液的排泄，能维持体温的相对恒定，调和气血，从而维持机体内外环境的阴阳平衡。四是影响睡眠，卫气的运行与睡眠活动有关，当卫气行于内脏时，人便入睡；当卫气出于体表时，人便醒寤。营气与卫气同源而异流，均以水谷精气为其主要的生成来源，皆出入脏腑，流布经络，但在性质、分布和功能上又有区别。营气，其性柔顺精粹，主内守而属阴，具有营养周身，化生血液之功；卫气，其性剽疾滑利，主外卫而属阳，具有温养脏腑，护卫肌表之能。一般而言，营行脉中，卫行脉外。但是营中有卫，卫中有营。营卫之气的运行，阴阳相随，外内相贯，并行不悖。分而言之则营卫不同道，合而言之则营卫同一气。二者之间的运行必须相互协调，不失其常，才能维持腠理的开合、体温的恒定，"昼精而夜寐"，以及正常的防御外邪能力。若营卫不和，可出现恶寒发热、无汗或多汗、"昼不精而夜不瞑"，以及抗御外邪能力低下等病症。

人体的气除了上述最重要的四种气之外，还有"脏腑之气""经络之气"等。所谓"脏腑之气"和"经络之气"，实际上都是元气所派生的，是元气分布于某一脏腑或者某一经络而成为该脏腑或该经络的气，是构成各脏腑、经络的最基本物质，又是推动和维持各脏腑、经络进行生理活动的物质基础。

（2）气机运动及主要功能　　人体的气是不断运动着的具有很强活力的精微物质。气对于人体具有广泛的作用，它散布于全身各脏腑、经络等组织器官之中，或者说气分布于全身，无处不有，无处不到，时刻发挥着推动、气化、营养等多种作用，从而产生和维持各种生命活动。气的运动一旦停止，生命活动也随之终止。故气的盛衰，关系到人体的健康与疾病。所以《难经·八难》说："气者，人之根本也，根绝则茎叶枯矣"。

气机的含义：气机是指气的运动。"机"即事物的关键。之所以把气的运动称为"气机"，是因为气只有在运动之中才能体现其存在，发挥其效能，所以"运动"才是气存在的关键。气的运动形式：升、降、出、入是气运动的基本形式，是宇宙万物运动的普遍规律。人体气的运动，也毫无例外的遵循着升、降、出、入这一基本规律和形式。人体之气运动的升与降，出与入是对立统一的矛盾运动，其间互相促进又相互制约，保持着协调状态。只有如此人体之气才能正常运行，各脏腑组织才能发挥正常的生理功能。气机正常，也就是气的运行畅通协调，升降出入和谐平衡，通常称为"气机调畅"。如果气机失常，也就是气的运行受阻，或升降出入关系紊乱，便称之为"气机失调"。在临床上"气机失调"常有气滞（指气的运行不畅，或在局部发生阻滞不通）、气逆（指气的上升太过，或者下行不及，或横行逆乱），气陷（指气的上升不及或下行太过）、气脱（指气不能内守而突然大量外溢）、气闭（指气不能外达而郁闭于内）等病理状态。气的运动与脏腑关系：气的升、降、出、入运动，是人体生命活动的根本方式，是脏腑活动的基本特征，故脏腑组织的功能体现着气机活动。人体各脏腑组织之间的气机活动，共处于升与降、出与入的对立统一矛盾运动之中，共同完成整个机体的新陈代谢，保障生命活动的物质基础不断地自我更新。既不断地从外界摄取食物，通过气化作用，升清降浊，摄取其精微而充养自身；同时又将代谢产物排出体外，以维持物质代谢和能量转换的动态平衡。因此脏腑气机升降运动的这种动态平衡是维持正常生命活动的关键，气的升、降、出、入运动是维持机体生命活动的必要条件。只有升、降、出、入运动正常，才能确保生理活动的正常进行。

（3）气的主要功能

① 推动作用　人体的生长发育，各脏腑经络的生理活动、血液的循行、津液的输布，均靠气的激发和推动，若气虚则推动作用减退，人的生长发育就会迟缓，脏腑经络功能就会减退或者发生血行滞缓、水液不化、津液不布、痰湿内生等病变。进一步论述气是活力很强的精微物质，能促进人的生长发育，激发和推动各脏腑、经络等组织器官的生理活动，能推动血液的生成、运行，津液的生成、输布和排泄等。如原气（元气）能促进人体的生长发育，激发和推动各脏腑的生理活动；气行则血行，气行则水行，所以人体的血液循行和水液代谢也都依赖气之推动而完成，如心气推动血行，肺气推动津液输布等。当气的推动作用减弱时，可影响人体的生长、发育，导致发育迟缓或早衰，亦可使脏腑、经络等组织器官的生理活动减退，出现血行和津液的运行迟缓、输布排泄障碍等病理变化。

② 温煦作用　人体所以能维持正常的体温，主要依靠气的温煦作用的调节。《难经·二十二难》说："气主煦之"。《灵枢·本藏》说："卫气者，所以温分肉……"就是指气的温煦作用。如果阳气不足，气的温煦作用减退，则会出现畏寒、四肢不温等症状。进一步论述气的温煦作用是指气通过运动变化能够产生热量，温煦人体。即是说气是人体热量的来源，依靠气的温煦来维持相应的体温；各脏腑、经络等组织器官，也要在气的温煦下才能进行正常的生理活动；血和津液等液态物质，需要有相应的体温，才能确保正常的循环运行，故有"血得温而行，遇寒而凝"之说。如果气的温煦作用失常，不仅出现畏寒喜热、四肢不温、体温低下、血和津液运行迟缓等寒象，还可因某些原因，引起气聚而不散，郁而化热，出现恶热喜冷、发热等现象。

③ 防御作用　气能护卫肌表，防御外邪入侵，故《素问·刺法论》篇说："正气存内，邪不可干"。这里所说的正气即是机体的防御作用。另外在疾病的过程中，气不断发挥抗病技能，又能使病邪得以祛除，健康得以恢复。进一步论述气的防御作用是指气有护卫肌肤，抗御邪气的功能。气一方面可以抵御外邪的入侵，另一方面还可以驱邪外出。所以气的防御功能正常时，邪气不易侵入，或虽有邪气侵入，但不易发病，即使发病，也易于治愈。气的防御功能减弱时，机体抵御邪气的能力就要下降，不但易染病，而且患病后也难以痊愈。"邪之所凑，其气必虚"。所以气的防御功能与疾病的发生、发展、转归都有密切的关系。

④ 固摄作用　主要是指气对体内某些物质、某些代谢产物等有固摄控制与调节作用。进一步论述气的固摄作用指气对血、津液等液态物质均具有固护统摄和控制，防止其无故流失的功能。具体表现在以下方面：固摄血液，可使血液循脉而行，防止其逸出脉外；控制汗液、尿液、唾液、胃液、肠液的分泌、排出量，以防止其无故流失；固摄精液，防止精液妄泄；固摄冲任。若气的固摄作用减弱，则可导致体内液态物质大量流失，如气不摄血，可致各种出血；气不摄津，可致自汗、多尿或小便失禁、流涎、泛吐清水、泄泻滑脱；气不固精，可出现遗精、滑精或早泄；气虚而冲任不固，可出现小产、滑胎等病症。气的固摄作用与推动作用是"相

反相成"的两个方面。气既能推动血液的运行和津液的输布、排泄，使其保持应有的流速，又可固摄体内的液态物质，防止其无故流失。由于这两个方面作用的相互协调，构成了气对体内液态物质的运行、分泌、排泄的"双向调控"，这是维持人体血液正常循行和水液代谢必不可少的"重要环节"。

⑤气化作用 气化是指通过气的运动而产生的各种变化，具体而言，指气具有促进精、气、血、津液各自的新陈代谢及其相互转化的功能。例如气、血、津液的生成，都需要将饮食物转化成水谷精气，然后再化生成气、血、津液等；津液经过代谢转化成汗液和尿液；饮食物经过消化和吸收后，其残渣转化成糟粕等，都是气化作用的具体表现，如膀胱的气化，即膀胱的排尿功能，正是《素问·灵兰秘典论篇》说："膀胱者，州都之官，津液藏焉，气化则能出矣。"人体的气化运动存在于生命过程的始终，气化就是体内物质的新陈代谢、物质的转化和能量的转换，是生命活动的基本方式，因此没有气化活动就没有生命过程。如果气化功能失常，即可影响气、血、津液的新陈代谢，影响饮食物的消化吸收，影响汗液、尿液和粪便等的排泄，从而形成各种代谢异常病变。因此，气化理论是中医学对体内复杂的物质代谢过程的基本认识。

⑥营养作用 人体之气分布于全身各脏腑组织中，为各脏腑器官提供必需的营养成分。具有营养作用的气主要来自两个部分：一部分是源于饮食物所化生的水谷精气，尤其是其中的营气。另一部分是经肺吸入的自然界的新鲜空气。在气虚不足，营养作用减退时，可导致各组织器官因营养不良而功能减弱的种种病症。此外气具有感应传导信息以维系机体整体联系的中介作用。气充斥于人体各个脏腑组织之间，人体内各种生命信息都可以通过气的运动来感应和传递。从而实现了人体各脏腑组织之间的密切联系。气的推动、温煦、防御、固摄、气化、营养及中介等功能虽然各不相同，但在人体生命活动中缺一不可，它们互相促进，彼此协调配合，共同维持着正常的生理活动。

（4）气失常的病机 气的失常主要包括两个方面：一是气的生成不足或消耗过多，功能减退，称为"气虚"；二是气的运动失常，如气滞、气逆、气陷、气闭、气脱等，中医学称为"气机失调"。

气虚：是指在疾病的过程中，气的生化不足或耗散太过而致气的亏损，从而使脏腑组织功能活动减退，抗病能力下降的病理状态。气不足的形成多因先天禀赋不足，元气衰少；或后天失养，生化不足；或久病劳损，耗气过多；或脾、肺、肾等脏腑功能失调，以致气的生成减少。由于气具有推动、固摄、气化等作用，所以气不足的病变，常表现为推动无力、固摄失职、气化不足等异常改变。如精神疲乏、全身乏力、自汗、易于感冒等。气虚进一步发展，还可导致精、血、津液的生成不足，运行迟缓，或失于固摄而流失等。气虚病变，可出现在任何脏腑组织器官，由于各脏腑组织的生理功能和特性不同，其气虚的病理表现也各有区别。如脾气虚则运化无力，可见食少便溏、全身消瘦、四肢无力等症；肺气虚，则呼吸功能减弱，无力宣降，可见声低懒言、动则气喘等症。

气机失调：是指在疾病过程中，由于致病邪气的干扰或脏腑功能失调，导致气的升降出入运动失常所引起的病理变化。气机失调可以概括为气滞、气逆、气陷、气闭、气脱。

①气滞　气滞是指气运行不畅而郁滞的病理变化状态。主要是由于情志郁结不舒，或痰湿、食积、瘀血等有形之邪阻滞，或因外邪困阻气机，或因脏腑功能障碍，影响气的正常流通，导致局部或全身的气机不畅或阻滞所致。脏腑之中，由于肝升肺降，脾升胃降，在调整全身气机中起着极其重要的作用，因此气滞不仅见于肺气壅滞、肝郁气滞、脾胃气滞，而且肺、肝、脾、胃等脏腑的功能障碍，也能形成气滞病变。不同部位的气机阻滞，其病机和临床表现各不相同，如外邪犯肺，则肺失宣降，上焦气机壅滞，多见喘咳胸闷；饮食所伤，胃肠气滞，则通降失职，多见腹胀而痛，时轻时重，得矢气、嗳气则舒。但气机郁滞不畅是其共同的病机特点，因此闷、胀、痛是气滞病变最常见的临床表现。由于气能推动精、血和津液的运行，所以，气滞不畅病变的发展，可以引起精行不畅而精瘀，血行不畅而血瘀，也可进一步引起津液代谢障碍，而成痰饮、水肿。此外，气滞日久，还可郁而化火等。

②气逆　气逆是指气的升降运动失常，当降者降之不及，当升者升之太过，以致气逆于上的病理状态。多由恼怒太过，或饮食寒温不适，或外邪侵犯，或痰浊壅滞所致。气逆病变以肺、胃、肝等脏腑最为多见，如外邪犯肺，或痰浊阻肺，可致肺失肃降而气机上逆，出现咳嗽、气喘等症；饮食寒温不适，或饮食积滞不化，可致胃失和降而气机上逆，出现恶心、呕吐、嗳气、呃逆等症；情志所伤，怒则气上，或肝郁化火，可致肝气升动太过，气血冲逆于上，出现面红目赤、头胀头痛、急躁易怒甚至吐血、昏厥等病症。气逆于上多以邪实为主，也有因虚而致气机上逆者，如肺虚无力以降，或肾虚不能纳气，都可导致肺气上逆而喘咳；胃气虚弱，无力通降，亦可导致胃气上逆而恶心、呕逆等。

③气陷　气陷是在气虚的基础上，表现以气的升举无力为主要特征的病理状态，也属于气的升降失常。由于脾胃居于中焦，为气血生化之源，脾气主升，胃气主降，为全身气机升降之枢纽，所以气陷病变与脾胃气虚关系密切，通常称气陷为"中气下陷"或"脾气下陷"。主要是由于久病体虚，或年老体衰，或泄泻日久，或妇女产育过多等，气虚较甚，升举无力所致。由于气虚下陷病变，突出的表现以清气不升、气不上行和升举无力为主要特征，所以其病理改变主要有"上气不足"和"中气下陷"两个方面。因脾气亏虚，升清不足，气不上行，无力将水谷之精气充分地输至头目等，则上气不足，头目失养，常表现为头晕眼花、耳鸣耳聋等。脾虚升举无力，则气机趋下，陷而不举，甚至引起内脏无托而下垂，常表现有小腹坠胀、便意频频或见脱肛、子宫下垂、胃下垂等病变。

④气闭　气闭是气机郁闭，外出受阻的病理变化。主要是指气机郁闭，气不外达，出现突然闭厥的病理状态。多因情志过急、肝失疏泄、阳气内郁、不得外达、气郁心胸或外邪闭郁、痰浊壅滞、肺气闭塞、气道不通等所致。所以气闭病变

大都病情较急，常表现为突然昏厥、不省人事、四肢欠温、呼吸困难、面唇青紫等。

⑤ 气脱　气脱是气虚之极而有脱失消亡之危的病理变化。主要是正不敌邪，或正气持续衰弱，气虚至极，气不内守而外脱，出现全身性功能衰竭的病理状态。气脱是各种虚脱性病变的主要病机。多因疾病过程中邪气过盛，正不敌邪，或慢性疾病，长期消耗，气虚至极，或大汗出、大出血、频繁吐泻，气随津液脱失所致。由于气向外大量流失，全身严重气虚，功能活动衰竭，所以气脱病变表现为面色苍白、汗出不止、口开目闭、全身软瘫、手撒、二便失禁等危重征象。

3. 中医论血

血是运行于脉中，循环流注于全身的富有营养和滋润作用的红色液体，是构成人体和维持人体生命活动不可缺少的基本物质之一。脉是血液运行的管道，又称"血府"，有约束血液运行的作用。血液在脉中循环于全身，内至脏腑，外达肢节，为生命活动提供营养，发挥濡养和滋润作用。在某些致病因素作用下，血液不能在脉内循行而溢出脉外则形成出血，此即离经之血。由于离经之血离开了脉道，失去了其发挥作用的条件，所以也就丧失了应有的生理功能。

（1）血的生成与运行　概括而言，脾胃是气血生化之源，生成血液的基本物质主要来源于脾胃的水谷精微。所以《灵枢·决气》说："中焦受气取汁，变化而赤，是谓血"。《灵枢·邪客》又说："营气……化以为血。"此外，精血之间可以互相化生，《张氏医通》说："气不耗，归精于肾而为精；精不泄，归精于肝而化清血。"因此，血液的生成是以水谷之精和肾精作为物质基础，通过脾、胃、心、肺、肝、肾等脏腑的功能活动而完成的。或者进一步论述：营气和津液是生成血的最基本物质。营气和津液来源于饮食水谷，中焦脾胃在消化活动中，将其中的水谷精微分别转化为人体所需的水谷精气和津液，水谷精气中的精专部分就是营气。营气和津液进入脉内，经肺的气化和心阳的温煦便化生为血液。精和血之间还存在着滋生和转化的关系，因此，肾中所藏之精也是生血的物质基础。血液的生成过程与脏腑的功能活动密切相关。营气和津液是血液化生的主要物质基础，而营气和津液都是由脾胃消化饮食，吸收水谷精微所产生的，因此脾胃为气血津液生化之源。脾胃运化功能的强健与否，饮食水谷营养的充足与否，均直接影响着血液的化生。心、肺的生理功能在血液的生成过程中亦起着重要作用。脾、胃运化水谷精微而化生的营气和津液，由脾向上输于心、肺，与肺吸入的清气相结合，贯注心脉，在心阳的温煦作用下变化成为红色的血液。肝在生血过程中所产生的作用可以从三方面认识：一是肝能疏泄气机，影响脾胃运化，促进血液生成所需要的营气和津液的充分化生；二是肝有储藏血液和调节血流量的功能，可以调济充足的血量营养与血液生成有关的脏腑，使诸脏腑在生血过程中功能活跃；三是配合肾精化血。肾对血液生成的作用主要体现在两个方面。一是通过肾精生骨髓，骨髓生血而实现。肾中精气充足，则血液生化有源。二是肾精所化生的元气，对全身各脏腑功能均有激发和推动作用，间接促进了血液的生成。肾精充足，元气旺盛，则血液因之而充盈。

申示国医疑难病医治秘要

总之，血液生成的基本条件在于物质基础和相关脏腑的综合作用两个方面。在物质基础方面是以营气、津液为主，还与肺吸入清气及肾精有关；在相关脏腑中，以脾、胃最为重要，还与心、肺、肝、肾有着密不可分的联系。由此可见，血液的生成是脏腑整体功能活动的综合体现。血液生成后，在心、肝、脾等脏器的共同作用下，使之正常循行于脉管之中，流布全身。所以说，血液的正常循行，主要是心、肝、脾等脏器的共同作用的结果。心主血脉，心气的推动是血液循行的基本动力，脾气有统摄血液使之不溢于脉外的作用，肝藏血主疏泄，有储藏和调节血量的作用，它们相互配合，使血液在脉管中环流不休，运行不息。如果其中任何一个脏器失调，都可能引起血行失常。如心气虚、血行无力的"心血瘀阻"，脾虚不能统血的便血、崩漏、肌衄及发斑等。也就是说，血液的正常运行，受多种因素的影响，是多个脏腑功能共同作用的结果。血的循行依赖于气的推动和固摄作用的协调平衡，这是维持血液正常循行的基本条件。气的推动作用促使血液运行不息，保持一定的流速；气的固摄作用能使其在脉管中运行而不至逸出脉外。气对血的推动、固摄作用是通过各脏腑的生理活动实现的。心为血液循环的动力，脉为血之府，是血液循行的通道，血在心气的推动下，在脉中环流不休、运行不息，心脏、脉管和血液构成了一个相对独立的系统。全身的血液依赖心气的推动，通过经脉而输送到全身，发挥其濡养作用。心气的推动正常与否，在血液循环中起着十分重要的作用。肺主呼吸，朝百脉而调节着全身的气机、辅助心脏推动和调节血液的运行。脾统摄血液，五脏六腑之血全赖脾气的约束，脾气健旺，气血旺盛，则气之固摄作用健全，血液就不会逸出脉外。肝具有储藏血液和调节血量的功能，既可防止失血，又可根据人体的动静，调节脉管中的血流量，使脉中循环血量维持一定的水平。肝又能疏泄气机，有利于血液的畅行。此外，脉道是否通利，血的或寒或热等因素，亦直接影响着血液的运行。总之，血液的正常运行必须具备三个条件：其一，血液充盈，寒温适度；其二，脉管系统通畅完好；其三，心、肺、肝、脾等脏器功能正常，特别是心脏的作用尤为重要。

（2）血的主要功能　血是生命活动的主要物质，对人体有濡养、运载的作用，是全身活动的主要物质基础。概括地说，血运行于全身，内至五脏六腑，外达皮肉筋骨，对全身组织器官起着营养和滋润的作用。正是《难经·二十二难》说："血主濡之"。这种作用表现于眼睛和四肢运动方面尤为明显。《素问·五脏生成》篇说："肝受血而能视，足受血而能步，掌受血而能握，指受血而能摄。"《灵枢·本脏》说："血和则……筋骨劲强，关节清利矣。"如果血不足，失去了濡养作用，就可能出现视力减退、眼睛干涩、关节活动不利、四肢麻木、皮肤干燥作痒等病症。血是神志活动的物质基础。血气充盈，才能神志清晰，精力充沛。《素问·八正神明论》篇说："血气者，人之神"。《灵枢·平人绝谷》说："血脉和利，精神乃居。"都指出了血与神志活动的密切关系。因此，血虚可以出现神志方面的病变。如心血虚、肝血虚，常有惊悸、失眠、多梦等神志不安的见症。进一步论述血的主要功能。

① 血具有濡养作用　血具有营养和濡润全身的生理功能。血由水谷精微而化生，在脉中循行，如环无端，运行不息，内至脏腑，外达皮肉筋骨，不断地对全身各脏腑等组织器官发挥着营养作用，以维持其生理活动。血中有大量的津液，所谓血液的濡润作用，是指血液对于脏腑组织、皮毛孔窍、关节筋肉产生滋濡滑润作用。血的营养和滋润作用正常，表现为面色红润，肌肉丰满、壮实，皮肤、毛发、孔窍润泽，感觉和肢体运动灵活自如，关节滑利等。如果血的生成不足，或持久地过度耗损，或血的营养和滋润作用减弱，均可引起全身或局部产生血虚的病理变化，从而脏腑组织功能减退，可见头晕目眩、面色不华或萎靡、毛发干枯、肌肤干燥、孔窍干涩、肢体关节屈伸不利或肢端麻木、尿少便干等临床表现。

② 运载作用　血的运载作用包括两方面内容。一是吸入体内的清气与脾转输至肺的水谷精微，在肺的气化作用下，渗注于肺脉之中，由血液将两者运载于全身，以发挥其营养作用。此即血能藏气、寓气、载气。弥散飘逸的气，必须依附于有形之血，才能在体内输布。二是脏腑组织代谢后产生的浊气浊物，必须通过血液的运载才能到达于肺，在肺中进行清浊交换，呼出体外。因此，血的运载作用失常，人身之气的新陈代谢就会受到影响，甚至危及生命。

③ 血是精神活动的基本物质基础　神是人体生命活动外在表现的总称。神不仅是脏腑生理功能的综合反映，而且对脏腑生理活动起着主宰和调节作用。神之功能的正常发挥离不开血液对脏腑的充分濡养，因此，血是神的主要物质基础。人的精神充沛、神志清晰、思维敏捷、情志活动正常等，均有赖于血气的充盛、血脉的调和与畅利。机体的感觉灵敏、肢体的活动自如，也必须依赖于血液的营养和滋润作用。因此不论何种原因形成的血虚、血热或血行失常，均可以出现精神衰退、健忘、多梦、失眠、烦躁、感觉和肢体运动失常，甚至可见神志恍惚、惊悸不安，以及癫狂、昏迷等多种病症。

（3）血失常的病机　血的失常主要包括两个方面：一是血的不足，濡养作用减退，称为"血虚"；二是血的运行失常，如血液运行迟缓而致血瘀；血液运行加速而迫疾，甚至血液妄行，逸出脉外而出血等。

① 血虚　血虚是指血液不足，血的濡养功能减退的病理变化。由于心主血脉，肝藏血，故血虚的病变以心、肝两脏最为多见。形成血虚病变的原因甚多，常见的有三个方面。

一是大出血等导致失血过多，新血未能及时生成补充。

二是化源不足，如脾胃虚弱，运化无力，血液生化减少，或肾精亏损，精髓不足，精不化血等。

三是久病不愈，日渐消耗营血等。

由于全身各脏腑组织器官，都依赖于血液的濡养，而且血能载气，血少则血中之气亦虚，血液又是神志活动的重要物质基础，所以在血虚时，血脉空虚，濡养作用减退，就会出现全身或局部的失荣失养、功能活动逐渐衰退、神志活动衰惫等一系列虚弱表现，如面色、唇、甲淡白无华、头晕健忘、神疲乏力、形体消瘦、心悸失眠、手足麻木、双目干涩、视物昏花等。

②血液运行失常　血液的运行失常是指在疾病的过程中，由于某些致病邪气的影响或脏腑功能失调，导致血液运行瘀滞不畅，或血液运行加速，甚至血液妄行，逸出脉外而出血的病理变化。人体血液的正常运行，依赖于心、肝、脾、肺等脏腑以及气的推动、温煦和固摄作用的共同配合。因此在某些致病因素的影响下，导致上述脏腑及气的功能失调，均可引起血液的运行失常。血液的运行失常，主要包括血瘀、血行迫疾及出血等。

a. 血瘀　血瘀是指血液运行迟缓或瘀滞不畅的病理状态。导致血瘀的因素甚多，最常见的有气滞而血行受阻；气虚而推动无力，血行迟缓；寒邪入血，血寒而凝滞不通；邪热入血，煎熬津血，血液黏稠而不行；痰浊等阻闭脉络，气血瘀阻不通，以致"久病入络"等，影响血液正常运行而瘀滞。血瘀与瘀血的概念不同。血瘀是指血液运行瘀滞不畅的病理，而瘀血则是血液运行失常的病理产物，又可成为继发性致病因素。血瘀病理可以出现在任何局部，也可是全身性的。血液瘀滞于脏腑、经络等某一局部，不通则痛，可出现局部疼痛（刺痛），固定不移，甚至形成癥积肿块等。如果全身血行不畅，则可出现面、唇、舌、爪甲、皮肤青紫色暗等症。由于气、血、津液的运行密切相关，血瘀病理形成之后，又可阻滞气机，甚至影响津液的输布，导致水液停蓄，形成气滞、血瘀、水停的病理状态。

b. 血行迫疾　血行迫疾是指在某些致病因素的作用下，血液被迫运行加速，失于宁静的病理变化。血行迫疾的形成多是外感热邪，或情志郁结化火，或痰湿等阴邪郁久化热，热入血分所致；也可因脏腑阳气亢旺，如肝阳上亢，血气躁动等所致。血液的正常运行，虽然要依赖阳气的温煦以促进其运动，但是仍以宁静勿躁为本。由于某些因素导致阳气亢旺，血液失于宁静而躁，必然会引起血行迫疾，甚至损伤脉络，迫血妄行。同时因血液与神志关系十分密切，血燥则神亦躁，易致神志不宁。所以血行迫疾，常表现为面赤舌红、脉数、心烦，甚至出血、神志昏迷等病症。

c. 出血　出血是指在疾病过程中，血液运行不循常道，逸出脉外的病理变化。导致出血的原因颇多，常见的有外感热邪入血，迫使血液妄行和损伤脉络；气虚固摄无力，血液不循常道而外逸；各种外伤，破损脉络；脏腑阳气亢旺，气血冲逆；或瘀血阻滞，以致脉络破损等。出血，主要有吐血、咯血、便血、尿血、月经过多，以及鼻衄、齿衄、肌衄等。由于导致出血的原因不同，其出血的表现亦各异。火热迫血妄行或外伤破损脉络者，其出血较急，且颜色鲜红，血量较多；气虚固摄无力的出血，其病程较长，且出血色淡、量少，大多表现在人体的下部；瘀血阻滞脉络破损的出血，多是血色紫暗或有血块等。

4. 中医学论津液

津液是体内一切正常水液的总称，包括各脏腑组织的内在体液及其正常的分泌物，如唾液、胃液、肠液、关节腔液，以及泪、涕、汗、尿等。在机体内除血液之外的其他所有正常液体都属于津液。津液广泛地存在于脏腑、形体、官窍等器官的组织之内和组织之间，不但是组成人体的基本物质，也是维持人体生命活动的重要物质。津和液虽同属水液，但在性状、功能及其分布部位等方面又有一定的区别。质地清稀，流动性大，主要布散于体表皮肤、肌肉和孔窍等部位，并渗入血脉，有滋润作用者称为津；质地较为稠厚，流动性较小，灌注于骨节、脏腑、脑、髓等组织，有濡养作用者称为液。津和液同源于饮食水谷，均赖脾胃的运化而生成。两者在运行、代谢过程中可相互补充、互相转化，在病变过程中又可以相互影响，故津与液常并称。一般不予严格区别，只是在"伤津"和"脱液"的病理变化时，因有"津伤易补"而"脱液难复"之殊，而在临床辨证论治中加以区别对待。

（1）津液的代谢　是指津液的生成、输布和排泄过程，这一过程是多个脏腑相互配合的结果。概括地说：津液来源于饮食水谷，通过脾胃的消化吸收而生成津液。津液的输布与排泄，主要依靠脾的传输、肺的宣降以通调水道和肾的气化、升清泌浊等。其中尤以肾的作用最为重要。《素问·经脉别论》篇说："饮入于胃，游溢精气，上输于脾，脾气散精，上归于肺，通调水道，下输膀胱，水精四布，五经并行。"就是对津液的生成与输布的简要说明。《素问·灵兰秘典论》篇说："三焦者，决渎之官，水道出焉。"指出津液的循行输布是以三焦为通道的。此外，由胃下降到小肠、大肠的水液，还要在小肠和大肠不断地被吸收。经脾、肺、三焦而发于皮毛的就是汗；通过三焦水道下输于膀胱的水液，则通过肾与膀胱的气化作用排泄于外而为尿。通过以上各有关脏腑的作用，津液的输布可外达皮毛，内注脏腑，濡养全身各个组织器官。津液的生成、输布和排泄，是由许多脏腑相互协调配合的复杂过程的结果，其中以肺、脾、肾三脏为主。因此，许多脏腑病变可以影响津液的生成、输布和排泄。如生成不足，或丧失过多，就会出现伤津、脱液；如输布障碍，水液停滞，就会出现痰饮、水肿。而津液的病变也会影响许多脏腑的功能。如水气凌心为心悸、寒饮伏肺为喘咳、津伤肺燥为干咳、胃燥则渴、肠燥大便秘结等。也可进一步论述。

① 津液的生成　津液来源于水谷，主要通过脾胃以及大、小肠等脏腑的消化吸收功能而生成。其基本过程为：饮食入胃，经过胃的腐熟消化，小肠的泌别清浊，吸收水谷中的营养物质和水分，赖脾气之升清，将胃肠吸收的津液上输于肺，而后输布全身。代谢后的水液经肾送入膀胱。另外，大肠也能吸收糟粕中的水分，故曰"大肠主津"。可见，津液的生成过程是在脾的主导作用下，胃、小肠、大肠共同参与完成的。

② 津液的输布　津液生成之后，凭借脾、肺、肾、肝和三焦的共同作用，完成津液在体内的输布。脾：对津液的输布通过两个途径：一是将胃、小肠、大肠吸收的津液凭借其升清之力，"上归于肺"；二是"脾气散精"，直接将津液布散于全身，濡养脏腑组织。所谓"脾气散精"，是指脾气推动和调节津液的输送、布散，防止水液在体内停滞的功能。肺：为水之上源，有促进水液输布与排泄的作用。肺凭借着宣发、肃降和气化活动实现这一功能。其一，在肺气的宣发作用下，将脾转输而来的津液布散于人体上部及体表，部分水液经卫气的作用，化为汗液排出体

外；另有部分津液化为水气，从口鼻呼出。其二，在肺气的肃降作用下，将津液经水道下输于肾及人体下部，可见，肺气的宣发、肃降在维持水液代谢平衡方面发挥着重要作用。《内经》将肺的这一主要功能概称为肺主"通调水道"。肾：对津液的输布表现在两个方面。一是直接作用，即肾阳的蒸腾气化，对津液进行加工处理，将其中之清者吸收后复归于肺，重新参与体内津液的循行输布，剩余的浊者化为尿液，下注于膀胱。肾对津液的蒸化作用，是根据体内津液的多少和机体的需求，通过尿量的增减来调节体内津液总量的平衡。二是间接作用，即肾阳通过对脾、肺、肝、胃、小肠、大肠等脏腑发挥推动和温煦作用，促进人体对津液的吸收和输布。可见，肾在津液的输布过程中发挥着关键性的作用。肝：主疏泄、调畅气机，津液的输布赖气的升降出入运动，气行则津布，若肝失疏泄，气机郁滞日久，就会形成气滞津停的病理变化。三焦：是津液在体内输布、运行的通道，具有运行津液的功能。三焦气化正常，水道通利，津液就能畅通协调地在体内布散。

③ 津液的排泄　津液的排泄与津液的输布一样，主要依赖于肺、脾、肾等脏腑的综合作用。肺气宣发，将津液输布到体表皮毛，津液经阳气蒸腾气化而形成汗液，由汗孔排出体外；肺在呼气时也带走部分津液（水分）。尿液为津液代谢的最终产物，其形成虽与肺、脾、肾、大肠、小肠等脏腑密切相关，但以肾为关键。在肾的气化作用下，将人体多余的水分化为尿液，注流于膀胱，排出体外。大肠接受来自小肠的食物残渣，吸收其中的水液，残余的水液和食物残渣由大肠以粪便的形式排出体外。

综合所论，津液的生成、输布、排泄，依赖于气和许多脏腑的综合作用。其中肺、脾、肾三脏的生理功能起着主要的调节平衡作用。津液在体内的升、降、出、入是在肾的气化蒸腾作用下，以三焦为通道，随着气的运动，布散于全身而环流不息的。因此不论是气的病变，还是肺、脾、肾等脏腑的病变，均可影响津液的生成、输布、排泄，破坏津液的代谢平衡，从而形成伤津、脱液等津液不足的病理变化，或者形成水、湿、痰、饮等津液环流障碍，导致水液停滞积聚的病变。

（2）津液的主要功能　概言之，津液主要有滋润营养、化生血液及运载的功能。由于性状的不同，分布部位不同，功能也不完全一样。清而稀薄者称为"津"，浊而稠厚的叫做"液"。津主要分布于肌表，有温养肌肉、润泽皮肤的作用；液多藏于关节、孔窍，有润滑关节、补益脑髓、濡养孔窍的作用。但津和液同为水谷之气所化生，都是体内的正常水液，两者之间可以互相转化，故以津液并称。进一步论述津液的主要功能。

① 津液的滋润营养作用　津液有丰富的营养物质，有滋润和濡养的功能。津的质地清稀，其滋润作用较为明显；液的质地较为稠厚，其营养作用较为突出。人体各脏腑组织在其活动的始终，均离不开津液的滋润和营养作用。如津液布散于肌表，则滋养肌肤毛发；流注于孔窍，则滋养和保护眼、鼻、口等；灌注于脏腑，则滋养内脏；渗入骨腔，则充养骨髓、补充脑髓和脊髓等；流注关节，则对关节屈伸起着润滑作用等。

②　津液的化生血液作用　津液是血的主要组成部分，是血液生成的重要物质。脉外津液经孙络渗入血脉之中，即成为血液的基本成分。

③　津液的运载作用　津液是气的载体之一。津液属阴，气属阳，脉外的无形之气必须依附于有形的津液，才能运行于体内各处。人体之气依附于津液而存在，运动变化于津液之中。当汗、吐、下而丢失大量津液时，气便会随之脱失，即谓气随津脱或气随液脱，故有"大汗亡阳""吐下之余，定无完气"之说。在津液的代谢过程之中，不仅运载着无形之气，发挥其滋润和营养作用，而且也将机体代谢后的废物运输到有关排泄器官，以汗、尿形式及时地排出体外，以保障各组织器官生理活动的正常进行。如经皮肤汗孔排出的汗，经肾与膀胱排出的尿，其中除大量的水分外，还包含有许多代谢废物，从而净化机体的内环境。若津液的运载作用失常，则排泄功能障碍，废物就会潴留于体内而产生多种病理变化。

（3）津液失常的病机　津液的代谢过程离不开气的升、降、出、入运动和气化功能，以及脾、肺、肾、膀胱、三焦等脏腑功能活动的有机配合。如果气的升降出入运动失去平衡、气化功能失常，或是肺、脾、肾等脏腑的功能异常，均可导致津液的生成、输布与排泄障碍，从而形成津液不足，或蓄积于体内，产生痰饮、水湿等病变。

①　津液不足　津液不足是指津液的亏少，导致脏腑、组织官窍失于濡润滋养而产生的一系列干燥枯涩的病理状态。多由外感阳热病邪，或五志化火，消灼津液，或多汗、剧烈吐泄、多尿、失血，或过用辛燥之物等引起津液耗伤所致。由于津和液在性状、分布部位、生理功能等方面均有所不同，因而津和液亏损不足的病机及表现，也存在着一定的差异。津较稀薄，流动性较大，内则充润血脉、濡养脏腑，外则润泽皮毛和孔窍，易于耗散，也易于补充。如炎夏季节而多汗尿少，或高热而口渴引饮，或气候干燥而口、鼻、皮肤干燥等，均以伤津为主。液较稠厚，流动性较小，可濡润脏腑，充养骨髓、脑髓、脊髓和滑利关节，一般不易耗损，一旦亏损则又不易迅速补充。如热性病后期，或久病耗阴，症见形瘦肉脱、舌光红无苔、肌肉瞤动、手足震颤等，均以脱液为主。虽然伤津和脱液，在病机和表现上有所区别，但津和液本为一体，二者之间在生理上互生互用，在病理上也相互影响。伤津时不一定脱液，脱液时则必兼伤津。所以说伤津乃脱液之渐，脱液乃津液干涸之甚。

②　津液输布、排泄障碍　津液的输布和排泄是津液代谢过程中的两个重要环节。津液的输布是指津液在体内的运行和布散的过程；津液的排泄是指将代谢后的津液，通过汗、尿等途径，排出体外的过程。这两个环节的功能障碍虽然各有不同，但其结果都能导致津液在体内不正常的停留，成为内生水湿、痰饮的根本原因。津液的输布障碍和排泄障碍，主要与脾、肺、肾、膀胱、三焦的功能失常有关，并受肝失疏泄病变的影响。如脾失健运，则津液运行迟缓，清气不升，水湿内生；肺失宣降，则水道失于通调，津液不行；肾阳不足，气化失职，则清者不升，浊者不降，水液内停；三焦气机不利，则水道不畅，津液输布障碍；膀胱气化失

司，浊气不降，则水液不行；肝气疏泄失常，则气机不畅，气滞则水停，影响三焦水液运行等。汗和尿是体内津液代谢后排泄的重要途径，所以汗、尿的排泄障碍，虽是内脏功能失调的表现，但也是最易导致津液停蓄而内生水湿的环节。津液化为汗液，主要是肺的宣发布散作用；津液化为尿液，并排出体外，主要是肾阳的蒸腾气化功能和膀胱的开合作用。因此肺、肾、膀胱的生理功能衰退，不仅影响到津液的输布，还明显地影响着津液的排泄过程。其中肾阳的蒸腾气化功能贯穿于整个津液代谢的始终，在津液排泄过程中同样起着主要作用。当肺气失于宣发布散，腠理闭塞，汗液排泄障碍时，津液代谢后的废物，仍可化为尿液而排出体外。但是如果肾阳的气化功能减退，尿液的生成和排泄障碍，则必致水液停留为病。故津液的输布障碍和排泄障碍是相互影响和互为因果的，最终都是导致津液的停滞。一旦体内津液停留，内生痰饮水湿，不但加重肺、脾、肾等脏腑的功能失调，还可以进一步影响气血的运动，从而形成综合性的病理改变。

5. 中医学论精气血津液之间的关系

人体的精、气、血、津液在性状、功能及分布上虽然各有不同的功能和特点，但四者均为构成人体和维持人体生命、生理活动的基本物质，其组成均赖脾、胃化生水谷精微的不断补充，在脏腑的功能活动和神的主导下，又存在着相互协调、相互制约、相互依存、相互促进、相互转化的密切而又复杂的关系，常反映在生理、病理、辨证论治等各个方面。

（1）精与气的关系

① 精能化气　藏于肾中的精可以化生元气，水谷之精也可以化生营气。精为化生气的本源，精足则人体之气得以充盛，从而布达全身，促进脏腑组织的生理活动。同时在精的滋养作用下，脏腑功能强健，也就促进了气的生成。故精足则气旺，精亏则气衰，精虚及失精的病人常常同时伴有气虚的症状。

② 气能生精　气生精是指气的运行不息，能促进精的化生。脏腑之气充足，功能旺盛，不断地吸收运化水谷之精，则脏腑之精充盈，因此精的化生依赖于气的充盛。气不但能促进精的化生，而且又能固摄肾精，使精聚而充盈，不致无故耗散外泄。若气虚则精的化生不足，或精不固聚，均可导致精亏、失精的病症。

（2）精与血的关系　精与血之间，存在着相互滋生、相互转化的关系，二者都来源于水谷，均经过有关脏腑的一系列生理活动而生成，故称为"精血同源"。

① 精能化血　精是化生血液的主要物质，其中包括水谷之精与肾精，故称"血即精之属也""精足则血足"。如果水谷之精不足或肾精亏损，血液生成乏源，均可导致血虚的病变。

② 血能生精　人体的精主要储藏于肾，来源于水谷，在其生成与转输过程中，血液是其重要环节。

（3）精与津液的关系　精与津液的关系，主要是指水谷之精与津液而言。水谷之精与津液同源于水谷，生成于脾胃。水谷经脾胃的消化吸收而生成水谷精微，其中既有水谷之精，又有津液在内，两者是同生同化的。在病变情况下，有精亏而伴有津液不足者，有津液不足而致精虚者。

（4）气与血的关系　概言之，气与血的生成均源于水谷精微和肾中的精气，都有赖于肺、脾、肾等脏器的功能活动，二者都是人体生命活动的物质基础。气的主要功能是温煦、推动，血的主要功能是营养、滋润。所以《难经·二十二难》说："气主煦之，血主濡之。"气属阳，血属阴，它们之间的相互关系是"气为血之帅，血为气之母"。"气为血之帅"，是指血在其生成及运行的过程中，始终离不开气。血液的物质基础是阴精，而促使阴精化生血液，则有赖于气。气盛则化生血液的功能自强，气虚则化生血液的功能自弱。因此，气虚常可导致血虚，而治疗血虚的病证，有时要配以补气之品，就是因为气能生血之故。血液的运行，有赖于心气的推动，肺气的敷布，肝气的疏泄，称为"气行则血行"。如果气虚推动无力或气滞流通不畅，常可引起血行不利，甚至导致瘀血阻滞，故在治疗瘀血时，不但要用活血化瘀药，还常配以行气或补气之品，才能获得较好的疗效。血液之所以能正常循行于脉管之中而不致溢出脉外，是依靠气对血的统摄作用，如果气虚不足以统摄血液，常可导致各种出血，称为"气不摄血"。对于气虚引起的出血，治疗时必须用益气的方法才能达到止血的目的。"血为气之母"，是指气依附于血，并需得到血的充分供给营养，才能得以发挥其作用，推动人体各部分的生理活动。临床上常见到大出血时，气亦随之而丧失，称为"气随血脱"，说明"血为气之母"是有一定道理的。

为此进一步论述：气与血是两类物质，在生命活动中均占有重要的地位。气属于阳，主动，主温煦；血属于阴，主静，主濡润。这是气与血在属性和生理功能上的区别。但两者都源于脾胃化生的水谷精微和肾中精气，故在生理上又是密切联系的。气与血相辅相成，相互依存，相互资生，共同维系并促进生命活动，正是前面所言，"气为血之帅，血为气之母"之气与血之关系，具体地说，体现在气能生血、行血、摄血，血能化气、载气五个方面。

① 气能生血　气生血是指气参与并促进血液的生成。体现在三个方面。一是营气直接参与血的生成，是血液的主要组成部分。二是气的间接作用。因为气的气化功能是血液生成的动力，可促进脾胃从饮食物中吸收水谷精微，转化为血液。三是脏腑之气的直接参与。从水谷精微的化生，到心、肺将精微物质转化为血液，都不能离开脾、胃、肺之气的参与。气能生血，气旺则血旺，气虚则血少，所以气虚日久常可导致血液生成不足而成血虚证。临床治疗血虚证或气血两虚证时，根据这一理论，在补血的同时，加用益气之品，常可达到益气生血的目的。

② 气能行血　气行血是指气的推动作用是血液循行的动力。气一方面可以直接推动血行，如宗气；另一方面通过脏腑之气推动血液的运行，如心气的推动、肺气的宣发布散、肝气的疏泄条达等，均有促进血液循行的重要作用。如果气虚推动无力或气滞血行不利，均可导致血行迟缓，甚至形成瘀血。气机逆乱，血行亦随气的升降出入异常而逆乱，从而出现血随气升的病证。故临床治疗血行失常的病证时常加用补气、行气、降气之药。

③ 气能摄血　血在脉中运行而不逸出脉外，主要依赖于气的固摄作用。统领固摄血液之气，主要为脾气，故称"脾统血"。若脾气虚不能统摄血液，则血不行常道而外逸，从而导致多种慢性出血的病证，治疗时宜用补气摄血的药物。

④ 血能化气　血能化气体现于两个方面：一是在机体对气的需求量增加时，血中蕴涵的清气和水谷精气（主要是营气）便从血中释放，以供机体之所需；二是血营养着与气生成的相关内脏（即肺、脾、胃、肾），使之化气的功能活跃，不断地化生机体所需之气。所以说血能化气，血盛则气旺，临床常见久病血虚之人，有气虚之症。

⑤ 血能载气　血液具有运载水谷精气、自然界清气的功能，故称"血能载气"。由于气的活力很强，易于弥散，所以气必须附于血和津液而存在于体内。故大失血者，则气无所附，可见气随血脱之证，宜速以大剂独参汤峻补脱失之气。

（5）气与津液的关系　概言之，气与津液在性质、形态和功能活动等方面有许多不同，而在生成、运行和输布等方面，则有不少共同之处，它们均来源于水谷精微，都能运行全身。津液的生成、输布和排泄，依靠于气的运行，离不开肺、肝、肾、三焦、膀胱等脏腑的气化功能，如果有关脏腑气化功能失司，就可导致津液的病变，或为化源不足，或为水液的停聚，或气虚不能固摄而致津液流失过多。另一方面，津液停聚，也会阻碍气的流通，影响有关脏腑的气机；津液大量耗损，也可使气随之而散脱。

为此进一步论述：气属阳，津液属阴，这是气和津液在属性上的区别，但两者均源于脾胃所运化的水谷之精，在生成和输布过程中密切相关。津液的代谢，离不开气的升降出入运动和气的温煦、气化、推动及固摄作用；气在体内的存在，既依附于血，亦依附于津液，故津液亦是气的载体。

① 气能生津　气生津液是指气是津液生成的主要物质和动力。气推动和激发脾胃的功能活动，使中焦之气旺盛，运化正常，则津液化生充足，因此津液的生成离不开气的作用。临床上对于津亏而口干咽燥的病症常以西洋参含服，即是气能生津的具体应用。

② 气能行（化）津　气能行津液是指气的运动是津液输布排泄的动力。津液的输布及其化为汗、尿等排出体外，全赖于气的升降出入运动，这一过程主要是通过脾气的"散精"转输、肺气的宣发肃降、肾气的蒸腾气化，促使津液输布于全身而流行不止，并使经过代谢的多余津液转化为汗液和尿液排出体外，从而使津液的代谢维持生理平衡。若气的升降出入运动不利时，津液的输布和排泄亦随之受阻；或由于某种原因，津液的输布和排泄受阻而发生停聚时，则气的升降出入运动，亦随之而不利。因此气虚、气滞可致津液停滞，即气不行（化）水；津液停聚可致气机不利，即水停气滞（阻）。从而出现气滞与水湿、痰、饮并存的复杂病理变化，故临床上常有行气与利水、健脾益气与祛湿并用的治疗方法。

③ 气能摄津　气能摄津液是指气的固摄作用控制着津液的排泄。津液经过机体利用后剩余水分的排泄，既不能潴留于体内，又不能排泄太过。这一过程除有赖

于气的推动和气化作用外，还必须依赖气的固摄，才能维持津液代谢的正常平衡。气对汗、尿的固摄，主要是肺、肾、膀胱之气的功能。如果气虚而固摄无力，可见多汗、遗尿等病症。故临床上常用益气固摄之法，以奏止汗、止遗之效。

④ 津液载气　津液载气是指津液是气在体内运行的载体，气必须依附于津液而流布全身。血能运载营气，津液能运载卫气。若津液载气作用失常，既可因痰饮、水湿内停，阻碍气机而出现局部胀满的"津停气阻"之证，也可因大吐、大泻、大汗等津液大量流失而气随之外脱，形成"气随津脱"之证。前者以利水、祛湿、化痰之法为主治，则气行而胀满自除，后者常以益气养阴之法调理。

⑤ 津液化气　津液化气是指津液能促进气的生成，为气的生成提供充分的营养。一方面，津液能滋养与气生成的相关脏腑（如肺、脾、胃、肾），使其化气功能活跃，不断地产生人体所需之气；另一方面，脉外之津液能载气，当机体对气的需求量增加时，蕴涵于津液之中的气（尤其是卫气）便从津液之中游离出来，补充机体所需之气。由于肺能行津液，又是气生成的重要部位，所以津液化气与肺的功能密切相关。在病理上，多汗、多尿以及吐泻太过等使津液不足的病证，都能导致气虚。

(6) 血与津液的关系　概言之：血与津液都是液体，都以营养、滋润为主要功能，所以二者都属阴。津液是血液的重要组成部分，血中的一部分，如渗出脉外，也就成为津液。由于津液和血可以相互转化，因此有"津血同源"之说。如果反复出血或突然大出血，常可影响到津液，出现口渴、尿少、皮肤干燥等症，严重的伤津脱液，也会影响血液的化源，表现为津枯血燥。所以在治疗上，对于出血患者不宜使用发汗的方法，对于多汗津亏的患者，不宜使用破血和放血的治疗方法。《灵枢·五禁》说："形肉已夺，是一夺也；大夺血之后，是二夺也；大汗出之后，是三夺也；大泄之后，是四夺也；新产及大血之后，是五夺也，此皆不可泻。"明确指出：在临床上对形气不足、气血津液大伤者不可不慎。

为此进一步论述：血与津液均是属阴的液态物质，都有营养和滋润的作用，二者密切相关。血与津液的生理关系主要表现为"同源"和"互化"。所谓"津血同源"是指血和津液都是由中焦脾胃消化吸收的水谷精微生成。所谓"津血互化"（又称"津血互生"）是指血和津液在身体内循行、输布的过程中，血中的津液渗出于脉外，成为经脉之外的津液，流布于全身各组织器官之中，起着滋润和营养的作用，此即血能化生津液；脉外的津液在濡养组织器官的同时，有一部分通过孙络渗入脉中，又成为血液的组成部分，此即津液能化血。

以上津液和血液的生成、血液的贯注与回流、津液出入于脉管内外等生理过程，充分体现了血与津液之间相互依存、相互转化、同源互根的关系。在病理情况下，血与津液的病变可相互影响，如在失血过多时，脉外之津液大量渗注于脉内，以补偿血容量的不足，因之而导致脉外津液的亏损，出现口渴、尿少、皮肤干燥等病理现象。反之，在津液大量损耗时，不仅渗入脉内之津液减少，甚至脉内之津液亦可较多地渗出于脉外，这样就形成了血脉空虚，津枯血燥的病变。因此，对于失血患者，临床上不宜采用汗法；对于多汗夺津或津液大亏的患者，亦不可妄用破血、逐血之峻剂。

6. 中医学论精、气、血、津液关系失常的病理

精、气、血、津液之间有着密切的关系。其中的任何一方失常，都可能对其他三者产生影响，导致其关系失调，临床常见精气亏损、精血两虚、气滞血瘀、气血两虚、气不摄血、气随血脱、血随气逆、津停气阻、气随津脱、津血两伤、津亏血瘀、血瘀水停等病理。

（1）精气亏损 精可化气，气能生精。肾主藏精，元气藏于肾，肾精亏损，可致元气化生不足，气虚日久，生化无力，又可加重肾精亏损。因此，久病或年老体弱者，均可因精亏伤气或气伤损精而致精气两亏病变。精气两虚可表现为生长、发育迟缓，生殖功能障碍以及身体虚弱、抗邪无力，形成多病的体质。

（2）气滞血瘀 是指气滞和血瘀同时存在的病理状态。气的运行阻滞，可以导致血液运行的障碍，而血液瘀滞又必将进一步加重气滞。所以说气滞则血瘀，血瘀则气亦滞。两者可同时形成，亦可因气滞病变的进一步发展而导致。由于肝主疏泄而藏血，肝的疏泄在气机调畅中起着关键性作用。关系到全身气血的运行，因而气滞血瘀多与肝的功能异常密切相关。由于心主血脉而行血，肺朝百脉，主司一身之气，所以心、肺两脏的功能失调，也可形成气滞血瘀病变。

（3）气血两虚 是指气虚与血虚同时存在的病理状态。多因久病消耗，渐致气血两伤；或先有失血，气随血脱；或先有气虚，血液生化无源而日渐衰少等所致。由于气虚而推动、固摄、温煦作用低下，加之血液亏虚，失于充养，故气血两虚常见症状有面色淡白无华、少气懒言、疲乏无力、自汗、形体消瘦等。对于气血两虚的病机分析，还需要分清气虚与血虚的先后、主次关系，以便指导治疗。

（4）气不摄血 是指因气的不足，固摄血液的功能减弱，血不循经，逸出脉外，导致各种出血的病理状态，是出血的病机之一。气不摄血而出血的病变，往往因出血而气亦随之耗伤，气愈虚而血亦虚，病情进一步发展可形成气血两虚。气不摄血的病变多与脾气亏虚有关，因脾主统血，若脾气亏虚，统血无力，则易致血不循常道而外逸。

（5）气随血脱 气随血脱是指在大量出血的同时，气也随着血液的流失而耗脱的病理状态。气随血脱是以大量出血为前提的。如外伤性出血、妇女崩漏、产后大失血等。由于血为气之母，血能载气，大量出血，则气无所依附，气也随之耗散而亡失。气随血脱病变的发展，轻则气血两虚，重则气血并脱。

（6）血随气逆 血随气逆是指气机上逆的同时，血亦因之而冲逆于上的病理状态。由于气为血之帅，气能行血，血随气而行，所以当气逆时，血亦随之上逆为病。血随气逆，是以气机上逆为前提，而且大多是气逆较甚者。脏腑之中，肝为藏血之脏，肝气主升、主动而为刚脏，若肝阳亢旺，气机上逆，则易导致血随气逆而涌盛于上，出现吐血、昏厥等。因此血随气逆的病变，以肝病最为多见。

（7）津停气阻 津停气阻是指水液停蓄与气机阻滞同时存在的病理状态。主要是指津液代谢障碍，水湿痰饮内停，导致气机运行阻滞；或因气的升降出入运动失调，气机不行，影响津液的代谢；或因水停而加重气机阻滞所形成的病理变化。其病理表现因津气阻滞部位不同而异，如痰饮阻肺，则肺气壅滞，宣降不利，可见胸满咳嗽、痰多、喘促不能平卧等病症；水湿停留中焦，则阻遏脾胃气机，导致清气不升、浊气不降，可见脘腹胀满，嗳气食少症；水饮泛溢四肢，则可阻滞经脉气机，而见肢体沉重、胀痛不适等症。

（8）气随津脱　气随津脱是指因津液丢失太多，气无所附，气随津液外泄而耗伤，乃至亡失的病理状态。多由高热伤津，或大汗出，或严重吐泻、多尿等，耗伤津液，气随津脱所致。如暑热邪致病，迫使津液外泄而大汗出，不仅表现有口渴饮水、尿少而黄、大便干结等津伤症状，而且常伴有疲乏无力、少气懒言等耗气的表现。由于津能载气，凡在吐下等大量丢失津液的同时，必然导致不同程度伤气的表现，轻者津气两虚，重者津气两脱。

（9）津血两伤　津血两伤是指津液和血同时出现亏损不足的病理状态。由于津血同源，津液是血液的重要组成部分，所以津伤可致血亏，失血可致津少。如高热大汗、大吐、大泻等大量耗伤津液的同时，可导致不同程度的血液亏少，形成津枯血燥的病变，常表现为心烦、肌肤甲错、皮肤瘙痒、手足蠕动等症。若大量出血，更可导致津液严重脱失。

（10）津亏血瘀　津亏血瘀是指津液亏损而导致血液运行瘀滞不畅的病理状态。由于津液是血液的重要组成部分，因此津液充足则血行滑利。如因高热，大面积烧烫伤，或大吐、大泻、大汗出等，引起津液大量耗伤，则可致血量减少，血液浓稠而运行涩滞不畅，可在津液耗损的基础上，发生血瘀病变。其临床表现除津液不足的症状外，还可见到面唇紫暗、皮肤紫斑、舌体紫暗，或有瘀点、瘀斑等血瘀表现。

（11）血瘀水停　血瘀水停是指血液瘀滞与津液停蓄同时并见的病理状态。由于气、血、水三者的运行密切相关，因此其病理变化不仅有气滞血瘀、水停气阻，而且血液运行与水液输布的失常，在病理上亦相互影响。如血瘀日久，气机不行，可致津液输布代谢障碍，水液停蓄；反之，若水液代谢严重受阻，痰湿内生，水饮停滞，则气机不畅，亦可影响血液运行而致血瘀。无论是血瘀导致水停，还是水停导致血瘀，大都同时存在不同程度的气机阻滞。而且气、血、水三者之间互为因果，可以形成病理上的恶性循环。

二、再生障碍性贫血

（一）概述

再生障碍性贫血（简称"再障"）是多种原因导致造血干细胞数量减少和（或）功能异常，引起红细胞、中性粒细胞、血小板减少的一个综合病症。或者说再生障碍性贫血是由多种原因引起的骨髓造血组织明显减少，导致骨髓造血功能衰竭，其典型特点为：以外周血全血细胞减少，进行性贫血，且有明显的出血倾向及继发感染为主要临床特征的一组综合征。再生障碍性贫血可分为先天性和获得性两大类：先天性罕见，其主要类型为 Fanconi 贫血（范可尼贫血），是一种罕见的隐性遗传性疾病，临床常以先天性畸形、进行性骨髓衰竭和遗传性肿瘤倾向为主要表现而确诊；获得性再生障碍性贫血（是一种获得性骨髓造血功能衰竭症），又可分为原发性和继发性再生障碍性贫血两类。继发性再生障碍性贫血的主要致病因素有放射线；苯及其衍生物；氯霉素、保泰松及多种抗肿瘤药物等化学药品；有机磷、有机氯等农药；细菌、病毒等所引起的急、慢性感染等，故又可按临床表现、血象和骨髓象分为急性和慢性再生障碍性贫血两型。国外按严重度划分出重型和轻型；我国将急性型称重型再障Ⅰ型，慢性再障后期病情恶化加重称重型再障Ⅱ型。

慢性再障起病缓慢，贫血、出血及造血组织的破坏程度相对较轻，属于中医学"虚劳血虚"的范畴。急性再障发病急，进展快，贫血呈进行性加剧，常伴有严重的感染和内脏出血，造血组织短期内广泛破坏，造血功能极度衰竭，治疗难度大，属于"急劳髓枯""温热""血证"的范围。多由肾精亏损、髓海不充，精血不能复生，又肾虚火衰，不能温养其他脏腑，以致心、肝、脾俱虚，发生心主血、肝藏血、脾统血失职，出现血虚、出血、血瘀诸候。本病好发于青壮年，男性稍多于女性。

（二）病因病机

1. 常见病因

（1）化学因素　由药物引起本病者渐多，如抗癌药、氯霉素、磺胺药、保泰松、有毒药物（如杀虫剂）等。

（2）物理因素　包括各种电离辐射如 X 线、放射性核素等，达到一定剂量时，可抑制造血功能。

（3）生物因素　如某些细菌感染（如败血症、血行播散型肺结核）与病毒感染（如病毒性肝炎相关性再障，主要是丙型病毒性肝炎，乙型肝炎也可引起，风疹病毒等也有报告）。

（4）其他　可见于某些疾病晚期：如长期未经治疗的贫血、慢性肾功能衰竭等。

2. 发病机制

（1）骨髓造血干细胞受损　上述化学、物理、生物等因素可损害骨髓造血干细胞，不能正常造血，导致发病。

（2）骨髓造血微环境受损或出现异常　骨髓造血微环境包括骨髓的微循环和基质。骨髓的造血活动和骨髓的微环境有着密切关系，上述病因可损害骨髓微环境，造血干细胞不能正常造血而发病。

（3）自身免疫因素　包括 T 辅助细胞功能减弱，T 抑制细胞功能增强，患者血清和骨髓中干扰素水平增高，具有抑制造血作用而发病。

（三）中医病因病机

中医认为本病多因先天不足，房事劳伤，饮食不节，温热之邪外感而致肾精亏乏，髓海失充，生血之源障碍而成。

（1）先天不足，肾精亏虚；母体妊娠期失于调摄，胎儿营养不良，造血之源肾精亏乏而不能化血，故一般称为"童子痨"。这里所指可能是一部分先天性小儿再障贫血如Fanconi贫血。亦有因成年之后，素体虚弱，易招邪致病，病久体虚不复，气血日亏，而成虚劳。

（2）烦劳过度，房事不节，形神过耗，损及五脏。有时一脏受损，累及它脏，可以引起五脏功能失调，阴精气血亏损，而成虚劳。亦有因瘀血内结，致新血不生，久而成劳的，与再障的瘀血内停的微循环障碍学说近似。

（3）饮食不节，饥饱无常，损及脾胃之气，不能化生精液，生长气血。气血来源不足，内不能调和五脏六腑，外不能洒陈于营卫经脉，渐至表里俱虚，容易招致外邪入侵，病邪入里，伤及气血，损及肝肾。

（4）药物所伤，服用对骨髓造血功能有抑制作用的药物如氯霉素、抗肿瘤药等伤及骨髓，精血生化障碍。

总之，本病之根在肾，生髓无力，则化血乏权。而肾虚火衰、温养他脏失职，累及心、肝、脾，其心主血、肝藏血、脾统血功能亦相受损。

（四）诊断要点

1. 临床表现

病情的轻重视贫血进展快慢、程度及白细胞、血小板受累程度而异。

（1）一般型贫血　呈进行性，主要是由于骨髓造血功能低下所致。可出现疲乏、软弱无力、皮肤黏膜苍白、头痛、眩晕、耳鸣、眼花、晕厥、记忆力减退、注意力不集中、心悸、气促、食欲减退、恶心、呕吐、腹胀、腹泻、便秘、性功能减退及月经失常等。

（2）一般型出血　主要与血小板的减少和质的异常有关。常表现为皮肤、黏膜瘀点及瘀斑、皮肤和黏膜出血，如鼻衄、齿龈出血、皮肤瘀点。也可发生消化道与泌尿道出血，女性患者有月经过多，以及眼底、颅内出血等。

（3）一般型感染　主要原因是身体抵抗力低下，中性粒细胞和单核细胞减少。局部感染常见于口腔、齿龈、扁桃体、肛门周围、皮肤和上呼吸道等处。重者可发生坏死性溃疡，并发肺炎或败血症。

2. 分类

根据病程缓急可分急性型、慢性型两型。

（1）急性型再生障碍性贫血临床表现及实验室检查

起病缓急不一，但发展迅速。常以出血和感染为首发及主要表现，继之有严重贫血。患者常在数周或数月内进入衰竭状态，病程平均约 8 个月。

① 急性型再生障碍性贫血临床表现

起病：多数患者起病急，症状较重，早期突出症状是感染和出血。

出血：出血严重，常发生在内脏。

感染：感染严重，常表现为肺炎和败血症。高热、畏寒、出汗、口腔或咽部溃疡、皮肤感染、肺炎均较多见，重者可因败血症而死亡，皮肤瘀点、瘀斑、鼻衄、齿龈出血、消化道出血、女性月经过多等出血症状较多见。这类病例病情险恶、病程短促。

② 急性型再生障碍性贫血实验室检查

血象：中性粒细胞计数<0.5×10^9/升。

血小板计数<20×10^9/升。

网织红细胞绝对值<15×10^9/升。

骨髓象：多部位增生极度减低，造血干细胞极度减少，非造血细胞（如淋巴细胞、浆细胞、嗜碱细胞、网状细胞）增多，巨核细胞明显减少或缺如。

预后：预后不良，不积极治疗多于 6～12 个月死亡。

（2）慢性型再生障碍性贫血（较多见）临床表现及实验室检查

① 慢性型再生障碍性贫血临床表现

起病：起病多缓慢，病程平稳。贫血为主要临床表现，而出血及感染较轻。

出血：出血轻，皮肤黏膜多见。

感染：感染轻，以上呼吸道为主。大多数患者起病缓，主要的表现常常是疲乏、倦怠无力、劳累后气促、心悸、头晕、面色苍白。如有出血亦较轻微，内脏出血较少见。感染、发热一般较轻微，出现较晚，治疗后较易控制。肝、脾淋巴结均不肿大，但晚期病例偶有脾脏轻度肿大。病程较长，患者可以生存多年，病情逐渐好转甚至接近痊愈。部分患者转变为急性型。

② 慢性型再生障碍性贫血实验室检查

血象：中性粒细胞计数>0.5×10^9/升。

血小板计数>20×10^9/升。

网织红细胞绝对值>15×10^9/升。

骨髓象：骨髓灶性造血，增生程度不一，增生灶内主要为幼红细胞，且主要系晚幼红细胞。

预后：一般预后较好，生存期长。

3. 重型再生障碍性贫血临床表现及实验室检查

重型再生障碍性贫血发病急，贫血进行性加重，常伴有严重感染或出血倾向。病初贫血常不明显，但随着病程发展，呈进行性加重。几乎均有出血倾向，可有严重的内脏出血和败血症，不经有效治疗多在 6～12 个月死亡。

（1）临床表现

① 重型再生障碍性贫血之贫血　多呈进行性加重，苍白、乏力、头昏、心悸

和气短等症状明显。

②重型再生障碍性贫血之感染　多数患者有发热，体温在39℃以上，个别患者自发病到死亡均处于难以控制的高热之中。以呼吸道感染最常见，其次有消化道、泌尿生殖道及皮肤、黏膜感染等。感染菌种以革兰阴性杆菌、金黄色葡萄球菌和真菌为主，常合并败血症。

③重型再生障碍性贫血之出血　均有不同程度的皮肤、黏膜及内脏出血，皮肤表现为出血点或大片瘀斑，口腔黏膜有血疱，有鼻出血、牙龈出血、眼结膜出血等。深部脏器出血时可见呕血、咯血、便血、血尿、阴道出血、眼底出血和颅内出血，后者常危及患者的生命。

（2）实验室检查

① 血红蛋白下降速度快。

② 网织红细胞<1%，绝对值<$15×10^9$/升。

③ 中性粒细胞绝对值<$0.5×10^9$/升。

④ 血小板<$20×10^9$/升。

⑤ 骨髓增生呈重度减低。（血液中的有形成分如红细胞、白细胞、血小板都是由骨髓造血干细胞增生发育而来，骨髓象增生减低使造血干细胞的造血功能下降）

（五）并发症

本病晚期主要并发症有颅内出血、心力衰竭、肺水肿以及各种严重感染，常因此而死亡。

（六）再生障碍性贫血证治枢要及特色经验探要

（1）把握再障各阶段的病机，掌握其演变规律，及时正确处理其出血、感染等并发症，是治疗再障，提高疗效，减少死亡的关键。

（2）虚劳血虚证贯穿在本病始终，其基本病理改变是肾虚，正确运用补肾治则，有利于再障贫血的纠正，对提高治愈率至关重要。

（3）本虚标实，虚实夹杂也是本病常见的临床特征，恰当处理虚与实，标与本的关系，在疾病各阶段都十分重要。

（4）大凡治法，病之初，表现为"虚劳血虚肾阴虚型"者，治疗重点是滋阴补肾，佐以凉血止血；肾阳虚阶段，治疗上要抓住时机温补肾阳、填精益髓；急性再障多呈现"急劳温热型"，当以滋阴补肾、凉血解毒为主。

（5）再障出血病机变化有三：①血热（实热、虚热）伤及脉络，使血液溢出脉外；②脾虚失其统摄血液之权；③血瘀经脉，经脉瘀阻，血溢脉外。

治疗措施据此而定。轻微的出血倾向着重治本，并结合出血部位配用止血药，头面部的出血多因血热或虚火或温热上迫，使血妄行，用大黄、赭石、生甘草。下部出血酌配补气升提之品，如升麻、黄芪之类。严重出血者，应积极止血为要。阴虚内热出血，方用大补阴丸、茜根散化裁。实热出血，方用凉血解毒汤、黄连泻心汤、龙胆泻肝汤、犀角地黄汤，化斑汤加减。

（6）关于炭类药和活血药的运用　古人曰："血见黑则止"，大多数具止血作用的药物，炒黑成炭只要存其性，则止血功效尤佳，十灰散即是代表，常用于治疗急性出血，即使慢性出血，亦可从中选择2～3味于当用方中，对止血甚有助益。云南白药虽然色白，但止血之力强，无论急慢性出血皆可用之。

（7）关于再障发热的治疗　对辨证为阴虚内热或血虚发热的非感染性发热，除按基础方参芪仙补汤合大补阴丸外，可选用含微量元素钙、铬、锂、锶较丰富的地骨皮、当归、青蒿、龟甲、玄参、知母、黄柏、仙鹤草等。气虚发热多选用甘温除热之补中益气汤。血虚自热选用四物汤、当归六黄汤。对辨证为实热的感染性发热，多因外感温热毒邪所致，可按卫气营血辨治，随证处方用药。

（8）中西医结合治疗再障的优势　对慢性再障，在给予雄激素或蛋白同化激素（是一种能够促进细胞生长与分化，使肌肉扩增，甚至是骨头的强度与大小的甾体激素。同化激素是由天然来源的雄性激素经结构改造，降低雄激素活性，提高蛋白同化活性而得到的半合成激素类药物）时，除应想到这类药物可促进氨基酸中蛋白质生物合成，促进肌肉变大变壮，促进食欲，促进骨骼的生长，刺激骨髓促进红细胞的产生，对红细胞系统确有促进增殖分裂，有利于再障的纠正外，同时必须注意到这类药物的副作用，包括了高血压、胆固醇上升、皮肤痤疮、提早秃发、性功能减退以及睾丸萎缩等。长期应用可引起水钠潴留及女性轻微男性化现象。有时引起胆汁瘀积而发生黄疸、肾炎。对于长期使用者来说，肝功能会严重的受损。心力衰竭和肝功能不良者慎用，孕妇及前列腺癌患者禁用。因此应给予保肝利胆的中、西药，尤其中药在此发挥其特殊作用。中药在改善全身症状，及时消除并发症的同时，十分注重辨证论治、整体观念与局部的关系，重视治病求本，揭示个体患者之康复规律，且依其规律，规则疗程施治。一般如此使用中药后，对纠正贫血，改善全身状况，减少副作用，减少并发症，均有一定效果，应坚持服用。

急、慢性再障在应用中药时，可参考干细胞培养的结果进行选方用药。属于造血干细胞缺乏的，且又无明显发热与出血表现者，肾阳虚证又非常明显者，常投温补肾阳、填精益髓之加味参芪仙补汤、温肾益髓汤［鹿角胶、龟甲胶、阿胶、仙茅、淫羊藿（仙灵脾）、仙鹤草、黄芪、人参、补骨脂、肉苁蓉、天冬、枸杞子、紫河车、生熟地黄、虎杖、鸡血藤、全当归］；属于细胞或体液免疫异常的，这类患者机体状态多不稳定，或阴虚内热证著，或外感温热时现，出血倾向明显，多表现为皮肤黏膜的自发出血。治疗上须滋阴补肾、生精益髓，给予参芪仙补汤合大补阴丸。这一阶段主要是稳定患者症状，使患者能顺利地渡过肾阴阳俱虚期。肾阴阳俱虚期，要把治疗重点放在滋阴济阳上。在选方用药上应和基础研究密切结合起来。有临床研究表明：肾阳虚型再障患者中，锌、锶、钙、钡、锂、镁明显下降，在辨证论治用药的基础上，选用含上述元素丰富的补骨脂、砂仁、肉苁蓉、仙鹤草、肉桂、鸡血藤、黄芪、熟地黄等中药。若阴阳俱虚型依其阴、阳轻重程度适当选用之。

在急性再障的初始治疗过程中，因造血功能的极度衰竭，血小板$<20\times10^9/$升，中性粒细胞绝对值又$<0.5\times10^9/$升，患者严重的出血和感染如不及时控制，常危及患者生命。此时在给予具有滋阴补肾、凉血解毒作用的凉血解毒汤的同时，还必须加强输血、输液、抗感染等支持疗法，待患者热退以及各种出血倾向停止后，方可进补益之剂，不可有"虚虚实实"之误。

（七）临床分型辨证论治

1. 气血两亏

头晕目眩，心慌气短，四肢乏力，食欲不振，面色苍白，口唇无华，或有鼻衄、齿衄、皮下出血，或妇女月经过多，或经少色淡。舌质淡暗，苔白。脉虚软无力。

治法：益气补血。

处方用药：归脾汤加减。

生黄芪30克、当归15克、红参10克、白术30克、茯苓10克、龙眼肉15克、远志10克、酸枣仁15克、木香6克、甘草6克、龟甲胶30克、鸡血藤30克、紫河车10克、鹿茸粉1克（冲服）、白薇10克、白及末3克（冲服）、三七末3克（冲服）、仙茅根30克、仙鹤草50克、鱼鳔胶10克（研末，送服）、连翘15克、金银花30克。

针灸处方：心俞、肝俞、脾俞、足三里、关元、三阴交。用补法，手法要轻，出针后一定用干棉球按压，以防出血。

用药论述：归脾汤主治心脾气血两虚之证。方中以参、芪、术、甘草补气健脾；当归、龙眼肉补血养心，酸枣仁、茯苓、远志宁心安神；更以木香理气醒脾，以防补益气血药腻滞碍胃。本方的配伍特点：一是心脾同治，重点在脾，使脾旺则气血生化有源，方名归脾，意在于此；二是气血并补，但重在补气，意即气为血之帅，气旺血自生，血足则心有所养；三是补气养血药中佐以木香理气醒脾，补而不滞。

2. 脾肾阳虚

症状：面色㿠白而少华，神疲乏力，少气懒言，畏寒肢冷，腰背酸痛，齿龈出血，衄血或便血、尿血，皮下出血，女子月经过多。舌质淡胖有齿痕，苔白滑。脉沉细。

治法：温肾益髓，健脾益气。

处方用药：四君子汤合右归丸加减。

党参30克、黄芪30克、白术20克、茯苓10克、陈皮6克、熟地黄30克、山茱萸20克、山药15克、枸杞子10克、菟丝子15克、当归15克、补骨脂10克、鹿角胶10克、杜仲（盐炒）15克、肉桂3克、附子3克、巴戟天10克、淫羊藿（仙灵脾）15克、仙鹤草20克、甘草6克。

针灸处方：肾俞、血海、关元、然谷。用补法。

用药论述：四君子汤不热不燥，适度施力，从了"君子致中和"的古意。方中人参为君，甘温，大补元气，益气补中，健脾养胃。白术苦温，健脾燥湿，合人参以益气健脾为臣，加强益气助运之力；佐以甘淡茯苓，健脾渗湿，苓术相配，则健脾祛湿之功益著。炙甘草甘缓，益气和中，调和诸药，和中益土为使也。四味皆为平和之品，温而不燥，补而不峻，故名四君子汤。四药配伍，共奏益气健脾之功。现代研究表明，该方能增加红细胞、血红蛋白、网织红细胞数而促进机体的造血功能。右归丸来源于《景岳全书》，方中以附子、肉桂、鹿角胶为君药，温补肾阳，填精补髓。臣以熟地黄、枸杞子、山茱萸、山药滋阴益肾，养肝补脾。佐以菟丝子补阳益阴，固精缩尿；杜仲补益肝肾，强筋壮骨；当归养血和血，助鹿角胶以补养精血。诸药配合，共奏温补肾阳，填精止遗之功。

3. 肝肾阴虚

症状：面色苍白，两颧潮红，头晕目眩，腰膝酸软，五心烦热，盗汗，或有失眠遗精，或女子崩漏不止，或鼻衄、齿衄，咽干痛，舌质红，少苔。脉细数。

治法：滋阴养血，调补肝肾。

处方用药：大补元煎加减。

人参10克、白术15克、山药15克、生地黄30克、熟地黄30克、杜仲15克、当归15克、黄精10克、山茱萸15克、枸杞子15克、升麻10克、鹿角胶10克、青蒿10克、墨旱莲10克、女贞子10克、地骨皮10克、鳖甲10克、何首乌20克、阿胶10克。

针灸处方：肾俞、肝俞、悬钟、太溪、三阴交、曲池、公孙、涌泉。采取平补平泄法。

若出血重加水牛角60克、藕节10克、牡丹皮15克；若发热加连翘15克、金银花30克。

4. 虚劳血虚，肾阴亏虚

症状：头晕，面色苍白，齿鼻衄血，咽干耳鸣，五心烦热，腰膝酸懒，皮下紫癜，虚烦失眠，寐则盗汗。舌红嫩少津，脉细数。

治法：滋补肝肾之阴。

处方用药：大补阴丸加减。

补骨脂20克、太子参30克、生黄芪30克、仙鹤草20克、知母6克、黄柏6克、龟甲30克、生地黄20克、青蒿10克、女贞子15克、墨旱莲15克、猪脊髓30克。

用药论述：本证肾阴亏虚，而虚火上炎损络，故用大补阴丸为主，方中知母、黄柏泻肾火，龟甲、生地黄滋肾阴，加青蒿清虚火，女贞子、墨旱莲养肝肾之阴，猪脊髓生精益髓，补骨脂平补肾阳以生少火，仙鹤草和络止衄。太子参、生黄芪平补而不温，配补骨脂使阳生阴长。

5. 虚劳血虚，肾阳虚衰

症状：面色苍白，畏寒肢冷，心慌气短，腰膝酸懒，食欲不振，大便不实，面浮虚肿，小便清长或频数，虚汗自出，下肢浮肿，齿鼻衄血，肌衄发斑，妇女月经过多，男性阳痿，唇甲淡白。舌质淡白、胖嫩、少苔，边有齿痕。脉沉细或细滑无力。

治法：温补脾肾，填精益髓。

处方用药：参芪仙补汤加减。

人参10克、黄芪30克、补骨脂20克、淫羊藿（仙灵脾）15克、肉苁蓉20克、当归15克、鹿角胶10克、枸杞子20克、附子10克、肉桂5克。

用药论述：肾阳虚之再障，用人参、黄芪大补元气，配附子、肉桂温肾阳，使阳生而阴长，使肾阳化生精血。当归养血，鹿角胶为血肉有情之品，配枸杞子、肉苁蓉、补骨脂、淫羊藿（仙灵脾）养血补肾而壮阳。这类温补肾阳、填精益髓之中药确有促进造血干细胞增殖分裂的作用。正是治病求本从肾论治。

6. 虚劳血虚，肾阴阳俱虚

症状：面色苍白，身倦乏力，腰膝酸懒，遗精滑泄，时而五心烦热，时而畏寒肢冷，时而自汗，时而盗汗，或患者既无阳虚临床症状，又无阴虚之表现，舌淡苔白或无苔，脉沉细无力或沉细数。

治法：滋阴济阳。

处方用药：参芪仙补汤合三才封髓丹。

太子参30克、生黄芪30克、补骨脂10克、淫羊藿（仙灵脾）10克、天冬20克、熟地黄30克、生地黄30克、黄柏6克、砂仁5克、黄精20克、鹿角胶10克、女贞子20克、墨旱莲20克。

用药论述：阴阳互根，阳生阴长。这一型或许是患者病情在正确调治下进入相对稳定期，通过参芪仙补汤济阳促使阳生，促进造血功能的恢复，再给予滋阴泻火、填精益髓的天冬、熟地黄、生地黄、黄精、鹿角胶、女贞子、墨旱莲补肾而滋阴，"阴为阳之基"，促使病情向好的方面转化，肾阴阳之动态平衡必须调整好，才会有好的治疗效果。

7. 急劳温热证

症状：起病急骤，病程短，面色苍白，低热常见，或高热不退，头晕目眩，心慌气短，行动艰难，全身泛发紫癜，齿鼻衄血，尿血便血，妇女月经过多或淋漓不断，口内血腥味，汗出热不退，甚则神昏谵语。舌质红绛，苔色黄白腻，脉洪大数疾。

治法：滋阴补肾，凉血解毒。

处方用药：凉血解毒汤加减。

羚羊角粉0.5～1克（冲服）、当归15克、白芍30克、麦冬30克、熟地黄30克、生地黄30克、茜草根10克、川芎5克、荆芥5克、甘草6克、牡丹皮12克、黄芩10克、贯众10克、地肤子20克、生龙牡各25克、三七2克（冲服）、琥珀

0.5～1克（冲服）、连翘15克、金银花30克。

用药论述：本证为本虚标热，方中当归、白芍、麦冬、熟地黄、生地黄、茜草根、川芎、荆芥、甘草采用傅青主《血治法》曰："顺其性而引之，以归经已耳。"方用羚羊角粉、牡丹皮、生地黄、麦冬、生龙牡滋阴补肾、凉血止血，贯众、黄芩、连翘、金银花、地肤子清热散风解毒，茜草根、三七、琥珀止血以收标本兼顾之功。

三、白细胞减少症和粒细胞缺乏症

（一）概述

白细胞减少症和粒细胞缺乏症，目前临床上较为常见。分原发和继发两种。其病因很多，包括各种致病微生物感染、多种药物诱发、化学物质中毒、放射线损伤、造血系统疾病和累及骨髓的恶性疾病、脾肿大以及部分先天和遗传性疾病或获得性疾病等，均可引起白细胞的生成和破坏的动力学变化，而发生本症。临床定义：将成人外周血白细胞总数持续低于 $4×10^9$ /升称为白细胞减少症，主要是由于中性粒细胞减少。当白细胞总数低于 $2×10^9$ /升时，中性粒细胞极度缺乏，当外周血中性粒细胞绝对数低于 $0.5×10^9$ /升时称为粒细胞缺乏症。近年来白细胞减少症日益增多，已受到临床重视。粒细胞缺乏症虽不多见，但预后凶险。由于其病因病理并无本质的不同，故一并论述。本证的临床表现缺乏特异性，常自觉乏力、头晕、倦怠，易诱发感染而有发热等症状，甚至导致败血症而致命，病死率高达25％左右。本病根据其临床表现，可归属于中医学的"眩晕""虚劳""劳热"等病证范畴。多因禀赋不足，病后体虚，感受四时不正之气，或用药不当，伤及正气，以致脾肾亏虚，营卫气血衰竭而发病。

（二）病因病机

1. 病因

（1）理化因素　物理因素如各种放射性物质（如放射线核素、放疗、X线等）。化学因素绝大多数由药物引起。可以引起本证的药物甚多，主要有抗癌药、氯霉素、解热镇痛药、抗生素、磺胺类、氨基比林、抗甲状腺药、降血糖药、抗癫痫药、氯丙嗪等。化学物中有苯、二甲苯等。

（2）血液病无效造血　巨幼细胞贫血，骨髓增生异常综合征。正常造血受抑制：白血病、恶性肿瘤骨转移等。

（3）病毒感染　如病毒性肝炎等。细菌感染：如伤寒、副伤寒、血行播散型肺结核、败血症等。原虫感染：如疟疾等。

（4）其他　周期性粒细胞减少症、家族性良性粒细胞减少症、慢性增生低下性粒细胞减少症、系统性红斑狼疮、类风湿关节炎、脾功能亢进、维生素 B_{12} 及叶酸缺乏等。

总之，各种放射性物质、抗肿瘤药及某些药物（抗甲状腺药、磺胺类、氯霉素等）、某些细菌及病毒，均可直接损害粒细胞的脱氧核糖核酸或抑制其合成；恶性肿瘤骨转移、营养不良，均可影响粒细胞的生成和成熟，导致粒细胞生成减少。抗代谢药如氨甲蝶呤等，抗甲状腺药如他巴唑等，维生素 B_{12} 及叶酸缺乏等均可引起粒细胞成熟障碍同样导致粒细胞生成减少。

2. 发病机制

（1）粒细胞的破坏过多。

① 血液中存在抗粒细胞抗体　某些药物如氨基比林、止痛药、磺胺嘧啶等均可引起免疫性粒细胞减少；自身免疫性疾病如红斑狼疮、类风湿关节炎等；新生儿同种免疫性粒细胞减少症。

② 单核巨噬系统破坏过多　如脾功能亢进，其他恶性组织细胞增生症。

③ 进入组织增加或破坏加快　见于严重败血症、慢性炎症等［中性粒细胞在血液或组织中破坏或消耗过多。可分为免疫性和非免疫性因素两种，前者如中性粒细胞被抗体或抗原-抗体复合物包裹，在血液或脾等组织中破坏，见于系统性红斑狼疮、类风湿关节炎等自身免疫性疾病、某些非细胞毒药物、某些感染（如慢性肝炎）及新生儿同种免疫性粒细胞减少症；后者如败血症致中性粒细胞在血液或炎症部位消耗增多，脾功能亢进使中性粒细胞在脾内破坏过多］。

（2）粒细胞分布异常　粒细胞转移至边缘池致附着于该池的粒细胞增多，循环池的粒细胞则相应减少，但粒细胞总数并不减少，故称为假性粒细胞减少症，见于先天性或体质性假性粒细胞减少症。血管壁上大量粒细胞暂时或长期滞留，以致血循环中粒细胞减少，称为假性粒细胞减少症，见于过敏、病毒血症、溶血及慢性特发性粒细胞减少症等。

（3）粒细胞释放障碍　惰性白细胞综合征，系因中性粒细胞的趋化性运动功能及自动游移功能不全，导致粒细胞功能异常而致反复感染。病菌入侵时，粒细胞的肌动蛋白结构与功能的异常，使粒细胞不能从储存池和边缘池释放到血液循环，而形成假性粒细胞减少症。患者中性粒细胞的游走、变形功能明显减低，而吞噬和杀菌能力正常，本征多发生在儿童，主要表现如下。

① 顽固性感染：如口腔炎、鼻窦炎、中耳炎、肺炎、皮肤感染等，可反复再发。

② 外周血白细胞计数可轻度下降，中性粒细胞显著减少，淋巴细胞相对增多。

③ 肾上腺素试验不能使外周血的中性粒细胞增加。

④ 中性粒细胞趋化运动和变形运动减弱，吞噬功能和细胞内杀菌功能正常。

⑤ 骨髓象正常。

⑥ 体液及细胞免疫功能检查正常。

⑦ 血清调理素效价正常。

无特殊治疗，主要需防治感染，必要时输新鲜血或白细胞。

（三）中医病因病机

本病的致病因素较多，诸如禀赋不足、后天失调、劳伤过度、饮食不节、失治误治、病后失养或某些化学毒物中毒等。禀赋不足、后天失调、劳倦过度，均可致脾肾亏虚，气血不足；大病、久病失养，放疗、化疗后或某些毒物又可致元气亏损，精血虚少，脏腑功能衰退，气血生化不足；正虚于内，卫外不固则外邪易袭。总之，本病所见皆属于虚证，或因虚致病，因病成劳；或是因病致虚，久虚不复成劳。病机变化虽多，但不外气血亏虚、阴阳失调，心、肝、脾、肾功能受损，其中起主导作用的是肾精亏虚和气血不足。

（四）诊断要点

1. 临床表现

多可找到病因，如用药史（抗生素、抗癌药、解热镇痛药等）、感染、X 线照射等理化因素以及继发于脾功能亢进、免疫反应等。

（1）白细胞减少症　一般起病较缓慢，从无症状到头晕、乏力、食欲减退、低热，甚至反复感染。或者说常有头晕、乏力、失眠、气短等症状，少数患者可有间歇性低热或反复感染如咽炎、支气管炎、肺炎、中耳炎、泌尿道感染等表现。

（2）粒细胞缺乏症　多由药物或化学毒物通过免疫反应引起。起病急，突然畏寒、高热，常见急性咽峡炎，具有特征性的黏膜坏死和肺炎等。常引起败血症、脓毒血症，导致患者死亡。或者说起病多急骤，以感染为突出表现，常表现为寒战、高热、多汗、极度乏力等，口腔、直肠等处黏膜可出现顽固性溃疡乃至脓毒血症，有身体相应部位的其他感染体征，少数可有肝脾肿大，预后常较差。

2. 实验室检查

（1）白细胞减少症　外周血白细胞数低于 4×10^9/升，红细胞和血小板大致正常。骨髓粒细胞系统受抑制或代偿性增生伴粒细胞"成熟障碍"。

（2）粒细胞缺乏症　外周血中性粒细胞绝对数低于 0.5×10^9/升，红细胞和血小板大致正常。骨髓粒细胞系统严重抑制。

（五）本病证治枢要及临床特色经验探要

（1）本病属"虚劳"等范畴，气血亏虚、阴阳失调、脏腑功能失常是本病的主要病机，故治疗当以补虚为基本大法。依据气血阴阳和脏腑的虚损情况，不仅要采用具有针对性的补虚方法，而且要注意运用五脏相关、气血同源、阴阳互补的原理，有时还需应用间接的补益方法，如益气以养血，补阴以配阳，才能使气血充盈，阴阳平衡，五脏功能协调健全。

（2）本病在正虚的基础上极易感受外邪，正虚是本，邪实是标，治疗中当根据标本虚实的轻重缓急，而采取急则治其标，缓则治其本或标本同治的法则。

（3）脾胃功能健运与否，不仅影响整体功能的改变，而且直接影响着补益药物能否发挥作用，故在补虚的同时，应该注意调畅脾胃，脾胃得运则化源不竭，有利于本病的恢复。

（4）关于补气养血、健脾补肾　由于脾胃为后天之本，气血阴阳生化之源；肾为先天之本，内寓元阴元阳，是生命之根。本病突发表现为气血亏虚，脾肾不足，故补气养血，调补脾肾在本病的治疗中尤为重要。运用补益药的同时，要根据气血的偏衰和在脾在肾的不同，有重点地进行治疗。偏于脾胃功能较差者，或大病久病患者，治疗时就不能一味蛮补，而应该把治疗重点转到调理脾胃上来，脾胃健运，不仅气血生化之源旺盛，亦有利于扶正药物更好地发挥作用。故每在选用党参、黄芪、茯苓、白术、扁豆、山药的同时，适当配以砂仁、神曲等。如肾虚证显露者，治疗应该以补肾为主，但在处方用药上应该注意肾虚有阴阳之分，又与脾相互资生的关系，故补阴勿损阳，补阳勿伤阴，如在补肾阳的同时，适当配以 2～3 味性平之益肾药，如熟地黄、枸杞子等；在补肾阴的同时，要防止阴柔药物对阳气的戕伤和对脾胃运化功能的影响，故适当配以 2～3 味甘温益肾药，如巴戟天、菟丝子、肉苁蓉等。由于肾阳虚多在脾气、脾阳虚的基础上发展而成，故补肾阳的同时，必须同时伍用参、芪、术等健脾益气药。

（5）关于发热的处理　感染是本病最常见的并发症，与粒细胞缺乏成正比。治疗中，一是要分辨发热是外感所致还是内伤引起，尽管属于内伤者少，但在处理内伤发热的原则上与感染性发热是截然不同的，内伤发热需参考李东垣"甘温除热"的治则，选用补中益气汤或人参养荣丸治疗。如果误以内伤发热为外感发热，过用表散、清解药物，则易犯虚虚之戒。二是要注意本病感染的特殊性，既有外邪侵袭，又存在正虚无力托邪外出，故清解邪热时，应时刻注意勿再损伤正气，如能在祛邪的同时，调动正气的抗邪能力则是两全之策。

（6）中西医优化选择，强调注重中医药治疗为本：治疗白细胞减少症，关键是病因治疗，应避免并去除各种可影响骨髓造血和白细胞生存能力的因素。随着病因的消除，周围血白细胞多可恢复正常。临床上用来升提白细胞的西药有不少，但多缺乏好的效果，往往只能用来对症治疗。而中药通过调理脏腑阴阳，健脾补肾，益气生血，可促进骨髓的造血功能，提高机体抗病能力，既有升提白细胞的功用，又可改善机体一般状态。只是通常起效较缓，治疗时间每需较长，但一旦有效治疗显著，可使病情稳定，不易反弹，规律巩固治疗，以利临床治愈。近年来结合使用经现代药理证实具有促进骨髓造血功能、升提白细胞效果的药物如人参、阿胶、紫河车、补骨脂等，在临床对缓解临床表现有较好疗效。因此对白细胞减少症，主要选用中药治疗，西药可作为辅助性措施配合运用。

粒细胞缺乏并感染，来势较凶，病情常重，如不能控制，常可危及生命。此时主要选用有效抗生素，结合输注浓集白细胞，常有助于迅速控制感染，同时结合支持疗法以改善机体虚弱状态，增强抗病能力。此时中医常采用攻补兼施的治法，标本并及，有助于提高疗效。由于抗生素的大量使用及身体抵抗力的极度低下，极易导致二重感染或加重粒细胞缺失状态，非常棘手。此时运用中医药，可减轻西药的副作用，防止二重感染，为促进病情的缓解起到积极作用。

（7）经验方　益气养阴滋肝木，补中益气健运脾胃，补肾温肾益髓，阴阳共济、活血生新，引血归经。熟地黄 30 克、山茱萸 15 克、山药 15 克、牡丹皮 12 克、泽泻 6 克、茯苓 10 克、枸杞子 10 克、巴戟天 10 克、菟丝子 10 克、肉苁蓉 10 克、黄芪 30 克、人参（党参）10 克、白术 15 克、炙甘草 10 克、当归 15 克、陈皮 6 克、升麻 6 克、柴胡 3 克、木香 6 克、砂仁 3 克、神曲 5 克、补骨脂 10 克、女贞子 10 克、墨旱莲 10 克、鸡血藤 30 克、覆盆子 30 克、虎杖 6 克、淫羊藿 10 克、紫河车 15 克、川芎 6 克、白芍 30 克、茜草根 6 克、荆芥 6 克、丹参 10 克、三七粉 3 克（冲服）、玄参 30 克、黄芩 6 克、黄连 3 克、赤芍 15 克、生地黄 30 克、沙参 10 克、麦冬 15 克、阿胶 10 克（烊化）、败酱草 15 克、蒲公英 15 克、金银花 30克、生姜 9 片、大枣 6 枚。水煎服，依临床病情加减灵活运用上述方药，两天一剂。

（六）临床分型辨证论治

1. 气阴两亏

症状：面色少华，疲倦乏力，头晕目眩，五心烦热，失眠盗汗。舌质淡红，苔花剥。脉细弱。多见于白细胞减少症。

治法：益气养阴。

处方用药：生脉散加减。

太子参 30 克、麦冬 20 克、五味子 10 克、鸡血藤 30 克、黄精 15 克、龟甲胶 12 克（烊化）、炙甘草 10 克、合欢花 10 克、茯神 10 克。

针灸处方：三阴交、足三里、大椎、曲池、脾俞、神门、太溪。平补平泻法。华佗夹脊穴用梅花针叩刺。

2. 气血亏虚

症状：倦怠乏力，面色无华，头晕目眩，失眠多梦，心悸气短，纳呆食少，舌质淡，苔薄白，脉细弱。

治法：补气养血。

处方用药：人参养荣丸加减。

人参 10 克、炙黄芪 30 克、焦白术 15 克、肉桂 5 克、五味子 6 克、当归 15 克、茯苓 12 克、白芍 20 克、熟地黄 30 克、生地黄 20 克、玄参 20 克、远志 10 克、酸枣仁 10 克、陈皮 6 克、炙甘草 6 克、鲜姜 6 克、大枣 6 枚。

用药论述：此证是本病慢性期的常见证型。本证用人参、炙黄芪大补元气；辅以当归、熟地黄、白芍、生地黄、玄参以养血；用焦白术、陈皮以健脾理气，使补而不滞；茯苓、远志、酸枣仁、五味子养心安神；炙甘草、鲜姜、大枣和胃健脾，以资生化；肉桂温运心阳亦利生血。若偏于脾气虚，症见食后腹胀、腹泻便溏者可去熟地黄、白芍滋阴养血之品，加用扁豆、山药、神曲、砂仁等以健脾和胃止泻；若患者反复低热，又无外感之证，倦怠多汗，此为气虚发热，可选用"甘温除热"

法仿补中益气汤加减治疗。

3. 脾肾阳虚

症状：面色㿠白，或面目虚浮，神疲乏力，少气、气短懒言，畏寒肢冷，纳差、溲清便溏，或完谷不化，腰膝酸软，或见阳痿、滑精，头晕耳鸣。舌质淡胖边有齿痕，舌苔薄白滑。脉沉细弱。多见于白细胞减少症。

治法：温补脾肾。

处方用药：黄芪建中汤合右归丸加减。

黄芪30克、桂枝6克、白芍20克、炙甘草6克、杜仲10克、菟丝子10克、鹿角胶10克、制附片10克（先煎）、肉桂6克、山茱萸15克、熟地黄30克、山药15克、枸杞子10克、当归15克、党参20克、焦白术10克、大枣5枚。

针灸处方：足三里、三阴交、脾俞、肾俞、天枢、气海、大椎。用补法。华佗夹脊穴用梅花针叩刺。

用药论述：方中以制附片、肉桂、杜仲温补肾阳；党参、黄芪、焦白术、炙甘草益气健脾；鹿角胶乃血肉有情之品，温补肾阳；与熟地黄、山药、当归、山茱萸配伍，在温肾壮阳之中，兼能填补肾精，取补阴以配阳之意，正如张景岳曰："善补阳者，必于阴中求阳，则阳得阴助而生化无穷。"在临床实际应用时，可根据不同的证情随证加减。若腹中冷痛者加高良姜、吴茱萸以散寒止痛；如患者腹胀食少，一味补益恐难生效，故应加用砂仁、木香以理气畅中；大便溏泄者去当归、熟地黄等滋腻之品，而加肉豆蔻、补骨脂以温脾涩肠；阳痿、滑精者可加巴戟天、紫河车、肉苁蓉、桑螵蛸以补肾固涩；阳虚水泛、尿少浮肿时加茯苓、车前子以利水消肿；如阳虚精滑或便溏，加酒炒补骨脂、覆盆子；如肾虚泄泻不止者，加五味子、肉豆蔻；如脾胃虚寒，饮食减少，食不易化，或呕恶反胃吞酸，加干姜；如腹痛不止，加吴茱萸；如腰膝酸痛，加核桃仁。

4. 肝肾阴虚

症状：形瘦神疲，眩晕耳鸣，腰膝酸软，失眠健忘，潮热盗汗，烦躁易怒，五心烦热，尿赤便干，舌红少苔或无苔，脉细数。男子或见遗精，女子或见月经不调。

治法：滋养肝肾。

处方用药：杞菊地黄丸合左归饮加减。

枸杞子15克、菊花10克、熟地黄30克、生地黄20克、山药15克、山茱萸15克、牡丹皮12克、茯苓6克、泽泻6克、菟丝子15克、鳖甲15克、龟甲胶10克、女贞子20克、甘草10克。

用药论述：肝肾阴虚，阴虚内热是本证的主要病机。治疗当以调补肝肾，滋阴清热为法则。方中生地黄、熟地黄、山茱萸、女贞子、枸杞子、菟丝子、龟甲胶、鳖甲滋肾阴、养肝血；菊花、牡丹皮清肝降火。枸杞子赤以入心，使火不为水之仇；使熟地黄一味，滋肾之水阴；使茯苓一味，利肾之水质；有形之水质不去，无形之水阴亦不生也，然肾水实仰给于胃，故用甘草、山药，从中宫以输水于肾。也可说方中重用熟地黄为主，甘温滋肾以填真阴；辅以山茱萸、枸杞子养肝血，合主药以加强滋肾阴而养肝血之效；佐以茯苓、甘草益气健脾，山药益阴健脾滋肾。合而有滋肾养肝益脾之效。治疗时应注意滋阴易滞气，寒凉易碍胃，故随着阴虚症状改善，可逐渐减少寒凉药或减轻药量，并辅以补阳药，借阳药的温运以制阴药的凝滞，使之滋而不滞，阴有所化。若虚火上炎，口舌生疮可去熟地黄，并加黄芩、牛膝以清热泻火。如肺热而烦者，加麦冬；心热而躁者，加玄参；脾热易饥者，加芍药；肾热骨蒸多汗者，加地骨皮；上实下虚者，加牛膝以导之；血虚而燥滞者，加当归。

5. 毒犯肺卫

症状：起病急骤，恶寒发热，继则壮热烦渴，或汗出，咽喉红肿疼痛。舌质红，苔白干燥。脉浮数。多见于粒细胞缺乏症。

治法：辛凉透表，清热解毒。

处方用药：银翘散加减。

金银花 30 克、连翘 15 克、苦桔梗 10 克、薄荷 6 克、竹叶 10 克、生甘草 10 克、荆芥穗 6 克、淡豆豉 6 克、牛蒡子 10 克、芦根 30 克、柴胡 6 克、黄芩 10 克、黄连 3 克、黄柏 5 克、栀子 5 克、败酱草 15 克、蒲公英 15 克。

针灸处方：曲池、合谷、大椎、内关。用泻法。

用药论述：方中金银花、连翘清热解毒、辛凉透表为主药；辅以薄荷、荆芥、淡豆豉以辛散表邪、透热外出；竹叶清热除烦，芦根清热生津止渴协助银、翘清热透表，苦桔梗、牛蒡子、甘草合用，以宣肺祛痰、清利咽喉，合为佐使药。诸药合用既能透表，又能解毒。为防邪热伤及他脏加用柴胡、黄芩、黄连、黄柏、栀子以清上焦、中焦、下焦之火，加用败酱草、蒲公英疏通腑气以清在腑之毒。如此加减化裁，不仅适用于本证毒犯肺卫之粒细胞缺乏症，也可应用于外感风热表证、咽喉病患及一切热性疾病及传染病初起。如肺炎、麻疹、流行性腮腺炎、流行性脑脊髓膜炎、流行性出血热等。

6. 热毒内炽

症状：壮热，寒战，头痛，大汗出，口渴，烦躁，口腔、咽峡溃烂，颌下淋巴结肿痛。舌绛干燥。脉弦数或洪大。多见于粒细胞缺乏症急性发病阶段。

治法：清热凉血，解毒救阴。

处方用药：犀角地黄汤加减。

犀角（水牛角代，30 克）2 克（磨冲）、生地黄 30 克、白芍 20 克、牡丹皮 12 克、黄芩 6 克、黄连 6 克、黄柏 6 克、栀子 10 克、知母 6 克、生石膏 30 克、赤芍 15 克、玄参 30 克、败酱草 15 克、蒲公英 15 克、连翘 15 克、金银花 30 克。

针灸处方：曲池、合谷、大椎、内庭、三阴交。用泻法。

用药论述：本方治证由热毒炽盛于血分所致。心主血，又主神明，热入血分，一则热扰心神，致躁扰昏狂；二则热邪迫血妄行，致使血不循经，溢出脉外而发生吐血、衄血、便血、尿血等各部位之出血，离经之血留阻体内又可出现发斑、蓄血；三则血分热毒耗伤血中津液，血因津少而浓稠，运行涩滞，渐聚成瘀，故舌紫绛而干。此即不清其热则血不宁，不散其血则瘀不去，不滋其阴则火不熄，正如叶天士所谓"入血就恐耗血动血，直须凉血散血。"治当以清热解毒，凉血散瘀为法。方用苦咸寒之犀角为君，凉血清心而解热毒，使火平热降，毒解血宁。臣以甘苦寒之生地黄，凉血滋阴生津，一以助犀角清热凉血，又能止血；一以复已失之阴血。用苦微寒之赤芍与辛苦微寒之牡丹皮共为佐药，清热凉血，活血散瘀，可收化斑之功。故配伍赤芍、牡丹皮泄热散瘀，寓有"凉血散血"之意，用治热入血分而见耗血、动血之证。四药相配，共成清热解毒，凉血散瘀之剂。本方配伍特点是凉血与活血散瘀并用，使热清血宁而无耗血动血之虑，凉血止血又无冰伏留瘀之弊。加玄参与生地黄相须为用。玄参、生地黄两者均能清热凉血、养阴生津，用治热入营血、热病伤阴、阴虚内热等证，常相须为用。但玄参泻火解毒力较强，故咽喉肿痛，痰火瘰疬多用；生地黄清热凉血力较大，故血热出血，内热消渴多用。加生石膏、黄芩、黄连、黄柏、栀子、知母以清三焦之热，在清热凉血中伍以金银花、连翘等轻清宣透之品，寓有"透热转气"之意。加败酱草、蒲公英兼疏通腑气以清在腑之热毒。若见蓄血、喜忘如狂者，系热燔血分，邪热与瘀血互结，可加大黄，以清热逐瘀；郁怒而夹肝火者，加柴胡以清泻肝火；用治热迫血溢之出血证，可酌加白茅根、侧柏炭、小蓟等，以增强凉血止血之功。

7. 余邪伤阴

症状：壮热退。渐见午后低热，口腔、咽喉腐烂疼痛，疲乏无力，纳差。舌红而干，少苔。脉细数。多见于粒细胞缺乏症。

治法：滋阴清热，养胃生津。

处方用药：自拟滋阴清热汤合叶氏养胃汤加减。

牡丹皮 15 克、桑叶 15 克、浙贝母 15 克、生地黄 30 克、玄参 30 克、生石膏 20 克、麦冬 15 克、天冬 10 克、白芍 20 克、薄荷 6 克、甘草 6 克、马勃 6 克、牛蒡子 6 克、沙参 15 克、玉竹 10 克、桑叶 15 克、石斛 15 克、白扁豆 10 克、茯苓 10 克、黄精 15 克、青蒿 10 克、神曲 10 克、麦芽 10 克。

针灸处方：太溪、三阴交、足三里、肝俞、胃俞。平补平泻法。

用药论述：口腔、咽喉腐烂疼痛，多在白细胞减少症及粒细胞缺乏症作用下，急性咽炎反复发作未能彻底治愈而成，而引起急性炎症的溶血性链球菌和流感病毒等病原体又长期居于咽部，使淋巴滤泡增生，形成慢性炎症，中医认为其发病机制是阴虚火炎。自拟滋阴清热汤（玄参、牡丹皮、桑叶、浙贝母、生地黄、生石膏、麦冬、白芍、薄荷、甘草、马勃、牛蒡子），滋阴与清热并举，对于杀灭咽部的病原微生物有较强的作用。养胃汤是清代叶天士创立的养胃阴法的代表方剂，方中玉竹、石斛、麦冬等养胃生津；桑叶、沙参清热滋阴；甘草、白扁豆补中益气化湿。本方清胃火而生津液，又能防止滋阴之品助湿呆胃，是一剂比较理想的滋养胃阴的方剂。两方加减合用紧扣本证病机，适用于对本证的调理治疗，以达滋阴清热，养胃生津之功。

四、白血病

（一）概述

白血病发生于造血器官，是血液和骨髓中的白细胞及其前体细胞的增殖和发育异常的一种进行性恶性疾病。

其特点为克隆中的白血病细胞失去进一步分化成熟的能力，而停滞在细胞发育的不同阶段，在骨髓和其他造血组织中白血病细胞广泛大量增殖、增生、积聚，并浸润、破坏全身各组织器官，同时使正常造血功能受抑制，外周血中可以出现幼稚细胞。

根据主要受累的细胞系列，可将急性白血病（AL）分为：急性淋巴细胞白血病（ALL）和急性髓系白血病（AML）；慢性白血病（CL）则分为慢性髓系白血病（CML）、慢性淋巴细胞白血病（CLL）及少见类型的白血病，如毛细胞性白血病、幼淋巴细胞白血病等。病理上，白血病在骨髓及其他造血组织中有某一系统血细胞（主要是白细胞）或多种血细胞成分发生恶性增殖，并浸润体内各脏器组织，导致正常造血细胞受抑制。临床特点：表现为贫血、出血、发热、感染、肝脾及淋巴结不同程度的肿大和白血病细胞浸润各组织器官的症状。血象上，白细胞增多或减少并常有白血病细胞出现。

根据白血病的临床表现，本病属于中医的"血证""急劳""虚劳"等范畴。依以上所述，根据白血病细胞的成熟程度和自然病程，将白血病分为急性白血病和慢性白血病。

急性白血病：起病急，不经特殊治疗，病程一般不超过几个月。骨髓象中原始细胞在10%以上。

慢性白血病：起病缓慢，不经特殊治疗，病程一般在数年以上。骨髓象中原始细胞在2%以下，较成熟幼稚细胞和成熟细胞占多数。急性白血病一般不转变为慢性，而慢性者可向急性演变。

根据国外统计，白血病约占肿瘤总发病率的3%，是儿童和青年中最常见的一种恶性肿瘤。白血病的发病率在世界各国，从欧洲和北美发病率最高，其死亡率为（3.2～7.4）/10万人口。亚洲和南美洲发病率较低，死亡率为（2.8～4.5）/10万人口。随着分子生物学技术的发展，白血病的病因学已从群体医学、细胞生物学进入分子生物学的研究。尽管许多因素被认为和白血病发生有关，但人类白血病的确切病因至今未明。目前在白血病的发病原因方面，仍然认为与感染、放射因素、化学因素、遗传因素有关。

（二）中医病因病机

白血病是由于正气不足，感受热毒之邪，内陷营血，深入骨髓，伤及五脏所致。生血之源日衰，耗血动血之邪益甚。五脏主血、统血、藏血、摄血乏权是本病的基本病机，无论因虚因实，皆伤络而致血溢于外，出血诸症遂现。血亏及气，阴损及阳，故气血阴阳等虚证相继发生。若邪热稽留，正邪相争而呈高热不退等邪盛之实象亦是本病的特征之一，从而为虚实夹杂、最为棘手的证候。对脏腑而言，本病由于平素肝肾阴虚，内热滋生。肾主骨髓，热毒内侵，壅遏血中，迫血妄行。而肝肾同源，肾阴不足则肝热，热毒蕴聚，故肝失藏血及调节气机、血量的功效，发为本病。或因正气不足，邪毒乘虚侵入机体，损坏脏腑之间的正常功能，气不摄血，脾不统血，归原无路，血液外溢。或因脾虚，不能运化水湿，湿聚为痰，积久化热，痰热相结，损伤络脉亦能导致本病。故本病性急，来势凶猛，要及时治疗。若为慢性则为严重消耗性疾病，常现气血两亏证候。故对本病必须做到早期发现，早期诊断，早期治疗，有生望。依中医学理论对治疗血证规律的揭示、掌握及有效应用于临床的规律，称为中医学对患者个体血证的康复规律。

（三）诊断

1. 症状

儿童及青年病例起病急骤，有高热、全身疼痛、进行性贫血及显著出血倾向。老年及部分青年少数患者也可缓慢起病，以乏力、食欲不佳、劳动后气急等为主。常以进行性贫血、高热、出血倾向等为主要症状。起病缓者，初则呈现乏力、虚弱、气急或身体局部疼痛等症，继则出现急骤发病的表现。贫血表现为皮肤黏膜苍白、乏力、心悸气短等；发热之热型不定，可见低热或高热；出血常见部位是皮肤、黏膜，消化道及颅内出血最为严重。个别患者中枢神经系统受浸润可见头痛、呕吐、口眼㖞斜、抽搐等中枢神经系统表现。慢性粒细胞性白血病早期多无明显表现，以后可有低热、疲乏等症，急性发作时表现与急性白血病相类似。

2. 临床表现

急性白血病的主要表现为贫血、出血、发热和白血病细胞浸润。

（1）贫血　常为首发症状，呈进行性加重。引起贫血的主要机制是幼红细胞发育被异常增生的白血病细胞所干扰，或者说贫血的原因主要是骨髓中白血病细胞极度增生与干扰，造成正常红细胞生成减少及无效红细胞生成、出血等。

（2）发热　白血病本身发热或继发感染发热。白血病本身虽然可以发热，但是较高发热往往提示有继发感染，发热主要原因是感染，由于成熟粒细胞减少及免疫功能降低所致。或者说感染发热的原因是由于粒细胞功能缺陷及免疫力低下，故发热为最常见症状。50％以上的患者以发热起病，大多数发热由继发感染所致。

（3）出血　表现为皮肤黏膜出血或内脏出血。出血可发生于全身各部，M3（即急性早幼粒细胞白血病，骨髓中以多颗粒的早幼粒细胞为主，≥30％者称急性早幼粒细胞白血病）易并发DIC（弥散性血管内凝血）而出现全身广泛性出血。颅内出血是常见死亡原因。出血原因为血小板的明显减少及功能障碍、凝血因子减少、白血病细胞浸润及继发DIC。

（4）感染部位　多见于口腔黏膜、咽及扁桃体、肺部、泌尿道及肛周皮肤。

（5）组织器官浸润的表现　肝、脾、淋巴结肿大；骨和骨骼关节疼痛和压痛，尤其常见有胸骨中下段压痛；皮肤黏膜浸润，常可见皮肤斑丘疹、结节或肿块等，牙龈增生多见于急性单核细胞性白血病。浸润在中枢神经系统和睾丸：以急淋常见，为白细胞髓外复发的主要根源。眼部浸润：白血病细胞浸润眼眶骨膜称粒细胞肉瘤或绿色瘤，常见于粒细胞性白血病。

3. 实验室检查

（1）血象　常有血红蛋白及血小板减少，白细胞数不定，分类中可见原始细胞及幼稚细胞。

（2）骨髓象　是确诊白血病及类型的重要依据。骨髓增生明显至极度活跃，白血病性原、幼细胞＞30％，少数患者呈低增生性白血病。白血病性原始细胞常有形态异常；急非淋白血病可见奥尔小体（Auer 小体）；可形成白血病"裂孔"现象，即白血病骨髓片中可见较多原始细胞及残留的少量成熟细胞，而缺少较成熟的中间阶段细胞。

4. 诊断要点

根据患者有持续性发热或反复感染、进行性贫血、出血、骨骼关节疼痛、肝、脾和淋巴结肿大等临床特征；外周血象中白细胞计数增加并出现原始细胞或幼稚细胞；骨髓象中骨髓增生活跃或极度活跃，原始细胞占全部骨髓有核细胞的 30％ 以上，一般可作出诊断。但还需进一步作形态学、细胞化学、免疫学、染色体及基因检查等，以确定急性白血病的类型。

（四）白血病证治枢要及临床特色经验探要

（1）白血病之基本病因病理为正气不足，热毒侵袭，伤及营阴，气血不足，气滞血瘀，脉络瘀阻。故清热解毒凉血、益气养阴、活血化瘀为治疗白血病的常用治疗大法。由于病情进展迅速，合并症多，临床表现错综复杂，故在治疗时应该抓住主要矛盾，灵活针对虚实情况，给予培补气血，泻肝滋肾。依老、中、青、儿童、男、女、强、弱不同的发病人群，因人、因地及四季气候辨证论治，揭示个体患者之康复规律且掌握规律、应用规律、有效论治。

（2）由于白血病的临床表现十分复杂，纯虚者少，每多虚实夹杂之证，蕴夹热毒者多，故扶正与祛邪虽有侧重，但常相结合。一般在扶正方面注重先天之本肾气及后天之本脾胃。灵活运用六味地黄汤、香砂六君子汤、补中益气汤。早期患者虚象不显著，以祛邪为主，晚期患者，虚象较重以扶正为主。这是辨证的需要，应该指出，仅限于此，往往是不够的，为此必须结合辨病用药，即需于辨证方中同时使用抗癌之品，以往多在清热解毒之品中选择，如金银花、半边莲、白花蛇舌草、大青叶、青黛、山豆根等。近来发现利湿类药中的猪苓、茯苓、生薏苡仁、杏仁、仙鹤草、败酱草、紫草、灵芝等都有此作用，可酌情选用。掺入基本方中为好。

（3）临床中充分发挥辨证论治的特长，立足于整体，重视局部，局部与整体相结合，既注意到标本缓急，又要密切注意病情变化，根据白血病不同时间、不同证候、不同表现进行灵活的辨证施治。疾病早期或缓解期后复发期，邪实而正气未虚时，以攻为主，可在辨证施治的方药中，选加半枝莲、黄药子、白花蛇舌草、山豆根等。在疾病中期处于邪正斗争，正气渐虚而邪气尚实，治以攻补兼施，养阴清热解毒，方药可选用大补阴丸、犀角地黄汤等。可加入金银花、连翘、白花蛇舌草；气虚加黄芪、党参。疾病晚期正气虚、邪气盛或全身衰竭期，以补为主，兼清热解毒药，参芪杀白汤（黄芪25克、党参15克、天冬15克、沙参15克、生地黄12克、仙鹤草12克、黄药子12克、半枝莲20克、半边莲20克、白花蛇舌草30克、黄芩10克、甘草6克、青黛3克）加减。若患者有恶心、呕吐、食少纳呆、体倦乏力等表现，可及时给予生脉散合二陈汤以益气养阴，健脾和胃。

（五）临床分型辨证论治

1. 急性白血病

（1）气阴两虚（急性白血病）

症状：乏力气短，腰膝酸软，反复低热，自汗盗汗，手足心热，牙龈出血，心烦口渴，食少纳呆，皮肤时有紫癜。舌质红，苔花剥或舌淡少苔，脉细数。

治法：养阴益气，清热解毒。

处方用药：参芪杀白汤合三才汤加减。

黄芪30克、沙参15克、黄芩6克、天冬15克、麦冬10克、生地黄30克、党参30克、知母10克、地骨皮10克、甘草6克、黄精10克、茜草6克、仙鹤草10克、半枝莲15克、白花蛇舌草30克、金银花30克。

针灸处方：三阴交、血海、膈俞。用补法。

用药论述：此型多由于正气不足，易致毒邪内侵伤及营阴，而致气阴不足，故以益气养阴为主，清肃毒邪为辅。方用黄芪、党参以补气，天冬、沙参、生地黄、地骨皮以养阴清热，半枝莲、金银花、白花蛇舌草、黄芩、甘草清热解毒。

（2）热毒炽盛（急性白血病）

症状：壮热烦躁，皮肤紫癜或有瘀斑，头身痛，咽喉肿痛，唇焦口渴，鼻衄、齿龈出血，血色鲜红，黑便，舌红绛，苔黄燥。脉数大。或舌质红苔黄，脉洪数。

治法：清热解毒，凉血止血。

处方用药：犀角地黄汤加减。

犀角1克（研粉分吞，或用水牛角30克代）、黄芩10克、牡丹皮15克、龙葵15克、赤芍20克、生地黄30克、玄参30克、生石膏30克、茜草15克、紫草30克、白茅根30克、白花蛇舌草30克、栀子10克、半枝莲30克、金银花30克、穿心莲10克、三七粉末3克（冲服）。

针灸处方：大椎、大杼、曲池、合谷、十二井、十宣、血海、涌泉、中冲、膈俞。用泻法。

用药论述：此型以邪实为主，为热毒炽盛，内陷营血所致。多见于本病的初期或复发时，故选用犀角地黄汤为主方。方中犀角清热凉血止血力专，但取之不易，目前多以大剂量水牛角代之。生地黄、玄参协同犀角解除血分热毒，加强止血功能，赤芍清营凉血，牡丹皮清热凉血散瘀，同时加用生石膏、金银花、龙葵、白花蛇舌草、半枝莲、栀子、黄芩等以加强清热解毒、凉血止血之功效。本方应用咸寒入营，凉血苦降，能使热挫而血止、毒清而阴复。舌苔黄腻可加用滑石、薏苡仁；若高热神昏加服紫血散或至宝丹；热毒重，出血明显可加青黛15～20克（包煎）；若口腔溃烂，外搽养阴生肌散。

（3）瘀毒内蕴（急性白血病）

症状：形体消瘦，面色暗滞，颈有瘰疬，胁下痞块，按之坚硬，时有胀痛，低热盗汗。舌质暗紫，或有瘀斑瘀点，苔薄白，脉细涩而数。

治法：活血化瘀，软坚散结。

处方用药：桃红四物汤合鳖甲煎丸加减。

桃仁15克、红花10克、当归15克、川芎10克、赤芍15克、丹参20克、鳖甲15克、大黄6克、生牡蛎30克、熟地黄30克、荔枝草20克、金银花30克。

用药论述：本证因毒邪积留成痰，内积脏腑、外阻经脉所致。故以活血化瘀为主，方中桃仁、红花活血化瘀，川芎、当归、赤芍、熟地黄、丹参养血活血，配合桃仁、红花活血而不伤正，鳖甲、生牡蛎、大黄软坚散结。另加荔枝草、金银花清热抗瘤。若气虚加党参、黄芪；血瘀痞块较大可重用桃仁、红花、丹参，同时可加用三棱、莪术。

（4）肝肾阴虚（急性白血病）

症状：时有口鼻衄血，肌肤瘀斑，午后低热，虚烦不安，五心烦热，盗汗，头晕耳鸣，目花，腰酸乏力。舌质红，少苔。脉细数。

治法：补益肝肾，滋养精血。

处方用药：大补元煎合《傅青主女科》引血归经汤加减。

人参6克、山药15克、熟地黄30克、杜仲6克、当归15克、山茱萸15克、何首乌15克、炙龟甲10克、枸杞子15克、鸡血藤15克、炙鳖甲15克、紫河车10克、白芍30克、麦冬30克、生地黄30克、茜草根6克、川芎5克、荆芥5克、甘草6克、知母6克、黄柏6克、地骨皮15克、白茅根30克、大蓟30克、小蓟30克、侧柏叶10克、金银花30克、白花蛇舌草30克。

针灸处方：三阴交、太渊、太溪、脾俞、肾俞、肝俞。平补平泻法。

用药论述：方中人参大补元气，熟地黄、当归滋阴补血，人参与熟地黄相配，即是景岳之两仪膏，善治精气大亏之证，枸杞子、山茱萸补肝肾，杜仲温肾阳，甘草助补益而和诸药。

（5）脾肾阳虚（急性白血病）

症状：神疲乏力，少气懒言，畏寒肢冷、腰膝酸软、少食便溏，腹胀，肝脾肿大，颈、颌下、腋下及腹股沟淋巴结肿大，面色㿠白而暗滞。舌胖而质淡暗、苔滑白。脉沉细涩。

治法：温补脾肾，行瘀散结。

处方用药：右归丸合四君子汤加减。

熟地黄 30 克、枸杞子 10 克、山茱萸 15 克、菟丝子 15 克、鹿角胶 10 克、杜仲 15 克、补骨脂 12 克、山药 15 克、当归 15 克、肉桂 3 克、附子 6 克、黄芪 30 克、党参 30 克、白术 30 克、茯苓 15 克、甘草 10 克、丹参 20 克、三棱 6 克、莪术 6 克、夏枯草 10 克、益母草 10 克、金银花 30 克、蒲公英 30 克。

针灸处方：气海、关元、脾俞、肾俞、足三里。用补法。膈俞、章门、期门、丰隆。用泻法。

用药论述：方中以附子、肉桂、鹿角胶为君药，温补肾阳，填精补髓。臣以熟地黄、枸杞子、山茱萸、山药滋阴益肾，养肝补脾。佐以菟丝子补阳益阴，固精缩尿；杜仲补益肝肾，强筋壮骨；当归养血和血，助鹿角胶以补养精血。四君子汤益气健脾。加丹参、三棱、莪术等加强行瘀散结作用。为预防感染加金银花、蒲公英清热解毒，消肿排脓。

2. 慢性白血病

（1）瘀血内阻

症状：形体消瘦，面色不华，胁下痞块，按之坚硬，时有胀痛。舌质紫暗或有瘀斑，脉细涩。

治法：活血化瘀。

处方用药：膈下逐瘀汤加减。

桃仁 10 克、红花 10 克、当归 30 克、五灵脂 6 克（包）、丹参 20 克、三棱 6 克、莪术 6 克、土鳖虫 10 克。

针灸处方：行间、章门、血海、日月、肺俞、三阴交、侠溪。平补平泻法。

用药论述：若兼见午后发热，手足心热，舌红，脉细数，可加半枝莲 30 克，半边莲 10 克，金银花 30 克，牡蛎 15 克；若兼见神疲乏力，心悸气短，舌淡胖，脉细，加黄芪 30 克，黄精 15 克，熟地黄 30 克。

（2）痰瘀互结

症状：颈、颌下、腋下及腹股沟均出现淋巴结肿大，按之硬，经久不消。舌质暗，苔白腻，脉弦或涩。

治法：化痰消瘀散结。

处方用药：海藻玉壶汤加减。

海藻 30 克、昆布 15 克、浙贝母 15 克、半夏 10 克、青皮 6 克、陈皮 10 克、当归 30 克、川芎 10 克、连翘 10 克、牡蛎 30 克、夏枯草 10 克、黄药子 10 克、金银花 30 克、蒲公英 30 克。

针灸处方：丰隆、章门、天井、足临泣。用泻法。

（3）气血两虚

症状：面色㿠白，倦怠乏力，眩晕心悸，气促，踝肿，时有鼻衄，皮下出血，呕血便血。舌质淡胖，脉细弱。

治法：益气养血。

处方用药：八珍汤加减。

黄精 15 克、黄芪 30 克、白术 30 克、茯苓 12 克、炙甘草 10 克、白芍 20 克、熟地黄 30 克、当归 15 克、川芎 6 克、仙鹤草 20 克、槐花 15 克、白及 15 克、生地黄 30 克、玄参 30 克、茜草根 10 克、金银花 30 克、蒲公英 30 克、败酱草 20 克、生姜三片、大枣 5 枚。

针灸处方：肝俞、脾俞、心俞、膈俞、血海、三阴交。用补法。

用药论述：方用参、术、苓、草补脾益气；归、芍、地滋养心肝，加川芎入血分而理气，则归、地补而不滞；加姜、枣助参、术入气分以调和脾胃；黄精补气养阴，健脾，润肺，益肾；黄芪补气固表、利水退肿、托毒排脓、生肌；槐花清热解毒、凉血止血；仙鹤草收敛止血，止痢，杀虫；白及补肺，止血，消肿，生肌，敛疮；生地黄养血清热凉血、益阴生津；玄参清热凉血，泻火解毒，滋阴；茜草根引血归经，行血止血，通经活络，止咳祛痰；金银花、蒲公英、败酱草清热解毒，疏通腑气。全方扶正祛邪增强机体免疫力，以便益气养阴血，稳固病情。

若属于急、慢性白血病晚期，气血不足，出现头晕眼花，耳鸣腰痛，气短乏力，面色苍白，心悸失眠，出血色淡。舌质淡白，苔薄，脉沉细之症状者。可培补气血。方药可用补中益气汤合六味地黄汤加减，注重先、后天之本。配合针灸脾俞、足三里、三阴交、肾俞等。

（4）肝肾阴虚

症状：头晕眼花，目涩，视物不清，心烦失眠，耳鸣耳聋，腰痛腰膝酸软，五心烦热，盗汗遗精，月经不调，皮肤紫斑，出血，低热，手足心热，口渴，口干舌燥，舌红绛苔黄或少苔，脉弦细数。

治法：滋补肝肾，养阴、清热。引血归经。

处方用药：傅青主《血治法》引血归经汤合麦味地黄汤加减。

当归 15 克、白芍 30 克、麦冬 30 克、熟地黄 30 克、生地黄 30 克、茜草根 6 克、川芎 5 克、荆芥 5 克、甘草 6 克、山茱萸 15 克、山药 15 克、牡丹皮 12 克、泽泻 6 克、茯苓 12 克、五味子 6 克、玄参 30 克、知母 6 克、黄柏 6 克、木香 6 克、砂仁 3 克、侧柏叶 6 克、白茅根 30 克、大蓟 10 克、小蓟 10 克、金银花 30 克。

针灸取穴：曲池、肾俞、三阴交等。用补法。

五、特发性血小板减少性紫癜

（一）概述

特发性血小板减少性紫癜，也称原发性血小板减少性紫癜，是因免疫机制使血小板破坏增多，又称自身免疫性血小板减少性紫癜，故是一种免疫性综合征，是较为常见的出血性疾病，也是最常见的一种血小板减少性紫癜，本病主要是由于患者血循环的血清中存在着免疫性抗血小板抗体，因血小板免疫性破坏，使血小板破坏增加过多，存活寿命期缩短，导致外周血中血小板减少的出血性疾病，血小板更新率加速，引起紫癜，而骨髓中巨核细胞正常或增多，伴骨髓巨核细胞成熟障碍、幼稚化。脾脏无明显肿大。皮肤黏膜及内脏出血，血小板过度减少导致颅内出血是本病的致死病因。在部分患者，巨核细胞也可能受到抗体的影响而发生量和质的改变。根据临床表现、发病年龄、血小板减少的持续时间和治疗效果，临床分为急性型和慢性型，两者发病机制及表现有显著不同。急性型多见于儿童，慢性型好发于青年女性，女性发病率高于男性。

细菌或病毒感染与此病的发病有着密切的联系。80％的急性特发性血小板减少性紫癜（ITP）患者，发病前两周左右有呼吸道感染史。感染不能直接导致ITP的发病，免疫因素的参与可能是ITP发病的重要原因，80％以上的ITP患者血小板表面可检测到血小板抗体，此外，吸附这种抗体的血小板易在肝、脾（主要在脾脏）中被巨噬细胞吞噬，使血小板寿命缩短。血小板数量减少的程度与循环中抗血小板抗体量的多少成正比，即抗血小板抗体量越多，血小板减少的程度越严重。新生儿患者其母可患有同样疾病，由于抗体可通过胎盘进入胎儿体内，导致新生儿血小板减少。以上特点都支持ITP是免疫机制引起的疾病。因本病主要表现是不同部位的出血，故属于中医学中"血证""紫斑""肌衄""发斑""葡萄疫"等范畴。多因热毒内伏营血或脏腑气血亏虚，以致血不循经，渗出肌肤而发病。

（二）中医病因病机

特发性血小板减少性紫癜的病因常为外感热毒或内生邪热，壅遏脉络，迫血妄行，而致血溢肌肤；或饮食劳倦，损伤心脾，气虚不能摄血所致。病理变化为外感热毒，内伏营血，络脉被伤，而血不循经，溢于脉外；或热邪传里，胃热熏蒸，以及过食辛辣酒浆，致胃中伏热，热邪扰动阴血，血液溢于肌肤，故发病急，皮肤、黏膜广泛出血。亦可由劳倦内伤，反复出血，损伤心脾，气随血耗，血失统摄则溢于络脉之外；阴虚火旺，阴虚则络脉失养，火旺则脉络受伤，虚火内动，扰乱营血，血随火动，离经妄行，致血溢脉外，一般出血较轻，除皮肤、黏膜出血外，无广泛性出血。

本病初起多热毒炽盛，为实证，日久迁延不愈，而致阴虚，阴愈虚而火愈旺，火愈旺而阴愈耗，形成恶性循环，转为虚证。若阴虚日久，必阴损及阳，或脏腑气血亏虚，脾肾两虚，脾气虚不能统血，血不循经，溢于脉络之外，渗于皮肤之间。若肾阴不足则虚火内动，扰乱营血，离经、妄行而出血。若肾阳亏虚者，致阴寒凝集于下，虚阳浮动于外，阴阳不相为守，血出于脉外，亦可出血。阳络伤则血外溢，阴络伤则血内溢，故轻者紫斑现于肌肤，重者并发内脏及大脑出血。本病出血后，离经之血瘀阻体内，使血行障碍，血不归络，出血加重，反复不止。

（三）诊断要点

1. 急性特发性血小板减少性紫癜型

（1）临床表现　多为 10 岁以下儿童，两性无差异。多在冬、春季节发病，病前多有病毒感染史，起病前 1～2 周常有上呼吸道感染、风疹、麻疹、水痘；也可在疫苗接种后。感染与紫癜间的潜伏期多在 1～3 周。起病急骤，可有发热畏寒。突然有广泛、严重的皮肤、黏膜出血，往往较严重，皮肤出血呈大小不等的皮肤瘀点，通常先出现于四肢，尤以下肢为多，分布不均，甚至大片瘀斑或血肿，一般无脾肿大。黏膜出血多见于有鼻衄、牙龈出血、口腔黏膜及舌面黏膜常有血疱。亦常有消化道、泌尿道出血，少数视网膜出血。脊髓或颅内出血常见，可引起下肢麻痹或颅内高压表现，可危及生命。如果患者头痛，呕吐，要警惕颅内出血的可能。各年龄组人群均可发生。但成人急性型少见，常与药物有关，病情比小儿严重。

（2）实验室检查

① 血象　急性特发性血小板减少性紫癜，血小板明显减少，出血严重时可伴贫血，白细胞可增高。发作时血小板重度减少，多低于 20×10^9/升。

② 骨髓象　急性特发性血小板减少性紫癜，骨髓巨核细胞数正常或增多，多为幼稚型。

2. 慢性特发性血小板减少性紫癜型

（1）临床表现　本型较常见，约占特发性血小板减少性紫癜的 80%，多发在 20～50 岁，女性为男性的 3～4 倍。起病缓慢隐袭，患者可有持续性出血或反复发作，有长期皮下出血或月经过多史，病程 6 个月以上，病情反复发作，每次发作延续数周、数月或数年，短者数月内发作多次，发作程度轻重不一，有的表现为局部的出血倾向，如多数以皮下出血点、瘀斑，或反复鼻衄、齿鼻渗血，或月经过多为主，血肿少见，出血象较急性期为轻，女性患者以月经过多及皮肤出血点为主要表现，少数有脾肿大。瘀点及瘀斑可发生在任何部位的皮肤与黏膜，但以四肢远端较多。可有消化道及泌尿道出血。外伤后也可出现深部血肿。颅内出血较少见，但在急性发作时仍可发生。脾脏在深吸气时偶可触及。血小板在 (10～50)$\times 10^9$/升可有不同程度自发性出血，血小板小于 10×10^9/升常有严重出血，患者除出血症状外全身情况良好。部分患者经治疗后缓解数月至数年，但不易痊愈，极少数终身不愈。

（2）实验室检查

① 血象　慢性特发性血小板减少性紫癜，血小板多在 (20～60)$\times 10^9$/升，常见巨大畸形的血小板与血小板碎片。

② 骨髓象　慢性特发性血小板减少性紫癜，骨髓巨核细胞数正常或增多，伴成熟障碍，以颗粒巨核细胞为主，产血小板巨核细胞少见。

（四）特发性血小板减少性紫癜证治枢要及临床特色经验探要

（1）本病基本病理为热毒蕴结于营血，肝胆郁火，阴虚火旺及脏腑气血亏虚，故治以清热解毒，滋阴降火，凉血活血，养血止血，引血归经，补气摄血，益气养阴，扶正祛邪。以髓入手注重先天之本肾气及后天之本脾胃之气，为本病的治疗大法。因本病对器官损害的多样性，故临床上遵宗中医辨证论治，要严格注意把握病机，依中医辨证论治理论，揭示个体患者康复规律，且依其规律组方用药应用于临床，规律疗程，有效治疗。如此根据不同症情而有所侧重，依病情随症加减，不同阶段及时调整处方用药，使治疗效果达到最佳。

（2）本病在临床上有虚实急慢之分，实者多属急性特发性血小板减少性紫癜，以热毒内陷营血或阳明胃热炽盛居多，虚者多属于慢性特发性血小板减少性紫癜，以脾气虚弱，统摄无权为主，有兼肾阳虚或阴虚火旺等变化，更有虚实错杂为患，病机愈加复杂。治疗之法，实火当以清火为主，辅以养阴，虚火当以滋阴壮水为主，佐以清热；实证当以清气降气，虚证当以补气益气。若出血过多，症情危急，应该本着急则治标，缓则治本的原则，先止血治标为主。待病情稳定，紫癜减少，转手扶正治本。因本病属于难治顽症，属本虚标实，或实多虚少，虚多实少，应该根据标本虚实缓急，权衡轻重，先后主次有序，不可犯虚虚实实之戒。

（3）不同部位出血的处理　出血是本病的主要征象，治疗要根据急则治其标，缓则治其本的原则，要在辨证论治的基础上，对出血加强止血，尤其急性期出血量大势急者。血止后再宁血、补血以调理巩固之，这是治愈本病，减少并发症，缩短病程的主要关键，临床要严格把握病机，正确施治。

① 鼻衄　鼻为肺窍，治疗在辨证论治的基础上加用黄芩、白茅根、藕节。属于肺火壅盛者参用泻肺散加减。属于胃阳明燥热用泻心汤或承气汤。属于肝火者参用龙胆泻肝汤。

② 齿龈衄血　齿虽属肾，而满口之中，皆属于胃，齿龈为胃经脉络所绕，故齿衄皆见胃火上炎，血随火动，治疗以清胃散加减。虚火上炎用玉女煎加赭石、大黄炭。

③ 吐血与呕血　呕血病位多在肝，吐血病位多在胃，呕血者治以大柴胡汤加蒲黄、牡丹皮、桃仁、当归。吐血者治以泻心汤、清胃散，佐以降气，使气顺吐止，则血不致奔脱。方中大黄一味，能推陈致新，使逆乱之气血顺而下降。

④ 便血　有肺经移热于大肠；有阴虚不能润肠，虚火伤络；有肝经血热扰肠所致，必先治肠清肠，以去其标，兼治各脏以清其源。方用四味止血散（大黄痰、蒲黄炭、三七粉、阿胶珠各30克，共为细末，加藕粉30克，再加水200毫升，煮开成糊状），每次10克，日三次口服。

⑤ 尿血　尿血乃热结膀胱所致，治疗在辨证论治基础上加用大蓟小蓟、旱墨莲、生地榆、白茅根、三七粉。

⑥ 阴道出血　多为脾不统血或久病气虚使血无所归，治疗在归脾汤及补中益

气汤基础上加补骨脂、赤石脂、煅龙骨、煅牡蛎、三七粉。

⑦ 颅内出血　为本病急危证候，也是本病死亡的主要原因，出血早期未昏迷之前用安宫牛黄丸、人参汤等。

（4）慢性特发性血小板减少性紫癜，久病伤及脾肾，脾肾久病，耗气伤阳，以致肾阳虚衰不能温养脾阳，或脾阳久虚不能充养肾阳，则最终导致脾肾阳气俱虚。肾为先天之本，脾为后天之本，脾肾阳气虚衰则全身脏腑无以温养充实，气血无以滋生，故形寒肢冷、面色苍白。舌淡胖、苔白滑、脉沉微亦为阳虚阴盛的表现。肾为先天之本，肾阳是一身阳气之根本，脾脏依靠肾阳的温煦才能正常运化水谷精微，运化水湿。脾为后天之本，脾运化水谷精微以充养全身，肾所藏之精虽禀受于先天，但须不断继养于后天。肾主水液，也须和脾主运化水湿的功能相配合，才能维持体内水液代谢的平衡。因此，脾肾两脏相互依赖，以保证运化水谷精微和水液代谢功能的正常进行。

（5）依临床虚实夹杂之证候，采用固先、后天之本，扶正祛邪，引血归经，稳定病情。依临床不同证候及轻重，加减应用如下经验方。

熟地黄 30 克、山茱萸 20 克、山药 15 克、牡丹皮 15 克、泽泻 5 克、茯苓 6 克、当归 15 克、川芎 5 克、白芍 30 克、赤芍 15 克、生地黄 40 克、玄参 30 克、麦冬 30 克、五味子 6 克、黄芪 40 克、党参 15 克、白术 15 克、生甘草 10 克、陈皮 5 克、半夏 5 克、木香 6 克、砂仁 3 克、茜草根 6 克、荆芥 6 克、远志 10 克、酸枣仁 10 克、龙眼肉 10 克、女贞子 10 克、墨旱莲 10 克、阿胶 10 克、鹿角胶 10 克、龟甲 15 克、沙参 10 克、枸杞子 10 克、川厚朴 5 克、鸡血藤 15 克、白茅根 30 克、大蓟 10 克、小蓟 10 克、山楂 10 克、神曲 5 克、升麻 5 克、柴胡 3 克、巴戟天 6 克、土大黄 6 克、山豆根 10 克、黄芩 6 克、黄连 5 克、黄柏 6 克、栀子 6 克、紫草 10 克、蒲黄炭 6 克、败酱草 30 克、蒲公英 30 克、连翘 10 克、金银花 50 克、三七粉 3 克（冲服）。水煎服。2～3 天用一剂。

（五）临床分型辨证论治

1. 阴虚火旺

症状：皮肤紫癜较多，色紫红，时轻时重，时发时止，下肢尤甚，常伴鼻衄、齿衄或月经过多，颧红，心烦，口渴，手足心热，或潮热，盗汗。舌质红绛，少苔，脉细数。多见于本病慢性型。

治法：滋阴降火，和络止血。

处方用药：茜根散加减。

茜草根 15 克、生地黄 30 克、赤茯苓 15 克、白芍 30 克、黄芩 12 克、女贞子 12 克、墨旱莲 12 克、玄参 30 克、地骨皮 20 克、侧柏叶 15 克、龟甲 10 克、阿胶 10 克（烊化）、甘草 6 克、紫草 15 克、金银花 30 克。

针灸处方：肾俞、志室、太溪、三阴交、曲池。平补平泻法。

用药论述："阴阳之在人，平则治，偏则病。若肾阴一虚，则阳胜矣，故载血上行而令衄。是方也，阿胶能补虚，黄芩能养阴，甘草能缓急，茜根、侧柏、生地黄，则皆去血中之热，能生阴于火亢之时者也。"黄芩之苦能降火，白芍之酸能收阴，赤茯苓凉血活血，玄参清热凉血、泻火解毒、滋阴。地骨皮清骨蒸内热，女贞子、墨旱莲补益肝肾、清虚热、明目。龟甲滋阴，补血，止血。紫草、金银花凉血止血，清热解毒。综合全方，滋阴降火，和络止血。若兼有瘀血内阻，紫斑难以消退，脾脏肿大，舌质青紫者，可加丹参 20 克、鸡血藤 20 克、桃仁 10 克、川芎 6 克、牛膝 15 克。

2. 阴虚热毒

症状：出血较为严重，量多而鲜，皮下紫癜，或瘀斑成片，鼻衄频繁，齿龈渗血，或伴口腔黏膜及舌面血疱，且有潮热盗汗，五心烦热，虚烦不眠，口干咽燥。舌红少苔，脉细数。

治法：滋阴清热，凉血止血。

处方用药：犀角地黄汤合大补阴丸加减。

犀角粉（或羚羊角粉）3 克（单煎）、生地黄 30 克、牡丹皮 15 克、赤芍 15 克、知母 9 克、黄柏 10 克、龟甲 15 克、茜草 30 克、地骨皮 30 克、白茅根 30 克、三七粉 3 克（冲服）。

用药论述：此型多见于急性特发性血小板减少性紫癜，或急性转化为慢性特发性血小板减少性紫癜过程中，患者一般平素多有阴虚火旺之症，因此治疗上要以滋阴清热为主，方中重用犀角或羚羊角，或大剂量水牛角、生地黄以滋阴凉血，赤芍、牡丹皮清热凉血散瘀，知母、黄柏、地骨皮、龟甲滋阴降火，茜草、白茅根、三七粉凉血止血。若紫斑为主者加紫草、金银花；内出血严重者，配用紫血散、云南白药。若兼有瘀血内阻，紫斑难以消退，脾脏肿大，舌质青紫者，可加丹参 20 克、鸡血藤 20 克、桃仁 10 克、川芎 6 克、牛膝 15 克。

3. 肝胆郁火

症状：皮肤瘀斑较多色深，且有寒热往来，齿鼻衄血，尿血，妇女月经过多，伴口苦咽干，胸胁满闷，食欲不振。舌质红，苔薄黄，脉弦细或滑数。

治法：疏肝利胆，清热凉血。

处方用药：自拟柴胡木贼汤加减。

柴胡 10 克、木贼 10 克、黄芩 6 克、半夏 10 克、牡丹皮 15 克、青蒿 15 克、白芍 30 克、栀子 6 克、赤芍 15 克、石韦 10 克、茜草 30 克、仙鹤草 30 克、马鞭草 30 克、金银花 30 克。

用药论述：肝藏血主疏泄，与胆相表里。本型为肝胆郁火，使肝失条达，血瘀脉络，外溢肌肤而出血，本证多见于成年女性 ITP 患者，平素多有肝郁气滞、性情急躁，使肝火内生，所以用柴胡木贼汤本以"火郁发之"之理调治。本方由小柴胡汤化裁而来，方取小柴胡开发中上焦，疏达肝气，以解肝胆郁火，伍以栀子木贼、青蒿、牡丹皮入肝胆二经，泻火凉血止血以平肝木，石韦清肺金以滋化源，马鞭草清热解毒、活血散瘀、升血小板。金银花清热解毒，敛疮，预防感染。赤芍、白芍、牡丹皮清热凉血散瘀。茜草、仙鹤草凉血止血。若兼有瘀血内阻，紫斑难以消退，脾脏肿大，舌质青紫者，可加丹参 20 克、鸡血藤 20 克、桃仁 10 克、川芎 6 克、牛膝 15 克。临床验证收效较好。尤其对成年女性急性 ITP 属于本型者收效良好。

4. 脾虚气弱，气不摄血，脾不统血

症状：久病不愈，时有时消，稍劳尤甚，反复发作，出现皮下紫癜或紫斑，紫斑色紫暗淡，多呈散在出现，齿、鼻衄血。头晕目眩，神疲乏力，动则气短，面色苍白或萎黄，精神萎顿，食欲不振，常兼便血，妇女月经过多或淋漓不断。舌体胖嫩，舌质淡胖，脉细弱或虚而无力。多见于本病慢性型。

治法：益气健脾，补心益脾，补气补血摄血，养血养心安神。

处方用药：归脾汤加减。

党参 30 克、黄芪 30 克、黄精 10 克、白术 30 克、茯苓 15 克、当归 15 克、龙眼肉 10 克、山茱萸 15 克、菟丝子 12 克、川续断 12 克、鹿角胶 9 克、首乌藤（夜交藤）15 克、紫珠草 12 克、木香 6 克、砂仁 3 克、远志 10 克、炒酸枣仁 10 克、炙甘草 6 克、棕榈炭 9 克、生地黄 30 克、玄参 30 克、仙鹤草 30 克、茜草 30 克、阿胶 15 克（烊化）、龟甲胶 10 克、补骨脂 15 克、赤石脂 30 克、三七粉 3 克（冲服）、大枣 7 枚。

针灸处方：血海、太溪、足三里、三阴交、脾俞、隐白。用补法。

用药论述：归脾汤主治心脾气血两虚之证。方中以参、芪、术、甘草补气健脾；当归、龙眼肉补血养心，炒酸枣仁、茯苓、远志宁心安神；更以木香理气醒脾，以防补益气血药腻滞碍胃。组合成方，心脾兼顾，气血双补。在本证加减化裁中，偏热者，加金银花、地黄炭，以清热止血。阿胶养血滋阴，鹿角胶温补肝肾，益精养血；用于血虚头晕，腰膝酸冷，虚劳消瘦。生地黄、玄参养阴凉血；仙鹤草、茜草、三七粉、赤石脂收敛止血。山茱萸、菟丝子、川续断、鹿角胶，补肾填精。若食欲不振、神疲乏力，便溏，脾虚重者加山药 15 克、莲子 15 克；如病久不愈，紫斑色淡，面色㿠白，四肢冷，腰膝酸软，舌质淡，脉沉细无力，肾阳亦虚者加附子、淫羊藿（仙灵脾）；若兼有瘀血内阻，紫斑难以消退，脾脏肿大，舌质青紫者，可加丹参 20 克、鸡血藤 20 克、桃仁 10 克、川芎 6 克、牛膝 15 克。

5. 热毒内伏

症状：起病急，初有寒热，皮肤有青紫斑点或斑块，伴有鼻衄，齿龈出血，便血，尿血，血色鲜红，面赤心烦。舌质红绛，苔薄黄。脉滑数或弦数。多见于急性型。

治法：清热解毒，凉血止血。

处方用药：犀角地黄汤加味。

犀角（水牛角代）2 克（磨冲）、生地黄 50 克、赤芍 15 克、牡丹皮 15 克、玄参 30 克、紫草 20 克、金银花 30 克、三七 2 克（冲服）。若出血重者，可用上药煎汤冲服紫雪散、三七末各 3 克。

针灸处方：二间、厉兑、曲池、陷谷、三阴交、中极、血海。用泻法。

中成药：紫雪散，云南白药。

6. 胃热炽盛

症状：衄血，发热，烦躁，头痛，口渴引饮，大便干结，汗出。舌红苔黄燥。脉洪大。多见于急性型。

治法：清胃泻火，凉血止血。

处方用药：玉女煎合叶氏养胃汤加减。

石膏 30 克、熟地黄 30 克、麦冬 30 克、知母 10 克、牛膝 15 克、白粳米 10 克、生地黄 30 克、地骨皮 15 克、白芍 20 克、栀子 10 克、玄参 30 克、犀角 2 克（磨，冲服，也可用水牛角 60 克代）、玉竹 10 克、石斛 15 克、桑叶 10 克、沙参 10 克、甘草 10 克、白扁豆 10 克、茜草根 6 克、败酱草 30 克、蒲公英 30 克、金银花 30 克。

针灸处方：足三里、曲池、陷谷、胃俞。用泻法。

用药论述：玉女煎一方出自《景岳全书》，具有清胃泻火、滋阴增液之功。方中石膏、知母清阳明有余之火为君；熟地黄补少阴不足之水，为臣；麦冬滋阴生津为佐；牛膝导热引血下行，以降炎上之火，而止上溢之血为使。叶氏养胃汤，是清代叶天士创立养胃阴法的代表方剂，以玉竹、石斛、麦冬等养阴生津；桑叶、沙参清热滋阴；甘草、白扁豆补中益气化湿。如此药物配伍，叶氏养胃汤既能清胃火而生津液，又能防止滋阴之品助湿呆胃，是一剂理想的滋阴养胃的方剂。

在特发性血小板减少性紫癜之急性型胃热炽盛证型中，由于热盛，清胃泻火，凉血止血，稳定病情是当务之急。再之既要注意大剂量苦寒药物伤及胃气，又要预防热病伤阴之弊。故治疗过程应始终注重胃气及胃阴。本证型选玉女煎合叶氏养胃汤加减，正是为了固本有效的清胃泻火，凉血止血。加茜草根引血归经；败酱草、蒲公英、金银花清热解毒，清脏败毒，预防感染。

7. 脾肾阳虚

症状：病程长，紫斑色淡，面色㿠白，四肢冷，腰酸便溏。脘腹胀痛痞闷，或气虚肿满，舌质淡胖。脉沉细无力。多属于慢性型。

治法：温补脾肾，引血归经。

处方用药：香砂六君子汤合桂附地黄丸加减。

人参 5 克、白术 30 克、茯苓 6 克、甘草 6 克、陈皮 5 克、半夏 5 克、砂仁 3 克、木香 5 克、肉桂 3 克、附子 6 克、熟地黄 30 克、山茱萸 20 克、牡丹皮 15 克、山药 15 克、泽泻 5 克、生姜 5 克、生地黄 30 克、玄参 30 克、蒲黄炭 6 克（包）、棕榈炭 9 克、仙鹤草 30 克、菟丝子 12 克、川续断 12 克、鹿角胶 10 克、杜仲 10 克、枸杞子 10 克、当归 20 克、白芍 20 克、川芎 6 克、麦冬 20 克、茜草根 6 克、荆芥 6 克、三七粉 2 克（冲服）、金银花 30 克。

用药论述：对特发性血小板减少性紫癜慢性型脾肾阳虚之证型，依中医理论，扶先、后天之本之正气，故用香砂六君子汤合桂附地黄丸，温补脾肾；蒲黄炭止血消炎，生肌敛疮；加生地黄、玄参、三七粉、牡丹皮、仙鹤草、金银花等以养血、凉血、活血、止血、清热解毒、消炎、生肌敛疮，预防感染。

8. 血热妄行

症状：皮肤出现紫色瘀点或瘀斑，或伴有鼻衄、齿衄、便血、尿血，或发热，口干，便秘。舌红苔黄，脉弦数。多见于本病早期或急性型。

治法：清热解毒，凉血止血。

处方用药：清营汤合十灰散加减。

犀角（水牛角代）3 克、生地黄 30 克、玄参 30 克、竹叶心 12 克、麦冬 30 克、丹参 30 克、黄连 6 克、金银花 30 克、连翘 15 克、大蓟 15 克、小蓟 15 克、荷叶 6 克、侧柏叶 12 克、白茅根 30 克、茜草根 15 克、棕榈皮 12 克、牡丹皮 15 克、三七粉 3 克（冲服）。

随症加减：高热，出血广泛、严重者，加生石膏 30 克、龙胆 9 克、紫草 9 克，以泻火清热；腹痛、便血者，加白芍 12 克、甘草 9 克、五灵脂 9 克（包煎）、蒲黄 9 克（包煎）、木香 6 克、地榆 12 克，以缓急止痛，活血理气止血。

六、溶血性贫血

（一）概述

溶血是红细胞遭到破坏，寿命缩短的过程。骨髓具有正常造血 6～8 倍的代偿能力，当溶血超过骨髓的代偿能力，引起的贫血即为溶血性贫血（HA）；当溶血发生而骨髓能够代偿时，可无贫血，称为溶血状态。溶血伴有黄疸者称为溶血性黄疸，黄疸的有无取决于溶血程度和肝脏处理胆红素的能力。溶血性贫血可分为先天性（或遗传性）和后天性（获得性）两大类。也可按发病机制，依据红细胞过早破坏的根本原因将之分为红细胞缺陷或红细胞内部异常所致的溶血性贫血（如遗传性球形红细胞增多症、阵发性睡眠性血红蛋白尿等）和红细胞外部因素所致溶血性贫血（如原发性自身免疫性溶血性贫血等）两大类。红细胞内部异常所致的溶血性贫血大多系遗传性，红细胞外部因素所致溶血性贫血则为获得性。根据溶血性贫血的临床表现和病程转归，可归属于中医学"黄疸""虚黄""胎黄""癥积"等范畴。多因禀赋不足或感染毒邪，或饮食劳倦以致损伤脾胃，造成气血不足，甚者脾肾两虚或夹虚夹瘀而发病。

（二）发病机制

（1）红细胞内部异常所致溶血性贫血

① 遗传性红细胞膜结构与功能缺陷　如遗传性球形细胞增多症、遗传性椭圆形细胞增多症、遗传性口形细胞增多症等。如无 β-脂蛋白血症可使红细胞呈棘状。

② 遗传性红细胞内酶缺陷　红细胞内磷酸戊糖旁路酶和谷胱甘肽代谢缺乏，如葡萄糖-6-磷酸脱氢酶、谷胱甘肽合成酶缺陷；丙酮酸激酶缺乏使红细胞膜通透

性增加，稳定性发生破坏。

③ 遗传性血红蛋白异常　血红蛋白分子结构异常使分子间易发生聚集或形成结晶，导致红细胞硬度增加；氧化作用破坏血红蛋白，导致海因小体（Heinz 小体）形成。Ⅰ．珠蛋白肽链量的异常：珠蛋白生成障碍性贫血。Ⅱ．珠蛋白肽链分子结构异常：镰状细胞贫血等。Ⅲ．不稳定血红蛋白病等。

④ 获得性血细胞膜糖化肌醇磷脂锚接膜蛋白（GPI）异常　阵发性睡眠性血红蛋白尿。

（2）红细胞外部因素所致溶血性贫血

① 物理与机械因素　大面积烧伤、病理性心脏瓣膜病、人工机械瓣膜、微血管病性溶血性贫血等均可造成红细胞机械性损伤。

② 化学因素　如苯肼、蛇毒等。

③ 感染因素　多见于疟疾、传染性单核细胞增多症、支原体肺炎以及溶血性链球菌感染等。

④ 免疫因素　主要由破坏红细胞抗体所致。如新生儿溶血性贫血、血型不合的输血反应、自身免疫性溶血性贫血、药物性免疫性溶血性贫血等。

（三）临床表现与诊断要点

（1）临床表现

① 急性溶血性贫血　多为血管内溶血，起病急骤，临床表现为严重的腰背及四肢酸痛，伴头痛、呕吐、寒战，随后出现高热、面色苍白和血红蛋白尿、黄疸。严重者出现周围循环衰竭和急性肾衰竭。少数患者可出现再生障碍性危象，表现为网织红细胞降低、贫血急剧加重。骨髓象改变可呈单纯红细胞再生障碍、幼红细胞成熟停滞，严重者呈急性造血停滞。

② 慢性溶血性贫血　多为血管外溶血，起病缓慢，临床表现有贫血、黄疸、脾大三个特征。由于长期高胆红素血症，可并发胆石症和肝功能损害。慢性溶血病程中，感染等诱因可使溶血加重，发生溶血危象及再障危象。慢性重度溶血性贫血时，长骨的部分黄髓可变成红髓，骨髓腔扩大，骨皮质变薄，骨骼变形。髓外造血可致肝、脾肿大等表现。

③ 血管内溶血和血管外溶血　多数血管内溶血起病较急，常伴有全身症状、血红蛋白血症和血红蛋白尿。慢性血管内溶血可以有含铁血黄素尿；血管外溶血由于脾脏等单核巨噬细胞系统破坏红细胞，起病比较缓慢，可引起脾大、血清游离胆红素增高，血管外溶血多无血红蛋白尿。血管外溶血多具遗传性；血管内溶血多为获得性。血管外溶血血红蛋白尿属阴性；血管内溶血血红蛋白尿属阳性。血管外溶血多有脾大；血管内溶血多无脾大。

（2）诊断要点　贫血患者如有溶血性贫血的临床表现，实验室检查提示有红细胞破坏增多，骨髓中幼红细胞代偿性增生及红细胞寿命缩短的依据，可以肯定溶血性贫血的诊断。

(四) 实验室检查

① 提示红细胞破坏增多的实验室检查　血管外溶血时提示红细胞破坏的实验室检查结果，包括高胆红素血症、粪胆原排出增多、尿胆原排出增多；血管内溶血时提示红细胞破坏的实验室检查结果，包括血红蛋白血症、血红蛋白尿、含铁血黄素尿。

② 提示红细胞寿命缩短的检查　红细胞形态改变、吞噬红细胞现象和自身凝集反应、海因小体、红细胞渗透性脆性增加和红细胞寿命测定（红细胞寿命缩短）。

③ 提示红细胞代偿性增生的检查　网织红细胞增多、血中出现幼红细胞、血中大红细胞增多、骨髓的幼红细胞明显增生。

(五) 中医论述溶血性贫血病因病理

中医认为，溶血性贫血属"虚劳""黄疸"范畴，一般无黄疸者按虚劳辨证，有黄疸者按黄疸辨证。溶血性贫血为先天肾气不足、后天脾胃失养引起的。溶血性贫血病位在肝、胆、脾、胃，病因主要责之于湿热，在本于肾与先天胎禀有关。多因禀赋不足，感染毒邪，使风、湿、热、毒邪入血而致溶血；或饮食劳倦以致损伤脾胃，造成气血不足，甚者脾肾两虚或夹虚夹瘀而发病。

(六) 溶血性贫血证治枢要及临床特色探要

（1）治疗的基本法则　注重扶正祛邪，最主要的扶正是顾护先天之本肾气，后天之本脾胃，治疗过程中始终要时刻顾及患者胃气，是痊愈之关键。其次注重益气养阴、养血活血、引血归经、补肾填精、滋补肝肾、健运脾胃，以滋精、气、血、津液生化之源。即肾、脾、骨髓同治的治疗方法。祛邪系指在规律调畅气机、调理气血、健运脾胃的同时，依患者病情，灵活使用清热利湿、解毒退黄、滋阴凉血、养血活血、祛瘀生新、引血归经等法，以达血止，以利生理状态下机体平衡之代谢。用药上，善于针对证情运用健脾补肾、益精生血之中药，如龟甲胶、鹿角胶等补血药。

（2）注重先天之本肾与后天之本脾胃之间相依为用之关系：由于久病伤及脾肾，耗气伤阳，以致肾阳虚衰不能温养脾阳，或脾阳久虚不能充养肾阳，则最终导致脾肾阳气俱虚。肾为先天之本，脾为后天之本，脾肾阳气虚衰则全身脏腑无以温养充实，气血无以滋生，故形寒肢冷、面色苍白。舌淡胖、苔白滑、脉沉微亦为阳虚阴盛的表现。肾为先天之本，肾阳是一身阳气之根本，脾脏依靠肾阳的温煦才能正常运化水谷精微，运化水湿。脾为后天之本，脾运化水谷精微以充养全身，肾所藏之精虽禀受于先天，但须不断继养于后天。肾主水液，也须和脾主运化水湿的功能相配合，才能维持体内水液代谢的平衡。因此，脾肾两脏相互依赖，以保证运化水谷精微和水液代谢功能的正常进行。如此论治正是修复损伤的骨髓造血干细胞，改善造血微环境，防止造血干细胞增殖分化、异常血细胞成分基因突变和幼稚细胞恶性克隆，以达到控制疾病进一步发展，或者彻底治愈各类血液病之目的。

（3）急性期重在驱邪，清利湿热；慢性期补虚为主，健脾补肾填精，培补气血生化之源，以增强机体正气，正是提高机体免疫力；虚实夹杂者宜驱邪与补虚并施。须依临床虚、实及人体正气虚弱之程度，顾及患者胃气，依患者个体康复规律合理灵活用药，以达稳固病情，患者康复为目的。

（七）分型辨证论治

（1）脾虚湿困

症状：面目皮肤发黄，精神困顿，小便黄赤，或有严重腰背痛，肢体酸痛，头痛，呕吐，腹胀纳呆，或恶寒发热。舌苔厚腻，脉濡缓。

治法：健脾燥湿。

处方用药：茵陈四苓散加减。

茵陈 30 克、苍术 10 克、厚朴 6 克、生薏苡仁 30 克、茯苓 15 克、半边莲 10 克、泽泻 10 克、藿香 10 克。

针灸处方取穴：胆俞、阳陵泉、阴陵泉、内庭、太冲、足三里。用泻法。神昏加水沟。

用药论述：若寒热头痛，肢节酸痛甚者，先予麻黄连翘赤小豆汤：麻黄 5 克、赤小豆 15 克、连翘 15 克、金银花 30 克、杏仁 6 克、桑白皮 10 克、生姜 3 片、大枣 5 枚、生甘草 10 克。若湿热毒邪内陷心脾，发病迅急，身面均黄，并有神昏谵语或痉厥者，当急灌服安宫牛黄丸或至宝丹，再予汤剂：生地黄 30 克、广犀角 1 克（磨冲服）、牡丹皮 15 克、黄连 10 克、大黄 10 克、栀子 10 克、茵陈 30 克、金银花 30 克、土茯苓 30 克。

（2）脾虚血亏

症状：身目发黄，肌肤不泽，肢软乏力，头晕，心慌气短，劳累后加重，大便溏薄。舌质淡。脉濡细。

治法：温中健脾，补养气血。

处方用药：小建中汤加味。

桂枝 6 克、白芍 20 克、饴糖 15 克、炙甘草 10 克、生姜 3 片、茵陈 30 克。

用药论述：若偏气虚加炙黄芪 30 克，党参 20 克，黄精 15 克；若偏血虚加当归 20 克，熟地黄 30 克；若肝脾肿大，面色蜡黄，舌质青紫，脉细涩者可用丹参 30 克，赤芍 15 克，郁金 10 克，牡丹皮 15 克，穿山甲 10 克，土鳖虫 10 克，没药 10 克，当归 20 克，桃仁 10 克；若出现脾肾两虚，症见腰酸腿软，耳鸣眼花，舌白嫩，脉细弱者，选用党参 20 克，黄芪 30 克，炙甘草 10 克，熟地黄 30 克，当归 15 克，淫羊藿（仙灵脾）10 克，茯苓 12 克，鹿角霜 10 克，怀山药 15 克，牛膝 10 克。

针灸处方取穴：脾俞、肝俞、血海、足三里、三阴交、阴陵泉。平补平泻法。

（3）湿热壅盛

症状：脘腹痞闷，呕恶厌食，口苦口黏，口渴不欲饮，尿赤，面目、肌肤发黄，出现黄疸或酱油色小便。有时恶寒发热，腰背酸痛、腹痛明显。或皮肤发痒，或身热起伏，汗出热不解，苔黄腻，脉濡数。

治法：清热化湿。

处方用药：连朴饮合甘露消毒丹加减。

滑石6克、车前子6克、茵陈30克、黄芩6克、石菖蒲5克、川贝母6克、木通5克、藿香10克、射干6克、连翘15克、薄荷6克、豆蔻6克、厚朴6克、黄连5克、半夏10克、香豆豉6克、焦栀子6克、芦根10克、金银花30克。

用药论述：本病病机概述，多因感受湿热之邪，或饮食不节，过食肥甘酒酪，湿热内蕴脾胃所致。多见于急性溶血。早期多属实证，常为各种感染所致，尤其是感受湿热之后，湿邪积滞，阻滞中焦，影响脾胃升降功能，导致肝胆疏泄功能失常，使胆汁不循常道，渗入血液，故出现黄疸或酱油色小便；如湿邪阻滞于腰背及腹部，则腰背酸痛、腹痛明显；由于夹有外邪，故常见恶寒发热、苔黄腻之湿热证。连朴饮清热化湿，理气和中。方中黄连清热燥湿，厚朴理气化湿，均为君药，焦栀子、香豆豉清郁热，除烦闷，芦根清热生津，均为臣药，石菖蒲芳香化浊，半夏化湿和中，均为佐使药。诸药相伍，共奏清热化湿、理气和中之效。甘露消毒丹清热解毒，利湿化浊。茵陈为君，清热利湿退黄，以除肝胆脾胃之湿热。滑石清热利湿，使湿热、疫毒从小便而去。黄芩苦寒燥湿，清热解毒。臣药木通渗利湿热，导湿热从小便而出。连翘清热解毒。薄荷利咽止痛，解咽喉之湿热疫毒并消肿。射干清利咽喉。川贝母清热散结，利咽。

（4）心脾两虚

症状：面色萎黄，倦怠乏力，心悸健忘，失眠多梦，食少腹胀，便溏，妇女月经不调，舌淡，苔薄白，脉细弱。

治法：益气补血，健脾养心，补益心脾，气血双补。

处方用药：归脾汤合当归补血汤加减。

白术15克、当归10克、白茯苓12克、黄芪（炒）30克、远志10克、龙眼肉10克、炒酸枣仁10克、人参6克、木香6克、炙甘草6克。

用药论述：本型多因病后失调、慢性出血，或思虑劳倦过度，以致心血耗伤，脾气虚弱而发病。且脾气虚弱，气血生化之源不足，可导致心血更虚。本证多见于慢性溶血。长期慢性溶血导致血虚心神失养，故心悸失眠，健忘；血为气之母，气为血之帅，血虚无以载气，气随血耗，气血双亏，故神疲乏力，面色萎黄，纳少便溏，舌淡，脉细弱。

归脾汤以参、芪、术、炙甘草补气健脾；当归、龙眼肉补血养心，炒酸枣仁、白茯苓、远志宁心安神；更以木香理气醒脾，以防补益气血药腻滞碍胃。组合成方，心脾兼顾，气血双补。现代临床治疗研究，归脾汤能增强免疫力，调节中枢神经系统功能，增进造血功能，有强壮作用。当归补血汤是一首金元时代李东垣所创造的益气补血方剂，由黄芪和当归两味药以5∶1比例组成，具有益气生血的功效。

总之，中医在治疗溶血性贫血疾病中，不论是血管内溶血还是血管外溶血，在遇到心脾两虚症状时，不仅要首先明确正确的中医治法是益气补血，健脾养心，补益心脾，气血双补，而且应该预料到较严重的气不摄血之症，须预防为先，防患于未然。在此须正确认识气不摄血之病因病机、证候特点及治法。气不摄血是指因气的不足，固摄血液的功能减弱，血不循经，逸出脉外，导致各种出血的病理状态，是出血的病机之一。气不摄血而出血的病变，往往因出血而气亦随之耗伤，气愈虚而血亦虚，病情进一步发展可形成气血两虚。由于脾主统血，若脾气亏虚，统血无力，则易致血不循常道而外逸，其中中气不举则血随气陷于下。气不摄血病变多与脾气亏虚有关。

（5）肝肾阴虚

症状：头晕目眩，咽干耳鸣，五心烦热，腰膝酸软，颧红盗汗，男子遗精，女子月经量少，舌红，苔少，脉细数。

治法：滋阴降火。

处方用药：大补阴丸加减。

熟地黄 30 克、知母 6 克、黄柏 6 克、龟甲 10 克、猪脊髓（1 条煎汤入汤剂）、生地黄 30 克、枸杞子 10 克、墨旱莲 10 克、女贞子 10 克、黄精 10 克、怀山药 12 克、石斛 10 克、天冬 10 克、鳖甲 10 克、山茱萸 15 克、白术 15 克、木香 6 克、砂仁 3 克、神曲 6 克、半夏 6 克、败酱草 30 克、金银花 30 克。

用药论述：肝藏血，肾藏精，精血同源，血虚进一步发展，常导致肝肾阴虚，阴虚生内热，故出现潮热、盗汗、五心烦热、舌红少苔、脉细等症。本证多因情志内伤、劳伤阴血或久病不愈，耗损肝肾之阴所致。大补阴丸所治病症乃为肝肾阴虚、相火亢盛所致。方中重用熟地黄、龟甲滋阴潜阳，壮水制火，共为君药。黄柏、知母相须为用，苦寒降火，保存阴液，平其阳亢，均为臣药。猪脊髓为血肉甘润之品，既能滋补精髓，又能制黄柏的苦燥，俱为佐使。诸药合用，滋阴精而降火，以达培本清源之效。

在对肝肾阴虚本证的溶血性贫血疾病的治疗中，针对性增加了滋补肾阴之药，如加生地黄 30 克、枸杞子 10 克、墨旱莲 10 克、女贞子 10 克、黄精 10 克、怀山药 12 克、石斛 10 克、天冬 10 克、鳖甲 10 克、山茱萸 15 克；治疗过程中一定要注重患者胃气。由于滋阴药多滋腻碍胃，运用时常配以理气健脾之品，故加白术 15 克、木香 6 克、砂仁 3 克、神曲 6 克、半夏 6 克、败酱草 30 克以健运肠胃。加金银花 30 克清热解毒以防感染。全方以达滋阴降火，稳固病情，康复患者之目的。

（6）脾肾阳虚

症状：面色㿠白，形寒肢冷，腰膝酸软，便溏或五更泄泻，或面浮肢肿，舌淡胖嫩，苔薄白，脉沉弱。

治法：健脾温肾，温补脾肾，固涩止泻。

处方用药：附子理中汤合四神丸加减。

人参 6 克、白术 12 克、炮姜 6 克、炮附子 6 克、炙甘草 5 克、补骨脂 10 克、吴茱萸 6 克、肉豆蔻 6 克、五味子 6 克、大枣 5 枚、党参 15 克、厚朴 10 克、山药 30 克、干姜 6 克、木香 6 克、砂仁 5 克、黄柏炭 6 克、陈皮 6 克、半夏 6 克、山茱萸 15 克、熟地黄 30 克、牡丹皮 6 克、泽泻 6 克、茯苓 12 克。

用药论述：本证多因久病耗气伤阳，由脾及肾；或肾阳既虚，不能温养脾阳，以致脾肾阳气俱伤。取附子理中丸补虚回阳，温中散寒。取四神丸温肾暖脾，涩肠止泻。方中补骨脂、吴茱萸、肉豆蔻、五味子温肾暖脾，涩肠止泻；党参、白术、茯苓、炙甘草益气健脾，与温中暖肠胃的炮附子、炮姜、干姜、吴茱萸配合，运脾土，振奋中阳，中阳振复，升发运转，可使清升浊降，肠胃功能恢复正常；陈皮、砂仁理气健脾开胃；厚朴调气导滞；黄柏炭清化湿热毒邪，又苦以坚阴；甘草、大枣益气和中，调和诸药。

（7）气虚血瘀

症状：头晕目眩，少气懒言，疲倦乏力，自汗，动则尤甚，便干。伴有肢体疼痛，胁痛，胁下癥积（肝脾肿大），出血有瘀斑，舌淡或舌紫暗、脉虚或脉沉涩。

治法：健脾补气，活血化瘀。

处方用药：四君子汤合血府逐瘀汤加减。

人参 10 克、白术 15 克、茯苓 12 克、炙甘草 6 克、桃仁 6 克、红花 6 克、大黄 3 克、芒硝 3 克、当归 10 克、生地黄 30 克、枳壳 6 克、赤芍 15 克、柴胡 3 克、桔梗 5 克、川芎 5 克、牛膝 10 克、茵陈 30 克、玄参 30 克、麦冬 30 克、五味子 6 克、山茱萸 15 克、山药 15 克、熟地黄 30 克、龟甲 10 克、鳖甲 10 克、枸杞子 10 克、牡丹皮 15 克、泽泻 6 克、黄芪 30 克。

用药论述：四君子汤方中人参为君，甘温益气，健脾养胃。臣以苦温之白术，健脾燥湿，加强益气助运之力；佐以甘淡茯苓，健脾渗湿，苓术相配，则健脾祛湿之功益著。使以炙甘草，益气和中，调和诸药。四药配伍，共奏益气健脾，促进骨髓造血功能，加速红细胞生成之功。若脾胃气虚，痰阻气滞证可用香砂六君子汤。血府逐瘀汤源自《医林改错》，本方除桔梗引药上引，牛膝引邪下行，甘草和中调药外，其余药物均入肝经。如当归、生地黄、柴胡养血活血，清热疏肝，适用于血瘀热证；桃仁、赤芍、红花逐瘀活血；血不得气不活，气不得血不行，川芎为血分气药，枳壳擅长理气疏肝，二者合用，助本方理气活血，并有调理肝脾作用，诸药配伍，共成活血逐瘀，理气疏肝之剂。

对本证气虚血瘀型溶血性贫血，要注重气的固摄作用，故增强益气功效加黄芪 30 克，具有当归补血汤补气摄血之义。注重养血凉血活血，故加生地 30 克、赤芍 15 克、牡丹皮 15 克等；加茵陈以利于祛肝胆湿热，加增液汤（玄参 30 克、麦冬 30 克、五味子 6 克），用于增液润燥通便，疏通腑气及时排泄代谢产物，加六味地黄汤、龟甲、鳖甲、枸杞子等滋补肝肾，含有治病求本从肾论治之意，以利于脏腑功能的恢复，稳固病情以利患者康复。

（8）阴阳欲竭

① 阴阳欲绝亡阴证

症状：对患有溶血性贫血而言，除有该病症状外，有汗出而黏，身热，手足温，呼吸短促，烦躁不安，渴喜冷饮，舌红而干，脉细数无力。

治法：大补气血，健脾益气、生血，养血安神；滋阴补肾，填精益髓补血，兼温补肾阳，阳中求阴，引火归原。

处方用药：生脉散、四君子汤、六味地黄汤、引血归经汤加减。

人参 15 克、黄芪 50 克、当归 30 克、麦冬 30 克、北五味子 10 克、白术 10 克、茯苓 6 克、炙甘草 6 克、川芎 5 克、白芍 30 克、熟地黄 30 克、山茱萸 15 克、山药 15 克、泽泻 6 克、牡丹皮 10 克、石斛 10 克、枸杞子 10 克、川牛膝 10 克、菟丝子 15 克、鹿角胶 10 克、龟甲胶 10 克、杜仲 10 克、附子 3 克、肉桂 3 克、玄参 30 克、生地黄 30 克、远志 10 克、酸枣仁 10 克、柏子仁 10 克、炒黑荆芥 10 克、沙参 10 克。水煎服，2 天 1 剂。每天之量，均分 5～6 次频服。或依病情灵活运用。

用药论述：对溶血性贫血之阴阳欲绝亡阴证而言，病机特点是由于该病虚劳内伤，导致损伤脾胃，气血生化之源不足，气阴两虚，气血亏乏，使肾之元气、元阳、真阴不足，精髓内亏，肝肾阴亏至竭，浮阳外越。全方药物配伍中，生脉散（人参、麦冬、北五味子）益气生津，敛阴止汗；四君子汤（人参、白术、茯苓、甘草）益气健脾；内含有当归补血汤大力补气生血；引血归经汤妙在不专补血，反补气以补血；尤妙在不单止血，反行血以止血。六味地黄汤具有较好的滋阴补肾功效；由于溶血性贫血之阴阳欲绝亡阴证，有真阴不足，精髓内亏之病机特点，故加有左归丸以滋阴补肾；又由于溶血性贫血之阴阳欲绝亡阴证，有阴损及阳，阴阳俱虚之征象，存在元气、元阳不足，命门火衰之病机，故加杜仲、附子、肉桂，兼以温补肾阳，填精补血，引火归原。以预防病情调理不当迅速导致阴阳欲绝亡阳证。

② 阴阳欲绝亡阳证

症状：对患有溶血性贫血而言，除有该病症状外，有汗冷如珠，身凉，手足冷，呼吸气微，精神萎顿，口不渴或喜热饮，舌淡而润，脉细欲绝。

治法：急补其气，补相火，回阳救逆兼救阴，佐以引血归经之味，以稳固病情，力挽沉疴。

处方用药：收汗生阳汤、引血汤合敦复汤加减。

人参 30 克、麦冬 30 克、北五味 10 克、黄芪 30 克、当归 30 克、熟地黄 30 克、炒枣仁 15 克、甘草 3 克、炒黑荆芥 10 克、牡丹皮 6 克、制附子 10 克、生山药 15 克、补骨脂 12 克、核桃仁 10 克、山茱萸 12 克、茯苓 6 克、生鸡内金 6 克。水煎服，2 天 1 剂。每天之量，均分 5～6 次频服。或依病情灵活运用。

用药论述：收汗生阳汤妙在气血均补，而尤补于气，使气足以生阳，阳旺而阴亦生矣。引血汤妙在不专去补血，反去补气以补血；尤妙在不单去止血，反去行血以止血。敦复汤，原为补相火之专方，而方中以人参为君，与山茱萸、茯苓并用，借其收敛下行之力，能大补肾中元气，元气既旺相火自生。又用制附子、补骨脂之大热纯阳，直达下焦，以助相火之热力，核桃仁之温润多脂，峻补肾脏，以厚相火之基址。且制附子与人参同用名参附汤，为回元阳之神丹；补骨脂与核桃仁并用名青娥丸，为助相火之妙品（核桃仁属木，补骨脂属火，并用之，有木火相生之妙）。又恐药性太热，于下焦真阴久而有碍，故又重用生山药，取其汁浆稠黏，能滋下焦真阴，其气味甘温，又能固下焦气化也。至于生鸡内金，其健运脾胃之力，既能流通补药之滞，收涩膀胱之力，又能逗留热药之性。

七、缺铁性贫血与巨幼细胞性贫血

（一）缺铁性贫血

1. 概述

缺铁性贫血是体内用来合成血红蛋白的铁缺乏，使血红素合成量减少而形成的一种小细胞低色素性贫血。各种原因引起的铁缺乏，进而导致血红蛋白合成障碍是缺铁性贫血致病基础。缺铁性贫血是贫血中最常见的一种类型，也是世界各地最常见的营养性贫血，可发生于各年龄组，好发于儿童、孕妇及育龄妇女。缺铁性贫血隶属于中医学"血虚""萎黄"范畴，多因劳思伤脾，反复出血或虫积，以致气血化源不足而发病。

2. 病因病机

（1）摄入不足而需要量增加　主要见于小儿生长发育期及妊娠期和哺乳妇女。

（2）丢失过多　多种原因引起慢性失血是最常见原因，主要见于月经过多、反复鼻出血、消化道出血、痔出血、血红蛋白尿等。

（3）吸收不良　胃及十二指肠切除、慢性胃肠炎、慢性萎缩性胃炎等。

3. 临床表现及实验室检查

（1）临床表现　除有贫血的临床表现外，尚有因为含铁酶和铁依赖酶之活性降低而引起的临床表现。表现为黏膜损害，常见有口炎、舌炎、咽下困难或咽下时梗阻感及外胚叶组织营养缺乏表现（皮肤干燥、毛发无泽、反甲等），以及精神神经系统表现，甚至发生异食癖。缺铁引起的贫血性心脏病易发生左心衰。

（2）实验室检查

① 红细胞形态　红细胞体积较小，且大小不等，中心淡染区扩大，平均红细胞体积（MCV）、平均红细胞血红蛋白浓度（MCHC）、平均红细胞血红蛋白量（MCH）之值均降低。

② 骨髓铁染色　骨髓涂片用普鲁士蓝染色后，骨髓小粒中的铁称为细胞外铁，幼红细胞内的铁颗粒称为细胞内铁或铁粒幼细胞。缺铁性贫血时细胞外铁消失，铁粒幼细胞减少。

③ 血清铁、总铁结合力　血清铁降低（＜500微克/升或＜8.95微摩尔/升），总铁结合力升高（＞3600微克/升或＞64.44微摩尔/升），转铁蛋白饱和度降低（＜15％），可作为缺铁诊断指标之一。

④ 血清铁蛋白　是体内储备铁的指标，低于 12 微克/升可作为缺铁的依据。

⑤ 红细胞游离原卟啉　当幼红细胞合成血红素所需铁供给不足时，红细胞游离原卟啉值升高，一般＞0.9 微摩尔/升（全血）。

（二）巨幼细胞性贫血

1. 概述

营养性巨幼红细胞性贫血是由于叶酸和（或）维生素 B_{12} 摄入不足，肠道吸收障碍，需求量增加，造成细胞 DNA 合成障碍，细胞分裂受阻而致的大细胞性贫血。其特点是外周血红细胞平均体积及平均血红蛋白量均高于正常，骨髓及外周血中出现形态与功能异常的巨型细胞，骨髓中出现巨幼细胞。临床上常伴消化道与神经系统障碍。故巨幼红细胞性贫血是叶酸和（或）维生素 B_{12} 缺乏引起的一种大细胞性贫血，巨幼细胞性贫血是全身病变的血液学表现。在我国，叶酸缺乏所致贫血者散见各地，维生素 B_{12} 缺乏所致贫血者广泛存在，恶性贫血则极为罕见。本病隶属于中医学"萎黄""黄胖病"范畴，多因长期饮食失调，以致脾胃虚弱，精微不化，气血不足而发病。

2. 病因病机

营养性巨幼细胞性贫血是由于叶酸和（或）维生素 B_{12} 缺乏的原因。一般与以下因素有关。

（1）摄入量不足　婴幼儿喂养不当，未按时增加辅食，食物加工方法失当。

（2）需要量增加　生长期婴幼儿、妊娠期妇女、甲状腺功能亢进症、恶性肿瘤、溶血性疾病、感染等均可使需要量增加，如未注意补充可引起缺乏。

（3）吸收不良　先天性或后天原因，使内因子生成减少或体内产生抗内因子抗体，使维生素 B_{12} 吸收减少。吸收不良综合征、肠道细菌过度增殖均可引起叶酸和（或）维生素 B_{12} 缺乏。苯妥英钠、巴比妥及扑痫酮可影响叶酸吸收。

（4）利用障碍　体内某种蛋白如先天性转钴蛋白Ⅱ缺乏常造成维生素 B_{12} 转运利用障碍，严重肝病影响维生素 B_{12} 储备。叶酸拮抗剂可影响叶酸的吸收。

3. 临床表现及实验室检查

（1）非血液学临床表现

① 消化道症状　尤其是食欲缺乏明显，口炎包括口角炎、舌炎，舌面光滑称为"镜面舌"或"牛肉舌"。

② 神经、精神症状　主要由于周围神经、脊髓后侧束联合变性或脑神经受损，表现手足对称性麻木、深感觉障碍、共济失调、腱反射消失及锥体束征阳性。

③ 水肿　眼睑水肿，下肢呈压陷性水肿，严重者出现腹腔、浆膜腔积液，需要与相关疾病鉴别。

④ 常伴有铁缺乏。

（2）血液学临床表现　巨幼细胞性贫血是全身病变的血液学表现。巨幼细胞性贫血约 20% 的患者同时伴有白细胞和血小板减少。感染发生率高，一些患者有明显出血。少数病例由于髓外造血而发生肝脾肿大。

（3）实验室检查

① 外周血象　血红蛋白降低，呈大细胞正色素型。平均红细胞体积增大，平均红细胞血红蛋白量正常或升高。白细胞、血小板减少，中性粒细胞呈多分叶现象，可见巨大血小板。

② 骨髓象　有核细胞增生，以红细胞系增生为主，出现巨幼样变，"老浆幼核"现象，有时可见双核以至多核巨幼红细胞。粒细胞亦出现巨幼变，以巨晚幼粒及巨杆状核细胞有早期诊断意义。巨核细胞数正常或增多，胞体巨大，核分叶过多，核丝断裂，胞浆颗粒稀少。严重病例可出现类红血病或类红白血病反应，但巨核细胞数不减少可以鉴别。

③ 胃酸缺乏　胃泌素刺激仍无游离盐酸分泌。

④ 叶酸和（或）维生素 B_{12} 测定　是诊断巨幼细胞性贫血的重要指标。

（三）中医病因病机

（1）饮食失宜　饮食失宜，或食物摄入不足，营养缺乏；或妇女妊娠及婴幼儿需要增多，摄入匮乏；或饮食单一，过于偏食，均可致水谷精微不足，气血生化乏源而发生血虚贫血。

（2）脾胃虚弱　饮食无度，暴饮暴食，或劳倦思虑过度，或肝胆之疾横犯脾胃，或素体脾胃不足，使脾胃受纳运化功能不足，气血生化之源匮乏，渐致气血虚损，而成血虚贫血。

（3）肾精不足　肾为先天之本，藏精生髓，而精血同源，肾精不足，则生血功能不旺。由于父母体弱，或胎中失养，而先天禀赋不足，或早婚多育，房劳过度，或烦劳太过，或久疾伤肾，均可使肾气虚衰，肾精不足，精不化血，导致血虚贫血。

（4）失血过多　凡因各种出血病证，量多或持久者皆可致血虚。由于感受外邪，损伤血络；或饮酒过多，嗜食辛辣厚味，滋生湿热，熏伤血络，或劳倦过度，伤及心脾肾之气阴，气失统帅之力，或久病、热病之后，伤阴血，生内热，阴虚内热，灼络血溢；或久病入络，血脉瘀阻，血不归经。以上诸多病因，均可使血不循经，溢于脉外而为出血，反复失血，均可导致血虚贫血。

（5）虫积于内　由于居处不洁，接触含有钩虫蚴的泥土，钩虫蚴从皮肤侵入，伏于肠中发育成虫，一则损伤脾胃，扰乱胃肠气机，运化失司；二则虫居肠中，吸食水谷精微，耗伤人体气血；三则虫伏于内，伤及脉络，导致失血，形成血虚贫血。

（四）缺铁性贫血及巨幼细胞性贫血证治枢要及临床特色经验探要

（1）贫血即血虚之证，补血是目的，但生血的途径岂止补血之一端。根据本病的病机有脾胃虚弱、气血亏虚、肾精不足等不同，故应分别使用健脾益胃、补气养血、滋补肾精等法来补血生血。其中健脾益气至为重要。

（2）虫积内聚有时是贫血的病根所在，如果不铲除耗损血液之源，则徒事补血而入不敷出，故驱杂虫积也是对因治疗的一大法则。

（3）关于健脾益气　脾虚气弱系其基本病机，在各证型中均存在脾胃虚弱，气血不足表现，故健脾益气在本病的治疗中占有重要地位。临证时应该灵活应用。慢性失血，宜配合止血之剂，血止之后，尤须补益脾胃，使气血得充；虫积于内，宜先驱虫，后补脾胃，或攻补兼施，虫去则以健脾益气为主；肾精亏虚，每因脾胃虚弱，日久及肾，在益肾之时，总宜兼顾健脾，使生化之源充实，肾精充盈，脾肾强健则血虚等证可愈。

（4）审因辨病，对因治疗　治病求因系治本法则，治病时若对症不对因，则事倍而功半。本证病因颇多，治疗之前务必审明原因，分其类别，审因求治方可见效。凡饮食失宜或饮食单一，或过于偏食，当从调理饮食入手；而摄入匮乏，又宜补充所需水谷精微；饮食无度，暴饮暴食者，应限其摄食；劳倦、思虑太过，可调节起居；而失血过多，虫积体内，则先止血、驱虫。唯有祛除病因，才能求得良效。

对缺铁性贫血之病因治疗：首先尽快明确病因，不应忽略的是对原发病的治疗，彻底去除病因，乃是根治本病之根本方法，应该始终予以重视。针对原发病治疗，如医治痔、驱除钩虫等。在需铁量增加时给予含铁量较高的食物如动物肝、蛋类、豆类与绿色蔬菜、水果等。对巨幼细胞性贫血之病因治疗：寻找原因，针对原发病治疗，对孕妇、婴幼儿等需增加维生素者，应该多吃新鲜蔬菜与动物蛋白质。必要时补充叶酸和（或）维生素 B_{12} 的缺乏。

（5）关于驱虫剂应用的注意事项　因虫积所致的贫血，须根据患者体质强弱选用适当的中药驱虫药。当根据病情，或以驱虫为主，辅以健脾；或以益脾为主，驱虫为辅；或驱虫、补益并重。由于兼证不同，配以相应的药物，若有积滞，配以消积导滞，如焦三仙、鸡内金等；若便秘者，又宜加泻下润肠之物，有助于虫体排出，如大黄、火麻仁等。另外，还需要注意驱虫药宜于空腹时服用，且忌油腻，使药力较易作用于虫体，以收驱虫之效。本类药中部分具有一定副作用，易耗伤人体正气，应用时需要注意用量。在发热或腹痛较剧烈时，暂时不宜使用驱虫药，孕妇与老弱者慎用，同时辅以富于营养、易于消化的食物。

（6）消化系统脾胃虚弱之营养不良者，采用健脾益气补血、补肾填精之法。依临床情况经验方加减应用：党参 30 克、白术 15 克、茯苓 10 克、甘草 6 克、陈皮 5 克、半夏 5 克、木香 5 克、砂仁 3 克、当归 20 克、川芎 6 克、白芍 20 克、熟地黄 30 克、山茱萸 15 克、山药 15 克、牡丹皮 12 克、泽泻 6 克、黄芪 30 克、山楂 10 克、炙神曲 5 克、炒麦芽 10 克、鸡血藤 20 克、生地黄 15 克、枸杞子 10 克、何首乌 20 克、人参 6 克、炒鸡内金 10 克、肉苁蓉 15 克、菟丝子 15 克、沙参 10 克、玄参 20 克、麦冬 20 克、五味子 6 克、青皮 5 克、枳实 5 克、川厚朴 5 克、大黄 3 克、槟榔 6 克、肉豆蔻 6 克、芥子 5 克、紫苏子 5 克、莱菔子 5 克、黄芩 5 克、黄连 3 克、败酱草 10 克、蒲公英 10 克、金银花 15 克。水煎服，成人 2 天用量 1 剂。

（五）临床分型辨证论治

（1）脾气或脾胃虚弱

症状：面色萎黄，神疲，倦怠乏力，气短懒言，食少纳差，腹胀便溏。舌质淡，苔薄白微腻。脉濡弱或细缓。

治法：健脾益气以生血。

处方用药：四君子汤加减。

党参 20 克、黄芪 30 克、白术 15 克、茯苓 12 克、炙甘草 6 克、陈皮 5 克、木香 5 克、砂仁 3 克、白扁豆 10 克、黄精 15 克、当归 15 克。

针灸处方：脾俞、血海、足三里、胃俞。用补法。

用药论述：本证在临床上较常见，属于轻症，以脾气脾胃虚弱为主。方中以党参、黄芪、白术、炙甘草益气健脾为主，脾胃健运则气血生，陈皮、白扁豆、木香、茯苓、黄精、砂仁健脾化湿，行气除胀，共奏健脾益气生血之功效。若气虚及阳，脾阳不足，腹痛即泻，手足欠温者，加肉桂 6 克、炮姜 6 克温中散寒；兼见恶心呕吐者加半夏 9 克、赭石 25 克以和胃降逆；兼见浮肿者，加泽泻 12 克、大腹皮 10 克以利水除湿消胀；若四肢欠温，面色㿠白，舌淡，脉细弱者，可加桂枝 6 克。若有阴虚劳嗽、肺燥咳嗽、脾虚乏力、食少口干、消渴、肾亏腰膝酸软、阳痿遗精、耳鸣目暗、须发早白、体虚羸瘦、风癞癣疾者，加黄精：功在补气养阴，健脾，润肺，益肾。另外加入当归，其归肝、脾、心经，补血活血，当归配黄芪正是当归补血汤，功在补气生血。当归补血汤能增强骨髓造血功能而具有抗贫血作用。临床运用得当以达健脾益气以生血之功效。

（2）气血两亏

症状：面色苍白或萎黄少华，口唇及爪甲色淡白无华，毛发不荣，甚至面、足虚浮。头晕眼花，心悸怔忡，少寐多梦，气短，身倦怠，疲乏无力，肌肤干涩，纳呆食少，舌质淡胖，苔薄白，脉细弱。

治法：益气补血，养心安神。

处方用药：八珍汤合人参养荣汤加减。

黄芪 30 克、党参 30 克、白术 20 克、茯苓 12 克、炙甘草 6 克、当归 15 克、川芎 5 克、白芍 15 克、熟地黄 30 克、黄精 15 克、补骨脂 6 克、远志 10 克、五味子 6 克、红枣 4 枚、阿胶珠 10 克、何首乌 20 克、扁豆 10 克、陈皮 6 克、鸡内金 10 克、神曲 6 克、木香 5 克、砂仁 3 克、厚朴 6 克。

针灸处方：血海、足三里、心俞、脾俞、肝俞、肺俞、百会、三阴交。用补法。

用药论述：此为在脾虚气弱基础上，出现的血虚证候，选用八珍汤合人参养荣汤治疗，切合症状，用药配伍正是上述所论严谨，二方合用以达益气补血、养心安神之功。加黄精功在补气养阴，健脾，润肺，益肾；何首乌具有补肝肾，益精血，乌须发，强筋骨功效，现代药理研究证明其能促进造血功能，提高机体免疫力；补骨脂补肾助阳，纳气平喘，温脾止泻；加扁豆健脾化湿，与党参、白术同用，以加强健脾化湿之力；加鸡内金、神曲等消食导滞；砂仁行气调味，和胃醒脾。

如血虚及阴，肝肾不足者，加枸杞子、山茱萸、麦冬等，以滋阴生血；月经过多，或便血不止者，可加艾叶炭等以养血止血。需要强调的是，应用补益药时，一定要注重顾及患者之胃气，往往是获得临床效验、康复之关键。

（3）脾肾不足

症状：面色㿠白或苍白无华，倦怠乏力，懒言嗜睡，畏寒肢冷，腹胀便溏，腰膝酸软，头晕耳鸣，心悸气短，健忘失眠，或五更泄泻，舌质淡，边有齿痕，苔白而滑，脉沉细无力。

治法：健脾温阳益肾。

处方用药：四君子汤合右归丸加减。

党参 20 克、白术 15 克、茯苓 12 克、山药 15 克、山茱萸 15 克、枸杞子 15 克、菟丝子 20 克、杜仲 15 克、肉桂 5 克、附子 6 克、当归 15 克、鹿角胶 10 克（烊化）。

用药论述：此为脾胃虚弱，久病及肾，脾肾同病而精血化生乏权所致的贫血，是方既以党参、茯苓、白术等健脾益气，又以山茱萸、枸杞子滋阴益肾，菟丝子、杜仲、附子、鹿角胶等温肾壮阳，填精益髓，有脾肾同治化生精血之功效。若脾肾阳虚，水湿停聚，而周身浮肿，加大腹皮、泽泻以利水消肿，适当减少上方滋腻药；腹泻明显，加炒山药、补骨脂以温肾涩肠。

（4）肝肾阴虚

症状：头晕目眩，耳鸣重听，两目干涩，视物不明，腰酸腿软，毛发枯槁，爪甲凹陷，或妇女月经不调。舌质淡红少苔。脉细数。

治法：滋补肝肾。

处方用药：归芍地黄丸加减。

熟地黄 30 克、山茱萸 30 克、山药 30 克、泽泻 12 克、茯苓 12 克、牡丹皮 12 克、当归 30 克、白芍 30 克、龙眼肉 20 克、紫河车 15 克、麦冬 15 克、天冬 15 克、杜仲 15 克、龟甲 30 克、阿胶 10 克、木香 6 克、砂仁 3 克、何首乌 15 克。水煎服。

针灸处方：肾俞、肺俞、太溪、三阴交、志室。用补法。

用药论述：归芍地黄丸滋肝肾，补阴血，清虚热。加紫河车 15 克，增强补肾益精、益气养血之功；加何首乌 15 克，补肝肾、益精血、乌须发、强筋骨；加阿胶 10 克以补血滋阴、润燥、止血；加龟甲 30 克以滋阴潜阳、补肾健骨；加麦冬 15 克，以养阴生津、润肺清心；加天冬 15 克以养阴清热、润肺滋肾；加龙眼肉 20 克以补益心脾、养血安神；加杜仲 15 克补肝肾、强筋骨、安胎；加木香 6 克、砂仁 3 克，理气调中，燥湿化痰，化湿开胃，温脾止泻，以如此特殊配伍用于补益治疗中醒脾开胃顾胃气，脾胃健运，以利痊愈。

（5）虫积致虚

症状：面色萎黄或虚浮，食后腹胀，善食易饥，呕恶便溏，倦怠乏力，头晕耳鸣，心悸气短，或嗜食生米、木炭等异物。舌质淡，苔薄，脉濡弱。

治法：健脾燥湿，消积杀虫。

处方用药：黄病绛矾丸合化虫丸加减。

陈皮6克、厚朴6克、苍术10克、大枣5枚、绛矾0.5克（另冲）、槟榔9～12克、鹤虱15～20克、苦楝根皮15～20克。

用药论述：此乃虫积于内，耗损阴血，脾胃虚损，湿困气滞而致的贫血。治宜驱虫扶正兼顾。以陈皮、苍术、厚朴、大枣运脾燥湿，槟榔、绛矾、苦楝根皮、鹤虱消积杀虫。本方用药以杀虫消积为主，故乌梅、使君子等亦可配用。若便秘者加枳实、生大黄。燥湿杀虫之后，以气虚血少表现为主，上方减去化虫丸，重用益气养血之党参、黄芪、当归、熟地黄等以善其后。

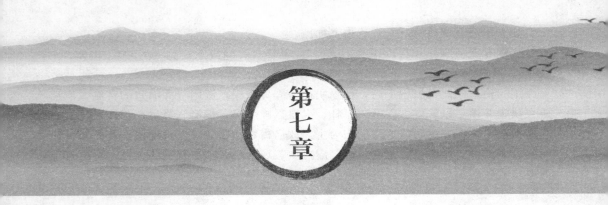

第七章

肿瘤的有效治疗

一、食管癌

(一) 概述

食管癌是发生于食管上皮的恶性肿瘤，占消化道肿瘤的第二位。患者男性多于女性，年龄多在 40～70 岁，约半数以上是年逾 50 岁，仅有少数是小于 30 岁的。北方的发病率较南方高，其中鳞状细胞癌最多，腺癌次之，未分化癌少见。本病早期只有胸骨后疼痛、进食偶有哽噎感，无明显其他症状，易被患者及医务人员疏忽。当有明显吞咽困难、进行性消瘦时已属中晚期阶段，疗效与预后均差。

食管癌与中医的"噎膈"病症状相似，噎膈是指吞咽食物哽噎不顺，饮食难下，或纳而复出的疾患。噎，噎塞，指食物下咽时噎塞不顺。膈为膈拒，指食物不能下咽到胃，食入即吐。噎可单独出现，也可以是膈的前驱症状，噎为膈之始，膈乃噎之渐。膈证皆有噎证这一阶段，但非所有的噎证皆发展为膈证。故历来食管癌多按噎膈病辨证论治。

(二) 病因病机

食管癌的发生与情志变化关系较大，七情不遂影响气机条达而气结，气郁生痰，并进而阻滞气机以致痰气交阻。气滞痰凝而成血瘀，以致痰、气、瘀互结食管。脾胃受损，津液失充而阴虚。气郁化火、痰阻蕴热、阴虚火旺则内热日盛，津液日耗。食管津液无由上承以濡养，此为膈症之内因。《黄帝内经》所说的"三阳结，谓之膈"即是此意。(明代赵献在《百贯》曰："三阳结，谓之膈。三阳者大肠、小肠、膀胱也，结为之热也。大肠主津、小肠主液，大肠热结则津涸，小肠热结则液燥。膀胱为州都之官，津液藏焉。膀胱热结则津液竭。然而三阳何以致热结？皆肾之病也。盖肾主五液，又肾主大小便，肾与膀胱为一脏一腑，肾主即干，阳火偏盛，热煎津液，三阳热结，则前后闭结，下即不通，必反于上，直犯清道，上冲吸门喉咽，所以噎食不下也。"）故认为噎膈疾患之本质属胃阴亏乏。

另外嗜酒、饮食过热、过粗、过快、肥甘过度等皆可以聚食生热生痰，损伤食管，壅阻气机，最终痰、气、瘀内阻，积而成瘤，阻塞食管而成噎膈。中医的这些认识与目前流行病学调查的饮食因素、情志因素在本病发生中占重要地位的初步结论径相吻合。由于对食管癌肿瘤（噎膈）的预防与治疗，必须在明确其病因与病机的前提下才能有效施治，故分别详细论述如下。

1. 病因

（1）酒食所伤　恣食辛辣、嗜酒无度均可使津伤血燥，咽管干涩，以致妨碍咽食。再者嗜酒无度、过食肥甘均可导致酿生痰浊，以致食管狭隘。饮食过热、过硬、过快，进食霉变馊腐均可造成伤胃积热，炼液为痰；以致食管狭隘。

（2）七情内伤　恼怒伤肝，肝气郁滞，久而成瘀，以致痰气互结，痰瘀凝阻；恼怒伤肝，肝气乘脾，以致津不布成痰，痰气互结，痰瘀凝阻；忧思伤脾，脾气郁结以致津不布成痰，痰气互结，痰瘀凝阻。

（3）年老久病　久病不愈，胃脘枯槁，以致气阴渐伤，津气失布，痰气瘀阻；或者年老体衰，精血亏损，同样导致气阴渐伤，津气失布，痰气瘀阻。

（4）寒温失宜　外感寒邪，久之伤脏，脏气寒冷，不能传化饮食；恣食生冷，损及脾胃，胃中虚寒，胃气上逆；暑天远行劳倦，燥火伤人，热结脾胃，津亏血燥。

（5）房劳过度　肾精亏虚，阴亏液涸，导致食管干涩。

2. 病机

（1）病位在食管和胃，涉及肝、脾、肾。

① 病位在食管和胃　叶天士谓本病"由食管窄隘始然"。朱丹溪认为本病主要是"胃脘干槁"。

② 与肝、脾、肾有关　在生理结构上，以经络相联系；生理功能上，协同作用；在病理上，肝、脾、肾有病可累及食管和胃，渐生噎膈，而噎膈由轻到重，也往往波及肝、脾、肾等脏。初期，以肝脾气结，痰气交阻，或痰瘀互结为主；后期，以脾肾之阴津、阳气虚馁为主。

（2）病机主要为气、痰、瘀交结，阻隔于食管、胃口。

（3）病理性质总属本虚标实。初病多属邪实，久则由实转虚，每见虚实夹杂。初起，痰气交阻，痰瘀互结，正虚不著，以邪实为主；日久，阴津枯槁，胃失濡养（虚）；痰气瘀交结倍甚（实），以致虚实夹杂。

（4）晚期阴伤及阳，可见气虚阳微的衰败危象。

① 中气衰败　表现胃虚不能受纳，脾虚不能运化。

② 肾气耗竭　均导致先后天之气败绝，气虚阳微。

③ 严重者出现关格症状　阳竭于上，水谷不入；阴竭于下，二便不通。均提

示开合废绝，阴阳离绝。

（5）本病的预后与病情的发展有关。如果病情始终停留在噎证的阶段，只表现为吞咽之时哽噎不顺的痰气交阻证，不向膈证发展（不出现胸膈阻塞、饮食不下），一般预后尚好。由噎转膈者，发展快慢不同，治疗效果也有差异。其发展快而治疗效果较差，可在短时间危及生命。如病情发展慢而治疗见效者，可延缓生命，少数患者可达到临床治愈。

（四）诊断要点

食管癌的诊断贵在早期，因此要从一些早期症状中发现线索，进行深入的检查。临床表现及实验室检查如下。

1. 临床表现

（1）早期表现临床常被忽略。食管癌最常见的症状为咽下困难。开始时可能并不明显，患者只觉得胸骨后有轻微的压迫感或常常喉头有食物黏着。咽下困难在初期常常是间歇性的，随后变为经常性的，而且逐渐向完全性梗阻发展。其过程先为咽下时不很通顺，食物在食管某部受到阻碍，但仍然能咽下；继而阻塞增加，以致不能吞咽固体食物；最后连流质也不能下咽。故初期进食时胸骨后、心窝部有烧灼或针刺状不适感，食管内异物感，进食时食物停滞感或轻度梗阻感，或者有任何性质的咽下困难，咽部干燥或紧缩感，呃逆及吞咽疼痛等。

（2）中期表现较为明显　表现为持续性、进行性吞咽困难。另外在下咽困难逐渐增加的同时，有些病例往往出现食物反流。开始阶段一般吃干食受阻，以后半流质或流质咽下困难，严重时滴水难下。咽下梗阻即吐，吐出黏液或白色泡沫黏液，严重时伴有胸骨后或背部肩胛区持续性钝痛，或者说食管癌的另一症状是胸前或后背不同程度的疼痛以及胸骨后燥灼感。在溃疡型的部分患者人上述疼痛可成为主要症状，或者比咽下困难先出现。这是由于溃疡病变或癌瘤上段肌肉收缩或膨胀所致。一般认为胸部或背部深处的显著疼痛，为癌肿已经侵袭食管周围组织，这种情况多数在中、晚期出现。有少数病例由于癌肿溃烂可引起大量的出血。有明显体重减轻、消瘦等。

（3）晚期表现病情严重　食管癌如果向支气管、肺或胸膜等转移时可出现呼吸困难与咳嗽或声音嘶哑等症状。在癌肿有转移时，体检可摸到左锁骨上淋巴结和肝脏的肿大。由于不能进食和癌肿本身的恶性影响，形体消瘦极为明显，体力和体重显著下降，各种营养不良症可先后出现，甚至有脱水现象。故患者进行性消瘦，呈恶病质。与此同时可有发热、胸痛、呕血或便血等表现。

2. 实验室检查

（1）X线上消化道钡餐检查，可直接观察到食管的蠕动情况，管壁舒张度、食管黏膜改变、充盈缺损及梗阻程度，有无食管壁僵硬、周围软组织是否受侵等情况帮助极大。

（2）食管胃镜检查　镜下食管癌表现为局部黏膜粗糙、增厚、表面糜烂、易出血，或浅表性溃疡，并可作涂片或取活体组织作病理检查。进展期食管癌镜下见新生物呈菜花状，亦可见到巨大溃疡，病灶组织脆弱，易出血。有的食管癌可见管腔狭窄等变化。总之，可在直视下观察食管、幽门、胃体的情况，以了解有无肿瘤及炎症、溃疡、狭窄等，若有肿瘤可进行组织活检，以确定病性。

（3）CT检查　可了解全食管壁的结构情况及与周围脏器的关系，以帮助诊断。

（4）食管的细胞学检查　食管拉网细胞学检测阳性率达80%～90%，方法简单，痛苦小，对于有可疑症状及防癌普查甚为实用，可以提高早期癌的发现率。另外食管镜下活检以及锁骨上淋巴结活检可明确病理细胞学诊断。

（四）鉴别诊断

食管癌的鉴别诊断，在很大程度上有赖于详细的X线和食管镜检查。临床医师根据患者症状和体征，应对下列情况有所考虑和鉴别。

（1）食管炎　主要表现为食管下部灼热和心嘈等情况，少数伴有黏膜水肿时，可出现吞咽困难或胸骨后疼痛。多数经过治疗后消失，必要时须作食管镜检查。

（2）食管外因素　主动脉瘤、纵隔肿瘤、纵隔淋巴结肿大、甲状腺等，这些异常情况常造成食管的局部外压或移位，而引起对食管的压迫和吞咽的障碍。但这些食管外因素所引起的吞咽障碍的程度比较轻，病期较长，短期内复查一般无改变。

（3）食管痉挛　食管的功能性痉挛亦可能表现为吞咽困难或障碍。但病期往往很长，而症状进展较慢，有时间歇性发作。患者的平均年龄较小，一般营养状态较佳，以及有特殊的进食习惯等。

（4）食管憩室　食管胸段的牵引型或膨出型的憩室，有时亦有吞咽困难障碍、胸骨后疼痛等症状，但一般不是很明显。诊断主要靠X线及食管镜检查。

（5）噎膈与梅核气的鉴别　二者均见咽中梗塞不舒的症状，噎膈系有形之物瘀阻于食管，吞咽困难。梅核气则系气逆痰阻于咽喉，为无形之气，无吞咽困难及饮食不下的症状。我们平常所称的梅核气，有时往往亦有轻度梗阻和食物于咽部吐之不出，咽之不下的感觉，但很少发现显著的吞咽困难，可结合患者年龄和过去病史有否神经衰弱等情况来区别。

（6）噎膈与反胃的鉴别　两者皆有食入即吐的症状。噎膈多系阴虚有热，主要表现为吞咽困难，阻塞不下，旋食旋吐（就是刚吃进去就吐出来了），或徐徐吐出；反胃多属阳虚有寒，主要表现为食尚能入，但经久复出，朝食暮吐，暮食朝吐。

中医的舌诊在食管癌方面所观察到的，一般有薄白苔、黄腻苔和舌光质红以及边尖紫暗等情况。从临床少数病例的观察中，发现舌光剥、质红绛和边尖出现紫暗的阴虚患者，似乎更重于其他类型的患者，因阴伤津竭，病势更为险恶。总之种种原因引起胃阴亏乏、肾水亏乏实属本质。

（五）并发症

（1）食管穿孔　是食管癌最常见的并发症，多见于食管癌放射治疗后或溃疡型食管癌。穿入胸腔者可引起脓胸，穿入大血管，则可因大量呕血导致死亡。

（2）神经受累症状　食管癌侵犯喉返神经，可出现声带麻痹而声嘶。

（六）食管癌证治枢要及临床特色经验探要

（1）气机郁滞、痰湿内阻、瘀血停留是本病实证阶段的主要病机，三者交阻为患，故疏肝解郁、理气化痰、活血祛瘀为攻实邪的基本法则；而阴津内耗，气血亏损，则是虚证阶段的常见病机，故养阴生津、补益气血为扶助正气的治疗原则，而扶助正气始终须重视先天之本肾气及后天之本脾胃之气。大凡治法，最佳属"上工"医治，即早期发现、早期预防且早治疗，争取把问题在萌芽状态彻底消除且治愈。如果确诊为成形癌肿，首先选择手术切除，而后揭示且依其个体患者的康复规律，有效且规律施治。当然这一规律，一定来源于我中华民族独特的中医辨证论治理论思想的正确指导而获得。对体质尚可、病程较短之患者以攻实为主，稍佐扶正；病程已久，体质甚差者，以扶正为主，兼顾攻实；介于两者之间，虚实之证并现者，原则上是攻补兼施，但所用药物如何调配组合及其主辅关系，应该视具体证情而灵活掌握。

（2）食管癌的治疗，必须根据患者的症状、体质以及全身情况的变化发展，在"辨证求因，审证论治"的全面治疗观点下，运用辨证的方法进行治疗。如病由"气郁"引起的，宜从"气"方面考虑，采用疏肝理气等法治疗；痰湿盛者，以化痰利湿之法治之；郁火旺者，以清火泻火之法治之；气虚者，应以补气为先；血虚者，应以滋养为主；火衰者，宜扶阳；虚寒者，宜温中。总之，以辨证施治的精神，掌握祛邪扶正或攻补兼施的治疗原则，权衡标本缓急，根据病程的长短及患者体质的强弱等复杂的病情变化，进行辨证治疗。

（3）抑制癌肿及消除癌肿是治疗食管癌的最终目标，尽管难度很大，但仍需勇于探索。根据有关研究资料且结合本人临床经验，着眼局部，重视整体不失为可行的基本路子。即既要看到癌性病灶噬蚀食管这一症结所在，又要注意气血津液、肝肾脾胃等在本病发生发展过程中所起的重要作用。因此，治疗一方面要着力寻觅抑制癌瘤生长、铲除病灶的有效方药，另一方面也要采用能充分调动机体抗病能力的保护性措施。在辨证论治的原则指导下，注重养胃生津、调肝通络、化痰软坚等法的选择使用，是值得深入研究探讨的思路。

（七）临床分型辨证论治

1. 肝气郁结

症状：脘胀、胸胁或少腹胀闷窜痛，嗳气、善太息，情志抑郁、易怒，妇女月经不调等症。对食管癌患者，胸背隐痛，食入梗阻，舌苔白腻而质较淡，脉弦者。

治法：疏肝润燥解郁，理气和胃，化痰降逆，活血软坚。

处方用药：启膈散、逍遥散加减。

沙参 10 克、丹参 10 克、茯苓 15 克、川贝母 5 克、郁金 6 克、砂仁壳 3 克、荷叶蒂 6 克、杵头糠 3 克、柴胡 6 克、当归 30 克、白芍 20 克、白术 20 克、生姜

10 克、薄荷 6 克、炙甘草 6 克、木香 6 克、厚朴 6 克、麦芽 6 克、山楂 10 克、石斛 10 克、败酱草 30 克、蒲公英 30 克、玄参 30 克、天花粉 10 克、金银花 30 克。

用药论述：肝气郁结导致肝脾不和者，用柴胡、郁金可以疏肝理气解郁，以祛致病之因，当归补血活血，木香、厚朴、茯苓理气健脾。加麦芽 6 克、山楂 10 克以消食导滞增强胃气。启膈散（沙参、丹参、茯苓、川贝母、郁金、砂仁壳、荷叶蒂、杵头糠）功在润燥解郁，化痰降逆。逍遥散疏肝解郁，健脾和营，方中君药柴胡疏肝解郁，使肝气条达；当归味甘、苦，性温，养血和血，白芍养血柔肝，共为臣药；木郁不达致脾虚不运，故以白术、炙甘草、茯苓健脾益气，既能实土以御木侮，又能使营血生化有源；薄荷疏散郁遏之气，透达肝经郁热；生姜温胃和中，且能辛香达郁，共为佐药。在食管癌疾病的临床施治中，加石斛 10 克、荷叶蒂 6 克、败酱草 30 克、蒲公英 30 克、玄参 30 克、天花粉 10 克、金银花 30 克，以滋阴津，清热解毒，活血祛瘀，消肿散结，疏通腑气。

2. 郁火旺盛

症状：①郁火泛指阳气郁结化火的证候。症见头痛、目赤、口疮、身热、大便秘结、小便赤、舌红苔黄、脉数实等。②郁火亦指情志抑郁，引起脏腑功能失调，出现内热证。症见头痛、胁痛、失眠、易怒、舌尖红、口苦、脉弦数等。均可导致津少血枯，阴虚内热，颧红舌光，若形成食管癌肿（噎膈）便有胁痛，胸闷，或胸背隐痛，食入梗阻，吞咽困难或食入即吐，烦躁，失眠，易怒，头痛，目赤，口疮，身热，大便秘结，小便赤，舌红苔黄，脉弦数等症。

治法：疏肝解郁，健脾和营，清热泻火，滋阴润燥。

处方用药：逍遥散、柴胡疏肝散、通幽汤、增液汤加减。

柴胡 10 克、当归 30 克、白芍 30 克、川芎 6 克、香附 6 克、枳壳 6 克、白术 15 克、茯苓 15 克、生姜 10 克、薄荷 6 克、甘草 6 克、陈皮 6 克、栀子 6 克、牡丹皮 6 克、郁金 6 克、升麻 3 克、桃仁 6 克、红花 6 克、生地黄 30 克、熟地黄 30 克、槟榔 6 克、玄参 30 克、麦冬 30 克、石斛 15 克、败酱草 30 克、蒲公英 30 克、天花粉 10 克、金银花 30 克。

用药论述：逍遥散疏肝解郁，健脾和营，既有柴胡疏肝解郁，又有当归、白芍养血柔肝。尤其当归之芳香可以行气，味甘可以缓急，更是肝郁血虚之要药。白术、茯苓健脾祛湿，使运化有权，气血有源。甘草益气补中，缓肝之急，虽为佐使之品，却有襄赞之功。生姜烧过，温胃和中之力益专，薄荷少许，助柴胡疏肝郁而生之热。柴胡疏肝散疏肝行气，活血止痛。通幽汤以当归、二地滋阴以养血。桃仁、红花润燥而行血。槟榔下坠而破气滞。加升麻者，天地之道，能升而后能降，清阳不升，则浊阴不降。经所谓：地气上为云，天气下为雨也。增液汤增液润燥，方中重用玄参，苦咸而凉，滋阴润燥，壮水制火，启肾水以滋肠燥，为君药。生地黄甘苦而寒，清热养阴，壮水生津，以增玄参滋阴润燥之力；又肺与大肠相表里，故用甘寒之麦冬，滋养肺胃阴津以润肠燥，共为臣药。在本证郁火旺盛型食管癌疾病的处方用药中加增液汤及石斛 15 克、败酱草 30 克、蒲公英 30 克、天花粉 10

克、金银花 30 克，滋阴清热解毒以利疏通腑气，及时排泄代谢产物，抑制且消除癌肿。

3. 脾虚湿聚

症状：痰涎壅塞，得食则噎，胸中隐隐痛，或食入梗阻或吞咽困难，痰多黏腻或痰如蟹沫，呕吐痞闷，不思饮食，脘腹胀痛，消瘦倦怠，或气虚肿满。苔白腻，或腻而微黄者。脉紧且滑数。

治法：益气健脾，行气化痰，降逆和胃。

处方用药：香砂六君子汤、大半夏汤、旋覆代赭汤加减。

人参 6 克、白术 20 克、茯苓 15 克、甘草 6 克、陈皮 6 克、半夏 10 克、砂仁 5 克、木香 6 克、生姜 10 克、旋覆花 9 克、赭石 6 克、大枣 4 枚、败酱草 30 克、当归 30 克、蒲公英 30 克、金银花 30 克。

用药论述：香砂六君子汤益气健脾，行气化痰。人参致冲和之气，白术培中宫，茯苓清治节，甘草调五脏，加陈皮以利肺金之逆气，半夏以疏脾土之湿气，而痰饮可除也，加木香以行三焦之滞气，砂仁以通脾肾之元气，而愤郁可开也。大半夏汤补中降逆，半夏解湿饮之聚结，分阴阳，散气逆；人参补正；蜜润燥；以水扬之者，《内经》云：清上补下，治之以缓，水性走下，故扬以缓之；佐蜜以润上脘之燥也。旋覆代赭汤降逆化痰，益气和胃，方中旋覆花下气消痰，降逆止噫，是为君药。赭石质重而沉降，善镇冲逆，但味苦气寒，故用量稍小为臣药；生姜用量独重，一为和胃降逆以增止呕之效，二为宣散水气以助祛痰之功，三可制约赭石的寒凉之性，使其镇降气逆而不伐胃；半夏祛痰散结，降逆和胃，并为臣药。人参、甘草、大枣益脾胃，补气虚，扶助已伤之中气，为佐使之用。诸药配合，共成降逆化痰、益气和胃之剂。

在脾虚湿聚型食管癌的用药中，加败酱草 30 克、当归 30 克、蒲公英 30 克、金银花 30 克以增强活血祛瘀、清热解毒、消肿散结、疏通腑气之功、有利于抑制且去除食管、胃肠道癌肿之热毒及代谢产物。

4. 痰气交阻

症状：进食尚可，但有哽噎感，进干食时尤为明显，状如异物阻塞，胸膈痞满隐痛，甚则牵引胁肋，大便干结而不畅，口干咽燥，常有嗳气，食欲锐降，饭后时有泛恶，甚则呕吐所食之物。舌苔薄腻，脉弦细。

治法：理气化痰，开郁启膈。

处方用药：启膈散合旋覆代赭汤加减。

沙参 30 克、旋覆花 15 克、赭石 30～60 克、浙贝母 10～15 克、法半夏 10～20 克、青皮 6 克、陈皮 6 克、郁金 10 克、砂仁壳 6 克、荷叶蒂 6 克、全瓜蒌 30～50 克、丹参 30 克、当归 30 克、蒲公英 30 克、金银花 30 克、白花蛇舌草 15 克、半枝莲 15 克。

用药论述：本证由痰气交结，阻于食管，使传递食物功能失常所致，依证而用启膈散。方中以郁金、旋覆花、赭石、砂仁壳顺气降逆开郁；丹参活血和络；沙参滋养阴津，此品虽属阴药但不碍气机；全瓜蒌、浙贝母、青皮、陈皮化痰快膈。从辨证而论，川楝子、杏仁、薏苡仁、枳壳、豆蔻、紫苏梗等皆可选用。在食管癌痰气交阻证中，加荷叶蒂30克、当归30克、蒲公英30克、金银花30克、白花蛇舌草15克、半枝莲15克，以增强活血祛瘀、清热解毒、消肿散结、疏通腑气之功，有利于抑制且去除食管、胃肠道癌肿之热毒及代谢产物。

5. 瘀血凝滞

症状：胸腔疼痛，吞咽困难，舌质红绛，边尖紫暗或有紫色瘀点。

治法：养血活血祛瘀，行气止痛。

处方用药：桃红四物汤、膈下逐瘀汤加减。

熟地黄30克、当归30克、白芍20克、川芎10克、桃仁10克、红花10克、五灵脂6克（炒，包煎）、牡丹皮10克、赤芍10克、乌药10克、延胡索10克、甘草10克、香附6克、枳壳6克、黄芪30克、败酱草30克、蒲公英30克、金银花30克、白花蛇舌草15克、半枝莲15克。

用药论述：桃红四物汤以祛瘀为核心，辅以养血、行气。方中以强劲的破血之品桃仁、红花为主，力主活血化瘀；以甘温之熟地黄、当归滋阴补肝、养血调经；白芍养血和营，以增补血之力；川芎活血行气、调畅气血，以助活血之功。全方配伍得当，使瘀血去、新血生、气机畅，化瘀生新是该方的显著特点。膈下逐瘀汤活血祛瘀，行气止痛，方中当归、川芎、赤芍养血活血，与逐瘀药同用，可使瘀血去而不伤阴血；牡丹皮清热凉血，活血化瘀；桃仁、红花、五灵脂破血逐瘀，以消积块；配香附、乌药、枳壳、延胡索行气止痛；尤其川芎不仅养血活血，更能行血中之气，增强逐瘀之力；甘草调和诸药。全方以逐瘀活血和行气药物居多，使气帅血行，更好发挥其活血逐瘀、破症消结之力。

对瘀血凝滞型食管癌，加黄芪30克、败酱草30克、蒲公英30克、金银花30克、白花蛇舌草15克、半枝莲15克以增强益气、活血祛瘀、清热解毒、消肿散结、疏通腑气之功，有利于抑制且去除食管、胃肠道癌肿之热毒及代谢产物。

6. 痰瘀内结

症状：胸膈板滞疼痛，吞咽受阻，甚则水饮难下，食入而复吐出，或混有紫暗色黏液，形体消瘦，肌肤枯燥，面色暗灰少华，大便难解、坚如羊屎。舌质青紫，脉细涩。

治法：祛瘀散结，涤痰软坚。

处方用药：血府逐瘀汤加减。

炒柴胡6～10克、桃仁10～15克、红花10～15克、当归尾10克、川芎10克、赤芍10克、枳壳10～15克、乳香10克、没药10克、蛴螂虫30克、桔梗10克、枳实10克、陈胆南星6～10克、半夏10克、海浮石15克、败酱草30克、蒲公英30克、金银花30克、玄参20克、麦冬20克、石斛10克。

用药论述：此证病情较重，为有形之痰与内停之瘀血混杂，阻结于食管，不仅食管失传送之权，而且亦损及胃府通降之功，故用血府逐瘀汤为主以活血行瘀，协乳香、没药、蜣螂虫增其祛瘀通络之力，加陈胆南星、半夏、海浮石是为涤痰软坚之需。癌肿多伴随热毒故加败酱草 30 克、蒲公英 30 克、金银花 30 克、玄参 20 克、麦冬 20 克、石斛 10 克，滋阴清热解毒有利消化道腑气的疏通，以及抑制、消除癌肿。此外失笑散（蒲黄、五灵脂）亦可配入其中。

7. 津气内虚

症状：形体消瘦，面色憔悴，口干舌燥，饮食甚少，胃脘痞满，嘈杂干呕，气短乏力，自汗盗汗，神怯萎顿。舌干光红，脉虚细。

治法：益气生津，养阴和中。

处方用药：参苓白术散合生脉饮加减。

人参 6 克、麦冬 30 克、五味子 10 克、黄芪 30 克、白术 15 克、茯苓 12 克、熟地黄 30 克、山药 15 克、山茱萸 20 克、扁豆 10 克、砂仁 5 克、薏苡仁 20 克、石斛 15 克、天花粉 15 克、陈皮 6 克、甘草 6 克、玄参 30 克、败酱草 30 克、蒲公英 30 克、金银花 30 克。

用药论述：此证多见于食管癌晚期，多属气阴两伤、脾胃亏虚。参苓白术散健脾胃，有助纳运之功，生脉饮养阴津以救欲涸之液，加黄芪则补气力专。加玄参30 克、败酱草 30 克、蒲公英 30 克、金银花 30 克，以滋阴清热解毒有利消化道腑气的疏通，以及抑制、消除癌肿。若加谷芽、麦芽、山楂、鸡内金等助运之品效果更佳。饮食难入者，可配用五汁液（芦根汁、生姜汁、韭汁、竹沥汁、沉香汁）不拘多少，频频呷服。呕吐痰涎者可加橘红、杏仁泥、法半夏等化痰药物。要注重患者先、后天之本，顾及胃气。

二、胃 癌

（一）概述

胃癌是发生于胃黏膜上皮的恶性肿瘤，占消化道恶性肿瘤的首位，胃癌是我国常见的恶性肿瘤之一，在我国其发病率居各类肿瘤的首位。每年有 16 万～17 万人死于胃癌，几乎接近全部恶性肿瘤死亡人数的 1/4，且每年还有 2 万以上新发胃癌患者，男性多于女性，为（3～4）∶1。本病的高发年龄在 40～60 岁，40 岁以下者约占 20%。本病依其大体形态可分为浅表型、巨块型（也叫菜花型）、浸润型和溃疡型；依其细胞组织学形态可分为腺癌、黏液腺癌（包括部分印戒细胞癌）、未分化癌。

腺癌：为涎腺上皮发生的恶性肿瘤，结构不一，但没有残留的多形性腺瘤成分。腺癌占涎腺上皮性肿瘤的 9%，属于涎腺恶性肿瘤中恶性程度较高的一种。

黏液腺癌：胃黏液腺癌是胃腺癌的一种，是肠腺化生的胃腺恶变形成的，病理切片光镜下可见大量充满透明黏液的腺癌细胞。分为两个亚型，一种黏液弥漫分布在间质中，另一种黏液充满于癌细胞内，将细胞核推到一边形似印戒，故又名印戒细胞癌。胃黏液腺癌的预后较差，容易转移和扩散，特别是种植转移到腹腔器官。

印戒细胞癌：又称黏液细胞癌。它是一种含有大量黏液的癌细胞，由于细胞中充满了黏液，把细胞核挤向了细胞的一侧，使其外形酷似一枚戒指，故其得名。印戒细胞癌在临床上倾向于弥漫性浸润，且常伴有明显的纤维化（硬化），如果发现较迟，常易浸润全胃，使整个胃壁硬化，而呈"皮革胃"。一旦发展到了"皮革胃"阶段，常属胃癌中、晚期，预后差。如果印戒细胞穿破胃壁，直接蔓延到腹膜或邻近器官，手术清扫也较为困难。消化道印戒细胞癌恶性程度高，预后差，且对放、化疗不敏感。临床资料显示早期手术治疗可取得较好的治疗效果。但胃印戒细胞癌患者在临床上并无特殊的症状，大部分患者有类似胃炎或溃疡的表现，如腹胀、嗳气、反酸、恶心呕吐、吞咽梗阻等，少数人也可仅表现为上腹部不适。而且胃印戒细胞癌还是病情进展迅速的一类肿瘤，这就使得患者发现时，多数已是胃印戒细胞癌的晚期。这时再行手术治疗已不能取得满意的效果。

未分化癌：临床上判断肿瘤的恶性程度是依据分化来讲的。所谓分化，简单地说就是瘤组织的成熟程度，恶性肿瘤或多或少都有向正常细胞分化的特点，瘤细胞分化越接近正常细胞，则越成熟，通常称为高分化，也称为Ⅰ级，如果瘤细胞分化太差，极不成熟，但仍保留某些来源组织的痕迹，则称为低分化，或称为Ⅲ级。界于两者之间的称为中分化，或称为Ⅱ级。但是，有时候肿瘤细胞分化太差，根本找不到来源组织的征象，则称为未分化。高分化肿瘤，恶性程度低，预后较好；低分化肿瘤，恶性度高，预后较差；这是高分化和低分化胃癌的区别所在。未分化肿瘤，恶性程度极高，预后最差。

本病可分属于中医的"胃脘痛""反胃""噎膈""心下痞"等范畴。当癌瘤引起贲门狭窄，导致进行性吞咽困难时，与"噎膈"的进食噎塞不利，甚至食入及吐的症状非常类似；而当癌瘤引起幽门狭窄或不完全梗阻时，其临床表现则与"反胃"完全一致。如《医贯》曰："朝食暮吐，暮食朝吐；或一两时而吐，或积至一日一夜腹中胀闷不可忍而复吐，原物酸臭不化，此已入胃而反出，故曰反胃。"

（二）中医病因病机

胃癌的病因病理较为复杂，中医认为本病的发生与正气虚损、痰瘀凝滞有关。由于饮食不节或忧思过度而致脾胃损伤，饮食不化精微而生痰浊，气结痰凝则血行阻滞，形成瘀血。痰浊、瘀血互阻互结，加之内、外之因侵袭，血分蕴毒，与痰、瘀互结，痰火毒瘀不散，乘正虚之机壅积结聚而成肿瘤。肿瘤一旦形成，邪毒随血播散，可侵害全身多个组织器官，进一步耗伤正气。邪愈盛，正愈耗，终至气血阴津匮乏，邪势难以遏制，毒瘀蕴结愈盛，以致危及生命。

或者说胃癌多由于长期的饮食不节、情志抑郁不舒，渐致痰火胶结，气滞血凝而成。如《扁鹊心书》曰："凡饮食失节，冷物伤脾胃……若伤之最重，再兼六欲七情有损者则饮蓄于中焦，令人朝食暮吐，名曰翻胃。"又如《古今医统大全》曰："反胃之证，其始也，或由饮食不节，痰饮停滞，或因七情过用，脾胃内虚"；"噎膈始因酒色过度，继以七情所伤，气血日亏……则火益甚，而脾胃皆失其传化，饮食津液凝聚而成痰积，于胃口渐而致于妨碍道路……今夫火积而痰凝，是故噎膈者因之作也……为呕涌，噎食不下，亦深切也。"

当然，"噎膈"还应包括食管癌的症状，胃癌与食管癌的病因病机事实上也是相类似的。只是由于发病部位及脏器功能不同，临床表现也不尽一致。食管癌一般以火炎为甚，伤阴较早，而胃癌由于部位的关系，其症至晚期，每可出现面足浮肿，脾肾阳虚之证。这是两者不同之处。

（三）诊断要点

早期胃癌往往无明显的症状和体征，即便出现胃脘部疼痛、饮食减少，症状也很轻，与慢性胃炎及胃溃疡无明显差异，所以也常常被人们所忽视，当腹部发现包块、锁骨上淋巴结肿大，形体消瘦，幽门梗阻、贫血，或者出现腹水时已属晚期证候。胃癌的早期诊断对预后至关重要，必须提高警惕，凡遇到中年或中年以上患者，特别是男性患者，若在短期内出现不明原因的上腹部饱胀不适、消瘦、食欲缺乏、消化不良等情况，或有溃疡病史经积极治疗效果不显时，应该及时进行详细检查。

1. 症状和体征

（1）症状　胃癌在初起阶段临床表现常不明显，早期胃癌较进展期胃癌轻微，普查中发现的早期胃癌可无任何症状和体征。病情逐渐发展可出现上腹胀满不适或隐痛，在进食后症状往往加剧，症状出现的迟早与癌肿的部位和性质有很大关系。位于贲门或幽门部的胃癌可较早的引起梗阻症状，位于胃底部或性质为浸润型的胃癌症状就不很明显，且出现较晚，息肉型胃癌易有出血，溃疡型胃癌伴有疼痛。早期胃癌主要症状为上腹胀痛，有少量出血，多数为黑便或大便潜血阳性，内科治疗不易阴转或即使阴转，以后又呈阳性表现。一旦出现明显症状，多数为中晚期胃癌，可表现为上腹部疼痛加重，或原有的节律性疼痛变得无规律，顽固而持续，不易为制酸剂所缓解，并可出现顽固的恶心呕吐和脱水征。乏力、贫血、恶病质均为晚期症状。如果发生肝、卵巢、腹腔等部位的转移，可产生相应的临床表现。

其次，食欲缺乏、厌恶油腻类食物、疲倦乏力、恶心呕吐、嗳气反酸、胃部灼热、全身不适、面色萎黄、形体渐见消瘦等也是胃癌比较常见的症状。有的可较早出现呕血与黑便。

到病变晚期，除上述症状加剧外，往往出现低热或中度发热，甚至显著消瘦呈恶病质。当胃癌已有广泛转移时，可以摸到左锁骨上淋巴结肿大，有时左侧腋下淋巴结亦可扪及。直肠指诊可发现直肠周围淋巴结肿大。并在上腹部可摸到质地坚硬或伴有轻度压痛的肿块。有腹膜或肝转移时，可发生血性腹水，腹部检查有移动性浊音，甚则腹部膨大。

（2）体征　一般胃癌早期无明显体征，部分患者上腹部有轻度压痛，其范围比溃疡大，少数患者上腹有轻度肌紧张和反跳痛。胃癌晚期上腹部可触及肿块，以右上腹（胃窦部）最多见。胃癌侵及浆膜外发生腹腔种植的晚期患者，可在腹腔多个部位及膀胱直肠窝扪及相应的结节和肿块，有的可出现腹肌紧张和反跳痛等癌性腹膜炎体征，锁骨上淋巴结转移时，可扪及肿大的淋巴结，腹膜转移时可见腹水征。其他晚期体征可有贫血，显著消瘦，恶病质。胃癌转移腹腔压迫肠管可产生肠梗阻的症状和体征。

2. 实验室检查

（1）大便潜血　90%胃癌患者的粪便隐血试验可得到阳性结果，即大便潜血持续阳性，如果经正规治疗后粪便隐血试验仍持续阳性，对胃癌的诊断有一定的价值。故大便潜血检查对胃癌诊断有一定帮助。

（2）血常规　胃癌进展期可发生贫血，多为低血色素性贫血，胃癌患者的血象中红细胞及血红蛋白往往降低，检查血象亦属必要。不明原因贫血伴胃脘部症状者，应该立即想到胃癌的可能。

（3）胃液分析　约半数以上的病例有胃酸减少或缺乏，即多数患者胃酸低下或缺乏，五肽胃泌素刺激仍缺乏胃酸或无胃酸分泌应该高度怀疑胃癌，同时胃液检查也可检测是否存在出血。

3. X线钡餐造影

X线上消化道钡餐造影有较高的诊断价值，它既可确定病变的位置，又可以了解病变的范围及侵犯程度，可观察胃黏膜的细小变化，发现早期胃癌；早期胃癌的X线表现为胃壁边缘不齐、黏膜糜烂、黏膜皱襞僵硬、可有大小不等的颗粒状阴影等，进展期胃癌的X线表现为境界锐利的局限性隆起阴影，边缘可有切迹，表面凹凸不平，或见盘状溃疡，其边缘不整，病变侧位观呈典型的半月征，胃壁僵硬，胃腔狭窄变形，形成革袋样征象。胃肠X线检查是诊断胃癌的重要方法，对可疑病例必须尽早利用此项检查方法，以期获得早期诊断。

4. 纤维胃镜检查

纤维胃镜检查是诊断胃癌的有效方法，可直接观察病灶的大小、部位、形态、范围并可以照相，取活体组织进行病理诊断。值得注意的是对于弥漫性浸润型胃癌有时由于无胃癌形态学证据而被忽视，或因胃黏膜组织僵硬，黏膜活检取不到癌组织而漏诊，因此反复检查是必要的。早期胃癌镜下可见带蒂的结节状隆起，宽基的结节状隆起表现为黏膜粗糙、浅糜烂、充血、出血等。进展期胃癌镜下多表现为胃癌病灶大，苔膜厚，基底宽，有时可见巨大溃疡，周围黏膜糜烂、渗血，或周围黏膜皱襞肥大，相互融合形成环堤，溃疡较深，形态不规则，基底部不平，表面敷有污秽，且带有陈旧血迹的厚苔，溃疡周围有弧状变形，亦可表现为胃壁僵硬、蠕动消失等。故胃镜检查可直接窥视胃内病变的性质、形态，有助于鉴别良性与恶性溃疡，了解胃癌的性质，因此，是一种很有价值的诊断方法。

5. 组织细胞学检查

组织细胞学检查是胃癌确诊的主要方法，除胃镜活检进行病理诊断外，还有胃脱落细胞检查。如淋巴结因癌的转移而检出癌细胞，有确诊价值。故晚期胃癌如出现锁骨上淋巴结肿大，可做淋巴结活检。如出现腹膜转移、卵巢转移出现腹水，可抽腹水查找癌细胞以明确诊断。

6. 胃癌的早期诊断

（1）开展普查，下列情况之一是普查对象：有一个月以上的胃病史，包括上腹部不适、嗳气等；半年内有上消化道出血，黑便史；有胃癌家族史；有明显乏力、消瘦、食欲缺乏，并能除外肝炎及其他疾病者；有明显溃疡病史，临床上可疑胃癌者。

（2）建立胃肠道门诊，对常见患者按胃癌普查梯度节选法予以检查。

（3）对慢性胃病患者进行随诊检查，要求反复活检，以免漏诊。

（四）鉴别诊断

（1）胃溃疡与胃癌的鉴别 胃溃疡青年与中年较常见；慢性病程，有反复发作的病史；疼痛有典型的节律性，饥饿与寒冷可诱发疼痛，进食、制酸剂可使疼痛暂时缓解；呕吐比较少见；一般无食欲减退。胃癌多见于40岁以上；病程短，呈进行性、发展快；疼痛无节律性，进食常使疼痛加剧，制酸剂不能完全缓解疼痛；如胃癌位于贲门或幽门部，分别有反流或呕吐；常有食欲减退或厌食。胃溃疡一般情况良好，在无并发症时，则无消瘦、面色苍白或失水症状；腹腔内无肿块；无淋巴结肿大；胃液分析呈胃酸过多或正常；大便隐血试验阳性治疗后转为阴性。纤维胃镜检查有典型的良性溃疡。胃癌常有消瘦、贫血等恶病质表现；可出现腹内肿块；晚期可出现左锁骨上淋巴结肿大或直肠周围淋巴结肿大；胃液分析常见胃酸减少或缺乏；大便隐血试验常呈持续阳性；纤维胃镜检查有胃癌病变。

（2）胃癌出现肝转移时应该与原发性肝癌相鉴别，肝脏出现多个转移病灶应该与肝囊肿鉴别。

（3）胃癌卵巢种植出现卵巢肿大、腹水应该与卵巢癌相鉴别。

（4）胃癌腹膜转移时出现癌性腹膜炎应该与感染性腹膜炎相鉴别。

（五）并发症

（1）出血 当胃癌肿瘤侵及血管时，可造成呕血、便血，严重时可发生失血性休克；长期少量出血可导致贫血。

（2）胃穿孔 深溃疡型胃癌侵及浆膜层者，最易发生穿孔，出现急腹症、诱发癌性腹膜炎，患者可出现持续腹痛、高热等显著中毒症状，严重者可导致昏迷、死亡。

（3）继发性贫血 由于胃癌细胞可分泌一种贫血因子，部分患者虽然没有出血倾向，但表现为严重的贫血貌。

（4）癌栓的形成 当肿瘤增大，癌细胞脱落进入血管形成癌栓，随栓塞部位的不同可产生相应的症状，如栓塞门静脉可出现腹痛、腹胀，甚至发生休克。

（六）胃癌证治枢要及临床特色经验探要

（1）胃癌的基本病机是正气虚损、邪气内实。正气虚是指脾胃虚弱，故扶正治疗的重点是健脾和胃。邪气实主要指痰瘀内结和热毒蕴结，故祛痰化瘀、清热解毒亦是本病的重要治疗法则，常须兼顾。

（2）本病初期正虚而邪不盛，仅显示脾胃功能不足，治疗当以祛邪为主，适当扶助脾气。晚期则正不胜邪、邪毒内窜，病变可累及肺、肾、肝诸脏，而邪毒久羁又使机体阴阳气血进一步亏损，呈现出一派正虚邪实之象，临床上常采用扶正为主兼以祛邪的治疗法则，在灵活应用温补脾肾、滋补肝肾、大补气血等法的基础上适当给予解毒散结、活血化瘀之品，力求恢复正气，稳中求效。

（3）对胃癌的治疗，主张若确诊癌肿，首先手术切除，而后在中医的辨证论治方面，必须重视宜从整体出发，根据癌症早、中、晚期的不同及其全身情况给予以辨证治疗。如胃癌早期未见梗阻出血时，而仅有食欲缺乏、上腹饱胀或疼痛，此时可在一般胃脘痛或消化不良辨证论治基础上酌加活血化瘀、消肿软坚之药，如病情发展出现明显呕血或黑便症状时，当投以益气和胃、养血止血之品。

（七）临床分型辨证论治

1. 痰气凝滞

症状：胃脘胀满，时时作痛，食后加重，食欲缺乏或进食不畅，或呕吐夹有多量黏液。苔白或白腻舌暗，脉弦滑。

治法：健脾和胃，理气化痰。

处方用药：香砂六君子汤加减。

党参 30 克、白术 30 克、茯苓 15 克、甘草 6 克、陈皮 10 克、法半夏 10 克、生姜 6 克、木香 6 克、砂仁 5 克、枳壳 10 克、香附 10 克、柴胡 6 克、当归 30 克、白芍 30 克、延胡索（元胡）10 克、白屈菜 15 克、八月札 15 克、老刀豆 20~30 克、天花粉 10 克、石斛 10 克、麦冬 15 克、败酱草 30 克、蒲公英 30 克、金银花 30 克。

用药论述：对于痰气凝滞型之胃癌，多见于肿瘤生长在胃底、贲门等部的早期患者。由于脾胃虚弱，而致痰湿凝滞，阻碍气机。方中党参、白术、茯苓益气健脾；陈皮、法半夏、柴胡、香附、枳壳等理气化痰散结；白屈菜、八月札、白芍缓急止痛，行气散结，老刀豆具有扩张食管贲门的作用。白芍、延胡索（元胡）缓急止痛。加天花粉 10 克、石斛 10 克、麦冬 15 克、当归 30 克、败酱草 30 克 蒲公英 30 克、金银花 30 克，以增强滋阴生津、清热解毒、祛瘀消肿散结之功。若呕吐较重可加旋覆花、赭石以降逆止呕。治疗过程中尤其要注意顾其胃气，如果脾胃能够胜任，可加用辨证的中药 2~3 味，如热毒证选用半枝莲、白花蛇舌草，血瘀证可选用三七等中药。

2. 脾胃虚寒

症状：胃脘胀满隐痛，喜按喜温，纳谷不化，大便溏薄，或朝食暮吐，暮食朝吐，时吐清水，或胃中辘辘，神疲指凉。舌质胖淡有齿痕，苔白滑而润，脉沉缓或濡细。

治法：温中散寒，化痰消积。

处方用药：温中消积汤（自拟方）合桂附地黄丸加减。

党参 30 克、白术 30 克、高良姜 10 克、陈皮 10 克、半夏 10 克、荜茇 10 克、紫蔻 6 克、婆罗子 10 克、熟地黄 30 克、山茱萸 20 克、山药 30 克、牡丹皮 10 克、泽泻 6 克、茯苓 15 克、肉桂 5 克、附子 5 克、当归 20 克、石斛 10 克、麦冬 15 克、金银花 30 克。

用药论述：本证主要特征为脾虚胃寒，运化迟缓。多见于肿瘤晚期或久病脾胃虚寒者。以温中散寒，健脾温胃为法。方中党参、白术、陈皮、半夏健脾和胃；高良姜、附子、紫蔻温中散寒。其中荜茇具有温中又抗癌的作用，用于此证最适宜；紫蔻化湿消痞，行气温中，开胃消食；婆罗子味甘，性温，理气宽中，和胃止痛。对本证，临床上往往配合从肾论治，故本证加桂附地黄丸常获得较好效果，桂附地黄丸所治病证为肾阳虚证，是由于肾中阳气不足所致，故治疗上以温补肾阳为主。全方以六味地黄丸为基础，滋补肝肾之阴，又配以肉桂、附子温补肾中阳气，以达到"益火之源，以消阴翳"的目的。正如张景岳所言"善补阳者，必于阴中求阳，则阳得阴助而生化无穷"。对于肾阳亏虚所致之疾患极为适宜。由于久病耗损阴阳，故加石斛 10 克、麦冬 15 克、当归 20 克、金银花 30 克，以利滋阴、清热解毒、消肿散结。如此攻邪之目的也正是增强正气。

3. 瘀毒内阻

症状：胃脘刺痛灼热、痛有定处、心下痞块拒按，口干思饮，五心烦热，肌肤甲错或便干色黑。舌质紫暗有瘀点或瘀斑，苔少或黄，脉沉细而数。

治法：清热解毒，化瘀消癥。

处方用药：化瘀消癥汤（自拟方）。

白花蛇舌草 20～30 克、半枝莲 20～30 克、藤梨根 30 克、赤茯苓 15 克、龙葵 15 克、三棱 6 克、莪术 6 克、延胡索（元胡）6 克、大黄 10 克、桃仁 6 克、玉竹 10 克、黄精 10 克、沙参 30 克、生蒲黄 10 克（包）、五灵脂 6 克（包）、当归 30 克、败酱草 30 克、蒲公英 30 克、金银花 30 克、生地黄 30 克、玄参 30 克、麦冬 30 克、石斛 10 克、黄芪 30 克。

用药论述：此证表现为血瘀毒热并存，多见于胃癌的进展期，正气盛而邪气实，治疗以祛邪为主。方中白花蛇舌草、半枝莲、藤梨根、龙葵、败酱草、蒲公英、金银花具有清热解毒作用，又是用于胃癌的常用抗肿瘤药物，选用于本证最为合适；失笑散（生蒲黄、五灵脂）加桃仁、三棱、莪术化瘀以止痛，三棱、莪术亦为抗消化道癌肿的常用药物。本证病情进展迅速而多变，临床上应该注意。由于肿瘤侵犯大血管可引起大出血，出血性休克，危及生命，此时应该及时采取养血止血，暂时停用活血化瘀药物。本方中加玄参、麦冬、石斛、沙参、生地黄、黄芪等药，正是为了益气养阴养血，预防大出血。

4. 气血双亏

症状：面色苍白无华，全身乏力，心悸气短，头晕目眩，虚烦不寐，自汗盗汗，纳少乏味，形体羸瘦，上腹肿块明显。舌质淡、苔薄白，脉细无力或虚大。

治法：补气养血，化毒抗癌。

处方用药：扶正抗癌方。

党参30克、生黄芪50克、生白术30克、熟地黄30克、山茱萸20克、山药15克、生薏苡仁20克、白英20克、仙鹤草20克、白花蛇舌草20克、七叶一枝花15克、石见穿15克、败酱草20克、蒲公英20克、金银花30克、石斛15克、玄参30克、麦冬20克。

用药论述：此证特征为正虚邪实，虚多实多，体弱难以攻邪，攻邪又虑伤正。治疗时应该注意侧重于用扶正之品。方中党参、生黄芪、生白术、生薏苡仁益气健脾，如患者现元气大伤之象，同时可重用黄芪30～60克，并以人参易党参；败酱草、蒲公英具有清热解毒、消肿排脓之功效，是清除消化道邪毒之要药；白花蛇舌草、七叶一枝花、石见穿、白英、仙鹤草、金银花等均有抗瘤散结的作用。但为预防抗癌瘤药物对机体的伤正因素，增强益气养阴、补肾之用。故加石斛、玄参、麦冬以滋阴，加熟地黄、山茱萸、山药以补肾。采取以重补缓攻，缓缓图治为妥。

三、原发性肝癌

（一）概述

原发性肝癌系指肝细胞、肝内胆管细胞发生的恶性肿瘤，是恶性肿瘤中死亡率最高的癌症，故有"癌中之王"的称谓。据统计其发病率在男性位于恶性肿瘤的第3位，年死亡率为14.54/10万人口，女性居第4位，年死亡率为5.61/10万人口。男女发病率比值为（3～4）：1。高发年龄为30～50岁，早期肝癌无明显的症状和体征，临床就诊绝大多数为中晚期，病变凶险，发展快，治疗和预后极差。病因及发病机制尚未明确。据流行病学调查资料分析，水源污染，特别是黄曲霉素污染食物是最可疑的致病因素，而肝炎后肝硬化与肝癌发病密切相关。

原发性肝癌与中医文献中"癥瘕积聚""肝积""鼓胀""黄疸""玄癖""癖黄""痞气"的描述相似，各个不同阶段，可分别表现为"癥积""鼓胀""胁痛"等中医病证，晚期可出现"血癥""昏迷"等严重并发症。

（二）中医病因病机

原发性肝癌的原因至今不明，一般认为与全身免疫力低下，或肝炎、肝硬化、全身营养不良和传染性肝炎病毒、华支睾吸虫感染以及黄曲霉毒素、亚硝胺化合物、中毒性肝炎等因素有关。故本病的致病因素多而杂，病机变化多隐匿而进展甚快。长期情志抑郁，肝气郁滞，气滞血瘀，蓄积于肝而致癥积，此其一。饮用陈腐之水，常进霉变食物，湿浊内蕴，困阻中焦，郁热生毒，湿聚为痰，是以湿浊、痰瘀、热毒交阻为患，留着肝脏日久而成癥积，此其二。癥积既成，阻滞肝之络脉而右胁下肿胀疼痛，触之如"玄癖"；横逆脾胃而纳运俱差；阻塞胆道则面目一身尽黄染；壅塞水道则浊水不得宣泄，潴留于内而腹大如鼓；若瘀浊腐络，上蒙心窍，还可见呕血、便血、昏迷等危重症。

总之，中医学认为本病原因有气血瘀滞、脾虚湿聚、热毒内蕴等。如情志抑郁，气机不畅，气滞血瘀，血行受阻，日积月累，而成积聚。张子和谓："积之成也，或因暴怒喜悲思恐之气。"脾虚湿聚，寒气侵袭，饮食失调，脾阳不运，湿痰内聚，气血瘀滞，积块而成。湿郁化热而现黄疸。脾气受伤而致水肿腹胀。《灵枢·百病始生》谓："积之始生，得寒乃生"。热毒内蕴，嗜酒过度或邪毒外侵，湿热郁蒸而致黄疸、鼓胀等症。

(三) 临床表现

原发性肝癌发病后较一般癌瘤进展快，几周内，即可出现恶病质。因此，原发性肝癌的早期症状往往不很明显和缺乏特异性。一般中年以上患者，若有右上腹或中上腹饱胀、刺痛等不适，食欲减退，恶心呕吐，消瘦乏力，并伴有进行性肝肿大，以及患有慢性肝炎而突然肝脏肿大，肝区有重压感和持续或间歇性疼痛等，应该考虑有肝癌的可能。

(1) 肝脏肿大与疼痛　表现为肝脏进行性肿大，质地坚硬，表面不规则。少数病例肝脏有明显触痛，重压感，或间歇性或持续性疼痛，常因体位转动或劳动而加重。疼痛一般向肩及背部放射。

(2) 发热　有的呈持续性低热，有的为不规则的间歇性高热。发热原因，可能是因为癌瘤组织的大量坏死，或癌瘤压迫并阻塞胆管，引起胆囊炎以及其他合并感染等。

(3) 黄疸　约有半数以上的病例可出现不同程度的黄疸。黄疸产生的原因，可能是因为癌组织侵入肝内主要胆管，或癌转移肿大而压迫肝外胆管，以及由于癌瘤而产生肝脏广泛破坏所引起的肝细胞性黄疸等。

(4) 出血　部分病例常伴有鼻衄或齿龈微量出血，大便隐血试验阳性。肝破裂，可引起腹腔内大量出血而造成休克和危险。

(5) 腹水　肝癌到晚期，一般多出现大量腹水或血性腹水。发生腹水的原因可能有肝硬化、癌组织侵及门静脉而形成血栓、癌结节压迫门静脉等。

(四) 诊断要点

1. 临床表现

由于原发性肝癌发病隐匿，早期多数无明显临床症状，即使有也往往缺乏特征，常因上腹部不适、纳呆、恶心、呕吐、腹部作胀、腹痛、腹泻等消化道症状，而误诊为胃肠道和肝胆的一般病变，至明显的肿大、肝区疼痛、发热、消瘦等情况出现后，多数已为晚期。不少患者甚至出现黄疸、腹水、恶病质时才明确诊断。晚期突出表现为肝肿大、质硬、表面呈结节状，并可出现肝硬化失代偿期所有的症状和体征，如肝掌、蜘蛛痣、腹壁静脉怒张、脾大、腹水、黄疸等。总之，若肝脏肿大，肝区压痛，食欲不佳，乏力，体重减轻，而肝区扪诊有肝大、质硬并伴有结节，应该首先想到有肝癌的可能。

2. 实验室检查

（1）甲胎蛋白测定　对原发性肝细胞肝癌的特异性较高，其普查阳性病例随访确诊者约占85％以上。对原发性肝癌有诊断意义。但须排除妊娠、活动性肝病及生殖腺胚胎肿瘤。故也要注意假阳性。

（2）血液生化检查　轻度贫血，红细胞沉降率较快，血清碱性磷酸酶增高，γ-谷氨酰转肽酶增高，乳酸脱氢酶及其同工酶增高呈阳性反应，都提示有肝癌的可能。

（3）X线检查　在X线透视下可见右侧横膈明显抬高，活动受限，尤其是出现局限性隆起，对诊断膈面肝癌很有价值。

（4）超声波检查　显示肝脏形态不规则，并可见病灶处实性占位性病变，亦可见弥漫分布不均的小光点，出现酸水时可见液性暗区。

（5）CT扫描检查　可见肝内占位性病变，并可明确病变部位及病变的大小形态。

（6）组织学检查　经B超引导下行肝脏病变部位穿刺活检及腹腔镜检查获得病理组织，对原发性肝癌的确诊很有价值。

3. 早期诊断要点

（1）临床上出现消化道症状，如上腹部不适、肝区隐痛、纳呆、腹胀等，临床医师应该警惕肝癌的可能性，应该作进一步检查。

（2）对有肝病史的患者，应该注意检查甲胎蛋白，特别要注意作动态观察，如甲胎蛋白持续上升，应该高度警惕肝癌的可能。

（3）在临床上如有低血糖、高血脂、高血钙、红细胞增多症及男性乳房发育等合并症者，均需注意肝癌的可能，应该进一步检查以明确诊断。

（4）对高危人群进行定期普查，其中包括甲胎蛋白、酶学检查、超声波检查，对发现早期肝癌有重要意义。我国发现的早期肝癌，大部分是普查的结果。早期发现、早期诊断、早期治疗，做到"三早"，将大大提高肝癌的诊治水平。

（五）鉴别诊断

（1）继发性肝癌　肝脏为转移性癌肿的好发器官，临床上较为常见。然继发性肝癌症状较轻，发展较慢，除肝脏癌变的症状之外，有原发癌灶的相应症状。其次继发性肝癌多数呈结节型，而很少有巨块型。甲胎蛋白试验在原发性肝癌大部分为阳性，而在继发性肝癌几乎皆为阴性。

（2）肝硬化　原发性肝癌常在肝硬化的基础上发生，故肝癌与肝硬化的鉴别常有困难。鉴别的方法，在于详细的临床观察并配合一定的实验室检查。

（3）肝脓肿　除较少的细菌性肝脓肿外，多为阿米巴性肝脓肿，其临床表现及某些实验室检查结果与原发性肝癌非常相似。以超声波检查或肝穿刺以资鉴别。

（4）其他肝脏良性肿瘤、血管瘤、肝包囊虫病、胆囊癌、胰腺癌等，有时也可能与原发性肝癌相混淆，应注意鉴别。

（5）原发性肝癌出现腹水须与肝硬化、腹腔转移癌、卵巢癌、肝转移癌、腹膜间皮瘤相鉴别。

（6）原发性肝癌出现胃底、食管静脉丛破裂出血须与肝硬化、消化道溃疡、胃炎、胃癌、食管贲门癌出血相鉴别。

（7）肝脏肿大应该与其他肿瘤肝转移相鉴别。

（六）并发症

（1）食管胃底静脉曲张破裂出血　是硬化型肝癌常见并发症，常导致大量呕血和便血，可造成休克，诱发肝性昏迷，为原发性肝癌重要死亡原因之一。

（2）肝破裂　肿块巨大，侵及肝被膜，易引起肝破裂产生内出血。患者往往突然出现剧烈的肝区疼痛、面色苍白、大汗淋漓、休克，常致死亡。

（3）肝性昏迷　常见于肝癌晚期，因消化道出血、摄入多量蛋白、利尿、腹泻等原因而诱发。患者出现精神错乱、运动异常、躁动不安，继而出现意识模糊、昏迷、血氨增高等。也是引起死亡的重要原因。

（4）肝肾综合征　即出现肾功能衰竭，或氮质血症，可为晚期肝癌的严重并发症。见于消化道大量出血后，肠道吸收氨增多。由于休克引起肾动脉灌注不足，造成肾功能损伤。亦可见于大量抽腹水及手术后。肝肾综合征亦是原发性肝癌死亡原因之一。

（5）其他，静脉癌栓的形成、门脉血栓的形成以及消化性溃疡等均可由原发性肝癌所致。

（七）原发性肝癌证治枢要及临床特色经验探要

（1）根据本病多由气滞、湿浊、痰瘀、热毒交阻，留着于肝而为肝积的病因病机特点，故其治疗多从疏气滞、祛湿浊、化痰瘀、清热毒入手。

（2）"见肝之病当先实脾"，在本病的治疗过程中有一定的现实意义，健运中焦之法，不仅可以维持水谷精微充养全身，而且在一定程度上能收扶土抑木、化湿消鼓胀之效，对延缓生机有所裨益。

（3）补虚扶正与舒肝健脾或清热解毒法合并，对一些患者临床症状的改善有较好疗效，在使用活血化瘀药尤其是桃仁、红花、三棱、莪术等峻烈之品时，用量不宜过大、过猛，须配合养血、益气之药，如配合生地黄、黄芪且用量宜大，生地黄

30～50 克，黄芪 30～60 克，以预防大出血或肝破裂。一定要依病情辨证论治，针对证选药用药及依病情规律选择药量。对本病始终坚持扶正祛邪，稳中求生符合康复治疗规律。这里的扶正是在整体观辨证论治的前提下，时刻顾及患者之胃气，注重先天之本及后天之本的扶正。

（4）肝癌的治疗，同其他癌瘤一样，遵循《黄帝内经》之"上工"治疗方法，提高肝癌的诊治水平，早期发现、早期诊断、早期治疗，把问题消除在萌芽状态。故一旦发现癌瘤之萌芽，首先手术切除，善后规律治疗中医较具优势。根据癌症早、中、晚的不同及患者的全身情况，进行辨证的治疗。如患者一般情况良好，无特殊体征，仅上腹部饱胀，食欲减退，此时，在辨证的基础上，可用疏肝解郁、健运宽中等法治之，如病情发展，出现热毒壅盛，大便秘结，小便短赤时，当清热解毒利湿，以清热解毒为主；如到晚期，黄疸加深，出现腹水和恶病质等情况，当益气健脾利水，而以扶正为主，不宜用苦寒或温燥等克伐正气的药物。

（八）临床分型辨证论治

1. 肝气抑郁

症状：胸腹胀满，食后胀闷更甚，胁下疼痛，胃纳不佳，有时恶心，疲倦乏力，下肢浮肿，苔腻，脉细弦或细濡。

治法：益气健脾，行气化痰，化湿理气止痛，调中和胃。

处方用药：异功散、参苓白术散、香砂六君子汤加减。

人参 6 克（或党参 20 克）、甘草 6 克、茯苓 15 克、白术 15 克、陈皮 10 克、山药 15 克、枳实 6 克、厚朴 6 克、柴胡 5 克、神曲 10 克、麦芽 10 克、山楂 10 克、扁豆 10 克、莲子 10 克、砂仁 5 克、桔梗 10 克、半夏 10 克、木香 6 克、金银花 50 克、蒲公英 30 克、当归 30 克、玄参 30 克、天花粉 10 克、熟地黄 30 克、山茱萸 20 克、麦冬 20 克、车前子 10 克。

用药论述：方中党参、白术、茯苓、木香、陈皮、半夏、砂仁、甘草取香砂六君子汤之意，健脾益气和胃，理气止痛；柴胡气质轻清，能疏解少阳之郁滞；厚朴、枳实理气畅中；当归养血活血；白芍性凉，味苦酸，具有补血柔肝、平肝止痛、敛阴收汗等功效，适用于阴虚发热、月经不调、胸腹胁肋疼痛、四肢挛急、泻痢腹痛、自汗盗汗、崩漏、带下等症。神曲、麦芽、山楂健胃消食、化积调中；甘草调和诸药。加金银花 50 克、蒲公英 30 克、当归 30 克、玄参 30 克、天花粉 10 克、熟地黄 30 克、山茱萸 20 克、麦冬 20 克、车前子 10 克有利于平稳扶正，消散癌肿毒邪。上药合用，共成健脾益气、调中和胃之剂，能调节胃肠功能，缓解胃脘痞满、闷胀不舒、嗳气不爽等症状。

2. 肝郁脾虚

症状：右胁肋胀痛并可触及积块，脘痞腹胀，食少便溏，嗳气泛恶时作，郁怒时加重。舌淡、苔白，脉弦细。

治法：疏肝理气健脾。

处方用药：逍遥散加减。

柴胡 6 克、当归 30 克、白芍 30 克、白术 30 克、茯苓 15 克、郁金 10 克、香附 6 克、延胡索 10 克、八月札 20 克、青皮 6 克、甘草 6 克、金银花 50 克、蒲公英 30 克、玄参 30 克、天花粉 10 克、熟地黄 30 克、山茱萸 20 克、麦冬 20 克、车前子 10 克。

用药论述：早期原发性肝癌本证多见。由于肝郁不疏，气机失畅，阻于胁络，横逆乘脾所致。方中以柴胡、郁金、青皮、香附疏肝理气、解郁止痛；当归、白芍柔肝养血；八月札理气活血；延胡索活血止痛；白术、茯苓、甘草健脾和中。加金银花 50 克、蒲公英 30 克、玄参 30 克、天花粉 10 克、熟地黄 30 克、山茱萸 20 克、麦冬 20 克、车前子 10 克有利于平稳扶正，消散癌肿毒邪。若脾虚明显可加用党参 30 克、生薏苡仁 20 克、豆蔻 10 克；若气滞明显可加厚朴 6 克、大腹皮 10 克、莱菔子 10 克；若积块肿大质硬可加鳖甲 20 克、生牡蛎 20 克。

3. 气血瘀滞

症状：胁下有积、积块大而坚硬、固定不移、胁肋疼痛、痛引腰背、胀痛不适、肢倦乏力、腹胀食少、形体消瘦、面色黧黑、小便黄、大便不爽、舌苔少或厚腻舌质紫暗有瘀斑、脉细弦或弦涩等。

治法：行气活血化瘀止痛，理气散结，健脾消积。

处方用药：血府逐瘀汤、桂枝茯苓丸、越鞠丸等加减。

当归 30 克、生地黄 30 克、桃仁 10 克、红花 10 克、枳壳 10 克、赤芍 15 克、柴胡 5 克、甘草 6 克、桔梗 6 克、川芎 6 克、牛膝 10 克、白芍 30 克、郁金 10 克、桂枝 6 克、茯苓 12 克、牡丹皮 10 克、苍术 6 克、香附 6 克、神曲 6 克、栀子 6 克、降香 6 克、延胡索（元胡）10 克、炮穿山甲 10 克、土鳖虫 6 克、生牡蛎 20 克、白屈菜 20 克、八月札 20 克、黄芪 30 克、蒲公英 30 克、玄参 30 克、天花粉 10 克、麦冬 30 克、山茱萸 20 克、金银花 30 克。

用药论述：方中加赤芍、土鳖虫活血化瘀；降香、延胡索（元胡）、郁金、八月札、白屈菜理气行血止痛；重用当归 30～60 克、白芍 30～60 克，养血柔肝；穿山甲、生牡蛎软坚消积。加黄芪 30 克、蒲公英 30 克、玄参 30 克、天花粉 10 克、麦冬 30 克、山茱萸 20 克、金银花 30 克，以增强益气滋阴补肝肾，清热解毒消散癌瘤。若本证脾虚明显者减少土鳖虫、炮穿山甲的用量，加用太子参、白术、茯苓；若气滞明显者可适量加入厚朴、大腹皮、枳实；若痞块明显者可加大黄䗪虫丸 6 克，一日两次。

4. 湿热结毒

症状：两胁痞积，持续疼痛，发热，口干苦，身目俱黄，腹胀，便干尿赤。舌质红绛而暗，舌苔黄腻，脉弦滑或滑数。

治法：清利湿热，解毒散结。

处方用药：龙胆泻肝汤、茵陈蒿汤加减。

金钱草 15～30 克、虎杖 15～30 克、姜黄 10～15 克、栀子 10 克、龙胆 10 克、

牡丹皮 15 克、茵陈 50 克、大黄 10 克、草河车 15 克、白英 15～30 克、龙葵 15～30 克、半枝莲 30 克、厚朴 10 克、大腹皮 10 克、莱菔子 10 克、羊蹄根 20 克、蛇莓 15～30 克、玄参 30 克、天花粉 10 克、蒲公英 30 克、金银花 30 克。

用药论述：本证多属病情进展期。为肝郁气滞日久，气有余便是火，气郁化热酿毒，瘀浊阻滞所致。方中金钱草、茵陈清利湿热退黄，姜黄疏肝利胆而行血。虎杖、栀子、牡丹皮、草河车、龙葵、白英、龙胆、半枝莲、蛇莓、羊蹄根凉血解毒、清热泻火，厚朴、大腹皮、莱菔子行气导滞而消胀。大黄苦寒泄热，荡涤胃肠，不但能协助茵陈、栀子以泄郁热，并能通大便以泻实结。羊蹄根、蛇莓、半枝莲具有较好抗癌效果，以利清热解毒、凉血止血、消肿散瘀，以达治愈癌肿之目的。

5. 热毒内蕴

症状：发热烦渴，胁下刺痛，黄疸加深，大便秘结，小便短赤，有时齿龈出血，甚则便血，舌苔黄腻而干，脉弦数。

治法：清热解毒，祛郁利湿祛黄疸。

处方用药：黄连解毒汤、龙胆泻肝汤、当归龙荟丸、泻青丸加减。

黄连 9 克、黄芩 6 克、黄柏 6 克、栀子 9 克、龙胆 6 克、泽泻 12 克、木通 6 克、车前子 10 克、当归 30 克、生地黄 30 克、柴胡 6 克、生甘草 10 克、芦荟 6 克、青黛 6 克、大黄 3 克、木香 6 克、防风 6 克、羌活 6 克、川芎 6 克、茵陈 30 克、玄参 30 克、山茱萸 20 克、蒲公英 30 克、天花粉 6 克、金银花 30 克、白花蛇舌草 15 克。

用药论述：黄连解毒汤清热泻火解毒，方中以大苦大寒之黄连清泻心火为君，兼泻中焦之火。臣以黄芩清上焦之火。佐以黄柏泻下焦之火；栀子清泻三焦之火，导热下行，引邪热从小便而出。龙胆泻肝汤泻肝胆实火，清下焦湿热，方中龙胆草泻肝胆之实火，并能清下焦之湿热为君，黄芩、栀子、柴胡苦寒泻火，车前子、木通、泽泻清利湿热，使湿热从小便而解，均为臣药；肝为藏血之脏，肝经有热则易伤阴血，故佐以生地黄、当归养血益阴；甘草调和诸药为使。当归龙荟丸泻火通便。泻青丸泻肝火，并能疏散肝胆郁火，宜于肝火内郁证。

对于本证肝癌肿热毒内蕴型加玄参 30 克、山茱萸 20 克、蒲公英 30 克、天花粉 6 克、金银花 30 克、白花蛇舌草 15 克，以利滋补肝肾，扶正祛邪，增强清热解毒、解郁利湿祛黄疸，消散癌肿。

6. 气阴两虚

症状：阴虚内热，低热不退，精神疲倦，四肢乏力，动则汗出，胃纳不佳，口干津少，舌光苔少，脉细无力。

治法：益气养阴养血，滋阴生津降火。

处方用药：生脉散、一贯煎、大补阴丸、加减复脉汤等加减。

人参 10 克、麦冬 30 克、五味子 10 克、北沙参 10 克、生地黄 30 克、当归 30 克、枸杞子 10 克、川楝子 10 克、黄柏 6 克、知母 6 克、熟地黄 30 克、龟甲 15

克、炙甘草 10 克、生白芍 20 克、阿胶 6 克、麻仁 5 克、玄参 30 克、黄芪 20 克、山茱萸 15 克、半枝莲 10 克、白花蛇舌草 15 克、蒲公英 30 克、天花粉 10 克、金银花 30 克。

用药论述：生脉散中人参、麦冬、五味子可益气养阴，敛汗生脉。一贯煎滋阴疏肝，方中重用生地黄为君，滋阴养血、补益肝肾。北沙参、麦冬、当归、枸杞子为臣，益阴养血柔肝，配合君药以补肝体，育阴而涵阳。并佐以少量川楝子，疏肝泄热，理气止痛，遂肝木条达之性，该药味苦、性寒，但与大量甘寒滋阴养血药配伍，则无苦燥伤阴之弊。大补阴丸滋阴降火；加减复脉汤滋阴养血，生津润燥。

在本证肝癌肿气阴两虚证型中，加玄参、黄芪、山茱萸、半枝莲、白花蛇舌草、蒲公英、天花粉、金银花，以增强益气养阴、滋补肝肾、清热解毒、消肿散结抗癌肿之效。

7. 肝肾阴虚

症状：两胁隐痛不休，神疲羸瘦，五心烦热，潮热盗汗，面黄鼓胀，尿涩量少，吐衄便血，腹筋暴露，口干。舌红少苔，脉细数。

治法：滋阴柔肝，益气养阴。

处方用药：一贯煎加减。

生地黄 30 克、白芍 30 克、当归 30 克、生龟甲 20 克、牡丹皮 15 克、青蒿 10 克、黄芪 30 克、生鳖甲 20 克、半枝莲 30 克、北沙参 30 克、麦冬 30 克、枸杞子 10 克、川楝子 10 克、山茱萸 20 克、玄参 30 克、蒲公英 30 克、天花粉 6 克、金银花 30 克。

用药论述：对此证肝癌肝肾阴虚型，多为肝癌晚期。肝肾同源，肝病及肾。本证特点是正虚邪盛。病程日久，既有肝血亏耗、气阴两虚、肝不藏血、脾不统血等虚象，又有邪毒内蕴、肝热水结等实候。方中生地黄、生龟甲、生鳖甲、北沙参、麦冬、枸杞子滋阴软坚；白芍、当归养血柔肝；牡丹皮、青蒿清虚热，黄芪健脾益气，半枝莲清热利湿，稍佐川楝子理气通络。加山茱萸 20 克、玄参 30 克、蒲公英 30 克、天花粉 6 克、金银花 30 克，以扶正，滋补肝肾之阴，清热解毒，消肿排脓以散癌肿。对本证的治疗，以补虚、扶正祛邪为原则，而扶正尤其注重先天之本及后天之本，时常顾及患者之胃气。若有腹水加大腹皮、抽葫芦（功能：利水消肿。用于面目浮肿、大腹水肿、脚气肿胀等）等利水消臌之品；若见出血，摄血止血之药亦当加入，但切忌见到实邪明而攻伐太过，以免损伤正气，进一步耗伤肝肾之阴，或损络动血。

四、大 肠 癌

（一）概述

大肠癌是发生于大肠黏膜上皮的恶性肿瘤。包括盲肠、升结肠、横结肠、降结肠、乙状结肠和直肠等部分，但以直肠和乙状结肠发生癌肿的机会为最多，大约占所有大肠癌的四分之三。大肠癌是消化道常见的恶性肿瘤之一，在胃肠道的癌病中，其发病率仅次于胃癌和食管癌，而居消化道癌的第三位。男性多于女性，男女比例约为 2∶1。一般以 40～70 岁的患者为多，年龄 30 岁以下者仅少数，约占 4%。

结肠癌、直肠癌中，约占 3/4 的癌肿发生在肛管、直肠及直肠与乙状结肠交界处，距离肛门口 25 厘米的范围以内。仅有 1/4 发生在升结肠、横结肠和降结肠。大肠癌往往由大肠的腺瘤、息肉、慢性炎症的长时间刺激所演变而来。中医学对本病的记述散见于"脏毒便血""肠覃""癥瘕""锁肛痔"等范畴。如《外科大成》说："锁肛痔，肛门内外如竹节锁紧，形如海蜇，里急后重，便粪细而带扁，时流臭水……"这些描述，与现在结肠癌、直肠癌、肛管癌等证候颇为相似。

（二）中医病因病机

结肠癌、直肠癌的病因尚不明确，但一部分结肠癌、直肠癌的发生与慢性结肠炎、慢性痢疾、慢性溃疡性结肠炎、血吸虫病、结肠息肉等有一定的关系。病期越长者，癌变的机会越多。有可能成为大肠癌致病因素的，一是饮食结构失当，恣啖甘肥油腻、醇酒厚味，湿浊偏盛而困阻脾胃，以致运化乏权，湿浊蕴热，日久湿热蕴毒，湿毒下注大肠，使大肠传导失司，气血黄变为脓为浊瘀；二是情志失调，忧思抑郁，气滞而致血瘀，瘀血与肠内湿滞凝结胶着肠道而致恶变；三是久泻久痢，湿热余邪留恋肠腑，久则脾胃受损，正气渐耗，肠道之邪突变成毒，产生恶疡肿瘤。癌瘤既成，则耗损脾胃肾气，故后期除肠腑传导失常见症外，还现脾肾亏虚之象。

总之，中医学认为本病由忧思郁怒，饮食不节，久痢久泻，脾失健运，气机不畅，毒邪侵入，湿热蕴结，下注大肠，滞留积聚，凝结成积。

（三）临床表现

临床上初期一般无明显症状，至病情发展，可出现下列征象。

（1）大便习惯改变　为结肠癌和直肠癌的早期症状。表现为排便次数增多或便秘，并常伴有肛门下坠不适感。

（2）便血　也是结肠癌和直肠癌的早期症状之一。大便带血或大便伴有黏液、黏冻等。

（3）大便变形　如癌肿进一步发展，引起肠腔狭窄时，就会出现大便变扁、变细以及腹胀、肠鸣、腹痛等症状。

（4）转移征象　晚期患者，可因所患癌肿的转移而出现不同的征象。如转移至肝脏可出现肝肿大和黄疸；癌肿侵及骶骨神经丛可出现直肠内或骶骨部、下腹部等剧烈疼痛。侵及膀胱和尿道可出现排尿不畅或疼痛。到晚期严重时，可出现形体消瘦、水肿、贫血等症状。

（四）诊断要点

1. 临床表现

（1）凡中年以上有上述症状或大便习惯改变，特别是有血吸虫病、多发性结肠直肠息肉以及慢性结肠炎病史的患者，应提高警惕，进行详细全面的体格检查。在临床上凡是有便血、腹痛、腹泻、黏液便等大肠癌的常见症状，均应考虑本病的可能，进行必要的检查。此病早期为大便次数增多，大便变形，大便变细，里急后重、肛门区疼痛。肛门处肿瘤侵犯严重时可造成肛门括约肌失灵，大便失禁。晚期病变可出现肠梗阻表现。大肠癌一旦转移，在腹股沟区常可扪到肿大的淋巴结。若癌随血液播散，可转移到其他主要脏器而出现相应的表现，如常见的肝转移，可出现肝肿大、黄疸、腹水等。肺转移可出现咳嗽、血痰、气急、肺部阴影等征象。另外对有大肠腺瘤、溃疡性结肠炎，特别是家族性肠息肉发病史的患者，应提高警惕，密切观察大便变化，定期复查。

（2）肛门指检：在大肠癌中，直肠癌占70%左右，距肛门8～9厘米以下的肿块均可通过肛检触及。在临床上，直肠癌发生在手指可以触及的部位的占70%～80%。因此直肠指检对于直肠癌的早期诊断具有很重要的意义。多数为肠壁上硬性结节性肿块，肠腔狭窄，指套上常染有血、脓和黏液。应注意肿块的形态、大小、质地、方位、肿物与肛门的距离、是否固定、与周围器官关系（男性前列腺、女性阴道等），并注意指套有无血液，特别是临床有脓血便的患者，肛门指检应列为常规检查。

2. 实验室检查

（1）内镜检查（或直肠乙状结肠镜检查，可用于检查肛管、直肠和乙状结肠中段以下的癌肿） 目前广泛采用纤维结肠镜检查，可直接观察到回盲部，可以观察大肠各段的病变情况，包括黏膜的色泽、息肉、溃疡及癌肿的大小、部位、形态、硬度及范围等，并可取之活检做病理切片检查，常可据此获得明确诊断。

（2）X线检查 钡剂灌肠X线检查也是目前大肠癌的主要诊断方法。钡灌X线透视及摄片对结肠癌、直肠癌也有一定的诊断价值。大肠癌的X线显示钡剂结肠充盈缺损、肠壁僵硬、肠管变窄或肠腔狭窄、黏膜破坏等。近来广泛开展的气钡双重对比造影，通过摄片能比较清晰地观察到细小的黏膜病变及小息肉等，提高了早期诊断的水平，可以发现早期大肠癌。

（五）鉴别诊断

（1）便血需与痔出血、溃疡性结肠炎便血及肠息肉出血、肠壁腺瘤出血进行鉴别。

（2）便脓血需与慢性结肠炎、细菌性痢疾、阿米巴痢疾、血吸虫病相鉴别。

（3）肠梗阻需与其他肿瘤腹腔转移造成的梗阻及机械性肠梗阻相鉴别。

（4）右侧结肠癌应与阑尾脓肿、肠结核、慢性肠炎等相鉴别。左侧结肠癌应与慢性菌痢、阿米巴痢疾、血吸虫病、结肠息肉、溃疡性结肠炎等相区别。直肠癌则应与子宫颈癌、骨盆底部转移癌等相区别。

（六）并发症

（1）肠梗阻　是大肠癌的常见并发症，一般为低位性肠梗阻，低位性肠梗阻指发生在回肠、回盲部、大肠的肠梗阻，患者可出现恶心、呕吐。严重时可呕出粪块。梗阻时可见腹部肠型、听诊有气过水声、高调声，严重时可出现电解质紊乱，如不及时进行外科处理，可造成肠穿孔。

（2）癌性腹膜炎　往往是溃疡型大肠癌因肠穿孔引起，患者腹膜刺激征明显。高热，严重时可发生中毒性休克。

（3）消化道出血　便血是大肠癌的常见症状，少数由于癌肿侵犯大的血管可引起大出血，便血颜色鲜红，量多，严重的发生失血性休克，造成死亡。

（4）腹水　由于肿瘤引起腹腔广泛转移或出现肝转移时门静脉癌栓，可产生大量腹水，多为血性。患者腹胀、腹痛、尿量减少，严重时可出现肝肾综合征，造成死亡。肝肾综合征（HRS）是慢性肝病患者出现进展性肝衰竭和门静脉高压时，以肾功能不全、内源性血管活性物质异常和动脉循环血液动力学改变为特征的一组临床综合征。该综合征在急性肝衰竭患者也可发生。肝肾综合征的肾功能衰竭是一种功能性病变。肝肾综合征是重症肝病的严重并发症，常见于各种类型的失代偿肝硬化（特别是肝炎后肝硬化、酒精性肝硬化等），也可见于其他严重肝病，如暴发性肝功能衰竭、重症病毒性肝炎、原发性和继发性肝癌、妊娠脂肪肝等严重肝实质病变过程中，一旦发生，存活率很低、预后很差。

（七）大肠癌证治枢要及临床特色经验探要

（1）大肠癌的基本病理为湿热蕴积、气滞血瘀、湿浊瘀毒潴留，使肠腑传导失司，故清化湿热、行气化滞、活血化瘀、辟秽解毒为本病常用的治疗大法。但晚期亦可出现气血双亏、正气虚损，致正虚邪实，故应依不同阶段正、邪之偏，采用相应的扶正祛邪之法。扶正应注重先天之本及后天之本，始终要顾及患者之胃气。

（2）本病由于湿热瘀浊毒邪等蕴结大肠造成腑气不通，因此泻下通腑也是本病的主要治疗手段，而腑气不通往往在本病晚期出现，由于肿瘤的扩散及转移临床上可表现出多种症候群，归结为邪实而正虚，邪实表现为热毒、湿毒、血瘀。正虚表现为气虚、血虚、阴虚、津亏等。治疗时，要求做到通腑驱邪而不伤正，补气扶正而不恋邪。

（3）肠梗阻是大肠癌常见并发症，若出现并发症肠梗阻者，一般应及时外科手术，但对于晚期无法手术及术后复发病例，可试予中医药治疗，从癌瘤阻塞、腑气不通论治，以增液行气通腑为法，常用加味大承气汤：生大黄10克、芒硝6克、枳实10克、川厚朴10克、广木香10克、赤芍15克、桃仁10克、槟榔15克、玄参30克、麦冬30克、延胡索10克、天花粉10克、败酱草30克、蒲公英30克、金银花30克。可使部分患者的肠梗阻症状得以缓解，减轻患者的痛苦。

（八）临床分型辨证论治

1. 脾虚湿热

症状：腹胀，阵阵作痛，面色萎黄，食欲不振，气短乏力，大便稀溏或干结不通，或里急后重，便下脓血，形体日见消瘦。苔薄黄腻，脉濡细或沉细滑。

治法：健脾理气，清肠化湿。

处方用药：苍白二陈汤合薏苡附子败酱散加减。

苍术15克、白术20克、半夏10克、陈皮6克、茯苓12克、厚朴10克、黄柏6克、白英20克、龙葵20克、藤梨根20克、白花蛇舌草20克、延胡索（元胡）10克、川楝子10克、黄连3克、甘草10克、神曲5克、砂仁5克、干姜5克、薏苡仁30克、附子6克、玄参30克、当归30克、天花粉10克、败酱草30克、蒲公英30克、金银花30克。

用药论述：苍白二陈汤健中燥湿，苍术燥湿强脾，兼擅升阳；白术助脾燥湿，力主健运；陈皮治生痰之由；茯苓渗湿，杜生痰之源；半夏燥湿化痰，兼醒脾胃；甘草调中缓逆，且调和诸药；生姜煎服，使脾健气调，则痰湿自化，而清阳敷布，头痛无不自止。薏苡附子败酱散排脓消肿，重用薏苡仁利湿排脓，轻用附子扶助阳气，以散寒湿，佐以败酱草破瘀排脓。配合成方，共奏利湿排脓、破血消肿之功。

对大肠癌脾虚湿热证型，该证多见于大肠癌前期、中期的患者，患者大便干稀不一、里急后重，常有脓血，似痢而非痢，这是早期大肠癌的常见症，应仔细查实，本证属正虚邪实。一般从脾虚湿热蕴毒滞于大肠论治，除上述论述外，方中用苍术、白术、薏苡仁、茯苓健脾祛湿；厚朴、延胡索（元胡）、陈皮、川楝子理气化滞；黄柏、黄连清热燥湿；白英、龙葵、藤梨根、白花蛇舌草加大清热解毒之力。玄参、当归、蒲公英、天花粉、败酱草、金银花滋阴祛热，活血散结，消肿排脓，增强清解肠道邪毒之功。

2. 脾虚湿聚

症状：胸闷不舒，胃纳不佳，腹部胀满作痛，大便黏液，时伴脓血，臭秽异常，苔腻或白腻，脉细涩或细濡。

治法：健脾化湿，消肿解毒。

处方用药：胃苓汤、藿朴夏苓汤、桂枝桃仁汤、木香通气散、消痛汤等加减。

苍术20克、陈皮10克、厚朴15克、甘草10克、泽泻6克、猪苓6克、赤茯苓10克、白术15克、肉桂3克、藿香6克、木香6克、三棱5克、莪术5克、枳实6克、姜半夏6克、杏仁6克、生薏苡仁30克、豆蔻6克、淡香豉9克、通草3克、桂枝5克、当归30克、白芍30克、生地黄30克、桃仁10克、白芷6克、川贝母6克、蚤休10克、龙葵10克、玄参30克、黄芪30克、金银花30克、连翘15克、蒲公英30克、赤芍15克、天花粉15克、车前子6克。

用药论述：胃苓汤安胃利水止泻，祛湿和胃。藿朴夏苓汤解表化湿，方中淡香豉、藿香芳化宣透以疏表湿，使阳不内郁；藿香、豆蔻、厚朴芳香化湿；厚朴、姜半夏燥湿运脾，使脾能运化水湿，不为湿邪所困。再用杏仁开泄肺气于上，使肺气宣降，则水道自调；赤茯苓、猪苓、泽泻、薏苡仁淡渗利湿于下，使水道畅通，则湿有去路。现代药理研究表明：方中藿香具有抗菌、抗病毒、助消化、解痉、镇痛、镇吐、抑制胃肠推进运动、促进胃肠功能正常化、抑制锌异常所致的肠道损害等作用；杏仁、姜半夏、豆蔻等具有平喘、镇咳、化痰、助消化等功能；赤茯苓、泽泻、猪苓、生薏苡仁等具有较强的利尿作用；淡豆豉具有降温作用。桂枝桃仁汤温经散寒，活血祛瘀。木香通气散（木香、三棱、厚朴、枳实、甘草、干姜）主治寒气结瘕，腹大坚满，痛不可忍。消痈汤（金银花、连翘、蒲公英、赤芍、天花粉、白芷、川贝母、陈皮、蚤休、龙葵、鲜生地黄）清热解毒，散瘀消肿，活血止痛。

对大肠癌脾虚湿聚证型，对证辨证论治，除取以上经典方剂之长外，加玄参30克、当归30克、白芍30克、生地黄30克、黄芪30克、金银花30克、连翘15克、蒲公英30克、赤芍15克、天花粉15克、车前子6克。以增强益气养阴、养血活血、祛湿化瘀、清热解毒、消肿散结祛除肠道邪毒之功。

3. 热毒壅滞

症状：大便次数增多，大便时常带有脓血和黏液，腹部胀痛，胃纳不佳，苔黄腻，脉细弦或细数。

治法：清热解毒，活血消肿。

处方用药：黄连解毒汤、四妙丸、槐花散、少腹逐瘀汤等加减。

黄连6克、黄芩6克、黄柏（盐炒）6克、栀子6克、苍术10克、牛膝10克、木香6克、厚朴10克、陈皮6克、枳壳10克、槐花30克、甘草10克、乌梅10克、小茴香3克、干姜3克、延胡索10克、没药6克、川芎6克、官桂3克、赤芍15克、蒲黄6克、五灵脂（炒）6克、玄参30克、生地黄30克、金银花30克、地榆20克、麦冬30克、当归30克、薏苡仁30克、滑石10克。

用药论述：黄连解毒汤泻火解毒，方中以大苦大寒之黄连清泻心火为君，兼泻中焦之火。臣以黄芩清上焦之火。佐以黄柏泻下焦之火；栀子清泻三焦之火，导热下行，引邪热从小便而出。四药合用，苦寒直折，三焦之火邪去而热毒解，诸症可愈。四妙丸清热利湿，强筋壮骨，方中苍术燥湿健脾；黄柏清热燥湿；牛膝补肝肾，强筋骨；薏苡仁祛湿热，利筋络。槐花燥湿理气，凉血止血。少腹逐瘀汤活血祛瘀，温经止痛，方用小茴香、肉桂、干姜味辛而性温热，入肝肾而归脾，理气活血，温通血脉；当归、赤芍入肝，行瘀活血；蒲黄、五灵脂、川芎、延胡索、没药入肝，活血理气，使气行则血活，气血畅活故能止痛。

大肠癌热毒壅滞证型，多虚实夹杂，对证辨证论治，也须科学掌握用药量之轻重，顾及胃气，善于对寒热药之辅佐之用，也须善于滋水生津灭火而清肠，故除取以上经典方剂对证之长外，加玄参30克、生地黄30克、金银花30克、地榆20克、麦冬30克、当归30克、薏苡仁30克、滑石10克，正是灵活运用陈士铎清肠饮治疗大肠痈疽之加减变化的应用。

4. 湿热瘀毒

症状：腹胀，腹痛，痛有定处而拒按，可触及包块、便下脓血、血多脓少或纯下紫血，便溏形细，或伴里急后重。舌暗红有瘀斑，苔薄黄腻，脉滑数。

治法：祛瘀解毒，化滞攻积。

处方用药：白头翁汤合木香槟榔丸加减。

白头翁 20 克、黄连 6 克、黄柏 10 克、秦皮 12 克、木香 10 克、滑石 5 克、槟榔 10 克、莱菔子 10 克、黄芪 30 克、党参 20 克、白术 20 克、柴胡 3 克、当归 30 克、白芍 30 克、生地黄 30 克、赤芍 15 克、玄参 30 克、升麻 5 克、青皮 6 克、陈皮 6 克、枳壳 10 克、大黄 6 克、香附 6 克、厚朴 10 克、三棱 6 克、莪术 6 克、败酱草 30 克、蒲公英 30 克、红藤 20 克、半枝莲 20 克、土茯苓 30 克、藤梨根 20 克、白英 20 克、儿茶 10 克、金银花 30 克、连翘 15 克。

用药论述：大肠癌湿热瘀毒证型，多为大肠癌后期患者，患者病情进展迅速，湿热留滞，瘀毒内结，交阻大肠，为邪毒内盛之候，虽正气尚未衰败，但实有正虚之象，故除取以上经典方剂对证之长理气化滞、活血攻积、清热解毒外，注重了扶正之用，目的在于稳中求愈。全方中用白头翁、黄连、黄柏、半枝莲、三棱、莪术、蒲公英、败酱草、金银花、连翘、红藤、土茯苓、藤梨根、儿茶、白英，以清导湿热毒邪；木香、香附、厚朴、青皮、陈皮、槟榔、枳壳、莱菔子等理气化湿；加补中益气汤黄芪、人参（党参）、白术、当归、陈皮、升麻、柴胡等重在扶正；加玄参、生地黄、赤芍、当归、白芍重在滋阴、益气养阴、凉血、养血以防大出血；若便血量多，可去三棱、莪术，加用地榆、槐花、仙鹤草、三七粉，以增强散瘀止血、消肿定痛之功效。

5. 脾胃虚寒湿毒内蕴

症状：患者久泻久痢、如胶如血，形体消瘦，面色苍白，喜睡懒动，肠鸣而泻，泻后稍安，腹痛喜热，甚则肢凉怕冷，腹中结块，苔白质淡，脉沉细尺弱。

治法：温肾健脾，祛湿化浊。

处方用药：参苓白术散合四神丸加减。

党参 30 克、莲子 6 克、薏苡仁 20 克、缩砂仁 3 克、桔梗 6 克、白扁豆 10 克、黄芪 30 克、白术 20 克、茯苓 12 克、补骨脂 6 克、吴茱萸 10 克、肉豆蔻 10 克、五味子 10 克、干姜 6 克、老鹳草 20 克、蜂房 10 克、血余炭 10 克、地龙 10 克、熟地黄 30 克、山茱萸 20 克、山药 15 克、牡丹皮 6 克、泽泻 6 克、肉桂 3 克、附子 6 克、玄参 30 克、麦冬 20 克、当归 30 克、蒲公英 30 克、天花粉 10 克、金银花 30 克、甘草 10 克。

用药论述：参苓白术散补脾胃，益肺气。四神丸温补脾肾，涩肠止泻。大肠癌脾胃虚寒湿毒内蕴证型，多为大肠癌晚期，患者病程日久，正气虚衰，脾气虚弱，命门火衰，湿浊毒邪内蕴，故温肾健脾，在补先天之本与后天之本的同时，兼予祛湿解毒，攻补兼施，但机体衰弱，总以补虚为主祛邪为辅。一般认为，若攻伐太过伤人正气，会使体虚的患者更虚，促使病情反而恶化。但依临床经验扶正祛邪，相互联系，互为因果，扶正正是为了祛邪，而祛邪也正是为了有效恢复正气。有时依其患者"康复规律"对证恰当用药施治，往往获得较理想的效果。故即使是晚期患者一般均采用扶正祛邪，从没有轻视有效祛邪，全在于灵活巧妙规律用药。在本证的扶正用药中，可用桂附地黄丸以增强全身阴阳之根本即扶先天肾气，多采取阴中求阳。祛邪方面采用了陈士铎《石室秘录》治疗一切无名痈疽之法，方中加金银花30克、蒲公英30克、当归30克、天花粉10克、玄参30克、麦冬20克、甘草10克。有不论虚实，效验通用之验。若伴血虚者，可加当归、白芍、鸡血藤、何首乌；气虚下陷、肛门下坠者，可加柴胡、升麻、葛根；脾肾阳虚较重者，可适当加附片、肉桂。方中蜂房、地龙、血余炭临床经验用药，能清肃湿毒，对腹泻腹痛有较好的缓解作用，有的患者可收病灶稳定甚至缩小之效。

五、肺　癌

（一）概述

原发于支气管、细支气管、肺泡上皮的恶性肿瘤称为原发性肺癌（简称肺癌），为与肺内转移性肿瘤相区别，故称为"原发性肺癌"。原发性肺癌又称支气管肺癌，是肺部最常见的恶性肿瘤。近年来，肺癌的发病率显著上升，在我国已占恶性肿瘤的第二位。男性多于女性，特别是45岁以上的吸烟男性发病尤高。发病率随年龄增长而递增，50～60岁为高发年龄段。本病的类型，有按部位分中心型与周围型者，有按细胞分化程度和形态特征分为鳞状上皮细胞癌、腺癌、细支气管肺泡癌、未分化癌（小细胞癌、大细胞癌）者。临床表现以持续刺激性咳嗽、痰中见血而非肺部感染、不明原因的发热等为特点。

肺癌病症多属于中医"息贲、咳嗽、喘息、肺积、痨咳、痰饮、咯血"等范畴。在中医学文献中，早有类似记载。如《内经》"肺咳之状，咳而喘息有音，甚则唾血……而面浮肿气逆也"；"大骨枯槁，大肉陷下，胸中气满，喘息不便，内痛引肩项，身热脱肉破䐃"（䐃指肌肉严重消瘦，多为脾气衰败之象），"发于颈，名曰夭疽……前伤任脉，内熏肝肺，熏肝肺十余日而死矣"等描述，与目前临床所见晚期肺癌颇为相似。

（二）病因病理

原发性肺癌的病因迄今尚不明确。一般认为可能与呼吸道长期慢性刺激有关，如嗜烟、化学性致癌物质、放射性物质、工业废气、矿石粉尘或肺部慢性炎症和机体免疫功能低下，而致支气管上皮细胞间变。

中医学认为关于肺癌的病因为邪毒积于胸中，为痰、为血，阻塞气道、气不得通。外界秽浊、邪毒之气经鼻吸入肺内，使肺失宣降，肺气壅塞不通，脉络受阻，气滞而血瘀，瘀血与邪毒之气相搏日久，便可形成肿块恶肉。痰湿壅肺、脾虚失运、水湿痰浊内生，脾为生痰之源，肺为储痰之器，痰浊上壅于肺，日久蕴毒，阻于上焦，使宣降失常，痰浊致瘀，使瘀血内生，痰瘀搏结日久也可积而成块。老年正气已衰，或虚弱之体，肺、脾、肾三脏之气不足均可导致肺气虚弱，外邪因之而易于犯肺，邪毒留滞不去，与肺内之痰浊互结，也可成为肿块恶肉。肝郁犯肺，平素情绪急躁或抑郁之人，肝气不舒，肝郁日久化火，"木火刑金"，导致肺的功能障碍，火热损伤肺络，离经之血内蓄，造成瘀血，加之肺失宣降，痰浊不去，痰瘀互结而成有形之物。

总之，邪毒犯肺，肺气宣降失司，气机不畅，津液不布，积聚成痰，痰凝气滞，血行受阻，气滞血瘀，络脉阻滞，瘀血凝滞，积聚成核，形成肺癌。

（三）临床表现

肺癌的早期表现比较轻微，无明显症状，其症状的轻重及发生的早晚取决于肿瘤的部位、大小、种类以及有无转移或并发症等。一般中心型肺癌出现症状较早，周围型较晚。常见症状有以下几种。

（1）咳嗽　是肺癌比较早期和常见的症状之一。若癌组织刺激支气管黏膜，则发生顽固性、阵发性呛咳，无痰或仅有少量白色黏液痰。其肿瘤逐渐增大，影响支气管引流，发生继发性感染或肺脓肿时，则咳嗽加剧，可咳出黏液痰或脓性痰。

（2）血痰　约有半数以上患者伴有血痰。癌瘤表层血管丰富，因咳嗽损伤或感染、糜烂而容易出血。血量一般很少，且常混有黏液，表现为痰中夹血。可持续数周或数月，也有间断出现者。大量咯血者比较少见。

（3）胸痛　轻度的胸痛是肺癌比较常见的症状。但有时疼痛持续而剧烈，用镇痛剂也不能解除。这种表现常为癌瘤直接蔓延至胸膜引起。胸痛一般在未分化型癌的病例中出现较早，而在鳞状细胞癌的病例中出现较迟。

（4）发热　由于支气管腔被肿瘤阻塞，分泌物滞留，引起炎症所致。此类发热，经抗生素治疗后可好转，但常反复发作。如阻塞近端，有脓肿形成，则虽经抗生素治疗，而热度也难消退。若因癌组织变性坏死的代谢产物而引起的癌性发热，往往非常顽固，抗生素治疗一般无效。临床经验证明，该发热一般采用对证的清热解毒类或清虚热类中药效果较好。如金银花、连翘、玄参、蒲公英、鱼腥草、白花蛇舌草等。

（5）压迫症状　癌瘤压迫喉返神经，常出现声音嘶哑；癌瘤侵入纵隔及食管时，可出现吞咽困难；压迫交感神经，可引起同侧瞳孔缩小、上眼睑下垂、眼球内陷、额部无汗等颈交感神经麻痹综合征；压迫迷走神经可使心率加速；压迫臂丛神经，则引起上肢疼痛，感觉异常和肌肉萎缩；癌瘤侵及胸膜则产生胸腔积液和气急等证。

（四）诊断要点

肺癌的早期症状无特异性，如果等症状明显和出现典型体征再作出诊断，往往便失去了早期根治的最佳机会。因此对以下临床表现必须提高警惕，尽早作出诊断。

慢性呼吸系统疾病患者咳嗽加剧，咯血频繁，而无其他原因解释者；持续三周以上的呛咳，经治疗无效者；肺部局限性炎症反复原位出现，经抗生素治疗后症状减轻甚至消失，但病灶不吸收者；原有慢性支气管炎症状加重且有痰血和胸痛者；肺脓疡而无异物和其他原因解释，无化脓性炎症症状，经抗生素治疗效果不满意者；原肺结核患者经抗痨治疗病灶已有明显好转，再出现胸痛、咳嗽加剧、反复咯血或出现奇特的新病灶者。上述现象均应该想到有肺癌的可能。

1. 症状和体征

（1）症状 肺癌的早期症状是很轻微的，常与感冒、气管炎和肺炎相混淆，不易被发现。如较长期的咳嗽、胸痛或胸部不适，症状逐渐加重，部分患者也可出现咯血、发热等。随着病情的发展，出现咳嗽、气喘、痰中带血、发热气促、胸痛。晚期肺癌可出现胸闷憋气、汗出虚弱等症状。肺癌转移在不同的部位又可出现相应的症状。如：胸转移出现头痛、恶心，甚至昏迷；压迫喉返神经可出现声音嘶哑；纵隔转移可出现上腔静脉压迫综合征；颈交感神经受压出现霍纳综合征；出现胸膜转移、心包转移患者喘憋症状明显加重。

（2）体征 早期肺癌可无任何阳性体征。随着肺癌病情的发展可造成全身多样化的阳性体征；当肿瘤堵塞气管可造成肺不张，使呼吸音降低；肺癌合并感染及肺泡细胞癌可闻及湿啰音；肺癌晚期肺部可闻及痰鸣音；肺癌胸膜转移可合并胸水，患者呼吸音消失、语颤音消失或减弱，叩诊呈实音；当肺癌有锁骨上淋巴结转移时，可触及肿大淋巴结；肝转移时肝脏肿大，并可出现黄疸和腹水征；上腔静脉受压可见颈静脉和胸壁静脉怒张等。肺癌的晚期还常表现有肺外的体征，如骨关节肿大、杵状指、肾上腺皮质功能亢进（燕麦细胞癌）、男性乳头腺增大（大细胞癌）。也可出现类癌综合征［好发于胃肠道的类癌（嗜银细胞瘤）引起的以发作性皮肤潮红和腹泻为主要临床表现的综合征。这种肿瘤以往误认为是良性肿瘤，现已确认是恶性肿瘤，但生长缓慢，病程一般为 10～15 年，即使已有转移，患者仍能存活较长时间，故沿用类癌这一名词］，表现为哮喘、支气管痉挛、皮肤潮红、阵发性心动过速、水样腹泻。

2. X 线检查

发现局限性肺气肿、按肺段或肺叶分布的阻塞性肺炎和肺不张，则肺癌的可能性极大。肺癌 X 线下的表现，可见支气管狭窄、移位，肺部有不为抗生素消除并逐渐增大的阴影等。肺门淋巴结转移，可见肺门部阴影及肺不张表现。进一步可行肺的断层 X 线和 CT 扫描检查，可发现明确病灶的位置和范围。

3. 支气管镜或光束纤维支气管镜检查

纤维支气管镜下可直接发现气管内肿瘤，可确定其形态、部位及梗阻情况。刷取或钳取活组织作病理检查，是诊断肺癌最可靠的手段。

4. 细胞病理学检查

是肺癌确诊的必要条件，可明确其病理类型。标本可来源于胸水、痰液、镜下活检、淋巴结活检及肺部针吸活检、手术标本检查等。痰癌细胞检查，对肺癌早期诊断有特殊意义。已有胸腔积液者，可抽胸水找癌细胞。

5. 对肺癌早发现、早有效治疗，将肺癌消除在萌芽状态，防患于未然，是根治肺癌的最佳方法。肺癌早期诊断要点。

（1）对高发地区的人群进行定期普查，对于 40 岁以上男性，特别是吸烟者是重点，可以检测出没有症状的早期肺癌。

（2）对于有咳嗽、咯血患者，除胸片检查外，必要时作 CT 或纤维支气管镜检查，以作出明确诊断。

（3）肺部阴影出现应进一步检查，包括纤维支气管镜、CT 及痰的检查以找癌细胞，应作出明确诊断。一般多能发现早期肺癌。

（五）鉴别诊断

肺癌与下列疾病常容易混淆，需加以鉴别。肺部癌性阴影应与肺炎、肺结核、肺纤维化等相鉴别；肺部孤立病灶应与肺结核球相鉴别；肺部肺泡癌应与粟粒型肺结核相鉴别；癌性胸水应与结核性胸膜炎相鉴别；肺癌出现纵隔淋巴转移，应与纵隔的其他肿瘤相鉴别。

1. 肺结核

（1）浸润型肺结核往往类似上叶中心型肺癌。诊断时做痰液癌细胞和结核菌检查，必要时做支气管镜检查，可以帮助鉴别。

（2）结核球型病灶与孤立性周围型肺癌容易误诊。结核球型病灶常位于上叶尖、直径在 3 厘米以下，密度不均匀，有时有钙化点，边缘整齐，经抗结核治疗有效。

（3）粟粒型肺结核与弥漫性细支气管肺癌容易混淆。粟粒型肺结核在抗结核药物治疗下，身体温度控制后，病情逐渐好转，而弥漫性细支气管肺癌则相反。

2. 肺炎

一般肺炎和肺癌所形成的阻塞性肺炎有所不同。一般肺炎形成的阻塞性肺炎发病较快，周身症状比较明显，经抗生素治疗后，症状消失和病变吸收也较快。而肺癌所形成的阻塞性肺炎发病迟缓，症状多不明显，经抗生素治疗，消散缓慢而不完全，甚至反复发生。

3. 肺脓肿

一般肺脓肿的发病比较急，有高热、脓痰较多或痰多腥臭。X 线片上洞壁较薄，较光滑。肺癌患者，脓痰极少。X 线片上洞壁较厚，周围炎性成分少，内腔多不规则。

4. 纵隔肿瘤

纵隔淋巴肉瘤与中心型肺癌常不容易区别。纵隔淋巴肉瘤多为双侧性肺门增大，常有发热。而中心型肺癌是单侧性的，支气管刺激症状比较明显。

此外，支气管液囊肿和肺动静脉瘤等在 X 线片上呈现圆形或类圆形影，也容易误诊为周围型肺癌，应加以鉴别。

（六）并发症

1. 大咯血

由于肿瘤的浸润，当肺部大血管受到长期侵犯破坏后，可突然破裂而出现大咯血。尤其是动脉血管破裂。由于出血量多，往往出现急性失血性休克及窒息，是肺癌患者急性死亡的主要原因。

2. 胸腔积液

癌细胞侵犯胸膜后，可有胸膜炎性改变，使胸膜腔内充满渗出液，常呈血性，少数为草黄色或淡黄色渗出液，胸腔积液由于压迫同侧肺组织可导致患者呼吸困难，胸闷憋气，甚至不能平卧。

3. 肺癌侵犯邻近组织可产生压迫综合征

如上腔静脉压迫综合征，可造成患者上腔静脉回流障碍，常出现颜面、胸壁上部青紫、水肿，静脉怒张，呼吸困难，甚至昏迷，严重者可导致急性死亡；霍纳综合征：肿瘤转移淋巴结压迫交感神经，引起同侧瞳孔缩小、上眼睑下垂、额部汗少等症状。

（七）肺癌证治枢要及临床特色经验探要

（1）肺癌的发生是由于正气虚弱，邪毒袭肺，郁结胸中，肺气膹郁，宣降失司，气滞血瘀、痰凝毒聚而成肺部肿物。本病初期正虚而邪不盛，仅为邪伤肺气，久则邪益盛，正益虚而现正虚邪实，而实邪多源于痰、血、热、毒交阻。治疗宜扶正祛邪，虚实兼顾。晚期肺癌气虚、阴虚及气阴两虚属多，治疗以益气养阴为法。

在恶性肿瘤的临床施治中，除了分证型辨证论治对证用药外，依现代药理研究精选用药实为必要，故不论何证型，从效验临床的实际出发，特列精选必需药如下（依患者个体实际病情灵活运用，以供临床参考）：黄芪 30～60 克，党参 20～30克，白术 20～30 克，玄参 30～50 克，生地黄 20～30 克，当归 30 克，莪术 6 克，三棱 6 克，天花粉 10～15 克，白花蛇舌草 20～30 克，蒲公英 30 克，金银花30～60克，生甘草 10 克。

（2）关于肺癌胸水的中医药治疗　肺癌胸水是由于肺癌侵犯胸膜而出现的并发症。若患者正气尚可，出现胸胁间胀满、气短息促，可考虑先用十枣汤、控涎丹攻逐水饮，但多从小量开始，得大便泻下如水，即暂停，然后视胸水之进退，间隔投药。若患者出现邪实正虚，喘憋较甚，心下痞坚，面色黧黑，烦渴，脉沉紧。此阳为阴遏，饮郁化热，治宜行水散结、补虚清热，可用木防己汤。胸水一证，其本属于脾肾两虚，不能运化精微，其标乃为水饮停滞，肺气不得肃降，张仲景称之为悬饮。总属于阳虚阴盛，本虚标实之证。因此胸水采用健脾温肾为其正治，行水攻逐皆权宜之法，胸水消除当以扶正固本为要，目前临床上针对癌性胸水在扶正的基础上加用甜葶苈、抽葫芦、半枝莲、半边莲、金银花、白花蛇舌草等药物较为普遍，而很少用纯攻之品。

此外，不论肺癌属何证型，一般依患者正气虚弱程度，治疗中须规律有效对待扶正祛邪的分量。扶正祛邪法在患者的康复治疗中，互为因果施治中须有机协调。故治疗中始终要顾及患者的胃气，扶正须注重整体观，扶"先天之本、后天之本"之正气，以适应人体整体康复的需求。

（八）临床分型辨证论治

1. 痰热壅盛

症状：咳嗽痰多，或咳痰黏稠，胸痛气急，发热，口渴，便秘，苔黄腻或薄黄，脉细数。

治法：清热化痰，软坚散结。

处方用药：海藻玉壶汤、复方夏枯草膏、内消瘰疬丸等加减。

海藻 20 克、昆布 10 克、浙贝母 10 克、半夏 10 克、青皮 6 克、陈皮 6 克、川芎 10 克、连翘 15 克、海带 10 克、夏枯草 10 克、香附 6 克、僵蚕 6 克、白芍 20 克、当归 30 克、荆芥 6 克、紫菀 6 克、百部 6 克、白前 6 克、薄荷 6 克、桔梗 10 克、红花 6 克、玄参 30 克、乌药 6 克、白蔹 6 克、天花粉 10 克、熟地黄 30 克、玄明粉 3 克、蛤壳（煅）10 克、大青盐 3 克、枳壳 6 克、生地黄 30 克、金银花 30 克、蒲公英 30 克、白花蛇舌草 20 克。

用药论述：海藻玉壶汤化痰软坚，理气散结，滋阴泻火；复方夏枯草膏清火散结；内消瘰疬丸软坚散结。本证多属于早期邪实正气尚可阶段，故以祛邪为主，全方取以上经典方剂之长，重在化痰软坚、理气散结、滋阴泻火、清热解毒抗癌肿。药味虽多但药性平和，水煎服，依病情 1～2 天一剂，用药中时刻须顾及病人胃气。

2. 痰热壅肺，肺津受灼

症状：咳嗽痰少而黏，或干咳无痰，时而痰中带血，低热盗汗，气短息促，胸闷气憋，咽干口燥或有暗哑，五心烦热，午后颧红，便干尿黄。舌红少苔或薄黄苔，脉沉细或细数。

治法：养阴清肺，解毒散结。

处方用药：养阴清肺汤合百合固金汤加减。

北沙参 30 克、麦冬 20 克、天冬 10 克、百合 15 克、生地黄 30 克、杏仁 10 克、地骨皮 20 克、瓜蒌 20 克、浙贝母 10 克、牡丹皮 10 克、炒白芍 20 克、熟地黄 20 克、紫菀 10 克、百部 10 克、白前 10 克、桔梗 10 克、薄荷 6 克、半枝莲 20 克、夏枯草 10 克、白花蛇舌草 20 克、金银花 30 克、蒲公英 30 克、当归 30 克、玄参 30 克、天花粉 10 克、生甘草 10 克。

用药论述：肺癌痰热壅肺，肺津受灼之证型，多因邪毒痰热蕴肺而致阴虚肺热，临床各期肺癌患者均可见，用药以养阴为主，祛邪以化痰散结、清热解毒为法。除对证取以上经典方剂之长外，全方中以生地黄、北沙参、玄参、麦冬、天冬、百合、地骨皮养阴清热。夏枯草、瓜蒌、浙贝母、杏仁、百部、紫菀、白前化痰散结。半枝莲、白花蛇舌草清热解毒抗癌。咯血量多者，加白茅根、藕节炭、仙鹤草、白及等。发热不退者，加鳖甲、青蒿、地骨皮、银柴胡等以增强清热之力。加金银花 30 克、蒲公英 30 克、当归 30 克、玄参 30 克、天花粉 10 克、生甘草 10 克，以增强消散癌肿之力。

3. 肺阴亏损

症状：咳嗽少痰，或干咳无痰，咳时胸痛，气短，动则气促，语音声微，甚则心烦发热，口干，舌红，或舌质红绛，舌苔光剥，脉细数。

治法：养阴生津，清肺化痰。

处方用药：清燥救肺汤、沙参麦冬汤、养阴清肺汤等加减。

霜桑叶 10 克、石膏 10 克、人参 6 克、胡麻仁 9 克、真阿胶 9 克、麦冬 20 克、杏仁 9 克、枇杷叶（蜜炙黄）9 克、北沙参 10 克、玉竹 10 克、天花粉 15 克、扁豆 10 克、生地黄 30 克、薄荷 6 克、玄参 30 克、浙贝母 6 克、牡丹皮 10 克、炒白芍 20 克、黄芪 30 克、党参 20 克、白术 20 克、当归 30 克、莪术 6 克、三棱 6 克、白花蛇舌草 20 克、蒲公英 30 克、金银花 30 克、生甘草 10 克。

用药论述：对肺癌肺阴亏损之证型，取以上经典方剂对证之长，依病情加黄芪 30～60 克，党参 20～30 克，白术 20～30 克，玄参 30～50 克，生地黄 20～30 克，当归 30 克，莪术 6 克，三棱 6 克，天花粉 10～15 克，白花蛇舌草 20～30 克，蒲公英 30 克，金银花 30～60 克，生甘草 10 克。正是为了有效的扶正祛邪，不轻视对癌肿的消散抗癌作用，因为有效祛邪也正是为了扶正，有利于患者之康复。但治疗中要始终顾及患者之胃气。

4. 痰浊蕴肺，肺脾两亏

症状：喘憋气急，咳嗽痰多，胸闷腹胀，乏力食少，面浮便溏。舌胖质淡，苔白而腻，脉滑或濡细。

治法：益气健脾，利肺化痰，佐以解毒散结。

处方用药：导痰汤、参苓白术散合香砂六君子汤加减。

半夏 10 克、橘红 6 克、茯苓 10 克、枳实 6 克、南星 6 克、莲子 6 克、薏苡仁 20 克、木香 6 克、缩砂仁 5 克、桔梗 10 克、白扁豆 10 克、人参 6 克、白术 20 克、苍术 15 克、山药 15 克、桑白皮 15 克、杏仁 10 克、浙贝母 6 克、马兜铃 6 克、生姜 6 克、金银花 30 克、蒲公英 30 克、当归 30 克、玄参 30 克、天花粉 10 克、生甘草 10 克、白花蛇舌草 20 克。

用药论述：肺癌痰浊蕴肺，肺脾两亏之证型，多在合并有慢性支气管炎基础上产生，久病肺脾之气已伤，或者肺癌晚期，全身衰弱明显。由于脾肺两亏，痰湿内生，上贮于肺，故既要祛痰利肺，又要调补肺脾，方为两全之策。对本病依病证运用了以上经典方剂之长。加马兜铃，清肺镇咳化痰；加桑白皮，泻肺平喘，利水消肿。用于肺热咳喘、面目浮肿、小便不利等症；加杏仁，止咳平喘，润肠通便。祛除邪毒从不轻视散结、消除癌肿。因扶正祛邪互为因果，依"康复规律"救危扶难，力挽沉疴。故加金银花30克、蒲公英30克、当归30克、玄参30克、天花粉10克、生甘草10克、白花蛇舌草20克，以增强消散肺癌肿之力。

5. 痰毒内阻，结滞于肺

症状：胸胁疼痛，如锥如刺，喘咳加重，胸闷气急，咳嗽不畅，痰稠带血，面晦唇青，时有发热，皮肤枯槁，甚至甲错。舌质紫暗或有瘀点瘀斑，苔黄或腻，脉细涩或弦。

治法：祛瘀解毒，理气化痰。

处方用药：化痰导瘀汤（自拟）。

桃仁10克、杏仁10克、生地黄30克、茜草根15克、紫草根10克、降香10克、石见穿30克、桔梗10克、瓜蒌30克、郁金10克、干蟾10克、鱼腥草30克、白花蛇舌草20克、紫菀10克、百部10克、白前10克、陈皮6克、黄芪30克、党参20克、三棱6克、莪术6克、金银花30克、蒲公英30克、当归30克、玄参30克、天花粉10克、生甘草10克。

用药论述：此证多见于肺癌的胸膜转移或胸骨转移，为痰浊与瘀血交阻，肺气宣降失司所致。治用瓜蒌、杏仁、郁金理气化痰；降香、桃仁、干蟾、石见穿活血化瘀解毒；生地黄、紫草根、茜草根凉血止血，祛瘀生新；鱼腥草、白花蛇舌草解毒抗癌。降香一味，对肿瘤瘀血疼痛，其止痛效果较好。若疼痛较重可加延胡索（元胡）、三七；发热较甚可加黄芩、牡丹皮；加金银花30克、蒲公英30克、当归30克、玄参30克、天花粉10克、生甘草10克，以增强消散肺癌肿之力。

6. 气滞血瘀

症状：咳嗽不畅，胸闷不舒，咳痰不爽，胸痛彻背，有时痰中带血，气急，便秘，头晕头胀。苔薄腻或黄腻，舌质紫暗，或舌有瘀斑瘀点，脉弦或细涩。

治法：行气宽中，活血止痛。

处方用药：越鞠丸、血府逐瘀汤等加减。

苍术6克、香附6克、川芎6克、神曲6克、栀子6克、桃仁12克、红花10克、枳壳6克、赤芍10克、柴胡3克、桔梗6克、牛膝10克、黄芪30克、党参20克、白术20克、玄参30克、生地黄30克、当归30克、莪术6克、三棱6克、天花粉10克、白花蛇舌草20克、蒲公英30克、金银花30克、连翘10克、生甘草10克。

用药论述：对肺癌气滞血瘀之证型，除取以上经典方剂对证之长外，依病情，加黄芪30~60克，党参20~30克，白术20~30克，玄参30~50克，生地20~30克，当归30克，莪术6克，三棱6克，天花粉10~15克，白花蛇舌草20~30克，蒲公英30克，金银花30~60克，生甘草10克。正是为了有效的扶正祛邪，不轻视对癌肿的消散抗癌作用，因为有效祛邪也正是为了扶正，有利于患者之康复。但治疗中始终须要顾及患者之胃气。

7. 肺肾两虚

症状：咳嗽痰白，胸闷气短，动则气喘，面色虚浮，嗜卧懒言，肢冷形寒，腰膝酸软，自汗，便溏。舌质暗边有齿痕，苔白滑，脉沉或虚大无根。

治法：温补肺肾，化痰运中。

处方用药：麦味地黄丸、金匮肾气丸加减。

熟地黄 30 克、山药 15 克、山茱萸 20 克、牡丹皮 12 克、泽泻 10 克、茯苓 12 克、麦冬 30 克、五味子 10 克、沙参 10 克、黄芪 30 克、冬虫夏草 6 克、杏仁 6 克、川贝母 6 克、附子 6 克、肉桂 3 克、桂枝 5 克、车前子 6 克、川牛膝 6 克、金银花 30 克、蒲公英 30 克、当归 30 克、玄参 30 克、天花粉 10 克、生甘草 10 克。

用药论述：麦味地黄丸滋肾养肺，用于肺肾阴亏，潮热盗汗，咽干，眩晕耳鸣，腰膝酸软。金匮肾气丸温补肾阳，行气化水，用于肾虚水肿，腰膝酸软，小便不利，畏寒肢冷。先哲谓土为万物之母，水为万物之源，身中所最重者。脾虚则土不能制水，肾虚则水不能安位，故逆行而泛滥于皮肤之间，因而攻逐虚虚之祸，殆不可言。金匮肾气丸脾肾要药，佐以车前子，泄太阴之水，川牛膝开少阴之窍。故服之其小便如泉，而取可遄已，又无损于真元之气也。

此证见于肺癌晚期，久病正气殆尽，肺不能主气，肾不能纳气，并见气虚脾弱之症。痰滞不化，气散无根之象，危殆随时可以发生。方用麦味地黄丸及金匮肾气丸加味以上补肺肾之气，方以黄芪、冬虫夏草、五味子平补肺肾；加金银花 30 克、蒲公英 30 克、当归 30 克、玄参 30 克、天花粉 10 克、生甘草 10 克，以增强消散肺癌肿之力。加杏仁、川贝母化痰止咳，以利气道。气喘，动则更甚，宜加人参、补骨脂、核桃仁、参蛤散以纳气归肾；虑有喘脱之变，可加黑锡丹。若阳虚水逆，上凌心肺，宜加葶苈子、车前子、细辛、炙麻黄宣阳利水。病至此期，抢救难望，仅望苟延而已。

8. 脾肾两虚

症状：咳嗽胸闷气急，动则气促，面色㿠白，腰脊酸软，气虚乏力，形寒肢冷，苔薄白，脉细无力或沉细。

治法：益气健脾，温补脾肾。

处方用药：补中益气汤、调中益气汤、金匮肾气丸加减。

黄芪 30 克、人参（党参）10 克、白术 20 克、炙甘草 15 克、当归 30 克、陈皮 6 克、升麻 6 克、柴胡 10 克、生姜 9 片、大枣 6 枚、苍术 10 克、白芷 6 克、五味子 10 克、木香 6 克、熟地黄 30 克、山茱萸 20 克、山药 15 克、牡丹皮 12 克、泽泻 12 克、茯苓 12 克、肉桂 5 克、附子 10 克、车前子 10 克、牛膝 10 克、玄参 30 克、生地黄 30 克、莪术 6 克、三棱 6 克、天花粉 10 克、白花蛇舌草 20 克、蒲公英 30 克、金银花 30 克。

用药论述：对肺癌脾肾两虚之证型，除取以上经典方剂对证之长外，依病情，加黄芪 30～60 克、党参 20～30 克、白术 20～30 克、玄参 30～50 克、生地黄 20～30 克、当归 30 克、莪术 6 克、三棱 6 克、天花粉 10～15 克、白花蛇舌草

20～30克，蒲公英 30 克，金银花 30～60 克。正是为了有效的扶正祛邪，不轻视对癌肿的消散抗癌作用，因为有效祛邪也正是为了扶正，有利于患者之康复。但治疗中始终须要顾及患者之胃气。

六、恶性淋巴瘤

（一）概述

　　淋巴细胞发生了恶变即称为淋巴瘤，按照"世界卫生组织淋巴系统肿瘤病理分类标准"，目前已知淋巴瘤有近 70 种病理类型，大体可分为霍奇金淋巴瘤和非霍奇金淋巴瘤两大类。在我国，霍奇金淋巴瘤占淋巴瘤的 9％～10％，是一组疗效相对较好的恶性肿瘤；非霍奇金淋巴瘤占全部淋巴瘤病例的 90％左右，并且近十几年来发病率逐年升高。本病的临床表现，以浅表或深部淋巴结肿大如核如疽以及浸润内外组织器官出现相应的症状为特征。

　　恶性淋巴瘤可发生在任何年龄，但以青壮年为多，男性多于女性，其发病率占恶性肿瘤第十五位。恶性淋巴瘤常先后或同时累及几组淋巴结，但开始常表现为颈、腋、腹股沟等处浅表淋巴结肿大。此外尚可累及胃肠道、脾、扁桃体等处。中医学对本证的记述见于"阴疽""失荣""石疽""恶核""痰核"等范围。

（二）病因病理

　　恶性淋巴瘤的病因迄今还不十分明确。一般认为恶性淋巴瘤主要是由病毒感染引起的。但尚未获得肯定结论。中医学认为恶性淋巴瘤由于毒邪、痰凝、郁火等原因所致。《类证治裁》称痰核："专由肝胆经气郁痰结，毒根深固"。指出本病与"毒"有密切关系，这里所说的"毒"，也可能包括现在所说的病毒在内。由于毒邪、郁火、痰凝、寒凝气结，或风热血燥夹痰凝滞经脉等原因，故见体表疽核成串；若毒陷于阴分而内损脏腑，按邪毒流注部位不同，可出现不同的证候，如伤及胃肠可见食少便溏、呕血便秘、腹内结块，如浸润肺脏可见咳吐痰血，浸润肾脏则尿少、尿血、水肿，上蒙心包则神志异常，耗伤气血津液则发热、贫血、多汗、皮块作痒。故本病之症初呈现于外，多属实，日久必及于内而为虚损，有发五脏为里为阴，为冷为虚的特点。

（三）诊断

　　恶性淋巴瘤可呈多样性的临床表现，本病的病理变化可累及内脏器官，如肝、脾、纵隔、心、肺、胃肠道、脑、脊髓、肾、睾丸、卵巢等，可出现相应内脏器官的病理变化及功能障碍，呈现出多样化的临床症状和体征。

1. 症状和体征

　　（1）症状　恶性淋巴瘤全身症状有发热，部分患者出现消瘦、盗汗、皮痒、乏力等症状。在病变相应处可出现局部症状，如纵隔淋巴瘤出现上腔静脉压迫综合征。肺浸润出现肺不张，胸腔积液出现胸闷气憋等症状。发生于咽环的淋巴瘤可出现咽痛、吞咽困难，鼻咽部淋巴瘤可出现鼻塞、头痛、耳鸣。胃肠道的淋巴瘤可出现腹痛、胃脘部疼痛、恶心、呕吐、出血、便秘及梗阻症状。

（2）**体征** 遇有淋巴结慢性进行性肿大，不伴有疼痛及炎症现象者，应该考虑到有恶性淋巴瘤的可能性。

① **淋巴结肿大** 淋巴结肿大为本病的体征，常先发于颈、腋窝或腹股沟等处的表浅淋巴结，而后蔓延到其他部位。也有少数在开始阶段即呈多发性。肿大的淋巴结质硬而有弹性，早期的淋巴结多分散并可移动，且为进行性、无痛性、分散性增大、增多，质韧。后期可融合，并与深部组织粘连且彼此粘连成巨块，除局部压迫或浸润神经外，一般肿大的淋巴结多无疼痛。少见破溃，有时为波动性增大，少数可发生组织坏死和疼痛。有的可表现为深部淋巴结肿大，如纵隔、腹膜后及腹腔淋巴结肿大等。

② **肝脾肿大** 以霍奇金病最常见，其他淋巴结瘤晚期亦可出现肝脾肿大。

③ **压迫症状** 当淋巴结肿大可出现压迫症状。如压迫喉返神经，出现声音嘶哑及失语；纵隔淋巴结肿大，可出现气急、咳嗽、吞咽不适等症状；如腹腔内淋巴结肿大，可出现腰痛或肠梗阻等症状。

④ **贫血** 当骨髓受到侵犯时，可出现明显的贫血。

⑤ **全身症状** 恶性淋巴瘤患者可有发热、全身乏力、食欲不振以及盗汗等症。

2. 实验室检查

（1）**外周血象** 晚期可有轻、中度骨髓性贫血或自家溶血性贫血；白细胞正常或轻度增加，晚期减少。霍奇金病嗜中性粒细胞常增多，胞核左移，淋巴细胞减少，嗜酸粒细胞和单核细胞增加。20％淋巴肉瘤合并白血病，有急性淋巴性白血病样血象。血液及骨髓检查可以了解血系统是否受到侵犯。

（2）**骨髓象** 为非特异性改变，骨髓增生活跃或明显活跃，粒细胞与巨核细胞增生，嗜酸细胞及浆细胞轻度增加，浆细胞增生显著，3％患者可见特征性巨噬细胞，骨髓活组织检查或骨髓小粒压榨涂片检查，巨噬细胞阳性率较高（9％～28％），组织化学淋巴细胞 PAS［用高碘酸氧化多糖时，醛基被游离出来，而显 Schiff 阳性反应，这种 Schiff 反应称为 PAS（Peri-odic Acid Schiff）反应。被用作多糖的组织化学检测方法］反应的中粒细胞 ALP（碱性磷酸酶）反应增高，并发白血病时有急性淋巴细胞白血病样骨髓象。血液及骨髓检查可以了解血系统是否受到侵犯。

（3）**X 线检查** 可以了解肿瘤是否侵及纵隔、肺、骨和胃肠道。通过 X 线检查可了解肺门、纵隔及肺内有无受侵的病变、骨骼有无破坏受侵情况。消化道造影、肾盂造影可以明确消化道及泌尿道病变情况。必要时可做 CT 扫描进一步检查，可具体诊断病变部位及病变大小。

（4）**B 超检查** 可了解腹腔淋巴结的大小，肝脾大小，有无浸润性病变。

（5）病理检查　淋巴结活组织病理检查是诊断恶性淋巴瘤的主要根据，是明确病理诊断唯一的方法，其标本可由浅表淋巴结穿刺活检及剖腹探查取活组织而获得。

（四）恶性淋巴瘤早期诊断要点

（1）凡是出现浅表淋巴结肿大且呈进行性、无痛性和无炎症性者，应该尽快活检，作出明确诊断。

（2）恶性淋巴瘤病变早期，组织学变化常不足以提示足够的诊断依据，必要时应该选择其他部位淋巴结反复多次进行活体检查，对恶性淋巴瘤的早期诊断有帮助。

（3）应切除一个完整的淋巴结，使病理检查者能获得淋巴结的全貌，尤其是淋巴结被膜下周围淋巴窦的一些变化。

（4）如疑有纵隔淋巴瘤时，可考虑作前斜角肌淋巴结活检。

（5）尽可能不选择腹股沟淋巴结作为活检标本，因腹股沟淋巴结肿大常为慢性炎症所致，以免造成漏诊和误诊。

（五）鉴别诊断

（1）恶性淋巴瘤出现淋巴结肿大应该与淋巴结核、淋巴结转移癌、传染性单核细胞增多症等相鉴别。

（2）小肠恶性淋巴瘤应该与肠伤寒相鉴别。

（3）淋巴瘤合并白血病者应该与急性淋巴细胞白血病相鉴别。

（4）淋巴瘤出现高热应该与败血症相鉴别。

（5）胃肠道淋巴瘤应该与胃癌、肠癌相鉴别。

（6）慢性淋巴结炎　慢性淋巴结炎大多数出现颈部淋巴结肿大。常由口腔、咽喉等处的炎症感染所引起，其淋巴结硬如橡皮，可推动或有压痛，急性期有发热、头痛等全身症状。抗炎治疗后能消退。

（7）淋巴结结核　淋巴结结核多见于年轻人，初起时其肿块大小不一，可移动，但后来多伴有淋巴结周围炎。淋巴结可互相粘连，有压痛，并可软化而出现波动感，如穿刺出稠厚脓液，培养或接种有结核菌生长，则可诊断为淋巴结结核。

（8）颈淋巴结转移性恶性肿瘤　初期病灶比较局限，一般多为单侧性，性质较硬，无压痛。淋巴结增大较迅速。随病情的发展，其肿块趋向固定。仔细检查可找到原发病灶。

（六）并发症

（1）肠穿孔　小肠恶性淋巴瘤特别是化疗后常因肿瘤坏死、液化引起小肠穿孔，出现急腹症，可因高热不退、中毒性休克而危及生命。

（2）感染　骨髓被肿瘤广泛浸润，或因多疗程化疗，导致骨髓造血功能障碍，患者可因粒细胞缺乏，机体抵抗力下降而发生继发性感染，出现高热、败毒症而危及生命。

（3）出血 肿瘤的广泛侵犯累及骨髓和脾脏，患者可出现血小板减少、脾功能亢进而发生全身多个部位的出血。肿瘤晚期出现弥漫性血管内凝血（DIC），亦可出现全身广泛性出血，如皮下出血、黏膜渗血、鼻血、便血等。全身广泛性弥漫性血管内凝血（DIC）为恶性淋巴瘤常见的并发症，其出血的机会远远高于其他肿瘤。

（4）脾脏肿大 常见于晚期患者，巨脾导致脾破裂大出血而危及生命。

（5）白血病 晚期恶性淋巴瘤的部分患者，可合并急性淋巴细胞性白血病，使病情更趋复杂、凶险。

（七）恶性淋巴瘤证治枢要及临床特色经验探要

（1）痰毒内结为恶性淋巴瘤，其病机变化以外窜经筋、内损脏腑为特点，故其治法每以消痰散结、化痰解毒为立足点，或温阳化寒痰，或疏化皮里膜外之痰，或清化热毒痰浊，诸多治法皆着眼于实痰。

（2）恶性淋巴瘤病情复杂多变，痰毒内结极易化热伤阴，耗气伤血。疗程日久必致脏腑内伤，累及肝、肾甚或心包。所以恶性淋巴瘤的中医治疗，不仅应该着眼于化痰散结，还须灵活应用清热解毒、养血润燥、滋补肝肾等法，以策周全。

（3）关于消核散结的经验用药 恶性淋巴瘤的硬核既是症状特征也是病理产物。从病因病机来看，总责之于痰湿凝滞，因此消核多从治痰入手，选用药物随病程而有不同配伍，初用温阳开结、化痰解浊之药，如芥子、天南星、半夏、商陆之类以温化寒痰；随着症情之发展，肿瘤渐大，质趋坚硬，治宜选用软坚散结之品，如夏枯草、猫爪草、昆布、海藻、穿山甲、土贝母、土茯苓；病程日久，痰毒化热，此时，在化痰软坚之基础上应该加用清热解毒之剂，如七叶一枝花、白花蛇舌草、半枝莲、金银花、连翘、蒲公英、败酱草、石上柏、羊蹄根、芦荟、狗舌草等；若热灼阴津，可加用天花粉、天冬、石斛、生地黄；加生地黄、当归、玄参、麦冬等可滋阴养血活血。此等系列用药，既辨证又辨病，用之确切，每可获效。

（4）对过多、过量运用放疗化疗的患者，所出现的不良反应多且严重。中医认为放射线灼伤阴津、耗损脾气，而化疗又多伤胃气，严重影响脾胃之运化及升降功能。故放疗、化疗后的患者，多见严重脱发之肾虚现象，及失去胃气之食欲缺乏症状。治疗中必须顾及扶正气即"先天之本肾气及后天之本脾胃之气"。扶正祛邪在康复者的治疗中，存在特殊的因果关系，也是十分重要的施治疗法。以上原因致使放疗、化疗后的患者同时又多见气阴两伤之证。鉴于这一证候特点，益气养阴、滋补肝肾、调和脾胃，成为中医药治疗恶性淋巴瘤的主要治疗法则。兹将放疗、化疗常见的不良反应及治疗用药分述如下。

① 消化道反应 主要表现为食欲减退、恶心、呕吐、消化不良、疲乏无力，治宜健脾和胃、益气养阴，可从生黄芪、北沙参、白术、茯苓、陈皮、竹茹、旋覆

花（包）、生赭石、鸡内金、枳实、川厚朴、茵陈、蒲公英、败酱草、金银花、山药、山楂、天花粉、石斛、女贞子等药中选择组方。

②放射性肺炎 主要表现为发热、咳嗽、气短、胸闷等症状，治宜养阴清肺，常用沙参、天冬、天花粉、玄参、麦冬、杏仁、陈皮、竹茹、牡丹皮、紫菀、百部、白前、薄荷、桔梗、荆芥、黄芩、金银花、连翘、蒲公英、败酱草、知母等药物。

（八）临床分型辨证论治

1. 阴寒凝滞

症状：颈部淋巴结肿大，四肢麻木，畏寒肢冷，胃纳不佳，面色萎黄，舌苔厚腻，脉濡缓或细濡。

治法：温化寒凝。

处方用药：阳和汤、四逆散、吴茱萸汤加减。

熟地黄 30 克、肉桂 3 克、麻黄 3 克、鹿角胶 10 克、芥子 6 克、姜炭 3 克、生甘草 10 克、枳实 6 克、柴胡 3 克、芍药 20 克、吴茱萸 6 克、人参 6 克、生姜 6 克、大枣 3 枚、金银花 30 克、蒲公英 30 克、当归 30 克、玄参 30 克、天花粉 10 克、麦冬 30 克、山茱萸 20 克、车前子 6 克、白花蛇舌草 20 克。

用药论述：阳和汤温阳补血，散寒通滞，方中重用熟地黄，滋补阴血，填精益髓；配以血肉有情之鹿角胶，补肾助阳，益精养血，两者合用，温阳养血，以治其本，共为君药。少佐于麻黄，宣通经络，与诸温和药配合，可以开腠理，散寒结，引阳气由里达表，通行周身。甘草生用为使，解毒而调诸药。综观全方，补血与温阳并用，化痰与通络相伍，益精气，扶阳气，化寒凝，通经络，温阳补血以治本，化痰通络以治标。四逆散疏肝解郁，调和肝脾。吴茱萸汤温中补虚，降逆止呕。

此证多为阴疽之阴寒凝滞、毒陷经筋，见于恶性淋巴瘤早、中期患者。治以温化阴寒为主。采用经典方剂之长："温阳补血，散寒通滞""疏肝解郁，调和肝脾""温中补虚，降逆止呕"。以达协调阴阳，调理气机，疏通腑气之目的。加金银花 30 克、蒲公英 30 克、当归 30 克、玄参 30 克、天花粉 10 克、麦冬 30 克、山茱萸 20 克、车前子 6 克、白花蛇舌草 20 克，以滋补肝肾，扶正祛邪，增强消肿散结及祛除一切无名痈疽之力。

2. 寒痰凝滞

症状：颈、项、耳后肿核，不痛不痒，皮色不变，肿核质硬，推之不移，神倦乏力或形寒肢冷，面色少华。脉细滑，苔白腻。

治法：温化寒痰，解毒散结。

处方用药：阳和汤加减。

熟地黄 30 克、麻黄 5 克、芥子 12 克、肉桂 5 克、炮姜 5 克、生甘草 10 克、鹿角胶 10 克、皂角刺 10 克、天南星 6 克、夏枯草 10 克、金银花 60 克、蒲公英 30 克、当归 30 克、玄参 30 克、天花粉 10 克、麦冬 30 克、山茱萸 30 克、车前子 10

克、白花蛇舌草 20 克。

用药论述：此证多为阴疽之寒痰凝滞、毒陷经筋，见于恶性淋巴瘤早、中期患者。治以温化寒痰为主。当此之际，温化非麻黄不能开其腠理，非肉桂、炮姜不能解其寒凝。腠理一开，寒凝一解，气血乃行，毒亦随之渐消。化痰浊、邪毒非芥子、皂角刺、天南星等不能驱逐消散，更用夏枯草以增散结消肿之功。鹿角胶、熟地黄养精血以助温化之力。加金银花 60 克、蒲公英 30 克、当归 30 克、玄参 30克、天花粉 10 克、麦冬 30 克、山茱萸 30 克、车前子 10 克、白花蛇舌草 20 克，以滋补肝肾，扶正祛邪，增强祛除一切无名痈疽之力。如若肿物较大，可加用土贝母、土茯苓、生牡蛎、穿山甲以加重化痰解毒、散结消肿之作用。若气虚明显，可加黄芪、党参、白术、茯苓等益气健脾之品。

3. 肝气郁结

症状：一侧或两侧颈淋巴结肿大，病灶比较局限，胸脘略感痞闷，胃纳一般，苔薄，脉细弦。

治法：疏肝解郁，佐以化痰软坚。

处方用药：四逆散、逍遥散、消瘰丸加减。

柴胡 10 克、枳实 10 克、芍药 20 克、甘草 10 克、当归 30 克、党参 20 克、白术 20 克、茯苓 15 克、陈皮 6 克、生姜 15 克、木香 6 克、砂仁 3 克、山楂 10 克、薄荷 6 克、牡蛎（煅）30 克、生黄芪 50 克、三棱 6 克、莪术 6 克、朱血竭（研末）2 克、乳香 6 克、没药 6 克、龙胆 10 克、玄参 50 克、浙贝母 10 克、金银花 30 克、蒲公英 30 克、天花粉 10 克、山茱萸 15 克、麦冬 15 克、白花蛇舌草 20 克。

用药论述：四逆散透邪解郁，疏肝理脾。方中柴胡既可疏解肝郁，又可升清阳以使郁热外透，用为君药；芍药养血敛阴，与柴胡相配，一升一敛，使郁热透解而不伤阴，为臣药；佐以枳实行气散结，以增强疏畅气机之效；炙甘草缓急和中，又能调和诸药为使。逍遥散疏肝解郁，健脾和营。君药柴胡：疏肝解郁，使肝气条达；当归味甘、苦，性温，养血和血，白芍养血柔肝，共为臣药；木郁不达致脾虚不运，故以白术、甘草、茯苓健脾益气，既能实土以御木侮，又能使营血生化有源；薄荷疏散郁遏之气，透达肝经郁热；煨生姜温胃和中，且能辛香达郁，共为佐药。诸药合用，可收肝脾并治，气血兼顾的效果。消瘰丸重用牡蛎、海带，以消痰软坚，为治瘰疬之主药。恐脾胃弱者，久服有碍，故用黄芪、三棱、莪术以开胃健脾，使脾胃强壮，自能运化药力，以达病所。且此证之根在于肝、胆，而三棱、莪术善开至坚之结。又佐以朱血竭、乳香、没药，以通气活血，使气血毫无滞碍，瘰疬自易消散也。而犹恐少阳之火炽盛，加龙胆直入肝胆以泻之，玄参、浙贝母清肃肺金以镇之。且浙贝母之性，善于疗郁结利痰涩，兼主恶疮。玄参之性，《名医别录》谓其散颈下核，《开宝本草》谓其主鼠瘘，二药皆善消瘰疬可知。

此证为恶性淋巴瘤之肝气郁结证，取经典方剂对证治法之长：透邪解郁、疏肝理脾和营、清润化痰、软坚散结，灵活运用治疗肝气郁结型恶性淋巴瘤。为功效之平稳，全方注重了扶正（先天之本肾及后天之本脾胃）祛邪，加香砂六君子汤顾及患者之胃气，加金银花 30 克、蒲公英 30 克、天花粉 10 克、山茱萸 15 克、玄参 50 克、麦冬 15 克、白花蛇舌草 20 克，正是滋补肝肾、增强扶正，有利消肿散结祛除肿瘤。

4. 气郁痰结

症状：胸闷不舒，两胁作胀，脘腹结块，颈、腋及腹股沟等处痰核累累，皮下硬结，形体消瘦。脉沉弦或弦滑，舌质暗红，苔薄腻。

治法：疏肝解郁，化痰散结。

处方用药：舒肝溃坚汤加减。

夏枯草 10 克、僵蚕 10 克、香附 10 克、石决明（煅）10 克、白芍（醋炒）20 克、青皮 6 克、陈皮 6 克、柴胡 5 克、川芎 6 克、穿山甲 15 克、红花 6 克、姜黄 6 克、甘草 6 克、金银花 60 克、蒲公英 30 克、当归 30 克、玄参 30 克、天花粉 10 克、麦冬 30 克、山茱萸 30 克、车前子 10 克、白花蛇舌草 20 克。

用药论述：此证为肝郁气滞夹痰，阻滞内外之象，多见于Ⅲ期恶性淋巴瘤，常伴有肝脾肿大。方中香附、柴胡、青皮等疏肝解郁；当归、白芍、川芎、红花、姜黄养血柔肝，活血通络；加金银花 60 克、蒲公英 30 克、当归 30 克、玄参 30 克、天花粉 10 克、麦冬 30 克、山茱萸 20 克、车前子 10 克、白花蛇舌草 20 克，以滋补肝肾，扶正祛邪，增强祛除一切无名痈疽之力。若欲加强化痰软坚之力，黄药子、山慈菇、半夏、海藻、猫爪草等亦可选用。

5. 脾气虚弱

症状：颈项肿核，四肢无力，面色㿠白，胃纳不馨，动则气短，舌苔薄腻，脉细无力。

治法：益气健脾，消肿软坚。

处方用药：补中益气汤、参苓白术散、调中益气汤加减。

黄芪 30 克、人参 10 克、白术 20 克、甘草 10 克、当归 30 克、白药 20 克、陈皮 6 克、升麻 5 克、柴胡 6 克、生姜 9 片、大枣 6 枚、莲子 6 克、薏苡仁 20 克、缩砂仁 3 克、桔梗 6 克、白扁豆 10 克、白茯苓 12 克、山药 15 克、五味子 6 克、金银花 30 克、蒲公英 30 克、玄参 30 克、天花粉 10 克、熟地黄 30 克、山茱萸 15 克、麦冬 15 克、山楂 10 克。

用药论述：本证属恶性淋巴瘤之脾气虚弱型，运用扶正祛邪之法，补中益气健脾、和中祛湿，故取以上经典方剂之长。加金银花 30 克、当归 30 克、蒲公英 30 克、玄参 30 克、天花粉 10 克、熟地黄 30 克、山茱萸 15 克、麦冬 15 克，滋补肝肾，增强正气，以达消散肿毒、康复患者之功。

6. 血燥风热

症状：口干烦躁，发热恶热，皮肤瘙痒，皮肤红斑硬结，大便燥结，尿黄量少。脉细数或弦细，舌质红，苔黄白。

治法：养血润燥，疏风解毒。

处方用药：清肝芦荟丸加减。

川芎6克、当归30克、白芍30克、生地黄30克、青皮6克、芦荟10克、昆布10克、海蛤粉15克、甘草6克、猪牙皂3克、黄连5克、沙参30克、石斛10克、玄参30克、麦冬30克、牡丹皮10克、赤芍6克、女贞子15克、牛蒡子10克、干蟾6克、金银花60克、蒲公英30克、天花粉10克、山茱萸20克、车前子10克、白花蛇舌草20克。

用药论述：此证多见于皮肤下细胞淋巴瘤，但其他类型的淋巴瘤所表现的皮肤症亦可见到此证，主要表现为血虚内燥，风热瘀毒。方中生地黄、当归、白芍、川芎养血补血；沙参、天花粉、女贞子、石斛、麦冬滋阴生津润燥；海蛤粉、昆布、牙皂、干蟾化痰散结；用芦荟、牡丹皮、赤芍凉血解毒，恰到好处。黄连、牛蒡子清热祛风，用治风痰，猪牙皂最胜。若血热皮痒较重应酌加荆芥、防风、秦艽、白鲜皮、地肤子、苦参、丹参、赤芍、全蝎等凉血解毒、祛风止痒；加金银花60克、蒲公英30克、当归30克、玄参30克、天花粉10克、麦冬30克、山茱萸20克、车前子10克、白花蛇舌草20克，以滋补肝肾，扶正祛邪，增强祛除一切无名痈疽之力。

7. 肝肾阴虚

症状：五心烦热，午后潮热，腰酸腿软，疲乏无力，纳差胃呆，面苍无华，形体消瘦，多处淋巴结肿大。脉细数而弱，舌质红或淡红，苔薄白。

治法：养血补血，滋补肝肾。

处方用药：和荣散坚丸加减。

当归30克、川芎6克、白芍30克、熟地黄30克、生地黄30克、茯神6克、香附6克、桔梗10克、人参6克、白术15克、茯苓10克、甘草6克、橘红6克、半夏6克、木香5克、砂仁3克、浙贝母10克、南星6克、海蛤粉15克、昆布10克、夏枯草10克、红花6克、升麻5克、柴胡3克、酸枣仁10克、远志10克、柏子仁10克、牡丹皮10克、芦荟10克、角沉（沉香）6克、煅龙齿6克（先煎）、金银花30克、蒲公英30克、玄参30克、天花粉10克、山茱萸20克、麦冬20克、山药10克、山楂10克。

用药论述：此证为恶性淋巴瘤晚期常见的证候，治疗扶正祛邪，不宜过于攻伐，以免伤正。补法应该根据患者所表现的不同证候，本着辨证施治的原则灵活应用。气虚血亏者可予八珍汤；阴虚盗汗者可予六味地黄丸、煅龙骨、煅牡蛎、浮小麦及五倍子等；阴虚内热者酌加青蒿、地骨皮、白薇、银柴胡等；血虚者可用何首乌、阿胶、鹿角胶、紫河车、鸡血藤、枸杞子、大枣等。

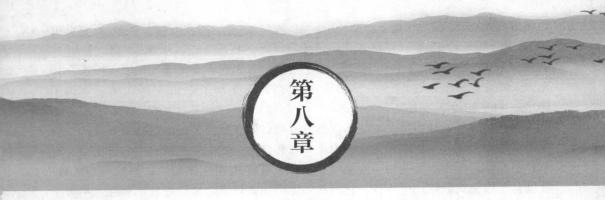

第八章

风湿免疫病

一、风 湿 热

（一）概述

风湿热是一种常见的全身变态反应性结缔组织疾病，主要侵犯心脏及关节，以心脏和关节受累最为显著，发病原因一般认为与 A 族乙型溶血性链球菌感染有关，链球菌感染后，人体产生抗体，与 A 族乙型溶血性链球菌有交叉抗原性的结缔组织和心脏瓣膜抗原形成免疫复合物，引起病变。发病季节以寒冬、早春居多，寒冷和潮湿是本病的重要诱发因素，初次发病年龄多在 5～15 岁，3 岁以内婴幼儿极少见，男女患病的机会大致相等。复发多在初发后 3～5 年。常反复发作，及时诊治可避免风湿性心瓣膜病的发生。临床表现以心脏炎、关节炎为主，可伴有发热、皮下小结、环形红斑及舞蹈病等。

根据本病的临床表现特点及病程转归，本病大致属中医的"痹证""心悸""喘证""心痹""脉痹"的范畴。多因正气不足，复感风寒湿热之邪，以致病邪瘀于肌肤，痹阻经脉筋骨，内舍于心而为病。

（二）病因病理

风湿热多为热痹。是由正气虚弱，气血失调，或素体阴虚，阳气偏胜，内有蕴热，复感风寒湿邪，风寒湿与热相搏，或寒湿蕴郁化热，湿热流注关节、肌肉、脏腑，阻滞气血经络，甚则内舍于心而为病。

1. 正气虚弱

由于素体虚弱，腠理空疏，营卫不固，风寒湿热之邪乘虚而袭。正不胜邪，以致风寒湿热之邪得以深入，留连于筋骨、血脉而为痹证。

2. 外邪入侵

在卫外功能低下的情况下，由于久居严寒之地，或住地潮湿，或睡卧当风，或劳累后感受风寒湿之邪，日久蕴积不化，着而为病。风寒湿蕴于肌肤脉络，日久寒渐化热，湿郁化火，以致湿热为患，发生热痹。痹证迁延不愈，病邪由浅入深，而致"血停为瘀，湿凝为痰"，痰瘀互结，闭阻经络，由经络而侵及脏腑，即《内经》所谓"病久而不去者，内舍于其合也"的演变过程，故本病日久，除可出现心痹外，又通常伤及肝肾，使病情变得复杂顽固。

3. 由于湿热邪火耗气伤阴，致使气阴两伤，心脏不得充养，邪因内舍于心，而致心痹。

总之，气血营卫内虚是致痹的内在条件，风寒湿热外侵是致痹的外在因素，经络血气痹阻是痹证的基本病变，病程迁延，病邪留恋，心、肝、肾脏亏损，又是招致病程迁延的根由。

（三）诊断要点

1. 病史

发病前 1～3 周有咽峡炎或扁桃体炎等上呼吸道感染史。

2. 临床表现

（1）发热　以不规则的轻度或中度发热为多见，热型多不规则，脉速，出汗多，脉率往往与体温不成正比。

（2）关节炎　典型表现是游走性多关节炎，常对称地累及膝、踝、肩、腕、肘、髋等大关节。有时亦可单个关节或手足关节受累，受侵关节红、肿、热、痛，并有压痛及运动障碍，一般持续 2～4 周消失，急性炎症消退后，关节功能完全恢复，但常反复发作。

（3）心脏炎　心脏受累是本病的重要表现，可累及心包膜、心肌和心内膜。急性期后常遗留心瓣膜病。主要表现为心脏增大、心动过速，心脏有明显的杂音、心包摩擦音，或伴有心包积液。心电图呈 P-R 间期延长，严重者可出现心力衰竭。心脏炎具有下列情况之一者可以确定：①既往无风湿热或风湿性心脏病病史，新近出现心尖区持续性全收缩期杂音，向腋下传导，或心底区出现舒张期杂音、奔马律、心动过速，与发热程度不成正比等；②X 线检查显示心胸比例较正常增大 15％以上；③心包炎；④儿童或年轻人发生心力衰竭而无其他原因可查者。

（4）皮下小结　常位于肘、膝、枕部、前额、棘突等骨质隆起或肌腱附着处。结节为直径 2～5 毫米的硬结，触之不痛，可滑动，与皮肤无粘连，2～4 周消退。多与心脏炎同时存在。

（5）环形红斑　可反复成批出现环形红斑，常见于四肢内侧和躯干，为淡红色环形红晕，初起时较小，以后迅速向周围扩大而中心消退，边缘隆起不规则。红斑时隐时现，历时可达数月之久。

（6）舞蹈症　多发生于5～12岁儿童，女童多见。起病较缓，由于风湿性脑血管病引起无意识的不协调的手足舞动，面部表情为有时舌及面肌抽搐，于用力、兴奋或疲劳时明显，睡眠时可消失。肌张力减低是本病的主要体征，四肢膝反射往往减弱或消失。

（7）其他表现　除上述典型常见表现外，少数患者还可表现为风湿性胸膜炎、风湿性腹膜炎、风湿性肾炎，应引起注意。

3. 实验室检查

（1）白细胞计数轻度至中度升高，中性粒细胞增多。

（2）尿常规检查可见少量蛋白、红细胞和白细胞。

（3）咽拭子培养：在早期风湿活动时溶血性链球菌培养可呈阳性。

（4）检测链球菌的各种抗体

① 抗"O"测定（＞500单位为阳性）。

② 抗链激酶（＞80单位为增多），增高说明有链球菌感染，支持风湿热的诊断。

③ 抗透明质酸酶（＞128单位为阳性）。

（5）非特异性血清成分改变测定

① 血沉加速。

② C反应蛋白阳性，说明风湿仍有活动。关于C反应蛋白的研究已经有70多年的历史，传统观点认为C反应蛋白是一种非特异的炎症标志物，但近十年的研究揭示了C反应蛋白直接参与了炎症与动脉粥样硬化等心血管疾病，并且是心血管疾病最强有力的预示因子与危险因子。

③ 粒蛋白持续增多，反映结缔组织慢性潜在的活动性改变。

由于本病的临床表现常不典型，又缺乏特异性实验室检查法可作为确诊的依据，故早期诊断有时尚有一定的困难，必要时须较长时间的观察后才能确诊。

（四）风湿热证治枢要及特色经验探要

（1）鉴于风湿热的基本病理为正虚邪实，风寒湿热外邪入侵，相互搏结，致使热毒壅盛，痰瘀痹阻，故疏风散寒、清热利湿、通经活络为本病基本治疗大法。一般初起以邪实为主，久病则正虚邪恋，故痹证有新久虚实之异及偏风、偏寒、偏湿、偏热的不同，治疗应有疏风、散寒、除湿、清热以及孰轻孰重之分，不可执一而论。

（2）由于邪气是在正气不足、营卫不调、经络空虚、气血运行不畅等前提下，作用于人体而为病，《类证治裁》中说到："诸痹……良由营卫先虚，腠理不密，风寒湿乘虚内袭，正气为邪所阻，不能宣行，因而留滞，气血凝滞，久而成痹。"说明了治痹先当扶正的道理，故益气固表，扶正祛邪，实属本病治疗的重要一环。痹证迁延不愈，病邪由浅入深，由经络侵及脏腑，致使肝肾不足，因而后期还应益气养血，滋补肝肾，以助正气。

（3）本病初期以实证为主，治疗重在祛邪，中期当扶正祛邪，后期邪衰，正气不足，不可专持祛邪，重点应在培本，补益气血，培补肝肾，随证施治，在治疗时，不可因风湿热邪而长期采用疏风祛湿清热药，否则气血俱伤，病必难除。

（4）有关虫类药物的使用　虫类药具有搜风剔邪、蠲除风邪、活血止痛之功，在风湿热病程中，凡以痹证尤其是久痹为主症者，若仅用一般性的蠲痹药物往往不易取效，此时须配虫类药，以加强祛风胜湿止痛之功。在使用时只有了解该类药物的药性、四气五味，辨证选用药物，方能达到更好效果。通常情况下，热痹或湿热痹宜选用地龙、蜂房、僵蚕、蚕沙等，兼夹痰瘀宜选用水蛭、虻虫、穿山甲、土鳖虫等，肝肾两亏在补益肝肾的同时，宜选用龟甲胶、鳖甲、猪脊髓、炙全蝎等；阳虚寒湿的宜选鹿角胶、紫河车等，止痛作用强的虫类药有全蝎、蜈蚣、蜂房、炮穿山甲等，在不影响辨证的前提下，病重时可考虑选用。剂量宜从小量开始，逐渐加大，以效为度。中病即止，用之过大过久，易耗血伤正，引起脾胃反应，必要时可考虑研末冲服，以减少浪费，加强止痛作用。

（5）关于乌头、附子的使用问题　乌头、附子是治疗痹证的要药，对于关节寒痛或寒湿痛确有疗效，在治疗热痹中也常配伍使用。本药温阳以驱湿，温阳以散寒，温阳以止痛，凡为痹证属必用之品。但具体用量轻、重多存在非议，应依不同患者实际情况而定。依中医传统用药大方向，深入临床实践，灵活运用中医辨证论治，揭示不同个体的康复规律、掌握规律和有效应用规律。据药理研究，乌头含乌头碱，其毒性反应主要是抑制心脏传导系统，大量使用易致中毒，故在煎法上，乌头、附子均须强调久煎，久煎之后，乌头碱分解，此时毒性作用即可消失，而止痛、强心、除风湿等有效作用不致破坏。因此特别强调：大剂量乌头必须先煎 3 小时，附子必须先煎 2 小时。寒湿或寒痹、痛痹，乌附配桂枝、细辛；温热痹以乌附配苍术、黄柏、石膏、知母；肝肾阴虚配熟地黄、当归、白芍。凡有热象者要做到清热或补肝肾之阴药剂量大于乌附，或药味多于乌附。例如湿热痹，不用乌附不足以止痛，用则助热，此时一般乌附用 6～10 克，如必需时，乌附可用 10～15 克，但石膏、黄柏、知母、忍冬藤等必须加大剂量，使整个处方以清为主，温清结合。这种用药技巧，可供参考。

（五）临床分型辨证论治

1. 邪热入营

症状：发热，或夜间热重，汗出不解，关节灼热，红肿热痛，痛不可近，关节屈伸不便，游走窜痛，遇热加剧，得冷则舒，或皮下结节，或皮肤红斑隐隐，口渴欲饮，心烦，尿少而赤、便秘。舌红、苔黄燥或黄腻，脉滑数。

治法：清热凉营，解毒通络。

处方用药：白虎加桂枝汤合黄连解毒汤加减。

生石膏 30 克、知母 10 克、粳米 30 克、甘草 6 克、桂枝 6 克、黄连 5 克、黄芩 6 克、黄柏 6 克、栀子 10 克、牡丹皮 15 克、赤芍 10 克、生地黄 30 克、大黄 10 克、银花藤 15 克、连翘 15 克、金银花 30 克。

用药论述：此证多由感受风寒湿邪，郁久化热，热邪入营，郁于经脉，内结关节所致。用白虎汤清热通络，加桂枝可宣通血脉，调和营卫，使全方寒而不凝，经脉通畅。黄连解毒汤清热凉营解毒，与白虎加桂枝汤合用共奏清热凉血解毒，开痹止痛之功。

若咽痛加土牛膝根 15 克、薄荷 6 克、桔梗 10 克；心烦甚加莲子心 3 克、栀子 10 克；关节灼热红肿，疼痛剧烈可重用生石膏（先煎）60 克，苍术 10 克，并以细辛 3 克反佐。兼肢体瘀斑加丹参 15 克、犀角粉 1 克（分冲），以清热凉血散瘀；若兼发热不退，邪热伤阴，易汗出，口干，舌质红，苔少，脉细数明显，加青蒿 15～20 克、玄参 30 克、秦艽 10 克、知母 10 克。据研究，青蒿可能有调节免疫功能的作用，并可降低血沉。若湿热交结，舌苔厚腻，用白虎加苍术汤，另加生薏苡仁 30 克、防己 10 克、萆薢 15 克以清热化湿。

2. 湿热痹阻

症状：肢体关节红肿热痛，有沉重感，按之痛甚，局部灼热肿胀，或肌肤麻木不仁，步履艰难，口干苦而黏但不欲饮，心烦，小便黄混。舌苔黄、厚腻，脉濡数。

治法：清热利湿，宣痹通络。

处方用药：四妙丸、白虎加苍术汤、宣痹汤加减。

用药论述：苍术 10～20 克、黄柏 10 克、薏苡仁 30 克、牛膝 15 克、土茯苓 30 克、生石膏 30 克、知母 10 克、桑枝 15 克、防己 10 克、萆薢 10 克、晚蚕沙 10 克（包煎）、滑石 10 克、银花藤 30 克。

用药论述：此证多由感受湿邪或湿热毒邪蕴结困阻经隧或湿蕴成痰，痰热互结，流注关节所致。湿为阴邪，其性黏滞，难以祛除。其中苍术、黄柏为治湿热痹之主药，在大队清热通络药的同时，重加温燥之苍术，往往是取效关键。关节疼痛、肿势重者可加赤芍 10 克、地龙 15 克。关节疼痛剧者可加七叶莲 10 克、姜黄 10 克、炙全蝎 10 克、炮穿山甲 10 克；关节肿甚加芥子 10 克、僵蚕 10 克、半边莲 30 克、胆星 10 克、车前子 30 克（包煎）。

3. 寒热夹杂

症状：肢体关节疼痛，局部肿胀灼热，关节活动受限，可涉及一个或多个关节，并伴有恶寒、恶心，或虽关节灼热，但不敢接触冷水。舌苔黄白相兼，脉紧而数。

治法：祛风散寒，除湿清热，通络止痛。

处方用药：桂枝芍药知母汤加减。

桂枝 10 克、生麻黄 6 克、知母 10 克、白芍 15 克、羌活 10 克、独活 10 克、制川乌、草乌各 10 克（必须先煎一小时）、赤芍 10 克、秦艽 10 克。

用药论述：此证多由风寒湿邪侵于肌肤筋骨，郁久化热，或素体阳盛，或阴虚有热，外邪与内热相搏，闭阻经脉，郁滞不通所致。证属寒热错杂，用药需寒热并用，制川乌制草乌是止痛要药，但必须注意其毒性反应，煎煮一小时后毒性成分可被破坏，只发挥其药理作用。须注意引经药的配伍使用，如上肢痛甚加姜黄 10 克、指迷茯苓丸；下肢痛甚者加牛膝 10 克、木瓜 10 克；颈背痛加葛根；腰背痛加川续断、杜仲、狗脊、寄生；筋脉抽搐痛加伸筋草 15 克、路路通 10 克、鸡血藤 15 克等，同时亦可加用雷公藤 2 片，每天 3 次口服。据研究，雷公藤具有抗肿瘤、抗炎的作用，被公认为治疗痹证的有效药物，其清热解毒、祛风除湿、消肿止痛，对疼痛以关节周围组织，尤其是肌肉酸痛不止者疗效较好，但有剧毒，临床应用需严格控制剂量，口服过量可引起中毒，一般内服治疗量，成人每日 10~15 克，最大剂量每日不宜超过 20 克，体质弱者慎用或减量，有心、肝、肾器质性病变、功能不良者，或白细胞减少及孕妇忌用。如出现中毒反应，可用鲜萝卜 125 克或莱菔子 250 克炖服，以解其毒。

4. 气阴两伤

症状：肢体关节酸痛，筋脉抽掣；拘挛不利，局部常有红肿灼热，夜间尤甚，活动后疼痛减轻，同时伴有心悸易惊、气短乏力、心烦口干，舌淡苔少，脉细无力。

治法：益气养阴，活血通痹。

处方用药：黄芪桂枝五物汤合生脉散加减。

黄芪 30 克、桂枝 6 克、白芍 15 克、生姜 3 片、大枣 10 枚、西洋参 3 克（另煎，兑入）、麦冬 15 克、熟地黄 30 克、鸡血藤 30 克、当归 15 克、甘草 6 克。

用药论述：本证多由湿热久羁，渐至伤阴耗气，或素体阴亏造成关节筋脉失养所致。黄芪桂枝五物汤调养荣卫，祛风散邪，和血通痹。营卫气血不足故阴阳俱微。阳气不足，阴血涩滞，故肌肤麻木不仁，脉微涩而紧。本方主治血痹，亦可治疗风痹。君药黄芪甘温补气，补在表之卫气。臣药桂枝散风寒而温经通痹，白芍养血和营而通血痹。佐入生姜辛温，疏散风邪。使药大枣甘温，养血益气。生脉散由麦冬、人参、五味子组成，可益气养阴，敛汗生脉，主治气阴两伤，肢体倦怠，气短懒言，口干作渴，汗多脉虚。本证如仍有发热者可酌加金银花 30 克、忍冬藤 30 克、秦艽 10 克；心悸易惊甚者加生龙齿 30 克（先煎）、珍珠母 30 克；气短乏力明显，宜重用黄芪至 45~90 克，或可加党参 15 克；肌肤麻木不仁甚者加地龙 15 克、豨莶草 15~30 克；若阴虚兼有风湿滞留者，见有低热、关节屈伸不利、舌质偏红、脉细数等症，可选防己地黄汤为主方，其中宜重用地黄 60 克，既可养血泄热，又能除心痹。伍以防风，可除血中之风。

5. 脉络痹阻

症状：全身关节疼痛较剧，固定不移，痛处拒按，局部肿胀，触有硬结，瘀斑隐隐，同时伴有面色黧暗。舌质暗，有瘀斑，脉沉细而涩。

治法：活血化瘀，通经活络。

处方用药：身痛逐瘀汤合蠲痹汤。

桃仁 6 克、红花 10 克、当归 15 克、五灵脂 6 克、地龙 15 克、川芎 10 克、乳香 10 克、没药 10 克、香附 10 克、羌活 6 克、秦艽 10 克、牛膝 10 克、海风藤 15

克、独活 6 克、桂枝 5 克、桑枝 5 克、木香 6 克、甘草 6 克。

用药论述：本证多由病程迁延，日久入血入络，致使血痹经络。身痛逐瘀汤活血祛瘀，祛风除湿，通痹止痛。主治瘀血挟风湿，经络痹阻，肩痛、臂痛、腰腿痛，或周身疼痛，经久不愈者。方中秦艽、羌活祛风除湿，桃仁、红花、当归、川芎活血祛瘀，没药、五灵脂、香附行气血，止疼痛，牛膝、地龙疏通经络以利关节，甘草调和诸药。蠲痹汤祛风除湿，蠲痹止痛。主治中风身体烦痛，项背拘急，手足冷痹，腰膝沉重，举动艰难。本证脉络痹阻病邪深伏，治疗一宜温通，二宜搜剔方能取效。以达活血化瘀，通经活络之效。如瘀凝甚者，可加虫类搜剔药，如全蝎、炮穿山甲等。关节局部肿胀，触有硬结，此为痰瘀互结，治疗宜侧重祛痰软坚散结，常在活血止痛药使用的同时，加昆布、芥子、陈胆星等，对脉络痹阻型风湿热，在应用上方的基础上，可加用大活络丸一粒，每天一次口服。

6. 肝肾亏虚

症状：肢体关节疼痛久延不愈，屈伸不利，甚则肿胀变形，手足筋挛拘急，腰膝酸软，形体消瘦，头晕耳鸣，心悸怔忡，五心烦热，尿少。舌淡红或暗红，脉沉细弱。

治法：补益肝肾，活血通络。

处方用药：独活寄生汤，左归饮加减。

桑寄生 30 克、独活 10 克、秦艽 10 克、当归 15 克、熟地黄 30 克、枸杞子 15 克、白芍 20 克、杜仲 15 克、牛膝 15 克、黄芪 30 克、桂心 6 克、知母 6 克、黄柏 6 克、炙甘草 10 克、细辛 2 克、茯苓 10 克、防风 6 克、川芎 6 克、人参 6 克、山茱萸 15 克、山药 12 克。

用药论述：本证见于风湿热病久延，湿热之邪久稽，渐致肝肾虚损，筋脉失濡所致，亦可见于风湿性肾炎。治疗以调补为主，少佐祛风胜湿而不燥血之品。独活寄生汤出自《备急千金要方》，主治肝肾两亏，气血不足，风寒湿邪外侵，腰膝冷痛，酸重无力，屈伸不利，或麻木偏枯，冷痹日久不愈。现用于慢性关节炎、坐骨神经痛等属肝肾不足，气血两亏者。方中用独活、桑寄生祛风除湿，养血和营，活络通痹为主药；牛膝、杜仲、熟地黄补益肝肾，强壮筋骨为辅药；川芎、当归、白芍补血活血；人参、茯苓、炙甘草益气扶脾，均为佐药，使气血旺盛，有助于祛除风湿；又佐以细辛以搜风治风痹，桂心祛寒止痛，使以秦艽、防风祛周身风寒湿邪。各药合用，是为标本兼顾，扶正祛邪之剂。对风寒湿三气着于筋骨的痹证，为常用有效的方剂。左归饮出于《景岳全书》，功能补益肾阴，主治真阴不足证。如手足筋脉挛急者，加木瓜 10 克、生地黄 20 克、伸筋草 15 克；腰膝酸软甚者加龟甲胶 15 克、猪或牛脊髓 30 克；头晕甚者，加女贞子 20 克、墨旱莲 20 克、天麻 10 克；浮肿尿少，有蛋白尿者，应选用芡实 15 克、防己 10 克、白茅根 30 克、白术 10 克、茯苓皮 15 克、薏苡仁 30 克、车前子 15 克、益母草 30 克，这类药物对消肿、消除蛋白尿有较好的作用。

二、类风湿关节炎

(一) 概述

类风湿关节炎是一种以多个关节肿痛变形，且严重影响功能活动为主要表现的慢性进行性疾病。本病的原始病因尚难确定，但与变态反应和自身免疫的关系较密切。其病理变化，早期以滑膜炎、关节囊及其附近的腱、腱鞘炎等急性炎变为著，关节呈游走性红、肿、热、痛，状如急性风湿热，故本病亦称风湿性关节炎；之后肉芽组织增生，逐渐覆盖并毁坏软骨，使上下关节面互相融合，或肉芽组织骨化而使关节僵硬，有的骨质疏松或骨骼脱钙，肌肉及皮肤萎缩而关节脱位或畸形，因而又名萎缩性关节炎。类风湿关节炎西医归入结缔组织病范畴，中医归属于痹证，因其病程阶段及临床表现的不同，而有风寒湿痹、风湿热痹、历节风、骨痹、尪痹等多种称谓。

(二) 病因病理

中医认为类风湿关节炎，这个多种证型交错的复合性痹证，其致病因素并非一端，病机演变也复杂多变。就致病因素而言，既有风、寒、湿、热等邪气外袭，又有痰、瘀等病理产物内生。这些病邪往往杂合而至，兼夹为患，在正气亏虚，尤其是卫气虚弱、肝肾不足的条件下滋扰发病。本病初起，多由汗出冒风、劳累受寒、涉水淋雨、居处阴冷潮湿等原因，外邪乘机体卫外功能低下之机，从皮毛袭入肌肉、经脉、筋骨，阻遏气血运行，关节失于温煦而形成痹证。素体阳虚气弱者，风寒湿邪交阻关节，统称风寒湿痹。若其中风邪偏盛，率寒湿之气不停走窜，则关节呈游走性疼痛，名行痹；若寒邪独胜，挟风湿凝滞关节，则关节剧痛难忍，甚则如锥刺，且固定不移，称为痛痹；若湿气特重，兼风寒黏滞肌肉、骨节，则关节重胀钝痛，四肢困倦，甚则麻木，是谓着痹。若素质阳旺及阴虚内热者，外邪侵袭后易于化热，热携风湿，流注为患，则关节红肿热痛，屈伸受阻，这是风湿热痹。

上述痹证，病位较浅，以肢体皮肉经络为主，邪虽盛而正未虚，属于实证。如若迁延不愈，日久则外邪转化为患，如寒凝湿聚生痰，湿热交阻酿毒酿浊，气血郁滞成瘀，这些痰、浊、瘀毒，或相互交结，或与复感之外邪相合，闭阻经脉，堵塞络脉，壅滞关节，甚则损坏骨骺，流注肌肤筋膜，是以关节肿胀变形，屈伸不利，甚则功能丧失，疼痛如掣如锥刺，关节隆起部位皮下结节坚硬。与此同时，患者耗气伤阳，劫夺阴津，深入内脏，肝肾受损尤为突出，筋骨失于濡养、以致筋肉萎缩、骨节僵硬、形体消瘦、面色无华、腰膝酸软、头晕耳鸣等虚象毕现。痹证至此，可称虚痹；因其植根较深，顽固难痊，又名顽痹。究其实质，并非纯虚之证，而是虚实并存之候。实邪一如上述，虚损不外阳气衰弱、阴血不足、肝肾亏虚等几个方面。

(三)诊断要点

类风湿关节炎虽然是常见病,发病率也不低,但由于本病发病大多较缓,病后证情演变亦慢,开始时较长一段时间内,缺乏具有诊断价值的特异症状,及致关节疼痛明显或肿胀变形,影响功能活动后,才开始集中目标,搜索本病的诊断依据,为时非早。因此,必须熟悉其发病规律、把握其临床特点,并结合有关的理化检查,方有可能不延误诊断。

1. 发病规律

(1)本病好发于青壮年,20～45岁年龄段的占80％以上,且女性多于男性。

(2)病前有遭受寒冷、潮湿史,或上呼吸道感染史。

(3)长达数周至数月时间的低热、疲乏、体重下降、食欲不振、肢节麻木或刺痛阵作。凡遇到上述情况者,应该警惕类风湿关节炎的可能性。

2. 临床表现

(1)关节疼痛 初起多为手足部小关节,逐渐累及大关节,先一两个,后多个关节,先呈游走性窜痛,后发展为固定性剧痛,且两侧对称。

(2)关节肿胀、畸形 随发作次数增多及病程迁延而日趋明显,最多见的是近侧指间关节,呈梭状肿大,其次为掌指、趾、腕、膝、肘、踝等关节,严重的关节附近的肌肉也僵硬或萎缩,乃至功能活动丧失殆尽。

(3)皮下小结 小似芝麻、绿豆,大如花生米、蚕豆,质坚而韧似橡皮,10％～30％的患者有之,常见于肘、腕、踝关节的隆突部位。

(4)全身症状 随着病程延长而明显,如面色苍淡呈贫血貌,气短虚弱,病变活动时,可见不规则发热。

3. 理化检查

可发现有助于确诊的客观依据。

(1)血常规检查 红细胞及血色素有程度不同的低下,多在病之后期。白细胞总数及中性粒细胞增高,血沉加快,提示病变活动。

(2)血清学检查 类风湿因子试验阳性(效价在1：64以上)者占50％～80％,对诊断与鉴别诊断甚有意义。

(3)免疫学检查 白蛋白降低,球蛋白升高。蛋白电泳:IgG、IgA、IgM三项中有程度不同的增高。

(4)关节肿大,尤其是大关节肿胀,按之有波动感者,穿刺其腔内可抽出不透明的草黄色液体,送检为渗出性,中性粒细胞占绝对优势,常达(8.0～50)×10^9/升,但细菌培养阴性。

(5)X线检查 病变关节X线摄片,病程短者仅有周围软组织肿胀;病程长者有的关节间隙变窄,附近骨质疏松,严重的两个关节面融合变形。

（四）鉴别诊断

（1）**系统性红斑狼疮** 也有不规则发热、四肢大小关节肿痛、血沉快、类风湿因子阳性、白蛋白降低、球蛋白升高等表现，与早期类风湿关节炎极易混淆。但抗"O"阳性、颜面蝶形或多形性红斑、白细胞减少、心肾等多系统损害可资鉴别。

（2）**风湿性关节炎** 临床表现与类风湿关节炎酷似，急性期很难区分，可供鉴别诊断的有：发病急骤，脉搏加快及大量出汗特别明显；关节反复疼痛而无强直、畸形；常并发心肌炎，日久每遗留永久性的心瓣膜损害；血清学检查有三阳出现，即抗"O"在500单位以上、抗链球菌激酶在80单位以上、抗透明质酸酶在128单位以上。

（3）**增生性骨关节炎及结核性关节炎**

① 增生性骨关节炎，发病年龄以40岁以上的中老年居多，无发热等全身症状及血沉加快，关节疼痛以膝、髋、脊柱等部位为主，且局部不红肿，亦不向其他关节游移，日久一般不会引起肌肉萎缩及关节畸形，X线摄片有钙质沉着及骨疣外生于关节边周部位。

② 结核性关节炎，常有结核病史，或其他结核病灶可查，多见于儿童和青少年，好发于脊柱、膝、髋、肘等关节，呈单发性，关节肿痛时可抽出渗出液，作结核菌培养或动物接种有阳性结果。病程长者，病变关节会畸形，或有寒性脓疡和瘘管，X线片可见关节间隙狭窄、干骺端骨质破坏。

（五）类风湿关节炎证治枢要及临床特色经验探要

（1）类风湿关节炎为杂痹，证型虽多，但不外虚实两类。实证多见于急性发作期，有行痹、痛痹、着痹、热痹之分；虚证每存于迁延期，有阳虚、阴虚、气血两虚之别。实证中风寒湿杂至，风湿热交结最为常见，虚证时夹瘀、夹痰者亦不少。寒证日久，可以转化为热证，实证久延，往往致虚而现虚象，虚证感邪又兼实象。这些动态变化，在辨证论治时尤需详加审察。

（2）类风湿关节炎的治疗：针对病因时，以祛风、散寒、化湿、清热为大法。清除病理产物时，以活血化瘀、化痰泄浊为手段。目的在于驱除内外之实邪，疏通经络、活跃气血、舒展筋骨。调理内虚时，或温运阳气，或滋养阴津，或补益气血，总以扶助正气，增强内在的蠲痹功能为要旨。这些治法手段，在临床上单一使用者少，数法并用者多，总以针对证候的病因病机为原则，切忌随手拈来，把几种治法简单地相加凑合。必须分清主次轻重，做到有机组合，相得益彰。

（3）关于多法联用：由于类风湿关节炎的病因风、寒、湿、热每杂合而至，病机变化又往往虚实交错，因而对每一个证候的治疗，几乎都要数种方法联合应用，这种"配套工程"，并非失去章法的杂乱凑合，而是层次清楚、主次分明的有机组合。初起阶段立足于祛邪。对风寒湿痹，以温经散寒为主，祛风、化湿为辅，这是因为寒邪散净，则风湿无所依附，再者不少辛温散寒药，兼有祛风或化湿的作用。在药物选择上，除寒邪特重而要使用川乌、草乌等辛热有毒药外，一般情况下，熟附片、桂枝、细辛等足以胜任，但剂量宜稍大，桂枝、附子均需10克以上，细辛亦不可囿于"辛不过钱"之戒律，常用3～6克。治风湿热痹，以清热为重点，其次才是化湿，清热法以清宣透达、驱邪外出为好，故常用甘寒的生石膏、知母配麻黄或桂枝等辛散发越之品。苦寒凉遏类甚少遣用。此外，诸凡实证，无论其有无瘀滞，酌情选用1～2味活血药，有助于通络蠲痹，如川芎、片姜黄、鸡血藤等。

后期阶段急性发作时，仍以祛邪为先，病情缓解后，再议扶正，或温阳，或养阴，重心均在于肾，温补肾阳无需燥烈，以恢复阳气、温通之力为度，滋养肝肾不可蛮补呆滞，以筋骨得以濡养为宜。扶正的目的亦在于祛邪，类风湿关节炎即使在缓解期，亦非纯虚之候，这是与一般内伤杂病的基本区别。故扶正的同时，应该不忘祛邪，或荡涤无形之痰浊，或化解有形之瘀血，均不能操之过急，猛浪从事，而以徐缓图之为宜。至于扶正与祛邪具体治法的搭配及其比例轻重，因证而异，不必为上述证治所限制。

（4）关于虫类药的应用：虫类药大多生性攻窜善动，有内走脏腑，外透筋、骨、肌、肤之长，具有一般中药所不能的独到功效，因而常配用于类风湿关节炎的辨证论治诸多方剂中，希冀增强治疗作用，从而提高疗效。此类药品种较多，各有擅长，用来治疗类风湿关节炎宜有所选择。关节肿胀疼痛，因风寒湿引起者，用白花蛇3～6克，或蜈蚣1～2条，或全蝎3～6克；因风湿热而致且局部肌肤发红，触之灼热者，用乌梢蛇6～10克，或干地龙6～10克，僵蚕6～12克，或露蜂房5～10克；关节畸形，僵硬，功能活动明显受限，且有瘀阻征象者，可用炮穿山甲5～10克，或土鳖虫6～12克，或虻虫2～5克，或蛴螬虫2～5克。需要注意的是：虫类药作用峻烈，除地龙、僵蚕外，大多有一定的毒性，临床使用时，宜从小剂量开始，逐步加量，且以持续2～4周后，间歇1周左右再用为妥。

（5）关于单味药的应用：近年来各地发现了一些对类风湿关节炎有较好疗效的单味中草药。如湖北、福建、桂林、南京等地报道，雷公藤的有效率高达90％以上。昆明地区报道，山海棠的有效率亦在80％左右。且各有具体用法。应当承认，这些药物的出现，丰富了类风湿关节炎等免疫性疾病的治疗内容。但绝不是可以替代辨证论治的唯一措施，因为这些单味药对类风湿关节炎的显效率在30％左右，且一旦停药，证情每多反复，长期使用毒副作用甚大，号称断肠草、山砒霜的雷公藤，超过一定剂量会致人死亡，有效剂量的安全范围不易掌握，已有报道其中毒死亡率高达41.8％者，值得引起警惕。故即使作为辨证治疗的补充，也以谨慎从事，入煎剂者一日量不超过10克为宜，中病即止，不可久用。

（6）其他治疗：药、针并施，采用中医、针灸、推拿、按摩、刮痧、拔罐、理疗等综合疗法，依个体患者康复规律科学医治。

（六）临床分型辨证论治

1. 风寒湿痹

症状：肢体关节疼痛，或轻或重，或游走不定，或固定不移，或局部肿胀，但皮色不红，触之不热，遭风受凉则疼痛加剧，或伴恶寒发热，或见关节功能活动轻度受阻，舌苔薄腻，脉浮滑。

治法：祛风散寒，化湿通络。

处方用药：蠲痹汤加减。

羌活 10 克、独活 10 克、桂枝 6～10 克、秦艽 10 克、当归 30 克、川芎 10 克、炙甘草 10 克、海风藤 15 克、桑枝 12 克、乳香 6～10 克、木香 6 克。

用药论述：本证属类风湿关节炎之风寒湿痹型，风寒湿痹是行痹、痛痹、着痹的总称，系风、寒、湿邪杂至而成，常见于类风湿关节炎初期；患者全身症状尚佳，正气未虚，故以祛邪为主。蠲痹汤中羌活、独活、桂枝、秦艽能祛风寒；海风藤、桑枝可除风湿；当归、川芎、乳香、木香理气活血通经络；炙甘草调和诸药；共收祛风、散寒、化湿以散外邪、活血和络除痹痛之效。临床上尚需根据病邪及病位之差异作适当加减，如寒邪偏盛，疼痛加剧者，加细辛 3～5 克、炙麻黄 6 克、制附子 6 克；风邪独盛，关节游走疼痛者，加防风 10 克、豨莶草 10～15 克、寻骨风 10～15 克；湿邪尤重，关节肿胀、手足困重者，加生薏苡仁 30 克、防己 6～10 克、苍术 10 克。上肢关节痛为主者，加片姜黄 10 克，并重用羌活；下肢关节痛明显者，加川牛膝 15 克、木瓜 15 克，并重用独活。

2. 风湿热痹

症状：发热较高，汗出较多，微恶风寒，口渴烦闷，关节剧痛，皮肤潮红，局部肿胀，触之灼热，活动受阻，舌红苔黄腻，脉滑数。

治法：清热化湿，疏风通络。

处方用药：加味越婢汤。

炙麻黄 10～15 克、生石膏 30～60 克、生姜 5 克、生甘草 6 克、苍术 15 克、白术 15 克、蚕沙 10 克、忍冬藤 15 克、海桐皮 15 克、萆薢 15 克、大枣 5 枚。

用药论述：在上述思路的基础上，加味越婢汤是参古酌今，依临床实践探索而得效验之方，以《金匮要略》越婢汤为雏形，或加祛风散寒之品，或配清利湿热之味，或入祛瘀化痰之药，能灵活地使用于本病急性期，及慢性期急性发作的诸多实证，对风湿热证尤有佳效。

类风湿关节炎风湿热痹之证型的全身症状和关节局部症状均重，常见于类风湿关节炎急性发作期，系热邪兼夹风湿，流注攻窜所致。故用越婢汤发散风湿、清泄热邪，并加忍冬藤、蚕沙清热，苍术、白术、萆薢胜湿，海桐皮祛风。如欲加强清热之力，再增用黄柏 10 克、知母 10 克；若要增强祛风化湿之能，可加防己 6 克、桑枝 15 克；病程较长者，还需入凉血活血养血通络之品，故加牡丹皮、赤芍、川芎、生地黄、当归等。

3. 阳虚痰阻

症状：骨节肿胀且僵硬，活动功能受限乃至丧失，关节疼痛不著，但感冷重发木，肤色苍淡，皮下可见硬结，全身形寒肢冷，面色少华，腰酸腿软，嗜睡乏力，头昏，动则汗出，夜尿较多，舌淡苔薄腻，脉沉细。

治法：温阳益气，化痰通络。

处方用药：阳和汤加减。

熟地黄 30 克、肉桂 5 克、麻黄 3 克、鹿角胶 10 克、芥子 6 克、炮姜 3 克、生甘草 5 克、黄芪 30 克、党参 20 克、白术 15 克、山茱萸 15 克、山药 15 克、牡丹皮 6 克、泽泻 6 克、茯苓 10 克、陈皮 6 克、半夏 6 克、木香 6 克、砂仁 3 克。

用药论述：本证为类风湿关节炎阳虚痰阻之证型，多由风寒湿痹迁延不愈，耗伤阳气，酿生痰浊，滞留筋骨，深入络脉而成，类风湿关节炎至后期阶段多见。此证属于本虚标实之候，治疗以扶正固本为主，祛邪治标为辅。采用温阳益气、散寒化痰、导滞通络、补肾气滋养肝血之法。方中肉桂、鹿角胶、炮姜温阳散寒，熟地黄补血和阳，党参、黄芪、生甘草补气助阳，麻黄配芥子搜痰透络通阳，共成阳气充盛则温运健全，痰浊净除而筋骨络脉自和之功。加六味地黄汤意在补先天之本肾气，阴中求阳；加香砂六君子汤意在补后天之本补益中气，健脾理气化痰，顾及患者之胃气。如欲加强温通之力，加熟附子、细辛；加强化痰之效，配合白附子、皂角刺、陈胆星；若有瘀阻征象者，加桃仁、红花、川芎等；关节肿胀难消、疼痛较剧者，酌施松节、乳香、没药。

4. 阴虚血瘀

症状：关节轻度红肿刺痛，夜间较甚，局部皮肤潮红或暗紫，肌肉有不同程度的萎缩，关节拘挛，活动不利。形体消瘦，头晕目眩耳鸣，入夜虚烦，多梦，盗汗，手足心烘热，午后颧红，或有低热，腰腿酸软，舌体瘦嫩发紫，或见瘀斑、瘀点，脉细数而涩。

治法：滋阴益肾，活血蠲痹。

处方用药：六味地黄汤合桃红饮加减。

熟地黄 30 克、山茱萸 15 克、山药 15 克、牡丹皮 12 克、泽泻 10 克、茯苓 15 克、生地黄 30 克、当归尾 20 克、当归身 10 克、川芎 15 克、白芍 15 克、赤芍 10 克、桃仁 10 克、红花 10 克、威灵仙 10 克、秦艽 10 克、泽兰 10 克、地骨皮 10 克。

用药论述：类风湿关节炎之阴虚血瘀证，常见于类风湿关节炎的后期，多因风湿热痹日久，煎耗营血为瘀，灼伤肝肾阴津所致。故其临床表现，在关节症状自有特征的同时，并见肝肾阴虚、瘀血阻滞等特点。治用六味地黄汤滋养肝肾之阴，并兼利湿清虚热；桃红饮活血化瘀力专，方中威灵仙有祛风除湿、通络镇痛之效；更增泽兰以助活血祛瘀、利湿消肿之力，秦艽以增强祛风湿、退虚热之功。总之，使用治疗本证的方药，以养阴而不腻，祛瘀而不破血伤阴，除风湿而不温燥为基本原则。与此同时，遇有湿热未清者，加炒黄柏 6 克，知母 6 克，苦参 6 克；考虑肝血之虚，故加用熟地黄、白芍、当归。

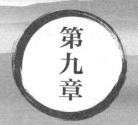

皮肤病

一、荨麻疹

（一）概述

　　荨麻疹是以出现风团为特征的皮肤血管反应。风团是高出皮面的限局性水肿性损害，是由各种原因导致的皮肤黏膜小血管一时性扩张，通透性增加，大量液体渗出。风团迅速发生及消退，有剧痒，可合并腹痛、腹泻或其他全身症状。基本病理变化为真皮上部水肿，毛细血管及小血管扩张充血，淋巴管扩张，血管周围轻度炎性细胞浸润。或者，也可以说荨麻疹是一种常见的过敏性皮肤病。

　　在身体敏感的情况下，很多因素可诱发本病，动物性的如鱼、虾、羽毛，植物性的如花粉、漆树，化学性的如青霉素、痢特灵、疫苗等，物理性的如日光、寒冷、湿热，机械性的如摩擦、压力，感染性的如病灶、肠寄生虫等。此外，胃肠功能障碍、内分泌功能紊乱以及精神因素等，都可诱发荨麻疹。本病可发生于任何年龄，但以中青年为多见。荨麻疹的病因很多，食物蛋白、药物、吸入物、各种病原体感染的产物、热冷、日光等多种物理因素都可成为致敏原。荨麻疹中医学称为"风疹块"，俗称"风疙瘩"，古称"瘾疹"或"风瘙瘾疹"，并分为赤疹、白疹两类。

（二）病因病理

　　本病外因为风邪侵袭，内因为禀赋不耐，素体气血虚弱，卫表失固，故风邪易袭。风邪为标，正虚为本，外因通过内因而起作用。急性荨麻疹，发病快，来势急骤，速起速消；慢性荨麻疹本虚突出，反复发作，缠绵难愈。

除外风侵袭致病外，亦有由内风致病者。如饮食不节，食鱼腥海味、辛辣动风之物，可致湿热内蕴，化热动风；精神紧张，焦虑烦躁，心肝火盛，亦可阳亢风动；平素体虚，或久病致虚，阴血不足，或冲任失调，营血虚亏，均可致虚热生风。以上情况均致风从内生，内不得疏泄，外不得透达，怫郁于皮毛腠理之间，而致此病。

（三）诊断

临床表现：皮肤上出现风团，多呈红色，少数呈苍白色，亦可仅有水肿性红斑，自觉瘙痒。损害多骤起骤消，持续仅数小时，最长不超过 48 小时。发生部位及发作时间不定，可局限亦可泛发。部分患者经搔抓或以钝器刺激皮肤后，局部出现与划刺部位一致的线条状风团，即皮肤划痕试验阳性。除皮肤症状外，黏膜亦可出现水肿，血管扩张，发生于胃肠道黏膜可出现急性腹痛、腹泻、呕吐等症状，发生于咽喉部可引起吞咽及呼吸困难，甚至有窒息的危险。此外，少数病例可伴有发热（多为低热）等全身症状。一般根据病程可分为急性及慢性荨麻疹，急性荨麻疹多仅持续数天至数周，若反复发作 3 个月以上即为慢性荨麻疹。

此外，尚有以下多种特殊类型荨麻疹。

（1）蛋白胨性荨麻疹　暴食猪肉、海味，并有精神激动或大量饮酒，使食物蛋白分解的蛋白胨过多，不易消化，即经胃肠道黏膜吸收入血，引起变态反应（过敏反应）。表现为皮肤充血发红、风团、全身乏力、头痛等，持续 1～2 天可愈。

（2）血清病型荨麻疹　由异体血清、疫苗或药物（青霉素、痢特灵）等引起，除大片风团外，尚可有血管性水肿、中毒性红斑样损害，可伴发热、关节痛、淋巴结肿大等。

（3）人工性荨麻疹（皮肤划痕症）　皮肤局部用硬物划过后，即出现与划痕一致之红线、风团和红晕的三联反应，10～15 分钟后开始消退。本型亦可与其他型荨麻疹并存。少见者为延迟性皮肤划痕症，即划痕反应消退后 3～6 小时再次于划痕处出现较深且广的风团，烧灼感，持续 24～48 小时。

（4）延迟性压力性荨麻疹　施压力于皮肤 4～6 小时后局部发生风团，伴有痛感的深部肿胀，可持续 8～24 小时。

（5）寒冷性荨麻疹　皮肤局部受寒冷刺激后局部发生风团或水肿，分为获得性冷荨麻疹及家族性冷荨麻疹两类，后者为罕见的常染色体显性遗传病。

（6）胆碱能性荨麻疹　常因受热、出汗、活动或情绪激动等，使胆碱能神经冲动而释放乙酰胆碱，诱发风团。通常为直径 2～3 毫米小风团，周围有红晕，分布稀疏。亦可呈毛囊性分布，剧痒，多于 1/2～1 小时消失。严重者可有头痛、出汗、流涎、腹痛、腹泻等症状。

（7）日光性荨麻疹　皮肤暴露于日光数分钟后，局部出现瘙痒、红斑及风团，同时可有畏寒、晕厥、肠痉挛、眩晕等症状，均在数小时内消失。根据引起反应光线的不同波长尚可区分为 6 型。

（8）接触性荨麻疹　当无损伤的皮肤接触某些变应原后，局部发生风团及红斑，一般在 20～30 分钟出现，原因去除后很快消失。除上述类型外，亦有非免疫性接触性荨麻疹。

荨麻疹类型复杂，除普通型荨麻疹外，尚有多种特殊类型荨麻疹，应该明确荨麻疹是以风团为特征表现的独立疾病，而风团又可是其他许多疾病的症状之一，需根据各疾病的主要症状及病原体检查等以作鉴别。荨麻疹出现剧烈腹痛时，应与外科急腹症鉴别，不可麻痹误诊，贻误病情。在此主要阐述中医对荨麻疹的诊断及治疗，灵活辨证运用中医诊断理论及辨证论治理论，揭示个体患者之康复规律且应用之规律，以达纲举目张治愈疾病。

（四）荨麻疹证治枢要及特色经验探要

（1）荨麻疹总属风证，发无定处，忽起忽消，来去疾速，瘙痒无度，这些都符合"风者善行而数变"的特点。自古有"赤疹""白疹"之分，因而分为风寒与风热两大类，但仅按风寒风热证治过于笼统，远不能反映出实际存在的证型。须知除单纯风寒外袭之实证外，尚有卫外失固易感风寒之虚证，慢性荨麻疹中存在气血两虚及其他多种虚证。除风证外，特别在肠胃型荨麻疹中尚有诸多脾胃湿证。故荨麻疹的证治应该抓住风、湿（病因辨证）、寒、热、虚、实（八纲辨证）六个要点。风热者疏风清热，风寒实证疏风散寒，卫外失固风寒易袭者固卫御风，气血两虚者调补气血，脾胃湿热者健脾清热化湿，以此为证治之要。

（2）荨麻疹病情复杂，见证多端且多变，各家证治不一，证型划分有多至十余种者。一方面仅按风寒风热证治失之笼统，另一方面证型过多反不知其要，失之繁琐。从临床实际来看，有一些证型颇为多见，另一些证型则病例甚少，后者应属特殊类型。荨麻疹的证治应既"知常"又"达变"，以下列七种证型为常，其他少见证型为变。有时特殊类型的病例用常法治疗不能生效，而用特殊方治特殊证却收效良好。

（3）"治风先治血，血行风自灭"，以风证为突出表现的荨麻疹，还应将"治血"作为证治的一个重要方面。治血包括养血与活血两个方面。气血两虚证型养血自不可少，各类慢性荨麻疹曾有用四物汤通治有效的报告，此亦"血足风自灭"之理。以后发展为荆防四物汤、复方四物汤（四物汤加黄芪、防风、制何首乌、生薏苡仁、甘草）、加味四物汤（四物汤加金银花、牡丹皮、栀子、连翘、苦参、桑寄生等），经治百余病例有一定疗效。有些医家对荨麻疹列有血瘀证型，但临床所见荨麻疹患者疹块紫暗、舌紫脉涩者并不多见，应理解为慢性荨麻疹普遍有久病致瘀的倾向，均可兼用活血化瘀达到"风自灭"之效。

（4）中医针灸疗法：针刺常用穴位有曲池、血海、风池、三阴交等。风邪善犯阳经，由风邪外袭或感受寒冷等物理因素引起者多取膀胱、大肠经之曲池、风池、肾俞、委中等穴。湿邪善犯脾经，胃肠型荨麻疹及食物过敏引起者，多取与脾胃有关的三阴交、足三里、脾俞、曲池等穴。冲任失调可取血海、三阴交；阴血不足取三阴交、足三里；腹痛取中脘、足三里；男性加气海，女性加血海。尚可根据皮疹分布邻近取穴，上肢取合谷、外关，下肢取风市、伏兔，腰背取肾俞、膈俞，腹部取中脘、天枢。有认为至阴有疏风解表作用，可用为主，5分毫针快速进针。急性期每日针一次，平补平泻或泻法。慢性期隔日针一次，平补平泻，留针20分钟。

（五）临床分型辨证论治

1. 风热相搏

症状：风团疹块焮红，发出急骤，灼热瘙痒，剧痒难忍，遇热加剧，得冷则缓，夏重冬轻，恶风微热，心烦口渴，或兼咽喉肿痛。舌红，苔薄红，脉浮数或滑数。

治法：疏风清热。

处方用药：疏风清热饮、消风散、银翘散化裁。

荆芥6克、防风6克、浮萍6克、当归30克、生地黄30克、黄芩10克、炒栀子10克、牛蒡子10克、菊花6克、蝉蜕6克、白蒺藜20克、苦参10克、知母6克、甘草10克、土茯苓30克、连翘15克、金银花30克。

用药论述：急性荨麻疹本型多见，热激性、日光性以及并发于上感扁桃体炎的荨麻疹多表现为此型。本方功能疏风清热止痒。热盛加生石膏30克；疹红甚加赤芍10克、紫草6克、牡丹皮10克凉血清热；痒甚加白鲜皮30克、地肤子15克；咽喉肿痛加山豆根10克；若兼有恶心呕吐，加半夏10克、竹茹6克和胃降逆；腹痛便秘，加大黄10克、芒硝3克通腑泄热。

2. 风寒外袭兼有郁闭

症状：风团疹块色淡红或苍白，瘙痒，遇风冷而发或加重，浸涉冷水、吹风受寒则发作或加剧，得暖则轻或可缓解，冬重夏轻，自觉畏寒恶风，或无汗全身紧束感，口不渴，舌苔薄白，脉浮紧。

治法：疏风散寒。

处方用药：荆防败毒散、桂枝麻黄汤加减。

麻黄4克、桂枝6克、荆芥10克、防风10克、羌活6克、独活6克、紫苏叶6克、茯苓10克、川芎6克、炒枳壳10克、白芍10克、赤芍6克、甘草10克、土茯苓30克、附子6克、金银花30克。

用药论述：寒冷性荨麻疹以及风寒外感诱发之荨麻疹多属此证。本方功能疏风散寒，调和营卫。若表虚多汗，加黄芪15克、白术15克益卫固表；若风寒盛加羌活6克、独活6克；营卫失和加生姜3克、大枣5枚。

3. 热毒炽盛

症状：发病暴突，风团疹块鲜红，融成大片，有时呈出血性皮疹，甚则遍及周身，剧痒，壮热，口干喜冷饮，烦躁不安，便干溲黄。舌绛苔黄，脉洪数。

治法：凉血清热，祛风解毒。

处方用药：清瘟败毒饮、皮炎汤加减。

生地黄 30 克、牡丹皮 12 克、赤芍 10 克、生石膏 30 克、知母 10 克、玄参 30 克、黄芩 10 克、生甘草 10 克、竹叶 10 克、大黄 6 克、芒硝 3 克、车前子 10 克、仙茅根 30 克、白鲜皮 30 克、地肤子 15 克、土茯苓 30 克、连翘 15 克、金银花 50 克。

用药论述：食物及药物性荨麻疹多见此证，一般病情急重。若皮疹转紫，加紫草 10 克；本证忌用辛温散风药，以防风火相煽，加重病情。

4. 脾胃湿热

症状：风团片大鲜红，或疹块色淡红而肿，或形如云片，奇痒难忍，发疹时伴有脘腹痞满、疼痛拒按，纳呆嗳腐，或恶心呕吐，大便溏泄，亦可便秘，神疲倦怠。坐卧不宁，苔黄腻，脉濡数或滑数。

治法：疏风化湿清热，健脾理气和中。

处方用药：防风通圣散、胃苓汤、痛泻要方加减。

荆芥 6 克、防风 6 克、薄荷 6 克、连翘 10 克、苍术 10 克、白术 15 克、厚朴 6 克、陈皮 6 克、茯苓 30 克、炒栀子 6 克、黄芩 6 克、大黄 6 克、芒硝 3 克、白芍 20 克、当归 30 克、赤芍 6 克、川芎 6 克、蚕沙 5 克、茵陈 30 克、枳壳 10 克、甘草 6 克、土茯苓 30 克、金银花 30 克。

用药论述：本证相当于荨麻疹胃肠型及由食物过敏引起者。本方外可疏散风邪，内可清泄湿热。若伴恶心呕吐，加生姜 3 克、半夏 6 克、竹茹 5 克和胃止呕；食滞纳呆加神曲 6 克、炒谷芽、炒麦芽各 10 克、扁豆衣 10 克；肠内有寄生虫而伤脾，加槟榔 6 克、使君子 6 克、乌梅 9 克驱虫；腹胀，大便不实，取大黄、芒硝，加陈皮 6 克、木香 6 克、车前子 10 克理气渗湿；腹痛，加延胡索（元胡）6 克、川楝子 6 克行气止痛；若脾胃虚寒，疹块累发，形寒畏寒，口不渴，腹痛泄泻，可改用理中汤合桂枝汤。

5. 卫表不固或表虚夹风

症状：多见于体质虚弱之人，平素体虚多汗，风团反复发作，微见冷热即发风团，或微恶风自汗，汗后着风即出疹。疹小如粟如豆，罕有成大片者。经年不愈，劳累或受风凉时加重，神疲乏力，面色苍白，舌质淡苔薄白，脉沉细或细缓。

治法：益气固表，固表御风，养血祛风。

处方用药：当归饮子、玉屏风散、桂枝汤加减。

生黄芪 20 克、当归 20 克、川芎 6 克、熟地黄 20 克、何首乌 20 克、荆芥 6 克、防风 6 克、刺蒺藜 20 克、炒白术 15 克、桂枝 6 克、炒白芍 20 克、甘草 6 克、白鲜皮 15 克、地肤子 10 克、土茯苓 20 克、金银花 20 克、生姜 5 克、大枣七枚。

用药论述：本证相当于胆碱能性荨麻疹，不少患者系患急性病后失于调治，缠绵不愈，体虚自汗。本方养血祛风，正邪兼顾。若以气虚为主，风疹淡白，平素疲乏多汗，加党参 20 克，重用黄芪 30 克，增强补气固表之力；若血虚较重，风疹淡红，日轻夜重，重用当归 30 克、何首乌 30 克养血息风；若自汗明显加龙骨 20 克、牡蛎 20 克、麻黄根 9 克；若发作不止可加乌梅 10 克、五味子 6 克，酸以敛疹。对久治缠绵难愈的患者，可兼顾先天之本肾气，加熟地黄 30 克、山茱萸 15 克、山药 15 克、牡丹皮 12 克、泽泻 6 克、茯苓 10 克，枸杞子 10 克，菟丝子 10 克，以补肾水填精血，提高机体免疫力。

6. 气血两亏，阴虚内热，血燥生风

症状：风团疹块色淡，或色红，或疹形隐约，瘙痒难忍，每日不断，或反复发作不愈，迁延日久，常因劳而发，午后或夜间加剧，即瘙痒日轻夜重；心烦易怒，口干，手足心热，兼见头晕乏力，食纳不佳，肢软无力，夜眠欠安，面色㿠白，唇甲无华。舌淡胖，或舌红少津，苔薄，脉细或细数。

治法：益气补血，滋阴养血，疏风散邪止痒。

处方用药：当归饮子、八珍汤加减。

生黄芪 30 克、党参 20 克、炒白术 15 克、当归 20 克、川芎 6 克、熟地黄 30 克、牡丹皮 10 克、生地黄 30 克、何首乌 20 克、白蒺藜 20 克、荆芥穗 6 克、防风 6 克、白芍 20 克、土茯苓 30 克、地肤子 10 克、白鲜皮 20 克、蝉蜕 10 克、地骨皮 10 克、金银花 30 克。

用药论述：本证见于慢性荨麻疹。多素体虚弱，或为慢性病患者，久病耗气伤阴，亦见于老年及产后气、阴两虚体弱者。本方益气补血，滋阴养血，疏风散邪止痒。若瘙痒较重者，加地肤子 10 克祛风止痒；经期风团加重或出现，重用熟地 30 克、当归 20 克，加益母草 10 克、牛膝 10 克养血调经；心烦易怒，口干，手足心热较重者，加秦艽 6 克、鳖甲 10 克滋阴退热；若痒不能眠加珍珠母 6 克、生龙骨、生牡蛎各 20 克，以重镇安神止痒；若脾气虚明显者，加茯苓 10 克、炒扁豆 10 克、炒薏苡仁 10 克。对久治缠绵难愈的患者，可兼顾先天之本肾气，加山茱萸 15 克、山药 15 克、泽泻 6 克、茯苓 10 克、枸杞子 10 克、菟丝子 10 克，以补肾水填精血，提高机体免疫力。

7. 冲任失调

症状：经前及经期出风疹团块，经后自消，如是反复发作。伴见月经不调，经至腹痛、乳胀。皮疹多见于少腹、腰骶、大腿内侧。苔薄，舌有紫气，脉弦数。

治法：摄调冲任。

处方用药：桃红四物汤、二仙汤、丹栀逍遥散加减。

当归 20 克、赤芍 10 克、川芎 6 克、白芍 10 克、生地黄 20 克、熟地黄 30 克、延胡索 6 克、吴茱萸 6 克、枳实 6 克、川厚朴 6 克、砂仁 3 克、仙茅 10 克、淫羊藿（仙灵脾）10 克、香附 6 克、牡丹皮 10 克、桃仁 6 克、红花 6 克、荆芥 6 克、防风 6 克、地肤子 10 克、白鲜皮 20 克、金银花 20 克。

用药论述：本证只在女性较多见，多与内分泌失调有关。月经过多去桃仁、红花；胸乳胀痛加柴胡 3 克；经至腹痛加金铃子 6 克。治疗后随着月经失调的好转，病情亦渐趋缓解。

二、疖

（一）概述

疖是一种由化脓菌侵入一个毛囊及其所属皮脂腺，引起的皮肤浅表的急性化脓性疾患，以局部高出皮肤、红、肿、热、痛为特征。一般肿势局限，脓出即愈，病程多为 7～14 天。但也有些疖，数目较多，常此伏彼起，反复发生，以致经久不愈，这种疖称为慢性疖或疖病。疖多见于儿童、产妇及病后体弱者，四季皆可发生，但以夏秋季节为多。疖可发生于身体各处，但以头面、项背、臀部等皮脂腺丰富、且易受摩擦的部位为多见。

（二）病因病机

疖，中医学亦称"疖"，颜面部疖，如疖的根脚较深，病势急剧者，又名"疔"。疖的发生，一般多由夏秋季节，气候炎热，感受暑毒，或因天气闷热，汗出不畅，使热不得泄，逐渐使暑湿蕴蒸肌肤而致。若素有蕴热，复感风火热毒，结聚皮肤肌肉之间，以致气血凝滞亦可罹患。倘若患有消渴、习惯性便秘等慢性阴虚内热之证，或皮肤不洁，摩擦搔抓，则更易感受邪毒而发病。本病轻症仅用外治法即可收效，重症宜内治，中医治法用清热解毒、散结消肿。

（三）临床分型辨证论治

1. 暑湿蕴蒸

症状：见于夏秋之间，好发于头面部，局部焮红、肿硬、发热、疼痛，范围局限，轻者可无全身症状，重者可有恶寒、发热、口干、溲黄，舌苔黄腻，脉濡数。

治法：清暑利湿，解毒消肿。

处方用药：清暑汤加减。

金银花 30 克、连翘 15 克、当归 20 克、生地黄 20 克、天花粉 10 克、泽泻 12 克、滑石 6 克、淡竹叶 10 克、赤芍 10 克、车前子 10 克、玄参 30 克、麦冬 20 克、败酱草 15 克、蒲公英 30 克、甘草 10 克。

用药论述：本方具有清暑利湿、解毒消肿之功。若暑湿热毒较重，加黄芩 6 克、黄连 5 克、栀子 6 克以清热燥湿；小便短赤，加白茅根 30 克、木通 6 克以利水渗湿；大便秘结，加生大黄以泻火通便。

2. 热毒蕴结

症状：初起皮肤出现圆形硬结，红肿、疼痛，逐渐增大，中央隆起，形成米粒样脓点，继而变软，溃破出脓，偶尔发热，口干，大便干结，小便黄赤，舌边尖红，苔薄黄，脉细数。

治法：清热解毒。

处方用药：银花解毒汤加减。

金银花 30 克、连翘 15 克、犀角粉 2 克（分次冲服）、黄连 5 克、紫花地丁 10 克、牡丹皮 12 克、夏枯草 10 克、茯苓 15 克、当归 20 克、生地黄 30 克、玄参 30 克、天花粉 10 克、蒲公英 30 克、甘草 10 克。

用药论述：本方具有清热解毒、凉血养血之功效。若壮热，加生石膏 30 克、知母 6 克清热泻火；疼痛较重者，加乳香 6 克、没药 6 克祛瘀止痛；便秘，加生大黄 6 克、芒硝 3 克泻火通便。

三、痈

(一) 概述

痈是由葡萄球菌侵害多个相邻的毛囊及其所属的皮脂腺引起的急性化脓性感染，或由多个疖融合而成。好发于皮肤较粗厚的部位，如颈、项、背部。多见于成年人，糖尿病患者更易发生。临床以局部红、肿、热、痛浸润明显，中央多呈坏死，形成多个脓栓，状似蜂窝，日久形成大片溃疡，坏死组织脱落后，形成一个较大的溃疡面，全身症状明显为特征。

(二) 病因病机

痈属于中医学"有头疽"的范畴。本病有虚有实，实者多由湿热火毒内蕴，或夏季感受风温湿热之毒，致使热毒蕴阻经络，气血凝滞，壅塞不通而致；虚者或因肾水不足，阴虚火旺，或气血亏虚，御邪无力，感受外邪，火热蕴结肌肤而发病。就临床所见，本病以实证居多，如病证属实，当以清热解毒、疏通气血为主。虚者应以扶正托毒、正邪两顾为要。

(三) 临床分型辨证论治

1. 实证

（1）初期（热毒炽盛，气血壅滞）

症状：局部红肿、焮热，或基底坚硬，表面有多个脓头，触之疼痛，伴有恶寒发热，口干渴，头身疼痛，溲黄便秘，舌红苔黄，脉滑数。

治法：清热解毒，活血行瘀。

处方用药：仙方活命饮加减。

穿山甲 6 克、白芷 10 克、川贝母 6 克、防风 6 克、乳香 6 克、没药 6 克、天花粉 10 克、皂角刺 10 克、当归尾 20 克、赤芍 10 克、陈皮 6 克、甘草 10 克、玄参 30 克、金银花 30 克、蒲公英 30 克、败酱草 30 克。

用药论述：本方清热解毒，活血散结，疏通气血。若发于上部，加荆芥 6 克、牛蒡子 10 克、菊花 6 克，以疏风散热；若发于中部，加龙胆 10 克、黄芩 6 克、黄连 5

克，以清热泻火；若发于下部，加栀子 6 克、黄柏 6 克、牛膝 10 克、萆薢 10 克，以燥湿清热。

（2）成脓期（气血壅滞，化腐成脓）

症状：局部肿势高起而有波动感，脓头开始腐烂，形如蜂窝，振寒发热，舌红苔黄，脉数有力。

治法：清热解毒，活血透脓。

处方用药：仙方活命饮加减。

金银花 30 克、连翘 15 克、当归 30 克、赤芍 10 克、川贝母 6 克、天花粉 10 克、黄芩 10 克、黄连 5 克、栀子 6 克、皂角刺 10 克、甘草 10 克、穿山甲 6 克、蒲公英 30 克、败酱草 30 克。

用药论述：本方清热解毒，活血化瘀，软坚透脓。若大便秘结，加大黄 6 克、枳实 10 克，以通腑泄热；若小便黄赤，加赤茯苓 10 克、车前子 10 克，以分利湿热；口渴加生石膏 15 克、生地黄 20 克，以清热生津；疼痛剧烈，加乳香 6 克、没药 6 克，以活血止痛。

（3）收口期（脓腐渐尽，新肉始生）

症状：脓液流出，色黄白稠厚，局部肿消，疼痛渐止，全身症状逐渐消失，少数病例腐肉虽脱，新肉生长迟缓。

治法：补气养血，生津清热。

处方用药：竹叶黄芪汤加减。

竹叶 10 克、黄芪 30 克、人参 6 克、白术 15 克、茯苓 12 克、当归 30 克、川芎 6 克、白芍 20 克、生地黄 20 克、麦冬 15 克、黄芩 10 克、半夏 6 克、甘草 10 克、金银花 30 克、玄参 30 克、蒲公英 30 克。

用药论述：本方补气养血，生津清热，促进肉芽生长。若气血不足，肉芽生长缓慢，则应着重补气养血，方用人参养荣汤〔白芍、当归、陈皮、黄芪、桂心、人参、白术（煨）、甘草（炙），熟地黄（制）、五味子、茯苓、远志〕加减。

2. 虚证

（1）气血虚弱，毒滞难化

症状：局部疮形平塌，色暗不鲜，迟迟不溃，或溃后经久不敛，脓水稀薄，伴有发热，精神不振，面色少华，食少乏力，舌淡红，脉数无力。

治法：补气养血，扶正托毒。

处方用药：托里消毒散加减。

人参 6 克、川芎 6 克、当归 20 克、白芍 15 克、白术 15 克、茯苓 12 克、白芷 6 克、皂角刺 20 克、黄芪 30 克、桔梗 10 克、甘草 10 克、生地黄 30 克、熟地黄 30 克、玄参 30 克、蒲公英 30 克、金银花 30 克。

用药论述：本方补气养血以扶助正气，清热消肿以解毒邪。若局部肿硬，加川贝母 6 克、穿山甲 6 克解毒散结；若脓肿已形成，加穿山甲 6 克以软坚透脓；若溃久不敛，脓液稀薄，重用黄芪 50 克、人参 10 克扶正托毒，益气生肌。

（2）阴液不足，火毒炽盛

症状：疮形平塌，根盘散漫，色紫不鲜，久不化脓，或腐肉难化，溃出脓水稀少或带血水，疼痛剧烈，壮热口渴，消瘦，或素有消渴病，舌质红，苔薄黄，脉细数。

治法：滋阴生津，清热托毒。

处方用药：竹叶黄芪汤加减。

黄芪 30 克、石膏 15 克、半夏 6 克、麦冬 30 克、白芍 20 克、川芎 6 克、当归 30 克、生地黄 30 克、熟地黄 30 克、黄芩 6 克、皂角刺 10 克、竹叶 10 克、甘草 10 克、山茱萸 15 克、山药 15 克、牡丹皮 10 克、茯苓 12 克、泽泻 6 克、玄参 30 克、白术 15 克、蒲公英 30 克、金银花 30 克。

用药论述：本方滋阴生津，清热托毒。扶正祛邪，要兼顾先天之本肾气，后天之本脾胃。若局部未溃，加川贝母 6 克、白芷 6 克、天花粉 10 克，以清热散结透脓；若脓肿已溃，加穿山甲 6 克解毒软坚透脓；若脓尽而收口迟缓，重用黄芪 50 克、当归 30 克益气养血生肌。

四、深部脓肿

（一）概述

筋膜、肌肉等深部组织的化脓性炎症，发展成为有完整腔壁的局限性脓液积聚时，称为深部脓肿。临床以慢肿、皮色不红或微红、微热、压痛、肿胀较广泛等为特征。本病除头面、前后二阴及腕、踝等远端较少见外，其余任何部位均可发生，尤好发于四肢、躯干肌肉丰厚的深部，血流缓慢的低位部位，如腰部、大腿后部、臀部、髂窝部等。致病菌主要是金黄色葡萄球菌。常继发于各种化脓性感染，也可发生在局部损伤之后。

（二）病因病机

深部脓肿与中医学之"流注"相类似，本病的发生多因先患疔疮、热疖，或其他热病失治误治，毒气走散，火热之毒入于血分，流于经络；亦或劳动不慎，皮肤损伤，温热毒邪内侵，流于筋脉，气血凝滞，腐化为脓而致。此外，也有因跌打损伤，瘀血停留；或产后恶露未尽，流注经络，血肉腐败所致者。因此，本病的治疗应以清热解毒，活血化瘀，托毒排脓为主。

（三）临床分型辨证论治

1. 热毒流注

症状：疔疮、热疖未愈，突然恶寒发热，周身关节疼痛，继则出现多处漫肿，皮色不变，按之疼痛，如寒热不退，肿痛随之增剧，肿块中央渐渐变成微红而软，按之应指，久则溃破，流出黄稠或白黏脓水，而后热退痛止肿消，逐渐收口。伴见口干，尿赤，便秘，舌红苔黄，脉弦数。

治法：清热透脓，扶正托毒。

处方用药：托里透脓汤加减。

人参 6 克、白术 10 克、白芷 6 克、升麻 3 克、甘草 10 克、皂角刺 10 克、青皮 6 克、黄芩 10 克、黄连 5 克、蒲公英 30 克、败酱草 30 克、忍冬藤 30 克、丝瓜络 10 克、当归 30 克、玄参 30 克、生地黄 30 克、赤芍 10 克、穿山甲 6 克、金银花 30 克、连翘 15 克、黄芪 30 克。

用药论述：本方清热解毒，凉血通络。若恶寒发热，关节疼痛，加荆芥 6 克、防风 6 克、桑枝 10 克，以疏风通络；若高热不退，加牡丹皮 12 克、栀子 10 克、大青叶 15 克，以清热解毒；若神昏谵语，加服安宫牛黄丸清心开窍；若病程日久，低热不退，加青蒿 10 克、地骨皮 10 克、银柴胡 10 克，以凉血退热；若阴虚盗汗，加浮小麦 15 克、牡蛎 20 克，以固表止汗；若病在上肢加姜黄 6 克、桑枝 10 克；若病在下肢加黄柏 6 克、牛膝 10 克，引药直达病所。

2. 瘀血流注

症状：有劳伤或外伤病史，四肢一处或多处出现肿块，皮肤微红或呈青紫，按之稍感微热，全身症状不等，偶有轻度寒热，或有产后恶露停留病史，小腹或大腿处先感隐痛，渐则出现肿块，逐渐变软，溃后可有瘀血排出，舌有瘀斑，苔薄干，脉弦涩。

治法：活血化瘀，解毒透脓。

处方用药：活血散瘀汤加减。

川芎 6 克、当归尾 20 克、赤芍 6 克、苏木 6 克、牡丹皮 12 克、枳壳 6 克、瓜蒌子（去壳）10 克、桃仁 6 克（去皮、尖）、槟榔 6 克、大黄（酒炒）6 克、红花 6 克、丹参 10 克、透骨草 6 克、穿山甲 6 克、蒲公英 30 克、忍冬藤 30 克、生地黄 30 克、玄参 30 克、金银花 30 克。

用药论述：活血散瘀汤功能活血化瘀，解毒透脓。方中川芎、当归尾、赤芍、牡丹皮、苏木、桃仁活血祛瘀，通调血脉；枳壳、槟榔破气消积，疏通气道；大黄、瓜蒌子攻逐瘀结，润肠通腑。且槟榔、枳壳亦助大黄攻逐；归、芎、苏、芍之破瘀，得利气之品，则祛瘀之功益著。全方配伍甚佳。但究属攻破之剂，凡血虚无瘀者，切忌妄用。在本证采用和营逐瘀中，加穿山甲 6 克、蒲公英 30 克、金银花 30 克、忍冬藤 30 克解毒透脓，加生地黄 30 克、玄参 30 克养阴清热。若因劳伤跌仆所致，可加桑枝 10 克以活血舒筋通络；因产后恶露不行所致，加香附 6 克以行气和血；局部变软，脓液已成，加皂角刺 10 克、丝瓜络 10 克以解毒透脓。

五、急性蜂窝织炎

（一）概述

急性蜂窝织炎是由溶血性链球菌或葡萄球菌等化脓性细菌所引起的皮下、筋膜下、肌间隙或深部结缔组织的急性化脓性炎症。常因皮肤擦伤、软组织损伤后感染所致，也可由局部化脓性病灶直接扩散或经淋巴、血液传播而发生。急性蜂窝织炎的临床表现常因致病菌的种类、发生部位不同而有差异。浅表者，局部红、肿、热、痛，以中央最明显，周围较轻，但边界不清，脓肿形成后波动感明显，全身症状轻微；深在者，局部仅有水肿和深部压痛，可触及肿块，脓肿形成后波动感不明显，全身症状较重。感觉灵敏区或组织致密处，疼痛较剧烈；组织疏松处疼痛较轻，但肿胀明显。病在颈部的，可致喉头水肿、气管受压，发生窒息。

（二）病因病机

本病属于中医学"痈"的范畴，多因外感六淫及过食膏粱厚味，内郁湿热火毒，或因肌肤破损，感受毒气，以致毒邪壅聚，营卫不和，经络阻塞，气血凝滞而成。初期气血凝滞，故局部红肿热痛；继则热毒炽盛，血肉腐败，因而成脓溃破；当脓尽腐脱，气血渐复，则可生肌收口。根据本病的病程，初期治宜消散，脓成当促进排脓，溃后当生肌长肉，同时应内外治法结合进行。

（三）临床分型辨证论治

1. 初期

症状：起始局部肿胀不适，很快结块，表皮焮红（少数病例初起不红，到酿脓时才转为红色），灼热疼痛，以后逐渐变成高肿坚硬，压之可有凹陷，触痛明显，轻者仅有恶寒、发热、全身不适，重者则见高热、寒战、食欲不振、口干等，舌苔黄，脉滑数。

治法：疏风清热，化瘀消痈。

处方用药：仙方活命饮加减。

穿山甲 10 克、皂角刺 10 克、当归尾 20 克、赤芍 10 克、乳香 6 克、没药 6 克、天花粉 10 克、陈皮 6 克、防风 10 克、白芷 6 克、川贝母 6 克、甘草 10 克、连翘 15 克、蒲公英 30 克、玄参 30 克、金银花 30 克。

用药论述：仙方活命饮用于阳证痈疡多为热毒壅聚，气滞血瘀痰结而成。《灵枢·痈疽》说："营卫稽留于经脉之中，则血泣不行，不行则卫气从之而不通，壅遏而不得行，故热。大热不止，热盛则肉腐，肉腐则为脓……故命曰痈。"热毒壅聚，营气郁滞，气滞血瘀，聚而成形，故见局部红肿热痛；邪正交争于表，故身热凛寒；正邪俱盛，相搏于经，则脉数有力。阳证疮疡初起，治宜清热解毒为主，配合理气活血、消肿散结为法。方中金银花味甘、性寒，最善清热解毒疗疮，前人称之为"疮疡圣药"，故重用为君。然单用清热解毒，则气滞血瘀难消，肿结不散，又以当归尾、赤芍、乳香、没药、陈皮行气活血通络，消肿止痛，共为臣药。疮疡初起，其邪多羁留于肌肤腠理之间，更用辛散的白芷、防风相配，通滞而散其结，使热毒从外透解；气机阻滞每可导致液聚成痰，故配用川贝母、天花粉清热化痰散结，可使脓未成即消；穿山甲、皂角刺通行经络，透脓溃坚，可使脓成即溃，均为佐药。甘草清热解毒，并调和诸药；煎药加酒者，借其通瘀而行周身，助药力直达病所，共为使药。诸药合用，共奏清热解毒、消肿溃坚、活血止痛之功。本方以清热解毒、活血化瘀、通经溃坚诸法为主，佐以透表、行气、化痰散结，其药物配伍较全面地体现了外科阳证疮疡内治消法的配伍特点。前人称本方为"疮疡之圣药，外科之首方"，适用于阳证而体实的各类疮疡肿毒。若用之得当，则"脓未成者即消，已成者即溃"。

本证用药重在疏风清热，化瘀消痈解毒。若热毒较重，焮红肿痛，加蒲公英30克、连翘15克、金银花30～50克；高热烦渴，加生石膏30克、知母6克以清热生津；若大便秘结，加生大黄6克、瓜蒌子10克以润肠通便；若局部肿硬剧痛，加牡丹皮12克、红花6克以活血化瘀；若病位在上部者，加野菊花10克、薄荷6克以疏风清热；若病位在中部者，加龙胆10克、黄芩6克以清泻肝火；若病位在下部者，加黄柏6克、牛膝10克，以导湿热下行。

2. 成脓期

症状：局部肿势高突，疼痛加剧，按之中软应指，全身发热不退，舌红苔黄，脉数有力。

治法：活血清热，透脓托毒。

处方用药：透脓散加减。

当归30克、生黄芪30克、炒穿山甲10克、川芎6克、皂角刺10克、川贝母6克、白芷6克、连翘15克、蒲公英30克、赤芍10克、甘草10克、玄参30克、天花粉10克、金银花30～50克。

用药论述：本方可透脓托毒。若脓成较迟，重用黄芪30克、当归30克，以补气和血；局部肿硬较明显，重用炒穿山甲10克、皂角刺10克，并加川贝母6克、白芷6克，以软坚排脓。

3. 溃脓期

症状：局部溃破流脓，脓液稠厚黄白，或夹有紫色血块，肿痛渐消，全身症状逐渐消失。

治法：补气养血，托毒生肌。

处方用药：竹叶黄芪汤加减。

竹叶10克、黄芪30克、生地黄30克、麦冬20克、当归30克、黄芩6克、川芎6克、白芍10克、党参30克、白术15克、茯苓12克、陈皮6克、半夏6克、木香6克、砂仁3克、甘草10克、蒲公英30克、玄参30克、金银花30克。

用药论述：本方功能扶正托毒，生肌收口，顾本善后。在扶正方面兼顾益气、健脾、补血、养血。若仍感低热，加牡丹皮10克、银柴胡6克，以凉血退热；若脓液稀薄，重用黄芪30克、党参30克、当归30克，以补气养血。

六、丹 毒

(一) 概述

丹毒是指溶血性链球菌侵入皮肤或黏膜内的网状淋巴管所引起的急性感染。发病前多有全身不适，发冷发热，恶心呕吐，以后皮肤出现小片红斑，局部焮红肿胀，色如涂丹，压之褪色，放手后即复原状，并迅速向四周扩散，触之灼热、疼痛，边缘稍凸起，与正常皮肤有明显分界。有的发生水疱或血疱，附近淋巴结肿大、压痛。好发于颜面、前臂及小腿等处，可反复发作，形成慢性丹毒或继发局部象皮肿。足癣常常是引起下肢丹毒的诱因，鼻窦、外耳道、牙齿的感染病灶，均可成为面部丹毒发病的诱因。另外，全身的营养状况及抵抗力的强弱，均与本病的发生有关。丹毒一般 7～10 天可痊愈，预后良好。

(二) 病因病机

由于丹毒的发病部位不同，中医学有不同名称，发于头面的称为"抱头火丹"，发于胸腹的称为"内发丹毒"，发于小腿的称为"流火"。本病的发生系因血分火毒郁于肌肤，复加外感风湿热邪，或因皮肤破损，邪毒乘袭，内外合邪所致。一般发于头面者，多兼风热；发于躯干者，多夹肝火；发于下肢者，多兼湿热。由于本病的基本病机是火毒郁于肌肤，故治疗应以凉血清热解毒为基本法则，病在头面者，兼以疏风散热；病在躯干者，兼以清肝泻火；病在下肢者，兼以清热利湿。

(三) 临床分型辨证论治

1. 头面丹毒

症状：局部皮肤潮红，灼热疼痛，肿胀，稍高出周围皮肤，境界清楚，全身恶寒发热，骨节酸痛，饮食不香，舌红苔薄黄，脉浮数。

治法：疏风清热，凉血解毒。

处方用药：普济消毒饮加减。

黄芩 10 克、黄连 6 克、黄柏 6 克、栀子 6 克、陈皮 6 克、甘草 10 克、柴胡 6 克、牡丹皮 12 克、桔梗 10 克、升麻 5 克、连翘 15 克、僵蚕 10 克、蝉蜕 10 克、薄荷 6 克、牛蒡子 10 克、板蓝根 6 克、马勃 5 克、赤芍 10 克、当归 30 克、生地黄 30 克、玄参 30 克、金银花 30 克、蒲公英 30 克。

用药论述：本方主治大头瘟（原书称大头天行），乃感受风热疫毒之邪，壅于上焦，发于头面所致。风热疫毒上攻头面，气血壅滞，乃致头面红肿热痛，甚则目不能开；温毒壅滞咽喉，则咽喉红肿而痛；里热炽盛，津液被灼，则口渴；初起风热时毒侵袭肌表，卫阳被郁，正邪相争，故恶寒发热；舌苔黄燥，脉数有力均为里热炽盛之象。疫毒宜清解，风热宜疏散，病位在上宜因势利导。疏散上焦之风热，清解上焦之疫毒，故法当解毒散邪。方中重用黄连、黄芩清热泻火，祛上焦头面热毒为君。以牛蒡子、连翘、薄荷、僵蚕辛凉疏散头面风热为臣。玄参、马勃、板蓝根有加强清热解毒之功；配甘草、桔梗以清利咽喉；陈皮理气疏壅，以散邪热郁结，共为佐药。升麻、柴胡疏散风热，并引诸药上达头面，且寓"火郁发之"之意，功兼佐使之用。诸药配伍，共收清热解毒、疏散风热之功。

本证功能重在清热解毒、疏风消肿，加金银花 30 克、蒲公英 30 克、当归 30 克、玄参 30 克、生地黄 30 克，以增强清热解毒、养阴凉血活血消肿之功。若大便秘结者，可加酒大黄以泄热通便；腮腺炎并发睾丸炎者，可加川楝子、龙胆以泄肝经湿热。

2. 躯干丹毒

症状：局部皮肤焮红肿胀，色如涂丹，境界清楚，有时出现水疱或血疱，伴有高热烦躁，头晕目赤，口苦咽干，便秘溲赤，舌红苔黄，脉弦数。

治法：清肝泻火，凉血解毒。

处方用药：柴胡清肝汤合化斑汤加减。

柴胡 6 克、白芍 30 克、栀子 10 克、牡丹皮 12 克、夏枯草 10 克、龙胆 10 克、香附 10 克、川楝子 10 克、黄芩 6 克、知母 6 克、生石膏 20 克、天花粉 10 克、防风 6 克、牛蒡子 10 克、连翘 15 克、赤芍 10 克、玄参 30 克、生地黄 30 克、当归 30 克、川芎 6 克、生甘草 10 克、金银花 30 克、蒲公英 30 克、败酱草 30 克。

用药论述：综合本证，即用经典古方柴胡清肝汤养血清火，疏肝散结；用清代吴瑭化斑汤清气凉血，主治气血两燔之发斑。二者合一，以达清肝泻火，凉血解毒祛除丹毒之效。

3. 下肢丹毒

症状：局部皮肤焮红，状如云片，蔓延迅速，灼热肿胀，疼痛，发热，胸闷，渴不多饮，小便赤热，舌苔黄腻，脉濡数。

治法：清热解毒，利湿消肿。

处方用药：萆薢渗湿汤合《辨证录》五神汤加减。

金银花 30～90 克、紫花地丁 20～30 克、茯苓 30 克、车前子 15～30 克、牛膝 15 克、萆薢 15 克、薏苡仁 30 克、土茯苓 30 克、黄柏 6 克、生地黄 30 克、牡丹皮 12 克、泽泻 10 克、滑石 10 克、通草 6 克、蝉蜕 10 克、防风 6 克、鱼腥草 20 克。

用药论述：本证用药功能清热利湿，凉血解毒，用于成年患者。若便秘者，加大黄 10 克；湿热较盛者，加龙胆 10 克、栀子 10 克；剧痒者，加浮萍 9 克、白蒺藜 15 克、地肤子 10 克、白鲜皮 30 克。需要说明：陈士铎在外科及皮肤病方面，重用金银花，组方严谨、固本、稳妥，效验临床。

七、脓 疱 疮

（一）概述

脓疱疮是由化脓球菌引起的一种急性化脓性皮肤病。其临床特征初为红斑或水疱，周围绕有红晕，一般绿豆到花生米大小，有痒感，内含透明水液，随即变为混浊，成为脓疱；疱壁极薄，破后疮面湿润潮红，可自体接种传染，以致互相融合；脓疱以后结成黄痂，痂皮脱落不留瘢痕，可有暂时色素沉着斑。本病多发于夏秋季节，好发于3～7岁学龄前的儿童，传染给成人的机会较少。常见于暴露部位，如颜面（特别是口鼻周围）、四肢等，亦可泛发全身。本病有较强的传染性，常在托儿所、幼儿园及家庭中传播流行。多继发于虫咬、皮炎、湿疹、瘙痒等症。致病菌以金黄色葡萄球菌为多见，其次为溶血性链球菌，或为二者混合感染。

（二）病因病机

脓疱疮与中医学之"黄水疮""滴脓疮"相似。脾胃湿热，或心火炽盛，复感酷暑热毒之气，以致暑湿热毒蕴发肌肤，或患瘙痒性疾病，因搔破皮肤，感染邪毒，长疱化脓则成本病。另外，脾虚湿盛之体，稍感暑湿热毒，即可发病，且易反复发作。因为暑湿热毒蕴结肌肤是本病的基本病机，所以治疗应以清热解毒燥湿为基本法则。

（三）临床分型辨证论治

1. 湿热蕴结

症状：脓疱较密，周围红晕明显，糜烂面潮红，痂黄，自觉瘙痒，伴有发热，口渴，大便秘结，小便短赤，舌质红，苔黄腻，脉滑数。

治法：清热解毒燥湿。

处方用药：黄连解毒汤加减。

黄连9克、黄芩6克、黄柏6克、栀子9克、苦参10克、赤芍10克、滑石6克、甘草10克、大黄6克、生地黄30克、玄参30克、当归30克、金银花30克、蒲公英30克。

用药论述：本证功能清热解毒燥湿。如高热，脓疮周围红晕焮热，局部疼痛，加金银花、紫红地丁10克、野菊花10克，以增强清火解毒；脘闷纳呆，加茯苓12克、佩兰10克，以化湿解毒。

2. 脾虚染毒

症状：脓疱稀疏色淡，疱周红晕不显，溃后疮面色淡不鲜，不易收敛，常易反复，病程较长，常伴有轻度发热，面色萎黄，纳呆，大便溏软，舌淡苔薄，脉濡缓。

治法：健脾扶正，托毒渗湿。

处方用药：托里消毒散加减。

党参30克、黄芪30克、当归30克、赤芍6克、白术30克、苦参6克、皂角刺10克、茯苓12克、白芷6克、薏苡仁20克、甘草6克、金银花30克、连翘10克、蒲公英30克。

用药论述：本方功能重在扶正托毒。若反复发作，舌淡体胖，脾虚湿重，应重用黄芪 30 克、党参 30 克、茯苓 30 克、白术 30 克，以增加健脾渗湿之力；若湿邪化热，脓液渐稠，红晕加重，应重用金银花 30 克、蒲公英 30 克、连翘 10 克，并可加黄连 5 克、黄柏 5 克，以增强解毒燥湿之力。对本证用药，也可内服外洗，即第一、二煎之汤药内服，第三煎之汤药可用来外洗，以提高疗效。

八、湿　疹

（一）概述

湿疹是由多种内外因素引起的渗出性瘙痒性炎症性皮肤病。本病具有多形损害、对称分布、剧烈瘙痒、反复发作、易演变成慢性等特点，好发于小腿、肘窝、腘窝、阴囊、肛门、乳头周围、脐窝、头面部等处，是一种常见的皮肤病。湿疹的发病机制比较复杂，一般认为主要是变态反应所致，如消化不良，某些食物、药物过敏，肠寄生虫感染，或与毛织品、外用药、肥皂、花粉及某些粉尘接触等，都可能引起变态反应而发生湿疹。临床上有急性、亚急性和慢性之分。一年四季均可发生，男女老幼皆可发病。

（二）病因病机

湿疹属于中医学"湿疮""湿毒疮"的范畴，由于发病部位与表现不同，而又有不同的名称，皮疹泛发者，称为"血风疮""浸淫疮"等；皮疹局限于某些部位者，名"旋耳疮""四弯风""肾囊风"等。素体湿热内蕴，或过食膏粱厚味、鱼腥辛辣，酿湿生热；抑郁或情志内伤，肝郁克脾酿湿生热，而又复感风湿热毒，内外相引，郁于肌腠，发于皮肤，则成本病。急性湿疹，以湿热为主，兼夹风邪；亚急性湿疹湿渐化燥，风热转盛；慢性湿疹血虚风燥为主，兼有湿热。总之，湿热风三邪蕴发肌肤是本病的基本病因，所以治疗应以疏风清热燥湿为基本原则。

（三）临床分型辨证论治

1. 湿热夹风，蕴发肌肤（急性湿疹）

症状：发病急，初起皮肤出现局限性潮红肿胀，继而出现散在或密集的丘疹群，渐呈水疱，经搔痒或摩擦水疱破裂形成糜烂面，可有大量渗液，浸淫成片，干燥后结痂，患部有剧烈瘙痒及灼热感，常伴有腹痛，腹泻或便秘，心烦，口渴，舌红，苔黄腻，脉滑数。

治法：清热利湿祛风。

处方用药：萆薢渗湿汤加减。

萆薢 15 克、黄柏 6 克、赤茯苓 10 克、牡丹皮 12 克、泽泻 12 克、通草 6 克、滑石 10 克、薏苡仁 30 克、土茯苓 30 克、苍术 10 克、苦参 10 克、荆芥 10 克、防风 10 克、甘草 10 克、蝉蜕 10 克、浮萍 9 克、白蒺藜 15 克、当归 30 克、生地黄

30 克、蒲公英 30 克、金银花 30 克。

用药论述：本方重在清热利湿。若湿疹发于头面者，风邪偏盛，加菊花 10 克，以疏散风邪；若发于躯干者，肝火偏旺，加龙胆 10 克、黄芩 6 克清肝泻火；发于下肢者，湿邪偏重，加牛膝 10 克、车前子 10 克引湿热下行；瘙痒甚、剧痒者，血燥风盛，加白鲜皮 30 克，以养血祛风；皮肤潮红灼热，为湿浊偏重，血分热盛，加赤芍 10 克，以凉血清热；皮肤色暗、淡红，渗液较多，胃纳欠佳者，加陈皮 6 克、半夏 6 克，以和胃燥湿；若便秘者，加大黄 6 克（后下）。湿热较盛者，加龙胆 10 克、栀子 10 克。另外，对本证用药，也可内服外洗，即第一、二煎之汤药内服，第三煎之汤药可用来外洗，以提高疗效。

2. 湿渐化燥，风热外发（亚急性湿疹）

症状：急性湿疹，经 2～3 周后，病情趋于稳定，局部红肿较轻，渗液较少，皮肤红并见鳞屑，自觉瘙痒，舌红，苔薄白，脉浮数。

治法：疏风润燥，清热祛湿。

处方用药：消风散加减。

当归 30 克、生地黄 30 克、防风 6 克、蝉蜕 10 克、知母 6 克、苦参 6 克、胡麻仁 10 克、荆芥 6 克、苍术 10 克、牛蒡子 10 克、石膏 15 克、木通 6 克、知母 6 克、蒲公英 20 克、金银花 30 克。

用药论述：本方消风散风养血，清热除湿。荆芥、防风为君药，荆芥味辛性温，善去血中之风。防风，能发表祛风，胜湿，长于祛一切风，二药相伍，疏风以止痒。苦参、苍术为臣，苦参性寒，善清热燥湿、止痒，苍术燥湿、辟秽、发汗、健脾，两者相配，燥性尤强，既燥湿止痒，又散风除热。佐以牛蒡子疏散风热、透疹、解毒，蝉蜕散风热、透疹，此二味不仅可增荆芥、防风祛风之力，更能疏散风热透疹。石膏、知母清热泻火，木通利湿热，胡麻仁、生地黄、当归滋阴养血润燥，且生地黄善清血中之热，与清气分热之石膏、知母共除内热。当归兼可活血，有治风先治血，血行风自灭之理。甘草清热解毒，又可调和诸药，用为佐使。诸药合用，于祛风之中伍以除湿、清热、养血之品，使风邪去，湿热除，血脉和，则瘙痒自止。本方重在疏风清热润燥。若水疱不多，渗液甚少，去木通、苍术苦燥之品；若局部焮红灼热加紫草 10 克、牡丹皮 12 克、生地黄 30 克，以凉血清热；局部脱屑、瘙痒较剧者，加全蝎 6 克、蜈蚣 5 克、何首乌 20 克、墨旱莲 10 克，以祛风润燥；皮损粗糙、肥厚，加丹参 20 克、鸡血藤 20 克、乌梢蛇 5 克，以活血祛风；若瘙痒难眠者，加柏子仁 10 克、远志 10 克、酸枣仁 20 克、首乌藤（夜交藤）20 克，以养血安神。另外，对本证用药，也可内服外洗，即第一、二煎之汤药内服，第三煎之汤药可用来外洗，以提高疗效。或者，对急性湿疹，如疱疹未破，可用苦参、黄连煎汤，待冷后湿敷；如疱疹已破，渗液较多，可用青黛散干扑，每天 3～4 次；如渗液不多，以及亚急性湿疹和慢性期，均可用麻油调青黛散外搽，每日 1～2 次。

九、单纯疱疹

（一）概述

单纯疱疹，是感染单纯疱疹病毒引起的一种急性疱疹性皮肤病。好发于皮肤黏膜交界处，特别以口角、唇缘、鼻孔周围最多见，也可见于外生殖器、口腔黏膜、眼、股、臀等部位。初起患部有灼热及痒感，数小时后发红并迅速出现成簇的小水疱群，常为一簇，也有 2～3 簇的，此后水疱常融合，疱液透明或混浊，基底微红，擦破后糜烂、渗液，但很快干燥结痂，痂皮脱落后皮肤恢复正常，有的可继发感染化脓。病程 1～2 周。病毒经呼吸道、口腔、生殖器及有破损的皮肤侵入体内，当机体抵抗力降低时，如某些传染病、胃肠道功能紊乱，药物过敏、精神紧张、过度疲劳、机械性刺激，以及月经、妊娠等常可诱发本病的发生。

（二）病因病机

单纯疱疹，中医学称为"热疮"或"火燎疮"，多因内有蕴热，外感风热时毒，客于肺胃二经，风火热毒蕴蒸皮肤而生；或邪客肝胆，酿湿生热，湿热下注，蕴阻阴股（阴股人体部位名。大腿内侧。又称股阴。《素问·举痛论》："或腹痛引阴股者"。）而成。另外，也有脾胃健运失常，积热上蒸，或因邪热伤津，阴虚内热所致者。由此可见，邪热蕴蒸是本病的基本特点，治疗重点在于清泄火热，并根据具体情况，结合疏风、渗湿、泻火、养阴等法。

（三）临床分型辨证论治

1. 风热毒盛

症状：疱疹多发于口角、唇缘、鼻周或眼部，局部瘙痒、疼痛，发于眼部可伴有流泪、怕光、眼睑浮肿，兼有发热，怕冷。舌质红，苔薄黄，脉浮滑数。

治法：疏风清热解毒。

处方用药：辛夷清肺饮加减。

辛夷 6 克、黄芩 10 克、麦冬 20 克、百合 10 克、生石膏 15 克、枇杷叶 10 克、升麻 5 克、知母 6 克、桑叶 10 克、菊花 10 克、板蓝根 6 克、连翘 10 克、黄连 3 克、黄柏 5 克、栀子 6 克、大黄 3 克、芦根 20 克、当归 30 克、生地黄 30 克、金银花 30 克、连翘 10 克、蒲公英 30 克、玄参 30 克、甘草 10 克。

用药论述：本方疏散风热，清热解毒。若发热较重，淋巴结肿大者，加紫花地丁 10 克以清热解毒；若口干渴，大便干燥者，加天花粉 10 克、大黄 6 克，以增液养血活血通腑，以利腑痛毒解而病愈。

2. 湿热下注

症状：疱疹多见于阴股部，水疱易穿破糜烂，流滋结痂，疼痛明显，便干溲赤，苔黄腻，脉滑数。

治法：清热利湿。

处方用药：龙胆泻肝汤加减。

龙胆 10 克、黄芩 6 克、栀子 6 克、生地黄 20 克、泽泻 12 克、木通 5 克、车前子 10 克、当归 30 克、柴胡 5 克、大黄 6 克、鸭跖草 10 克、蒲公英 30 克、玄参 30 克、当归 30 克、金银花 30 克、甘草 10 克。

用药论述：本方清肝泻火，分利湿热。鸭跖草为消肿利尿、清热解毒之良药，此外对麦粒肿、咽炎、扁桃体炎、宫颈糜烂、腹蛇咬伤有良好疗效。若瘙痒较重，加薄荷 6 克、荆芥 6 克、地肤子 10 克、白鲜皮 30 克、全蝎 6 克，以疏风止痒；若疱液混浊，浸淫流滋，加黄柏 6 克、苍术 10 克，以燥湿清热；若水疱基底红热，加牡丹皮 12 克、赤芍 10 克凉血清热。

3. 脾胃积热

症状：疱疹多见于面颊等处，疱液混浊，周围焮红作痒，常反复发作，伴有口苦，便干，唇红，苔黄燥，脉洪数。

治法：清胃泻脾。

处方用药：清胃散加减。

生石膏 30 克、黄芩 6 克、生地黄 30 克、当归 30 克、麦冬 30 克、牡丹皮 12 克、黄连 5 克、升麻 5 克、大黄 6 克、芦根 20 克、石斛 10 克、连翘 15 克、金银花 30 克、蒲公英 30 克、玄参 30 克。

用药论述：本方功能重在清散脾胃之火。若大便秘结，加芒硝 3 克，并重用大黄 10 克釜底抽薪。

4. 阴虚内热

症状：疱疹反复发作，多年不愈，伴有咽干，唇燥，口渴欲饮，舌质红，苔薄黄，脉细数。

治法：养阴清热解毒。

处方用药：知柏地黄汤加减。

知母 10 克、黄柏 10 克、生地黄 30 克、泽泻 12 克、茯苓 12 克、牡丹皮 12 克、熟地黄 30 克、山茱萸 12 克、山药 12 克、女贞子 10 克、紫草 10 克、地骨皮 10 克、马齿苋 15 克、败酱草 15 克、土茯苓 30 克、玄参 30 克、当归 30 克、蒲公英 30 克、金银花 30 克。

用药论述：知柏地黄汤滋阴降火，主治阴虚热盛。本证用药注重扶正祛邪，加马齿苋 15 克、败酱草 15 克、土茯苓 30 克、玄参 30 克、当归 30 克、蒲公英 30 克、金银花 30 克，以增强养阴清热解毒、疏通腑气、清脏败毒，以利皮肤痊愈。另外，对本证用药，也可内服外洗，即第一、二煎之汤药内服，第三煎之汤药可用来外洗，以提高疗效。

十、带状疱疹

（一）概述

　　带状疱疹是由病毒感染引起的一种急性疱疹性皮肤病。发病前多有发热、倦怠、食欲不振等前驱症状，局部皮肤灼热、刺痛，经 1～2 天出皮疹，疱疹出现在疼痛的部位，为密集成簇的小水疱，疱膜紧张发亮，中心凹陷，呈脐窝状，个个独立，不相融合，周围有红晕。各簇水疱多沿神经分布区排列成带状，一般为单侧分布，不超过身体正中线，偶尔有呈对称性的。常见于肋间神经、三叉神经分布区，如腰腹、胸背、颜面、颈部，也可侵犯眼、鼻、口腔及阴部黏膜。邻近的淋巴结常肿大，病程 2～3 周，愈后不留瘢痕，极少复发。少数人在疱疹消退后遗留神经痛。目前认为，引起本病的病毒可长期潜伏在人体神经细胞中，当罹患某些传染病、恶性肿瘤、红斑狼疮及外伤时，使机体抵抗力下降，导致病毒再活动，即可诱发本病。男女老幼皆可发生，多发生在春秋季节。

（二）病因病机

　　带状疱疹中医学称为"缠腰火丹""蛇串疮"。多由情志内伤，肝气郁结，久而化火，以致肝胆之火炽盛，循经外发；或因脾失健运，蕴湿化热，湿热搏结，复感邪毒，发于皮肤而致。因此，本病临床常见肝胆火炽证和脾经湿热证，治当清热利湿。但病变之中，虽然湿热渐解，但气血为之瘀滞，又可表现为气血瘀滞之证，治应行气化瘀。

（三）临床分型辨证论治

1. 肝胆火炽

　　症状：局部焮红灼热，刺痒起疱，疱壁紧张，痛如针刺，后结干痂，伴见口苦咽干，急躁易怒，食欲不振，大便干结，小便短赤，舌质红，苔薄黄，脉弦数。

　　治法：清肝泻火，凉血解毒。

　　处方用药：龙胆泻肝汤加减。

　　龙胆 10 克、黄芩 6 克、栀子 10 克、泽泻 12 克、木通 6 克、车前子 10 克、当归 30 克、柴胡 5 克、甘草 10 克、生地黄 30 克、赤芍 10 克、延胡索（元胡）10 克、紫草 6 克、大青叶 10 克、大黄 6 克、土茯苓 30 克、天花粉 10 克、玄参 30 克、连翘 15 克、金银花 30 克、蒲公英 30 克。

　　用药论述：本方功能重在清利肝胆，凉血解毒。若发于面部，加菊花 10 克、牛蒡子 10 克、石决明 10 克；侵入眼部，加谷精草 10 克、草决明 10 克；发于上肢，加姜黄 10 克；发于腰部加杜仲 15 克、桑寄生 15 克；发于下肢，加牛膝 15 克、黄柏 6 克等以引经，使药直达病所；若伴有发热，加生石膏 20 克清热泻火；

疼痛明显，加郁金 10 克、乳香 6 克、没药 6 克以散瘀止痛；皮损基底潮红明显，加丹参 10 克、牡丹皮 10 克以活血凉血清热。

2. 脾经湿热

症状：患部皮肤淡红，继则起黄白水疱，疱壁松弛，破后糜烂渗出，皮损多分布于下肢及腹部，疼痛较轻，口淡不渴，食后腹胀，舌淡，苔白腻，脉滑数。

治法：健脾利湿，佐以清热。

处方用药：除湿胃苓汤加减。

苍术 10 克、赤茯苓 10 克、炒白术 20 克、厚朴 10 克、陈皮 10 克、猪苓 6 克、泽泻 10 克、车前子 10 克、延胡索（元胡）6 克、滑石 6 克、防风 6 克、栀子 6 克、黄连 3 克、木通 5 克、肉桂 3 克、灯心草 3 克、甘草 10 克、枳壳 10 克、土茯苓 30 克、当归 30 克、蒲公英 30 克、败酱草 30 克、金银花 30 克。

用药论述：痒感明显者，加地肤子 10 克、白鲜皮 30 克；若湿滞、食滞重者，加焦槟榔 10 克；腹胀者，加莱菔子 6 克、枳壳 6 克；若疼痛较重，加丹参 10 克、川芎 6 克，以化瘀止痛。

3. 气滞血瘀

症状：皮疹干涸结痂而脱落，疱疹消退后，仍疼痛不止，夜寐不宁，舌暗红，苔薄白，脉弦。

治法：行气活血，重镇止痛。

处方用药：逍遥散加减。

柴胡 10 克、当归 30 克、川芎 6 克、生地黄 30 克、赤芍 6 克、白芍 30 克、白术 15 克、茯苓 15 克、生姜 6 克、薄荷 6 克、甘草 10 克、香附 6 克、郁金 10 克、延胡索（元胡）10 克、川楝子 10 克、忍冬藤 15 克、生牡蛎 20 克、珍珠母 6 克、酸枣仁 20 克、降香 5 克、玄参 30 克、金银花 30 克。

用药论述：本证运用逍遥散之加减变化，功能重在疏肝理气、活血止痛。若结痂脱落，基底焮热，加大青叶 10 克、黄芩 6 克以清肝泻火；胸腰灼热疼痛，加牛膝 10 克、黄柏 6 克，以引血下行；若烦躁不安，加生龙骨 20 克，以镇静安神。降香具有行气活血、止痛、止血之功，用于脘腹疼痛、肝郁胁痛、胸痹刺痛、跌扑损伤、外伤出血，故在此加降香 5 克，意在行气活血，止痛；忍冬藤具有清热解毒、疏风通络的疗效，主治疮痈肿毒、风湿热痹，故加忍冬藤 15 克。

十一、神经性皮炎

（一）概述

神经性皮炎是一种慢性瘙痒性皮肤神经官能症，以瘙痒和苔藓样变为特征。初起患部先有间歇性瘙痒，经搔抓后皮肤逐渐出现密集的圆形或多角形丘疹，呈淡红色，或覆有少许糠皮样鳞屑。发病急者，患处皮肤呈大片红斑状，皮肤肿胀，纹理增大加深，有红色丘疹群，日久皮肤逐渐增厚、干燥、粗糙，形成苔藓样变。临床有局限型、播散型之分，局限型好发于颈、项、膝、肘及骶部，播散型可泛发全身。发病原因尚不清楚，可能与自主神经功能紊乱有关，如过度兴奋、心情急躁、生活环境的突然改变，以及局部刺激，如搔抓、毛织物的摩擦、食用刺激性食物或饮料等，均可诱发本病，尤其是局部的搔抓最重要。本病病程缠绵，发病以成年人为多见，老人较少，儿童一般不患本病。

（二）病因病机

神经性皮炎属于中医学"牛皮癣""摄领疮"〔摄领疮，病名。系颈项部癣疮，《诸病源候论》卷三十五："摄领疮，如癣之类。生于颈上痒痛，衣领拂着即剧。云是衣领揩所作，故名。"本病好发于项部，症见初起皮损为有聚集倾向的扁平丘疹，皮色正常或呈淡褐色，久之丘疹可融合成片，皮肤增厚干燥，稍有脱屑，呈阵发性剧痒。治宜疏风清热。可内服消风散，外搽疯油膏，或用羊蹄根散（羊蹄根、枯白矾，共研细末）醋调外搽。相当于颈部神经性皮炎〕等范畴。

本病初起多为风热邪阻滞肌肤所致。风、热邪，蕴阻肌肤，日久不解，化热生风，风燥伤阴，阴血受损，血虚风燥，肌肤失养，失其濡养，故肤干发痒。衣领拂着、搔抓、嗜食辛辣、醇酒、鱼腥发物等皆可诱发或使病情加重；或者由于五志化火，生热，火热伏于营血，逼血外溢于肌肤，若血热偏盛，营血失和，经脉充斥，故见斑疹而色红；血热生风，风盛则燥，故剧痒、脱屑、皮肤干燥，火热日久耗血伤阴，营血不足，经脉、肌肤失养，故斑疹色淡红；或因饮酒、日晒，皮肤郁热，肤燥肌弛，感受风邪而发病。故初期为风、热蕴发肌肤，病久、体弱等致营血不足，血虚生风生燥，血燥肌肤失养，皮肤失去濡养，故瘙痒。治疗本病，偏于风热者，以清热凉血、活血祛风为主；偏于血燥者，当以凉血疏风润燥为法。

（三）临床分型辨证论治

1. 风热蕴发

症状：阵发性瘙痒，情绪波动时加剧，夜间或吃刺激性食物时尤甚，常致夜寐不宁，抓后起红斑，出现多角形或不规则形扁平丘疹、血痂，口干渴，心烦不宁，舌质红，苔薄黄，脉浮数或弦数。

治法：清热凉血，活血疏风。

处方用药：消风散加减。

荆芥 6 克、防风 6 克、牛蒡子 10 克、蝉蜕 10 克、当归 30 克、知母 6 克、栀子 6 克、苦参 10 克、木通 5 克、白鲜皮 30 克、生石膏 20 克、生地黄 30 克、胡麻仁 10 克、甘草 10 克、土茯苓 30 克、地肤子 20 克、全蝎 6 克、天花粉 10 克、玄参 30 克、蒲公英 30 克、金银花 30 克。

用药论述：本方功能重在养阴凉血、清热解毒、活血疏风止痒。若伴有急躁易怒，心烦失眠，或皮疹因情绪改变而变化者，加珍珠母 6 克、龙骨 15 克、牡蛎 15

克，以重镇安神，或加五味子 10 克、首乌藤（夜交藤）20 克等养阴安神；心烦口渴，加紫草 6 克、牡丹皮 10 克，并重用生石膏 30 克，以增强凉血清热作用；因搔抓继发染毒者，加连翘 15 克、黄连 3 克，以增强清热解毒之功。

2. 血燥生风

症状：久病皮损不消退，日渐加重，以致局部皮损增厚粗糙，色淡或淡褐，表面干燥、覆有鳞屑，瘙痒剧烈，夜间尤甚，可见抓痕、血痂，舌质淡，苔薄，脉细。

治法：养血润燥疏风。

处方用药：当归饮子加减。

当归 30 克、白芍 30 克、川芎 10 克、熟地黄 30 克、何首乌 20 克、生地黄 30 克、黄芪 30 克、荆芥 6 克、防风 6 克、白蒺藜 30 克、白鲜皮 30 克、龙骨 15 克、珍珠母 6 克、玄参 30 克、蒲公英 30 克、金银花 30 克。

用药论述：本方功能重在养血润燥、清热解毒、祛风止痒。若病久皮疹坚实，或舌有瘀斑，加赤芍 10 克、桃仁 6 克、红花 6 克，以凉血活血化瘀；若瘙痒剧烈，加全蝎 6 克、皂角刺 10 克、乌梢蛇 6 克祛风止痒；夜卧瘙痒难眠，加鸡血藤 20 克、首乌藤（夜交藤）20 克、酸枣仁 30 克，以养血安神。

神经性皮炎比较顽固，应多种方法结合治疗。如前所述，对本证用药，也可采用内服外洗，即第一、二煎之汤药内服，第三煎之汤药可用来外洗。除此为提高疗效，对局限型，局部可用神经性皮炎药水外搽；若皮损较厚，以轻粉、红粉、樟脑各 3 克，冰片 1 克，共为细末，瓶贮，每用少许撒于患处，揉搓 3～5 分钟，每日 2 次。播散型，可用防风、花椒、雄黄各 15 克，艾叶 30 克，水煎，趁热先熏后洗。针刺取风池、血海、天柱、内关、合谷、足三里、委中等穴，中强刺激，每日一次，留针 30 分钟。对于皮肤呈苔藓性患者，可用梅花针打刺患处，以轻度出血为度，隔日一次。用艾卷点燃后悬灸患处，每日一次，每次 15 分钟，也有一定疗效。

十二、银 屑 病

（一）概述

银屑病（白疕）俗称牛皮癣，是一种慢性炎症性皮肤病，病程较长，有易复发倾向，有的病例几乎终生不愈。该病发病以青壮年为主，对患者的身体健康和精神状况影响较大。临床表现以红斑、鳞屑为主，全身均可发病，以头皮、四肢伸侧较为常见，多在冬季加重。或者说，银屑病是一种皮肤红斑上反复出现多层银白色干燥鳞屑的慢性复发性皮肤病。初起为大小不等的红色丘疹或斑片，以后逐渐扩大，部分相互融合，形状不一，可呈点滴状、片状、钱币状、地图状不等，界限明显，红斑上覆以多层银白色鳞屑，有不同程度的瘙痒，将鳞屑刮去后有发亮薄膜，再刮去薄膜，即有点状出血。多层鳞屑、薄膜、点状出血是本病的基本特征。皮损可在身体任何部位发生，于四肢伸侧和头部常呈对称性分布。本病多见于青壮年男性，有关本病的发病原因虽然进行过许多研究，但至今尚不十分清楚。但已知不是浅部霉菌引起，而寒冷潮湿、季节变化、精神紧张、焦虑忧郁常为诱发因素，少数人有家族遗传史。

（二）病因病机

银屑病俗称牛皮癣，银屑病属于中医学"白疕"的范围。本病的发生，常因过食辛辣，阳热内盛；或感受风寒、风热之邪，搏于肌肤，郁而为热；或肝郁化火，以致血分有热，熏灼肌肤而致。所以，病初多为血热之证；若病情发展，血热伤阴，生风化燥，使肌肤失养，则变成血燥之证；假如血燥邪郁，必致血行不畅，因而本病日久，常见血瘀之表现。另外，本病也有因肝肾不足，营血亏损，冲任失养而致者。故风寒或风热之邪侵袭肌肤，营卫失和，气血不畅，阻于肌表而生；湿热蕴积，外不能宣泄，内不能利导，阻于肌表而发；病久气血耗伤，肝肾不足，冲任失调，以致营血亏损，血虚风燥，肌肤失养而致；风寒化热，湿热化燥，燥热成毒，毒热流窜，入于营血，外发肌肤，内侵脏腑，气血两燔。根据本病的病机特点，治疗应以清热凉血、祛风润燥为主。

（三）临床分型辨证论治

1. 血热

症状：新疹不断出现，旧疹继续扩大，邻近皮损互相融合，疹色鲜红，鳞屑增厚，瘙痒剧烈，伴有心烦，口干，便秘，尿赤，舌质红，苔薄黄，脉弦数。

治法：清热凉血祛风。

处方用药：凉血地黄汤加减。

黄芩 6 克、荆芥穗 10 克、蔓荆子 10 克、黄柏 6 克、知母 6 克、藁本 6 克、细辛 2 克、川芎 6 克、黄连 6 克、羌活 6 克、柴胡 3 克、升麻 3 克、防风 6 克、生地黄 30 克、熟地黄 30 克、当归 30 克、甘草 10 克、红花 5 克、赤芍 10 克、青皮 6 克、槐花 6 克、牡丹皮 10 克、土茯苓 30 克、白鲜皮 30 克、地肤子 15 克、刺蒺藜 30 克、甘草 10 克、全蝎 6 克、玄参 30 克、蒲公英 30 克、天花粉 10 克、金银花 30 克。

用药论述：本方功能重在清热解毒，凉血祛风。若大便秘结，加大黄 6 克通腑泄热；若小便短赤，加木通 5 克以清心利尿；风盛瘙痒，加蒺藜 30 克，以祛风止痒。其中用细辛 2 克取其既能外散风寒，又能内祛阴寒，同时止痛之抗炎免疫、提高新陈代谢、抗菌作用之长；加土茯苓 30 克，以解毒，除湿，利关节，以利代谢产物之排泄；加玄参 30 克、蒲公英 30 克、天花粉 10 克、金银花 30 克，以增强清热解毒、排脓消肿、愈合皮肤之功。

2. 血燥

症状：皮疹停止发展或部分消退，红斑转淡，鳞屑细碎干燥，痒感减轻，或伴有头晕心悸，多梦少寐，妇女月经量少，舌质淡红，苔薄少，脉细数。

治法：滋阴润燥，养血祛风。

处方用药：当归饮子加减。

当归 30 克、白芍 30 克、赤芍 6 克、川芎 10 克、生地黄 30 克、熟地黄 30 克、何首乌 20 克、黄芪 20 克、牡丹皮 12 克、荆芥 6 克、防风 6 克、胡麻 10 克、徐长卿 10 克、苦参 6 克、白蒺藜 30 克、白鲜皮 30 克、全蝎 6 克、乌梢蛇 6 克、土茯苓 30 克、甘草 10 克、生姜 5 克、玄参 30 克、蒲公英 30 克、金银花 30 克。

用药论述：本方功能重在和血养血祛风，滋阴润燥，以滋润皮肤。徐长卿镇痛，止咳，利水消肿，活血解毒，用于治疗湿疹、风疹块、顽癣等皮肤病，以及风湿、寒凝、气滞、血瘀所致的各种痛证。故若瘙痒、脱屑较多，加地肤子 10 克等以祛风活血；若妇女月经不调，加益母草 20 克养血调经。

3. 血瘀

症状：皮疹日久不退，色泽暗红，皮疹肥厚，鳞屑较少，或伴有外伤史，妇女月经量少有块或痛经，舌紫暗或有瘀斑，脉涩或细缓。

治法：活血祛瘀，祛风润燥。

处方用药：血府逐瘀汤加减。

当归 30 克、川芎 5 克、赤芍 6 克、生地黄 30 克、桃仁 10 克、红花 6 克、枳壳 6 克、柴胡 3 克、甘草 6 克、桔梗 5 克、牛膝 10 克、何首乌 20 克、胡麻仁 10 克、全蝎 6 克、穿山甲 6 克、乌梢蛇 6 克、土茯苓 30 克、白鲜皮 30 克、白蒺藜 30 克、玄参 30 克、蒲公英 30 克、金银花 30 克。

用药论述：本方功能重在活血祛瘀，祛风润燥。若皮损坚厚，加三棱 6 克、莪术 6 克活血软坚；妇女经少、痛经，加益母草 10 克、丹参 10 克活血调经。

4. 肝肾不足

症状：皮疹色淡红，鳞屑不多，颜色灰白，伴有腰酸腿软，头晕耳鸣，头目晕眩、胸闷心烦、少寐多梦、烘热汗出、焦虑抑郁或男子阳痿遗精；或有女子月经不调，经水不足，妇女绝经前不适诸证，舌淡苔薄，脉沉细数。

治法：补益肝肾，调摄冲任。

处方用药：二仙汤、四物汤、六味地黄汤加减。

仙茅 10 克、淫羊藿（仙灵脾）10 克、巴戟天 10 克、当归 30 克、柴胡 3 克、黄柏 6 克、知母 6 克、熟地黄 30 克、山茱萸 15 克、山药 15 克、牡丹皮 12 克、泽泻 10 克、茯苓 12 克、何首乌 15 克、地龙 6 克、甘草 6 克、赤芍 6 克、川芎 6 克、白芍 20 克、荆芥 6 克、防风 6 克、土茯苓 30 克、全蝎 6 克、地肤子 6 克、白鲜皮 20 克、玄参 30 克、生地黄 20 克、蒲公英 20 克、金银花 30 克。

用药论述：本方重在补血补精，滋补肝肾，养血祛风，调阴阳，益冲任。若病久瘀血明显，加三棱 6 克、莪术 6 克以活血散瘀；气虚者，加黄芪 30 克、党参 30

克，以补脾益气。

本病除按以上分型治疗外，也可配合外治法，可先用枯矾、花椒、野菊花等量，加4倍量朴硝（朴硝即芒硝），水煎，温洗患处后，以玉黄膏100克，加黄柏末20～30克，调匀外涂；若皮损干燥皲裂，可单搽玉黄膏；日久如皮损鳞屑增厚，可用玉黄膏100克［当归30克，白芷9克，姜黄90克，甘草30克，轻粉6克，冰片6克，蜜蜂蜡（蜂白蜡）90～125克］，加红升丹20克，调匀，取适量搽。